中国康复医学会"康复医学指南"丛书

骨与关节康复指南

主　编　徐　林
副主编　许建中　李　明　穆晓红　曲铁兵
　　　　董　健　李淳德

人民卫生出版社
·北京·

图书在版编目（CIP）数据

骨与关节康复指南 / 徐林主编 . —北京：人民卫
生出版社，2022.9
ISBN 978-7-117-33524-9

Ⅰ.①骨… Ⅱ.①徐… Ⅲ.①骨损伤 - 康复 - 指南②
关节损伤 - 康复 - 指南 Ⅳ.①R680. 9-62

中国版本图书馆 CIP 数据核字（2022）第 160732 号

人卫智网	www.ipmph.com	医学教育、学术、考试、健康， 购书智慧智能综合服务平台
人卫官网	www.pmph.com	人卫官方资讯发布平台

骨与关节康复指南
Gu yu Guanjie Kangfu Zhinan

主　　编：徐　林
出版发行：人民卫生出版社（中继线 010-59780011）
地　　址：北京市朝阳区潘家园南里 19 号
邮　　编：100021
E - mail：pmph @ pmph.com
购书热线：010-59787592　010-59787584　010-65264830
印　　刷：保定市中画美凯印刷有限公司
经　　销：新华书店
开　　本：787 × 1092　1/16　印张：25
字　　数：624 千字
版　　次：2022 年 9 月第 1 版
印　　次：2022 年 10 月第 1 次印刷
标准书号：ISBN 978-7-117-33524-9
定　　价：129. 00 元

打击盗版举报电话：010-59787491　E-mail：WQ @ pmph.com
质量问题联系电话：010-59787234　E-mail：zhiliang @ pmph.com
数字融合服务电话：4001118166　E-mail：zengzhi @ pmph.com

编者（按姓氏笔画排序）

马远征（中国人民解放军总医院第八医学中心）

王安庆（中国康复研究中心北京博爱医院）

王建军（北京中医药大学东直门医院）

曲铁兵（中国康复研究中心北京博爱医院）

伍　骥（中国人民解放军空军医学特色中心）

任龙喜（清华大学附属垂杨柳医院）

刘少喻（中山大学附属第一医院）

刘向春（北京中医药大学东直门医院）

安丙辰（复旦大学附属华东医院）

许建中（陆军军医大学西南医院）

孙永强（河南省洛阳正骨医院）

李　明（海军军医大学第二附属医院）

李春根（首都医科大学附属北京中医医院）

李晋玉（北京中医药大学东直门医院）

李淳德（北京大学第一医院）

张学利（天津市人民医院）

陈　江（北京中医药大学东直门医院）

陈兆军（北京中医药大学第三附属医院）

陈雄生（海军军医大学第二附属医院）

林　进（北京协和医院）

周一新（北京积水潭医院）

赵建武（吉林大学第二医院）

柳根哲（首都医科大学附属北京中医医院）

俞　兴（北京中医药大学东直门医院）

洪　毅（中国康复研究中心北京博爱医院）

夏　群（武警特色医学中心特战创伤急救技术研究所）

徐　林（北京中医药大学东直门医院）

徐执扬（清华大学附属垂杨柳医院）

郭万首（中日友好医院）

董　健（复旦大学附属中山医院）

薛　峰（北京大学人民医院）

穆晓红（北京中医药大学东直门医院）

编写秘书　穆晓红　安丙辰

中国康复医学会"康复医学指南"丛书

序言

受国家卫生健康委员会委托,中国康复医学会组织编写了"康复医学指南"丛书(以下简称"指南")。

康复医学是卫生健康工作的重要组成部分,在维护人民群众健康工作中发挥着重要作用。康复医学以改善患者功能、提高生活质量、重塑生命尊严、覆盖生命全周期健康服务、体现社会公平为核心宗旨,康复医学水平直接体现了一个国家的民生事业发展水平和社会文明发达程度。国家高度重视康复医学工作,近年来相继制定出台了一系列政策文件,大大推动了我国康复医学工作发展,目前我国康复医学工作呈现出一派欣欣向荣的局面。康复医学快速发展迫切需要出台一套与工作相适应的"指南",为康复行业发展提供工作规范,为专业人员提供技术指导,为人民群众提供健康康复参考。

"指南"编写原则为遵循大健康大康复理念,以服务人民群众健康为目的,以满足广大康复医学工作者需求为指向,以康复医学科技创新为主线,以康复医学技术方法为重点,以康复医学服务规范为准则,以康复循证医学为依据,坚持中西结合并重,既体现当今现代康复医学发展水平,又体现中国传统技术特色,是一套适合中国康复医学工作国情的"康复医学指南"丛书。

"指南"具有如下特点:一是科学性,以循证医学为依据,推荐内容均为公认的国内外最权威发展成果;二是先进性,全面系统检索文献,书中内容力求展现国内外最新研究进展;三是指导性,书中内容既有基础理论,又有技术方法,更有各位作者多年的实践经验和辩证思考;四是中西结合,推荐国外先进成果的同时,大量介绍国内开展且证明有效的治疗技术和方案,并吸纳中医传统康复技术和方法;五是涵盖全面,丛书内容涵盖康复医学各专科、各领域,首批计划推出66部指南,后续将继续推出,全面覆盖康复医学各方面工作。

"指南"丛书编写工作举学会全体之力。中国康复医学会设总编写委员会负总责,各专业委员会设专科编写委员会,各专业委员会主任委员为各专科指南主编,全面负责本专科指南编写工作。参与编写的作者均为我国当今康复医学领域的高水平专家、学者,作者数量达千余人之多。"指南"是全体参与编写的各位同仁辛勤劳动的成果。

"指南"的编写和出版是中国康复医学会各位同仁为广大康复界同道、

为人民群众健康奉献出的一份厚礼，我们真诚希望本书能够为大家提供工作中的实用指导和有益参考。由于"指南"涉及面广，信息量大，加之编撰时间较紧，书中的疏漏和不当之处在所难免，期望各位同仁积极参与探讨，敬请广大读者批评指正，以便再版时修正完善。

衷心感谢国家卫生健康委员会对中国康复医学会的高度信任并赋予如此重要任务，衷心感谢参与编写工作的各位专家、同仁的辛勤劳动和无私奉献，衷心感谢人民卫生出版社对于"指南"出版的高度重视和大力支持，衷心感谢广大读者对于"指南"的关心和厚爱！

百舸争流，奋楫者先。我们将与各位同道一起继续奋楫前行！

中国康复医学会会长

方国恩

2020 年 8 月 28 日

中国康复医学会"康复医学指南"丛书
编写委员会

顾　　问	邓开叔	于长隆	王茂斌	侯树勋	胡大一	励建安	王　辰

主任委员	方国恩	牛恩喜

副主任委员	彭明强	李建军	陈立典	岳寿伟	黄晓琳	周谋望	燕铁斌

丛书主审	燕铁斌

委　　员（按姓氏笔画排序）

于惠秋	于善良	万春晓	马迎春	王　辰	王　彤
王　俊	王于领	王正昕	王宁华	王发省	王振常
王健民	王雪强	王跃进	牛恩喜	方国恩	邓绍平
邓景贵	左　力	石秀娥	卢　奕	叶祥明	史春梦
付小兵	冯　珍	冯晓东	匡延平	邢　新	毕　胜
吕泽平	朱　霞	朱家源	刘　民	刘　博	刘　楠
刘宏亮	刘忠军	刘衍滨	刘晓光	闫彦宁	许光旭
许晓鸣	孙　锟	孙培春	牟　翔	杜　青	杜金刚
李　宁	李　玲	李　柏	李中实	李秀云	李建军
李奎成	李贵森	李宪伦	李晓捷	杨建荣	杨惠林
励建安	肖　农	吴　军	吴　毅	邱　勇	何成奇
何晓宏	余　茜	邹　燕	宋为群	张　俊	张　通
张　皓	张　频	张长杰	张志强	张建中	张晓玉
张继荣	张琳瑛	陈仁吉	陈文华	陈立典	陈作兵
陈健尔	邵　明	武继祥	岳寿伟	周江林	周明成
周谋望	周慧芳	郑洁皎	郑彩娥	郑鹏远	单守勤
单春雷	赵　斌	赵　焰	赵红梅	赵振彪	胡大一
侯　健	侯春林	恽晓萍	贺西京	敖丽娟	袁　霆
贾　杰	贾子善	贾福军	倪朝民	徐　林	徐　斌
徐永清	凌　锋	凌昌全	高　文	高希言	郭铁成
席家宁	唐　强	唐久来	唐国瑶	陶　静	黄东锋
黄国志	黄晓琳	黄殿龙	曹谊林	梁　英	彭明强
彭宝淦	喻洪流	程　京	程　洪	程　飚	曾小峰
谢欲晓	窦祖林	蔡郑东	蔡美琴	廖小平	潘树义
燕铁斌	魏　立				

秘书组	余红亚	高　楠

中国康复医学会"康复医学指南"丛书

目录

30. 精神疾病康复指南	主编	贾福军		
31. 生殖健康指南	主编	匡延平		
32. 产后康复指南	主编	邹燕		
33. 疼痛康复指南	主编	毕胜		
34. 手功能康复指南	主编	贾杰		
35. 视觉康复指南	主编	卢奕		
36. 眩晕康复指南	主编	刘博		
37. 听力康复指南	主编	周慧芳		
38. 言语康复指南	主编	陈仁吉		
39. 吞咽障碍康复指南	主编	窦祖林		
40. 康复评定技术指南	主编	恽晓萍		
41. 康复电诊断指南	主编	郭铁成		
42. 康复影像学指南	主编	王振常		
43. 康复治疗指南	主编	燕铁斌	陈文华	
44. 物理治疗指南	主编	王于领	王雪强	
45. 运动疗法指南	主编	许光旭		
46. 作业治疗指南	主编	闫彦宁	李奎成	
47. 水治疗康复指南	主编	王俊		
48. 神经调控康复指南	主编	单春雷		
49. 高压氧康复指南	主编	潘树义		
50. 浓缩血小板再生康复应用指南	主编	程飚	袁霆	
51. 推拿技术康复指南	主编	赵焰		
52. 针灸康复技术指南	主编	高希言		
53. 康复器械临床应用指南	主编	喻洪流		
54. 假肢与矫形器临床应用指南	主编	武继祥		
55. 社区康复指南	主编	余茜		
56. 居家康复指南	主编	黄东锋		
57. 心理康复指南	主编	朱霞		
58. 体育保健康复指南	主编	赵斌		
59. 疗养康复指南	主编	单守勤	于善良	
60. 医养结合康复指南	主编	陈作兵		
61. 营养食疗康复指南	主编	蔡美琴		
62. 中西医结合康复指南	主编	陈立典	陶静	
63. 康复护理指南	主编	郑彩娥	李秀云	
64. 康复机构管理指南	主编	席家宁	周明成	
65. 康复医学教育指南	主编	敖丽娟	陈健尔	黄国志
66. 康复质量控制工作指南	主编	周谋望		

前言

为全面规范康复医学服务行为,提升康复医学质量水平,受国家卫生健康委员会医政医管局委托,中国康复医学会主持了"康复医学指南"系列丛书编著工作。骨与关节康复专业委员会作为中国康复医学会的分支机构,承担了《骨与关节康复指南》的编写。《骨与关节康复指南》的编写,遵循系列丛书的总要求,突出康复特色,遵守循证医学原则。编写过程中还充分考虑到我国的具体国情,在每个章节都包含中国传统康复疗法的内容。

骨是人体运动的杠杆,关节是人体运动的枢纽;骨与关节构成的骨骼除了作为运动的杠杆和枢纽外,还具有支持躯体、保护内脏、供肌肉附着等作用。骨骼还有造血、维持矿物质平衡的功能。骨与关节疾病和损伤不仅会影响局部的运动功能,还与人体的造血、内分泌、代谢等系统的整体功能密切相关。《骨与关节康复指南》撰写过程中,在重视肢体局部功能恢复的基础上,特别重视人的整体功能,如呼吸、消化、精神心理等的康复。·

骨与关节损伤和疾病的康复不仅仅是手术治疗的延续,而是贯穿整个损伤和疾病诊治的全过程。"加速康复外科"理念的提出和推广极大地规范了我国手术操作与围手术期管理,骨科、运动医学科、麻醉科、康复科、手术室等的协同工作使广大骨关节损伤和疾病患者获益。《骨与关节康复指南》撰写过程中充分认识到全周期、多学科合作康复的重要性,并体现在各个章节中。

骨与关节损伤及疾病的康复与骨折固定方式密切相关。坚强内固定可以允许早期活动,而石膏、夹板等外固定所在病变局部的活动则要等到骨折愈合后。目前,国内撰写及翻译的康复指南等均是基于某个医院或单位的经验,缺乏代表性。《骨与关节康复指南》作为行业工作的标准,尽可能就共性问题进行描述,并就常见、重要的个性问题进行了一些阐述。

《骨与关节康复指南》主要面对康复从业人员,相关领域的医疗、科研、教学、管理人员以及其他具有康复需求的读者,编写中不仅要求学术性,而且还体现了国际功能、残疾和健康分类(ICF)理念的共通性,即保证不同专业背景的相关专业人员均能够理解及沟通,所以指南中语言的应用尽可能精确的同时要求通俗易懂。

为保证本指南的权威性,主编所委托每个章节的执笔者均是本领域的资深临床医学和康复医学专家,均是三级医院主任医师或高等医学院校的教授、研究生导师。同时也需指出，因为作者不同专科背景，对康复医学的理解和内容上不可避免有不统一或重复的地方，希望相关领域专家批评指正，以期待将来再版时修正。

中国康复医学会骨与关节康复专业委员会主任委员

徐　林

2022 年 6 月

目录

绪　论

　　骨与关节康复是指对骨、关节的特定部位进行康复，以求达到局部功能最大化，并恢复人的整体功能为目的的康复，是康复医学的重要内容。导致骨关节功能障碍的因素，不仅包括损伤，还包括各种疾病。骨与关节康复不仅要了解相关疾病与损伤，而且还要知晓药物、手术等治疗过程；不仅要进行有效的康复治疗，而且要十分重视残疾的预防，要进行全面康复。

一、骨与关节常见损伤及疾病

（一）按照病因分类

　　1. 损伤　由暴力或其他致伤因子引起的人体组织的破坏，如骨折、韧带损伤等，多需要手术或其他方式进行内、外固定后才能进行康复治疗。

　　2. 感染　致病微生物入侵人体，导致骨、关节结构破坏或损伤，形成局限性感染病灶或脓肿，需要手术、药物治疗的同时，配合康复治疗，尽快恢复肢体功能。

　　3. 肿瘤　无论是良性还是恶性肿瘤，术后都需要进行功能重塑，康复治疗能够有效加速此过程。

　　4. 畸形　畸形较轻可用康复方法进行校正，如果必须手术治疗，术后的康复治疗必不可少。

　　5. 内分泌代谢疾病　骨质疏松症是临床常见的骨关节疾病，不仅容易导致骨折，而且还是腰背痛的常见原因。

　　6. 其他　骨坏死、骨关节退行性病变、软骨病变等也是临床常见的骨关节疾病，也是骨关节康复的重要内容。

（二）按照部位分类

　　骨与关节疾病和损伤常分为脊柱损伤与疾病、四肢关节损伤与疾病。其中，脊柱又可分为颈椎、胸椎、腰椎及骨盆；四肢关节可分为上肢的肩关节、肘关节、腕关节、手的关节等，下肢的髋关节、膝关节、踝关节、足的关节等。骨折是按照每块骨的不同而分类的。

（三）按照年龄分类

　　骨关节损伤与疾病的康复需求，与患者的年龄密切相关，而且不同年龄也会出现不同的病症，因此常有老年骨关节疾病康复和儿童骨关节疾病康复的名称。

二、骨关节康复的原则

（一）制动与活动

　　在骨与关节损伤和疾病的治疗过程中常常会进行保护性治疗措施——制动。制动有助于减轻局部损伤的疼痛和肿胀，保护损伤组织的自然修复过程；减少在病情不稳定的情况下发生进一步损伤的危险；降低组织和器官的能量消耗，以保护受损组织和器官功能，但是过分制动却不利于组织愈合与修复，易导致多种并发症的发生，如损伤处软组织粘连、关节挛缩、肌肉萎缩、骨质疏松等，而这些并发症会严重影响患者后期功能的康复。如骨折术后，根据"伤筋动骨100天"的谚语，一些患者会选择用"静养"来为骨折愈合保驾护航，忽略掉因此而导致的患肢功能丧失，待骨折愈合后才发现功能障碍所带来的严重影响，由此导致的医疗纠纷不胜枚举。因此，积极的康复治疗必须平衡制动与活动的关系，恰能预防、消除制动所致并发症，又不能影响组织愈合。

（二）结构与功能

从某种意义上来讲，结构在一定程度上决定着功能，但却又不是绝对的。如颈椎病患者，常因颈项部疼痛不适或伴上肢疼痛麻木等症状，严重影响生活而就诊，影像学检查示颈椎生理曲度变直、颈椎间盘突出等，通过一系列治疗后，患者自觉症状和功能明显改善，但复查影像学结果显示较前并无明显改变。又如因为力学原因导致腰背部肌群功能紊乱而产生的疼痛，严重者如急性腰扭伤，往往疼痛剧烈且持续时间较长，严重影响日常生活活动。虽然可能存在结构上的改变，但影像学检查却无明显阳性结果。因此，康复在治疗症状及功能障碍时，应当兼顾结构改变，力争从根本上解决导致功能障碍的原因。

（三）局部与整体

康复医学是一个十分重视整体的临床医学分支，在整体评定的基础上进行整体治疗。评定患者的整体功能包括运动、感觉、认知等个体综合功能，而且还包括日常生活、社会交往、文化生活等，然后通过综合康复手段解决患者在特定环境下的功能障碍，包括上述评定项目中的各种功能。如骨折患者，不仅要评定患者骨折局部情况，而且要在询问受伤史、急救手术史等基础上，综合评定患者心肺功能、胃肠功能、肢体功能，还要评定患者的日常生活活动能力、生活质量，以及由此导致的心理健康状况；然后根据评定结果，制订综合的康复治疗措施。

（四）全程康复

康复医学是医疗救治中不可或缺的一部分，贯穿于治疗的全过程。康复治疗应从早期开始，开始得越早，功能恢复的效果越好，患者付出的精力和经济负担也相应越少。比如，对于需要进行膝关节置换术的患者而言，术前肌肉力量训练，如股四头肌、股二头肌、半腱肌、半膜肌的等长收缩训练等，能增强神经对肌肉的控制能力，为术后肌肉训练打下基础；术后早期开始进行肌力训练不仅能消肿、增强肌肉力量并维持肌肉力量的平衡，还能在完成神经对肌肉良好控制基础上的关节运动模式重建。需要特别指出的是，整个康复过程中需要循序渐进，不能操之过急；不同阶段采用不同康复策略，避免出现附加损伤。

（五）康复预防

预防胜于治疗，康复医学亦贯彻三级预防理念。一级预防：指预防可能导致残疾的各种损伤或疾病，避免发生原发性残疾，如运动前肌内效贴的贴扎、护具的使用等。二级预防：指疾病或损伤发生之后，采取积极主动的措施，防止发生合并症及功能障碍或继发性残疾，如在骨折或软组织修复术后早期给予合适的康复治疗可以有效预防并发症，包括深静脉血栓、关节僵硬等。三级预防：指残疾已经发生，采取各种积极措施，防止残疾恶化；主要措施包括通过积极的功能训练，改善或提高患者躯体和心理功能；通过适应、代偿和替代途径，提高患者生活自理和自立能力，恢复或增强娱乐、工作和学习能力；通过职业咨询和训练，促使残疾者重返家庭和社会；如对膝关节置换术后的患肢进行渐进性负重练习、步态训练等，不仅能加快关节功能的恢复，还能促进人体与假体的匹配，延长假体使用年限。

（六）中西医结合

中西医结合在康复治疗中具有明确优势。我国传统医学源远流长，自成体系，具有深邃而广博的概念和范畴体系。无论是内容、深度及广度，以及反映的科学思维水平，都是与康复医学不谋而合。中医学和康复医学都强调整体性，都更重视症状和功能障碍。我们想要在世界康复医学中占有重要的地位就必须要有中国特色的康复医学体系，坚定中西医相互结合的康复医学之路。

三、如何使用本指南

本指南主要内容与医学临床本科教材相切合，共分为上、下篇。上篇重点介绍脊柱退行性疾病、畸形、化脓性感染及创伤的康复，包括相应经典手术，如脊柱微创术、脊柱融合术、脊柱非融合术等术前及术后的康复治疗；下篇阐述骨与关节常见疾病及创伤的康复；同时也在相应章节介绍了经典手术，如关节置换术、关节融合术、截肢术后的康复内容。

考虑到任何一个康复都是全程、整体的康复，为此本指南在每一个章节概述部分均对药物和手术治疗进行了概述，让使用者进一步理解相应的康复评定及治疗过程，帮助使用者知其然，更知其所以然。在康复治疗部分十分重视中西医结合的应用，并有专门的描述。康复治疗部分还包含了居家康复、社区康复等内容，有助于读者整体康复理念的形成。

康复评定是康复医学的核心内容。由于康复评定表格较多，常用的许多表格与其他指南可能重复，且读者容易从其他书籍或网络获取，因此不再附录相应表格。

另外，儿童骨科，尤其是儿童骨关节疾病康复有其独特的特点，康复过程中时时需要考虑发育的影响，因此本指南在下篇专设一章介绍儿童常见骨关节疾病及手术的康复内容。

上 篇

脊柱疾病与损伤

第一节　颈椎退行性病变

退行性颈椎病（degenerative cervical spondylosis，DCS）是全球范围内成人颈脊髓病变的最常见原因。目前，全球有超过9亿人罹患DCS，而我国病患数量超过2亿。根据全球流行病学统计，随着人口老龄化的进展，预计至2050年，60岁以上人口数量占比将从2010年的约11%增加到约22%。在该年龄人群中，约70%~95%的人存在颈椎退行性改变的影像学表现，其中的1/4~2/3的患者极可能进展为典型的DCS。因此，DCS的诊疗是现今医学界重点关注的领域之一。

一、概述

（一）定义

颈椎病是指颈椎间盘退行性改变及继发性椎间关节退行性变所致邻近组织（如脊髓、神经根、椎动脉、交感神经等）受累而引起的一系列相应症状和体征，是颈椎局部解剖结构退行性改变所造成的原发性或继发性颈椎疾患的总称，其最常见的致病因素主要包括颈椎间盘突出、椎体后缘退行性骨质增生、关节突关节退行性改变及黄韧带增厚等。上述各因素构成了非外伤性脊髓病变的主要原因。值得注意的是，在颈椎病的发生、发展及转归中，往往并非仅用一种致病因素解释全部表现，而是多种致病因素相互作用，从而导致颈椎病复杂多样的临床表现。

（二）临床表现

因颈椎病的病因多样，受压结构（脊髓、神经根、椎动脉、交感神经等）不同，从而导致临床表现不尽相同。

1. 神经根型　患侧颈肩痛伴上肢放射痛，可在短期内加重。放射痛范围则根据受压神经根而不同，表现为相应皮肤区域麻木、痛觉过敏等感觉异常。远期可表现为上肢肌力下降、手指活动欠灵活等。查体可表现为上肢相应肌肉压痛及活动受限、臂丛牵拉试验及压头试验阳性。远期可能表现为肌肉萎缩。

2. 脊髓型　因脊髓受压来源不同，临床表现各异。常见的压迫来自前方（颈椎间盘突出、后纵韧带增生或骨化），以皮质脊髓侧束及锥体束损害表现突出。最先出现的症状包括四肢对称性向心性麻木、手部精细活动减退、四肢乏力、持物及行走不稳等，肩颈痛多不明显。随着病情加重，可出现自下而上的痉挛性瘫痪（上运动神经元瘫痪），表现为肌张力增高、走路踩棉花感等。偶尔压迫来自侧方或后方，则可能引起不同类型的神经损害。

3. 交感神经型　因颈椎退变性结构压迫同侧脊髓或颈交感干等自主神经组织导致，其表现多样，如头晕、恶心、呕吐，同侧面部或某一肢体多汗、无汗，单侧或双侧眼部干涩或多泪、视力变化、视物不清、耳鸣、听力下降。偶有肢体麻木或痛觉过敏，但麻木范围往往并不沿神经根走行区域分布。严重者表现为心悸、心律失常、血压变化等。以上症状往往坐位或站立时加重,卧位时减轻或消失。

4. 椎动脉型 颈椎横突孔增生性狭窄、关节突关节增生肥大以及椎间关节过度移动牵拉椎动脉都可能是该类型颈椎病的病因。临床表现有旋转性或摇晃性眩晕、头部发作性胀痛、反复发作性视觉障碍以及猝倒等。发作间歇,患者往往无明显不适或体征。

5. 颈型 颈型颈椎病是最早期的颈椎病,表现为头颈部、肩背部酸胀或疼痛,并存在与之对应的压痛点。如病程较短,影像学检查可能并无显著改变,也可能会出现颈椎生理曲度变化或颈椎失稳等。目前一般认为,颈型颈椎病是在多种因素共同作用下导致肌肉长期处于紧张状态,从而造成一系列病理性改变而形成无菌性炎症,包括颈肌劳损、小关节功能紊乱及颈椎失稳等。

6. 混合型 由于颈椎解剖结构复杂,病理变化多样,故往往是多种颈椎退行性改变同时存在。混合型颈椎病至少同时存在 2 种上述颈椎病类型,最常见的类型为脊髓神经根型。在该类颈椎病中,患者往往既存在沿神经根走行区分布的感觉障碍,又有精细动作改变及肌力减退,偶有头痛头晕、恶心呕吐等症状。严格意义上讲,日常中较少会见到单一类型的颈椎病,因此在诊治过程中要缜密分析颈椎的病理改变及相应的病理生理过程。

(三)辅助检查

临床上常用的辅助检查主要是各种影像学检查。

1. X 线检查 对于退行性改变严重程度的判断、治疗方法的选择以及治疗评价等,X线片可提供基本的影像学依据。常拍摄颈椎正侧位片、颈椎动力侧位片及双斜位片等,必要时拍摄 C_1、C_2 开口位正位片。正位片可见钩椎关节变尖或横向增生、椎间隙狭窄;侧位片可见颈椎序列不佳、前 / 后凸畸形、椎间隙狭窄、椎体前后缘骨赘形成、椎体终板骨质硬化、发育性颈椎管狭窄及后纵韧带骨化等;过屈、过伸侧位片可见节段性不稳定(动力位椎间角度变化≥11°,或前后移位≥3mm);左、右斜位片可见椎间孔缩小、变形。

2. CT 检查 可作为 X 线片检查的补充影像学检查方法,可反映出椎体形态,椎间盘、黄韧带及后纵韧带是否钙化,以及钙化对椎管内侵占的程度。其在反映骨性结构形态方面具有一定优势。

3. MRI 检查 为退行性颈椎病首选影像学检查。MRI 可清晰反映出椎体退行性改变、椎间盘突出、后纵韧带 / 黄韧带肥厚、脊髓受压部位及形态改变、脊髓信号改变及周围软组织改变,对于颈椎损伤、颈椎病及肿瘤的诊断具有重要价值。需要注意的是,脊髓受压程度及范围与临床症状严重程度并不一定呈正相关。

(四)诊断要点

结合临床症状、体征(表 1-1-1)及影像学表现,可初步作出退行性颈椎病的诊断。

表 1-1-1 退行性颈椎病常见临床表现

症状:

①颈痛 / 颈僵

②单侧 / 双侧肢体疼痛

③神经根放射痛

④上肢乏力、麻木或精细活动欠佳

⑤下肢僵硬、乏力或感觉麻木

⑥痛觉过敏

⑦自主神经功能紊乱,如二便失禁、排尿困难或勃起功能障碍

⑧行走不稳

体征:

①运动系

肌张力增高(上肢:屈肌张力　伸肌张力;下肢:伸肌张力　屈肌张力)

腱反射亢进

肌痉挛(可表现为折刀样活动)

阵挛(踝阵挛及髌阵挛)

霍夫曼征

病理征(如巴宾斯基征、查多克征等)

相应节段肌肉力量减退

②感觉减退(四肢/躯干)

③步态不稳

④精细动作(持筷、持勺、系纽扣等)能力减退

(五)药物治疗

应根据 DCS 患者病变的部位及程度,内外结合,进行个体化、阶梯化的药物治疗。

1. 非甾体抗炎药

(1)全身应用药物:非甾体抗炎药(nonsteroidal anti-inflammatory drug, NSAID)根据给药途径可分为口服药物、针剂以及栓剂,最常用的是口服药物,如塞来昔布、布洛芬等。常用剂量为 1 片,口服,1~2 次 /d。伴睡眠障碍者,可同时口服艾司唑仑 1mg,有较好止痛作用。其胃肠道不良反应轻微,但必要时仍需注意保护胃黏膜。

(2)局部外用药物:如患者存在持续性颈肩痛,建议口服药物配合外用抗炎镇痛凝胶贴膏、乳胶剂、膏剂、贴剂等,如氟比洛芬凝胶贴膏。局部外用药物可迅速、有效缓解颈肩部的轻、中度疼痛。对中、重度疼痛可联合使用局部外用与口服 NSAID。

2. 肌松药　对伴有肩颈痛及轻、中度肩颈肌肉紧张状态的患者,可联合使用肌肉松弛药(简称肌松药)。常用药为乙哌立松口服片剂,为一种中枢性骨骼肌松弛剂,具有类钙拮抗剂和阻滞肌肉交感神经的作用,可作用于骨骼肌及血管平滑肌,有松弛肌肉、扩张血管及改善局部血供的功能。常用乙哌立松片 50mg,口服,3 次 /d。有肝肾功能不良者,应慎重给药。

3. 神经营养药　推荐甲钴胺、维生素 B_1、维生素 B_{12} 口服或肌内注射等,常用剂量为甲钴胺 0.5mg 肌内注射,1 次 /d,每周 3 次;或口服甲钴胺片 0.5mg,3 次 /d。需要注意的是,甲钴胺及维生素 B 族对周围神经病变效果较显著,但对中枢神经系统病变效果相对较弱。如连续使用 1 个月以上仍无明显效果则无须继续使用。因此,对长期慢性脊髓受压甚至变性的,临床上多采用多种康复治疗技术的联用,以达到止痛及延缓神经变性的双重作用。

(六)手术治疗

对有持续颈、肩、上肢疼痛或明显肢体功能障碍,严重影响日常生活且无手术禁忌证的中重度 DCS 患者可考虑手术治疗。手术方式的选择主要根据患者的年龄、颈椎活动度、颈椎曲度,脊髓及神经根压迫来源、压迫范围及严重程度,以及患者期望等多种因素而定。DCS 外科手术治疗包括经椎间隙减压植骨融合术、椎体次全切除植骨融合术、后路椎管扩

大椎板成形减压术、后路椎板切除侧块螺钉或椎弓根螺钉固定术、后路椎板间开窗减压术、选择性跳跃性椎板切除减压术等。适用于严格非手术治疗无效、关键肌肌力显著下降、严重神经根性痛、二便功能障碍、影响正常生活质量的患者。手术目的是减轻或消除患者疼痛症状,改善肢体活动功能,延缓疾病进展及改善生活质量。

1. 前路颈椎间盘切除椎间融合术 对于① 3 个或 3 个节段以内的椎间盘突出或椎体后缘骨赘形成压迫神经根或脊髓导致的神经根型或脊髓型颈椎病;②椎间盘退行性改变造成局部节段不稳定导致的交感神经型颈椎病;③椎间盘退行性改变造成的颈椎退变性后凸畸形,导致脊髓腹侧受压的脊髓型颈椎病,建议选择前路单节段或双节段颈椎间盘切除椎间融合术。手术可直接解除脊髓及神经根的压迫,同时能够良好恢复椎间隙高度,有效改善因颈椎退行性改变造成的生理曲度丢失。手术疗效确切。但由于术中视野有限,椎体后方减压范围有限,植骨与椎体间假关节形成率较高,故需严格行术前评估。

2. 前路椎体次全切除植骨融合术 对于①相邻两节段椎间盘突出对脊髓腹侧压迫导致的脊髓型或混合型颈椎病;②严重的后骨赘形成造成节段性退变性椎管狭窄,压迫脊髓导致的脊髓型颈椎病;③孤立型后纵韧带骨化导致脊髓局部受压;④严重的节段性退变性椎管狭窄合并退变性后凸,需要同时减压及矫正后凸畸形者,可考虑行前路椎体次全切除植骨融合术。值得注意的是,相对于前路颈椎间盘切除椎间融合术,前路椎体次全切除植骨融合术的术野范围更大,减压更加彻底,尤其对于椎间隙明显狭窄、椎体后缘伴有广泛后纵韧带骨化者,前路椎体次全切除植骨融合术的疗效更确切,同时能够减少植骨面与椎体间假关节的发生率,改善患者的术后康复体验。但术中出血较前路颈椎间盘切除椎间融合术稍高,术后颈椎失稳、植骨面移位以及融合失败率相对较高。

3. 前路椎间盘切除 + 人工椎间盘置换术 前路椎间盘切除 + 人工椎间盘置换术多用于不伴有①明显的椎间隙狭窄、②局部后凸畸形、③节段性不稳定的患者,能最大限度地保留运动节段,并减少邻近节段椎间盘退行性改变的发生率。手术操作类似前路颈椎间盘切除椎间融合术,其对颈椎运动节段的保留效果确切。但近年来大样本随机对照研究及长期随访(≥5 年)结果表明,其远期邻近节段退行性改变及颈椎生理曲度改变的发生率并无显著优势,且因其费用较高,目前已较少在临床应用。

4. 颈椎后路减压术 对于①脊髓型颈椎病伴发育性颈椎管狭窄(Pavlov 比值<75% 或椎管前后矢状径<10mm);②多节段退变性颈椎管狭窄(≥3 个节段)导致脊髓腹背侧受压;③连续型或混合型颈椎后纵韧带骨化,建议选用后路椎板减压术。常用术式主要有单开门椎板成形椎管减压术、双开门椎板成形椎管减压术、单纯椎板切除减压术、跳跃式椎板减压成形术、椎板切除减压 + 椎弓根 / 侧块螺钉内固定术等。

后路手术能够有效扩大椎管内容积,显著改善脊髓受压,对多节段原发或继发性椎管狭窄治疗效果显著。但值得注意的是,如该类患者同时具有来自脊髓前方的显著压迫(如椎间盘突出、椎体后缘骨赘、孤立型后纵韧带骨化,椎管内占位面积≥50%),后路减压后前方压迫仍明显,或明显颈椎后凸畸形在过伸位不能自行矫正的,可分期或I期行后、前路联合手术。

二、康复评定

退行性颈椎病的治疗目的是减轻疼痛和改善神经功能障碍,指导患者及其家人了解该疾病和治疗情况。为此,退行性颈椎病的康复评定主要是对患者的颈痛情况、肢体感觉运动功能状况、患者的日常生活活动(activity of daily living, ADL)能力和心理因素等进行全面评估。

(一)感觉功能评分

感觉检查的必查部分是检查身体两侧各自的28个皮节的关键点。每个关键点要检查2种感觉,即针刺觉和轻触觉,并按3个等级分别评定打分。

0	缺失
1	障碍(部分障碍或感觉改变,包括感觉过敏)
2	正常
NT	无法检查

针刺觉检查时常用一次性安全针。轻触觉检查时用棉花。在针刺觉检查时,不能区别钝性和锐性刺激的感觉应评为0级。

两侧感觉关键点的检查部位如下:

C_2	枕骨隆突
C_3	锁骨上窝
C_4	肩锁关节顶部
C_5	肘前窝外侧面
C_6	拇指近节背侧皮肤
C_7	中指近节背侧皮肤
C_8	小指近节背侧皮肤
T_1	肘前窝内侧面
T_2	腋窝顶部
T_3	第3肋间
T_4	第4肋间(乳线)
T_5	第5肋间(在T_4~T_6的中点)
T_6	第6肋间(剑突水平)
T_7	第7肋间(在T_6~T_8的中点)
T_8	第8肋间(在T_6~T_{10}的中点)
T_9	第9肋间(在T_8~T_{10}的中点)
T_{10}	第10肋间(脐)
T_{11}	第11肋间(在T_{10}~T_{12}的中点)
T_{12}	腹股沟韧带中点
L_1	T_{12}与L_2之间的1/2处
L_2	大腿前中部
L_3	股骨内踝
L_4	内踝
L_5	足背第3跖趾关节
S_1	足跟外侧
S_2	腘窝中点
S_3	坐骨结节
S_4~S_5	肛门周围(作为1个平面)

除对这些两侧关键点进行检查外,还要求检查者做肛门指诊,测试肛门外括约肌。感觉分级为存在或缺失(即在患者的总表上记录有或无)。鞍区存在任何感觉,都说明患者的感觉是不完全性损伤,应该进行直肠深感觉检查。

(二)运动功能评定

1. 颈椎活动范围测量　将颈椎处于解剖学中立位时的位置定为 0°。在被测量者进行颈椎屈曲、后伸、侧屈及旋转时,记录相应关节活动度(range of motion, ROM)。

2. 四肢肌力评定　进行四肢肌力检查时,要取标准仰卧位或坐位,先检查健侧,后检查患侧,注意双侧对比。检查时固定受检查肌肉附着肢体的近端,放松不受检查的肌肉。首先在未施加阻力的情况下观察该肌肉完成测试动作的能力,然后根据测试结果决定是否由检查者施加阻力或助力,进一步判断肢体肌肉的收缩力量及肌张力。

3. 平衡及协调功能评定

(1)平衡功能评定:临床上常用的平衡功能评定方法包括闭目站立试验、闭目行走试验及水平眼震试验等。

(2)协调功能评定:在进行协调功能评定时,患者的意识必须清晰,能够充分配合。临床上常用的评定试验有指鼻试验、快速轮替试验、对指试验、握拳试验、跟-膝-胫试验等。

(三)综合评定量表

临床常用的综合评定量表为日本骨科协会(Japanese orthopaedics association, JOA)评分、改良 JOA 评分、美国脊柱损伤协会(American spinal injury association, ASIA)分级、颈椎功能障碍指数(neck disability index, NDI)、Nurick 评分等。

(四)日常生活活动能力和生活质量评定

日常生活活动能力评定常用的量表为改良巴塞尔(Barthel)指数。生活质量(quality of life, QOL)评定常用的量表是健康调查量表 36(36-Item Short Form Health Survey, Short Form 36, SF-36)、世界卫生组织生活质量 -100 量表(WHO Quality of Life-100, WHO-QOL-100)等。

三、康复治疗

(一)康复治疗原则与目标

DCS 康复的目标是控制病情、减轻或消除疼痛、恢复或改善神经功能、改善生活质量。

DCS 康复的总体原则是非药物与药物治疗相结合,必要时手术治疗。治疗应结合患者自身情况如年龄、性别、体重、自身危险因素,以及神经受压部位、范围、程度等选择个体化康复方案。

(二)康复治疗技术

1. 牵引疗法　规范的牵引治疗在颈椎病康复治疗中应用广泛。牵引治疗可以有效缓解颈部肌肉紧张及痛性痉挛,同时改善颈椎生理曲度,在一定程度上增加椎管内容积,对椎间盘的退行性突出引起的椎管狭窄、神经压迫症状具有缓解效果。国内外学者通过三维有限元分析及临床病例研究证明,牵引的角度、时间和重量是决定牵引效果的 3 个重要因素。目前,临床上大致公认对上颈段病变(C_2、C_3、C_4)采取头部中立位,下部颈椎病变(C_5、C_6、C_7)采用颈部前屈 20°~30° 位,重量从 4kg 开始,逐渐增加到 12~15kg,时间 10~30 分钟。并且强调以患者感觉舒适为宜。枕颌带牵引时患者应取颈椎前屈 15°~25° 位,牵引重量为 3~5kg。充气颈围牵引 15 分钟,2~3 次 /d。牵引过程要注意患者肩颈部及其他部位的舒适程度,注意观察患者面色、神态、呼吸、脉搏,以免发生意外。

适应证：

（1）神经根型颈椎病：神经根型颈椎病对牵引治疗反应性良好。约 90% 的神经根型颈椎病患者可通过严格规范的保守治疗取得较满意疗效。国内外的颈椎病诊疗指南都将牵引疗法作为神经根型颈椎病的基础治疗方法，无论是否采取药物、手术等治疗，均需要配合颈椎牵引。

（2）部分脊髓型颈椎病：对于因单节段或多节段颈椎间盘突出造成继发性椎管狭窄的患者，有效的牵引治疗通过增加椎管内容积可一定程度上减轻神经压迫症状。但对于发育性椎管狭窄或合并后纵韧带骨化造成的脊髓型颈椎病，颈椎牵引治疗效果有限，轴向牵引力量尚不足以代偿矢状面因椎体退行性改变或椎体后缘骨赘造成的脊髓压迫。考虑到多数脊髓型颈椎病患者具有进展性加重的趋势，国内外的颈椎病诊疗指南对脊髓型颈椎病的牵引治疗呈保守态度。

（3）颈型颈椎病：牵引治疗可有效缓解肩颈肌群酸痛及痛性痉挛，改善肌肉紧张状态，有效恢复正常颈椎生理曲度。枕颌带牵引或充气颈围牵引均可满足该类患者治疗要求。

2. 运动疗法　运动疗法能够有针对性、适时地训练患者的颈、肩、肢体肌力，ROM 和步态等。应用徒手或器具进行抗阻肌力训练，如颈后肌肉锻炼等，可增强颈肩背肌的肌力，稳定颈椎间各关节并改善其功能。在做颈椎运动疗法时，动作以缓慢为宜，避免有节奏的快速运动。同时，颈椎运动锻炼疗法可以配合手术疗法、牵引疗法、按摩疗法同时进行，具有很强的兼容性。

适应证：适用于各型颈椎病症状缓解期。

3. 物理治疗　物理治疗包括电、光、超声、磁等方法，主要作用是扩张血管、改善局部血液循环、消炎止痛、解除肌肉和血管的痉挛、消除神经根和脊髓的水肿及粘连、调节自主神经功能，从而促进神经和肌肉功能恢复。可作为牵引及手术治疗的常规辅助治疗。

适应证：

（1）神经根型颈椎病：物理治疗可缓解甚至消除神经根的水肿，缓解神经受压症状。

（2）脊髓型颈椎病：对于存在明显脊髓受压甚至影像学信号改变的患者，推荐使用超短波电场的深部透热作用，可起到消肿、解痉、改善循环的作用。

（3）颈型颈椎病：对于合并颈肩疼痛的患者，采用低频调制的中频电疗法，可起到比较满意的止痛作用。

（4）交感神经型 / 混合型颈椎病：利用温热磁场的磁通量在人体内产生感应电流，引起局部组织细胞内物质运动，可增强血液循环，影响自主神经功能，对交感神经型和混合型颈椎病作用显著。

4. 康复医学工程　可调式颈托 / 充气颈围辅助治疗。

研究证实，对伴 / 不伴有颈椎失稳的神经根型或颈型颈椎病，可以考虑采用可调式颈托或充气颈围辅助治疗，二者具有类似的人体工学原理。颈围可限制颈椎过度活动、增强颈椎稳定性、有效恢复颈椎生理性前凸、矫正局部生理曲度变平甚至后凸畸形、恢复颈椎序列的负重力线、保护椎间盘及关节突关节，从而缓解颈椎病的根性疼痛或颈肩痛症状，是神经根型 / 颈型颈椎病保守治疗的有效辅助方法。一般建议颈部离床时即佩戴充气颈围，休息时除去，连续佩戴 2~4 周。在停止使用颈围之前，需到脊柱外科进行专科复查，根据症状恢复程度决定具体停止使用时间。可调式颈托亦可用于保护处于围手术期的颈椎病患者，对于颈椎稳定结构完整的患者，术后建议连续佩戴 2 周；而对于颈椎稳定性不佳的患者可适度延长至 4~8 周,最长不超过 12 周。

适应证:神经根型/颈型颈椎病。

(三)传统中医康复治疗技术

传统中医理论认为,颈椎病的发生原因:一是由于外伤、劳损导致风寒湿邪侵入,进而造成经脉阻塞、气血运行不畅、筋骨失养;二是由于肝肾亏虚、气血不足、筋脉失养,使风寒湿邪乘虚侵入导致气血痹阻而患病。要根据病情的寒热虚实来辨证施治,始终遵循"寒则热之,热则寒之,虚则补之,实则泻之"的治疗原则。

1. 针刺治疗 针刺疗法是在中医理论指导下运用补虚泻实的手法,通过疏通脏腑经络气血,减轻或阻断疼痛刺激本身扰乱气血运行的恶性循环,具有解痉止痛、改善局部血液循环、增加气血运行、促进功能恢复的特点。颈椎病的针刺治疗已经广泛为国内外医学界使用,并取得了患者的信赖。近年来,在颈椎病的针刺治疗中,所用的主要穴位有风池、风府、颈夹脊、百会、足三里、三阴交、太溪、太冲等,配穴有天柱、大椎、太阳、合谷等。针刺合适的穴位,可促使气血流注通畅,从而改善血液循环,解痉止痛。

2. 推拿按摩 手法治疗多与牵引和/或物理治疗联合应用。传统推拿疗法若适应证选择恰当,操作力度得当,则疗效颇佳,但仍须慎重。根据 2017 AOSpine 组织修订指南,不推荐采取手法推拿按摩等方法治疗 DCS,因其可能造成颈椎损伤或进一步加重原有症状。

3. 中医药治疗 依据传统中医理论,颈椎病应根据中医分型辨证施药。寒湿阻络型,治疗应以舒筋活络、通络止痛、祛风散寒为主,建议采用当归、白芍、姜黄、羌活、防风、续断、甘草,可加减葛根、木瓜等;气血两虚夹瘀型,治疗以活血通络、益气养血为主,方药用白术、当归、党参、黄芪、酸枣仁、木香、茯苓、远志、炙甘草、龙眼肉等;脾肾阳虚夹瘀型,治疗以滋补肝肾、强筋健骨为主。除了中药内服,中药外用对治疗 DCS 也有一定疗效,常用方法有贴法、熨法、敷法、熏蒸等,但要注意局部皮肤并发症,谨防过敏或感染等。在确保安全的前提下,外用与内治并用,可以实现内外结合治疗,提高治疗的整体疗效。

四、康复护理与管理

(一)健康教育

健康教育指帮助患者学习颈椎病康复相关知识,并把有益健康的行为融入日常生活的过程。通过充分鼓励和发挥患者的主观能动性,能延缓疾病进展、改善医患关系、提高患者生活质量、降低患者医疗费用。教育内容包括疾病、颈椎功能、颈椎保护、工作生活姿势、心理等。治疗师和康复医师应向 DCS 患者讲解颈椎的解剖、生理功能、生物力学及颈椎病的病因、发病机制、心理因素发挥的作用等,以便患者了解为什么会得颈椎病、怎样配合治疗以及如何预防其进展的知识。考虑到 DCS 患者多为中老年患者,理解接受能力有限,故宣讲内容应以简单易懂为主旨。与此同时,应注意到 DCS 患者中可能普遍存在的焦虑情绪,需重点加强心理护理的干预,改善患者焦虑状态,进而促进患者早日康复。

(二)康复护理

颈椎椎间盘发生退行性病变几乎是不可避免的。如果在生活和工作中注意避免促进椎间盘退行性病变的一些因素,则有助于防止颈椎退行性病变的发生与发展。

1. 急性期护理 急性期、病情严重者,要适当卧床休息和颈围固定。从颈椎病的防治角度来说,应选择有利于病情稳定、保持脊柱生理学平衡的床铺为佳。合理选择枕垫的位置(颈部垫高约 10cm)、形状与材料(硬度适中并有弹性),兼顾良好的睡眠体位,做到既要维持整个脊柱的生理曲度,又应使患者感到舒适,达到使全身肌肉松弛,调整小关节生理状态的作用。

2. 保健操练习　医疗体育保健操锻炼很重要。无颈椎病症状者,可以每日早、晚各数次进行缓慢屈、伸、左右侧屈及旋转颈部的运动。采用双手抱枕骨式肌肉等长抗阻收缩锻炼,可以加强颈部肌肉力量,维持颈部肌肉稳定性。

3. 指导工作及生活方式　应避免长期低头姿势等容易导致颈部肌肉、韧带长时间受到牵拉而劳损,延缓颈椎椎间盘退行性改变。工作 1 小时左右后应调整体位,长期伏案工作或低头人员等尤其要注意。同时积极改变不良的工作和生活习惯,如卧在床上阅读、看电视等。嘱咐颈椎病患者戒烟或减少吸烟,对延缓动脉粥样硬化、改善局部血供及缓解症状意义重大。避免过度负重和人体剧烈震动,进而减少对椎间盘的冲击。

4. 日常安全指导　注意避免颈部外伤,日常生活以颈椎过伸伤居多。乘车外出应系好安全带并合理调整枕后靠枕的位置,以靠枕中心正对枕骨隆突为宜。同时应尽量避免坐姿睡眠,以免急刹车时因颈部肌肉松弛而损伤颈椎。出现颈肩臂痛时,在明确诊断并排除颈椎管狭窄后,可行轻柔按摩,避免过重的旋转手法,以免损伤椎间盘。

5. 谨防风寒　中医强调谨防风邪入侵,故中老年颈椎病高危人群应避免风寒、潮湿。夏天注意避免风扇、空调直接吹向颈部。出汗后,不要直接吹冷风或用冷水冲洗头颈部或在凉枕上睡觉。

6. 规范化建设　大力推进康复医院的规范化建设和管理,提高康复医院建设标准,为疾病稳定期患者提供专业、综合的康复治疗,并具备相关疾病的一般诊疗、处置能力和急诊急救能力。加强与区域内老年病院、慢性病院和护理院等延续性医疗机构的分工合作。三级康复医院应当承担区域内康复专业人员的培训任务。

(刘少喻)

第二节　颈椎后纵韧带骨化症

一、概述

(一)定义

颈椎后纵韧带骨化(ossification of the posterior longitudinal ligament, OPLL)是颈椎后纵韧带发生异位板状骨样沉积并伴有哈弗斯管形成的一种病理过程。1838 年,国外学者 Key 首先报道该类疾病。1960 年,日本学者 Tsukimoto 通过尸体解剖报道后逐渐被大家所认知。颈椎 OPLL 多见于 C_5 水平,可能与该节段退行性改变较快有关,常引起颈椎活动度减小及脊髓压迫。

颈椎 OPLL 可表现家族发病倾向,可能与基因及环境因素等有关。根据病因学分类,可将其分为原发性和继发性两种。原发性颈椎 OPLL 与年龄、肥胖、糖尿病、环境因素、饮食及多种骨代谢相关疾病(弥漫性特发性骨肥厚症、强直性脊柱炎、黄韧带骨化)等有关。继发性颈椎 OPLL 与家族性低磷酸血症佝偻病、甲状旁腺功能减退症、肢端肥大症等代谢性疾病有关。该病在日本较多见,发病率约为 1.9%~4.3%,在亚洲其他国家发病率约为

0.8%~3%。北美及欧洲国家发病率较低,为 0.1%~1.7%。该病多见于 40~60 岁男性,男女比例大约为 2:1。

（二）临床表现

大部分颈椎 OPLL 患者可长期无临床症状,或仅有轻微临床症状,只有小部分患者(20%~30%)出现明显临床症状。其临床表现与骨化物的大小、颈椎椎管矢状径、颈椎活动度等有关,需通过详细的查体及病史询问来评估患者神经功能。临床上主要有颈部轴性痛、神经根及脊髓压迫表现。

神经根压迫:主要表现为神经根分布区域的疼痛、感觉减退、运动功能减退等,查体可有压颈试验阳性、神经根分布区域的浅感觉减退以及关键支配肌肉的肌力下降。

脊髓压迫:由骨化物压迫引起椎管内脊髓储备空间减小。主要表现为步态不稳、手部精细动作障碍及灵活度下降、四肢无力、感觉异常或疼痛等,查体可有肌力减退、肌张力增高、四肢腱反射亢进、病理征阳性等表现。伴有发育性颈椎管狭窄患者,脊髓功能更易出现恶化。

（三）影像学检查

1. X 线检查　X 线检查最为简便直观。日本公共卫生部门 OPLL 研究委员会所列骨化物分型是目前应用最广泛的一种分型。在颈椎 X 线侧位片上将颈椎 OPLL 分为 4 型:连续型(病变节段连续跨越 2 个以上椎体后方)、节段型(病变节段涉及 1 个或多个椎体后方,彼此不连续)、混合型(同时存在连续型及节段型)、结节型(病变局限于单个椎间盘后方)。

2. CT 检查　CT 检查对颈椎 OPLL 的诊断及治疗必不可少,能够更准确地判断骨化物的边界及形态。利用 CT 三维重建技术测量骨化物的椎管容积占有率,并结合 MRI 影像学分析能够较好地预测患者神经功能情况。CT 检查横断面上"双影征"表现对于是否合并硬膜囊骨化也具有一定预判作用。

3. MRI 检查　尽管 MRI 检查对于椎管内较小的骨化物诊断缺乏敏感性,但是在脊髓压迫程度、脊髓缺血状况、颈椎退行性改变程度的判断及手术方案的选择方面,均具有重要作用。

（四）诊断要点

X 线检查是最简单直观的诊断方法,但有一定的局限性,连续型及其他类型骨化物厚度较大的颈椎 OPLL 阳性率高,而病灶较小者往往容易漏诊。CT 平扫与三维重建技术可弥补 X 线检查的不足,能准确定位并测量骨化物的大小。CT 平扫骨窗呈现"双影征"对于硬膜囊骨化具有较高诊断价值。骨化物在 MRI T1 和 T2 加权像上均呈现低信号影。MRI 能够直接观察脊髓压迫程度,同时可观察脊髓是否出现信号改变以及信号改变的范围,作为脊髓损害严重程度以及预后判断的重要参考指标,同时也有助于手术方式的选择。

（五）手术治疗

对于脊髓或神经根明显受压,出现相应症状和体征的患者,应积极进行手术治疗。颈椎 OPLL 的手术方式包括颈椎前路手术、颈椎后路手术、前后路联合手术。各种手术方式的优缺点见表 1-2-1。术式的选择应综合考虑骨化类型、进展情况、脊髓压迫程度、椎管狭窄程度、颈椎曲度及发病机制等各种因素。手术并发症与手术过程的复杂性密切相关,有研究报道 OPLL 术后并发症发生率高达 21.8%。前路手术常见脑脊液漏、吞咽困难、发声困难等并发症,后路手术常见 C_5 神经根麻痹、颈部轴性痛等并发症。

表 1-2-1 颈椎 OPLL 手术方式比较

术式	优点	缺点
颈前路减压融合术	直接减压,对严重病例更有效(椎管占位率>60%)	手术复杂,并发症较多,长节段颈椎 OPLL 和累及 C_2 时应用受限
颈后路椎板切除术	手术相对容易,可全颈脊髓减压	非直接减压,颈椎 OPLL 进展、颈椎后凸、颈椎不稳风险增加,严重后凸或巨大骨化物不适用
颈后路椎板切除融合术	手术相对容易,可全颈脊髓减压,并发症较少,维持颈椎正常曲度	非直接减压,严重后凸或巨大骨化物不适用
颈后路椎板成形术	手术相对容易,可全颈脊髓减压,并发症较少,保留颈椎活动度	与椎板成形融合术相似,颈椎 OPLL 进展风险更高,颈椎生理曲度消失不适用
前后路联合手术	直接减压,翻修病例	手术时间长,失血量大,并发症多

1. 颈椎前路手术　颈椎 OPLL 脊髓致压物位于脊髓前方,原则上采取前路手术实施减压是最为理想的选择,尤其是当骨化物椎管占位率>60% 时,更应考虑颈椎前路手术。颈椎前路手术能通过切除椎间盘、椎体、后纵韧带骨化物达到直接减压的效果。对于伴有颈椎后凸畸形的患者,前路手术在恢复颈椎生理曲度和充分减压方面优于后路手术。然而,减压切除骨化物和分离粘连于硬脊膜上的骨化物极大地增加了前路手术的难度。硬脊膜撕裂发生率约 4%~20%, C_5 神经根麻痹发生率约 4%~17%,假关节形成和植入物移位发生率分别为 15% 和 11%。

2. 颈椎后路手术　当颈椎 OPLL 的骨化物压迫脊髓的范围超过 3 个椎体,前路骨化物切除减压后难以做到良好的颈椎稳定性重建,因此应考虑颈椎后路手术。尤其是 K 线阳性的患者,后路减压可以达到最佳的间接减压效果。颈椎后路手术主要包括椎板切除术、椎板切除加内固定融合术和椎板成形术。

椎板切除术可使椎管容积增加 70%~80%,但减压效果受脊髓向背侧漂浮位移的影响。椎板切除术对后方韧带、椎旁肌肉附着点的损伤可能导致颈椎后凸畸形,但发生率不高,约 92% 的患者术后仅出现颈椎生理曲度减小,但术后神经症状改善未受明显影响。椎板切除术后能观察到 OPLL 进展,但极少导致神经功能恶化。

后路椎板切除加内固定融合术能有效降低颈椎后凸畸形发生的风险,维持颈椎生理曲度,但融合术后颈椎活动度会明显下降,术后神经功能改善率与椎板切除术、椎板成形术无明显差异。

椎板成形术主要用于骨化物椎管占位率<60%、症状出现时间短(<1 年)、术前脊髓信号无改变的病例,可使椎管容积增加 30%~40%。椎板成形术能保留颈椎活动度,脊髓减压同样通过脊髓向后方漂浮实现。术后 JOA 评分提高约 43%~63%,与椎板切除融合术和颈椎前路手术相当。有研究表明,骨化物椎管占位率<50%,椎板成形术和颈椎前路手术预后无明显差别,并且椎板成形术并发症更少。然而,椎板成形术后约 70% 的病例会出现 OPLL 不同程度的进展,主要发生在混合型和连续型 OPLL,进展的节段主要发生在 C_2~C_4。

3. 前后路联合手术　对于骨化物椎管占位率>60%,甚至达到 70%~80% 的颈椎 OPLL,直接行前路减压难度较大,此时可先行颈椎后路椎板切除术或椎板成形术,为颈椎前路手术创造减压空间,降低手术风险,再同时或二期行颈椎前路手术切除骨化物;当椎管占位率>50%、颈椎生理曲度消失或后凸畸形时,首选颈椎前路手术,如果骨化物压迫脊髓≥3个椎体,为避免前路切除过多椎体导致钛网塌陷、内植物移位等并发症,或骨化物累及 C_2 及以上,前路手术无法达到高位,此时可通过颈椎后路手术达到间接减压的目的。

二、康复评定

对颈椎 OPLL 进行康复评定时,需评估患者的疼痛和其他伴随症状,了解患者神经压迫严重程度,对患者整体生活工作状态有明确的认知,并能根据影像学分型评估患者预后。故颈椎 OPLL 的康复评定主要包括患者的疼痛情况、脊髓功能评分、生活质量评估以及影像学分型。

(一)疼痛评定

常用疼痛评定方法包括视觉模拟评分法(visual analogue scale,VAS)、数字分级评分法(numerical rating scale,NRS)、语言分级评分法(verbal rating scale,VRS)、Wong-Baker 面部表情量表等。其中,语言分级评分法、Wong-Baker 面部表情量表因受试者文化水平、个体差异,多用于问诊,少见于文献报道;NRS 在不同患者之间存在可比性,可用于统计分析以及术后疗效评定,但受限于文化差异及偏移,应用较少;VAS 最易实施,测试方法无导向性,受患者个体限制最小,是评估颈椎 OPLL 患者术前、术后疼痛情况最为常用的疼痛评定方法。其他疼痛评定方法如麦吉尔疼痛问卷(McGill pain questionnaire,MPQ)等因实施复杂、实际使用价值较低,少用于颈椎 OPLL 的疼痛评定。

(二)脊髓功能评分

脊髓功能评分是综合评估患者症状严重程度的方法,且具备较强的疾病特异性和临床实用性。

1. 日本骨科协会(JOA)评分 JOA 评分用于评估脊髓功能障碍,由日本骨科协会提出并进行了多次改良。而颈椎 JOA 评分是针对颈脊髓功能评估推出的评分系统,包括上下肢运动功能,上下肢、躯干感觉功能,膀胱功能三大方面,可较为全面地评定受试者颈脊髓功能状态,准确度较高,实用性强,便于操作,具备广泛的适用性和较高的认可度,是临床研究中最为常用的脊髓功能评分方法。除颈椎 OPLL 外,亦适用于各种脊髓型颈椎病。

2. 颈椎功能障碍指数(NDI) NDI 由 Vernon 等于 1991 年根据 Oswestry 腰痛功能障碍指数修改编制,临床上常用于颈椎功能状态评估。该量表包括疼痛程度、个人生活料理、提物、阅读、头痛、注意力、工作、驾驶、睡眠和娱乐共 10 个方面。相较于颈椎 JOA 评分,NDI 的评估更为全面,综合性更强,能够更为准确地反映患者生活状态和症状严重程度,对于全面评估受试者状况有着积极意义。然而由于其内容较多、实施复杂,故临床研究中应用相对较少。

3. 欧洲脊髓病评分 欧洲脊髓病评分(Europe myelopathy scale,EMS)是 1975 年由 J.Herdmann 等为弥补颈椎 JOA 评分不适用于西方人群这一缺陷提出的评分方式。因 EMS 额外评估了本体感觉和共济功能,能够完整反映出功能缺失,所以对于患者完整神经功能的评价,EMS 优于 JOA 评分,且 EMS 在运动功能上的问题更易理解,贴近受试者生活。然而,该评分较为复杂,在临床实际运用中存在一定困难,相比而言,颈椎 JOA 评分更适合我国颈椎 OPLL 的临床研究。

4. Nurick 评分 1972 年由 Nurick 提出,主要关注脊髓功能对步态、工作状态的影响,因涉及辅助行走方式,故可部分反映患者的经济状况,具备较好的实用价值和临床效用,是评估颈椎 OPLL 脊髓功能的方法之一。但因 Nurick 评分关注步态较多而缺乏对上肢功能变化的评估,其在全面性、综合性上有所欠缺,在用于疗效评估时欠准确,但作为最为经典的脊髓症状评级方法之一,其简洁易行仍使其在临床研究中不可替代。目前仍有较多报道使用 Nurick 评分来评估患者术前、术后的症状改变。

(三)一般生活质量评估

1. SF-36 SF-36 于 1988 年由 Stewartse 根据医疗结果研究量表(medical outcomes study-short form, MOS-SF)研究发展而来。SF-36 从生理功能、生理职能、躯体疼痛、一般健康状况、精力、社会功能、情感职能以及精神健康等 8 个方面概括了被调查者的生活质量,常用于全面评估颈椎 OPLL 患者的生活质量和健康状态,以便于确定手术时机和分析疗效。

2. Barthel 指数 Barthel 指数是用于衡量日常活动的数字化量表,其为每一项日常活动设立标尺,以评估生活状态等级和生活质量。然而由于其数值不连续,少有颈椎 OPLL 相关临床研究采用该法来评估患者的生活质量,但可作为临床实践中的护理评估标准。

3. 欧洲五维生存质量量表 欧洲五维生存质量量表(EQ-5D)是一种多维健康相关生存质量测量方法,包含 5 个维度:行动能力、自理能力、日常活动能力、疼痛或不舒服、焦虑或抑郁。每个维度包含 3 个水平(没有任何困难、有些困难、极度困难),通过效用值换算表可得到最终得分。因目前尚未完成适合中国人群的效用值换算表而少见于国内。

(四)影像学分型

影像学检查是颈椎 OPLL 诊断和确定治疗方案的重要依据。同时,也是预判疗效和分析预后的重要参考,对于康复方案的确定有着重要意义。

1. X 线侧位片分型 一般以颈椎侧位片下骨化物形态作为分型依据,包括 4 类:连续型、混合型、结节型、节段型。该分型方式使用最为广泛。不同类型的骨化物进展速度不同,连续型最易发生骨化物进展。部分学者提出连续型、混合型的手术预后比结节型和节段型差,但也有报道指出骨化物分型与手术预后无关。

2. K 线 X 线侧位片下,连接 C_2 和 C_7 椎管中点,得到的连线为 K 线。K 线阳性指骨化物未越过 K 线,而 K 线阴性指骨化物跨越 K 线。一般认为,K 线阳性的患者采用后路减压可得到更好的效果,K 线阴性的患者采用后路减压时受益较小。

3. CT 分型 CT 有助于确定骨化物位置和形态。在 CT 横断面上,常将骨化物分为"峰型"(基底窄,突向椎管)与"平原型"(基底宽,突向椎管相对较少)。但形态学分型对于确定患者预后并无明确意义。

4. MRI 分型 MRI 可以区分中央型和侧方型的脊髓压迫,用以判断骨化物与脊髓的位置关系,以及评估骨化物压迫脊髓的严重程度。

三、康复治疗

(一)康复治疗原则与目标

患者有颈椎 OPLL 影像学表现,而无症状或只有轻微神经根、脊髓压迫症状,无进一步恶化倾向,可行非手术的康复治疗。若影像学检查显示脊髓明显压迫,甚至出现 T2 加权像脊髓高信号,脊髓受压症状进行性加重,非手术治疗不能缓解,或出现中至重度脊髓受压症状的患者,应进行手术治疗。治疗目标为解除脊髓、神经根压迫,改善脊髓、神经根功能障碍表现和提高患者生活质量,并延缓或预防 OPLL 进展。

（二）康复治疗技术

对于 CT 或 MRI 上无明显脊髓压迫的颈椎 OPLL 患者，采取定期随访观察即可。目前，尚不推荐预防性手术治疗颈椎 OPLL。对于存在颈肩部疼痛不适症状的患者，采用保守治疗包括短期支具制动、药物治疗（如 NSAID）、姿势纠正和物理治疗。应注意强调患者避免突然或过度的颈椎活动，防止跌倒致颈部损伤。

1. 牵引　治疗颈椎 OPLL 的有效办法之一，适用于神经根受压的颈椎 OPLL，脊髓受压的颈椎 OPLL 慎用。在床头装 1 套牵引架，坐位或卧位均可，从小重量每天半小时开始，逐渐增加到 6kg 左右，每天牵引 1 小时，连续 10 天为 1 个疗程，每个疗程后休息 2~3 天，再重复 1 个疗程。

2. 颈托制动　硬质颈托可有效限制颈椎活动，避免长时间低头，缓解肌肉疲劳，最重要的是可防止颈椎过度活动导致椎管容积突然改变引发的脊髓急性压迫症。

3. 推拿、按摩　对于以颈椎局部疼痛症状为主的颈椎 OPLL 疗效较好，对合并肢体神经功能障碍或影像学上有硬膜囊压迫的病例慎用。按摩、推拿手法要轻柔，可自我搓揉按摩颈椎肌肉酸胀或紧张处，或家人帮助做穴位按摩，严禁暴力搬、转颈椎，以免造成骨折或神经损伤。

四、康复护理与管理

（一）患者教育

通过与患者及其家属进行有效的沟通，获得他们的信任，并有效消除患者及其家属的紧张、焦虑心理。对于拟手术患者，可使其以良好积极的心态接受手术治疗。让患者了解颈椎 OPLL 的发生发展与多因素相关，除与遗传基因、年龄、激素调节等因素有关外，还与非胰岛素依赖型糖尿病（2 型糖尿病）、心肌梗死家族史、腌制饮食、体重指数（BMI）升高、频繁熬夜以及高机械应力刺激等因素有关，故应教育患者尽量远离上述高危因素，指导患者注意避免颈椎过度活动和长时间保持低头姿势。

（二）社区康复

颈椎 OPLL 主要发生于中老年人群，而老年人大部分已离开原有工作岗位，生活在社区中，所以社区医疗服务对他们来说是最适宜、最方便、最经济和最重要的医疗模式。针对颈椎 OPLL 社区康复，应根据中老年人的特点，选择安全性和有效性较高的养生锻炼方式，如游泳、打太极拳、做健身操等。Hu 等通过随机对照多中心研究发现，"十二字"终身养生运动在缓解颈肩痛、改善心理健康、增强活力等方面具有良好干预作用。该"十二字"包括洗、梳、提、搓、旋、按、转、磨、蹲、摩、吐、调。随访 12 周和 24 周，训练组 VAS、NDI 以及 SF-36 与对照组比较，差异均有统计学意义（$P<0.01$）。得出结论：利用社区组织开展标准的"十二字"养生锻炼康复治疗，可以作为颈脊髓慢性受压疾病外科治疗的替代疗法。

（三）家庭康复

颈椎 OPLL 发展缓慢，可长时间不发病，而一旦骨化韧带增生压迫脊髓或神经根导致肢体功能障碍或根性疼痛，症状难以好转，大多会逐渐加重，此时手术治疗实属必要；对于无或轻度神经功能障碍的颈椎 OPLL 患者，家庭康复则为首选治疗。

1. 局部热疗　晚睡前，使用温热毛巾包裹热水袋（温度以 50~60℃为宜）后，于颈椎后方持续热敷 30 分钟，可有效缓解颈部疼痛和改善夜间睡眠。

2. 枕头的选择　应选择颈后部垫高而头部放低的符合人体工程学原理的枕头，避免头枕过高导致颈椎屈曲和头枕过低导致颈椎过度仰伸。

（四）康复护理

颈椎 OPLL 术后可能伴随较多并发症，如神经功能恶化、脑脊液漏、椎管内或颈前软组织血肿、C_5 神经根麻痹、吞咽困难、声音嘶哑、饮水呛咳、霍纳（Horner）综合征、颈后轴性痛等，故妥善的康复护理对患者预后至关重要。

1. 术后 6 小时为血肿高发时间窗，此时应严密观察患者生命体征、四肢感觉和运动、切口周围皮下肿胀情况，一旦发现呼吸困难，感觉、肌力明显减退或丧失，以及皮下明显肿胀或青紫，及时通知医师，尽快行探查术或清创术以争取最佳预后。

2. 术后脑脊液漏为颈椎 OPLL 前路切除术后常见并发症，术后护理应保持切口敷料干燥，及时换药，预防切口感染；于切口敷料表面适当加压以减轻脑脊液渗出，可有效促进切口愈合，建议选择沙袋压迫或弹力绷带加压包扎；术后须严格卧床直至脑脊液漏消失，宜去枕平卧位以避免出现低颅压性头痛。

3. 对于 C_5 神经根麻痹患者，应指导其加强肱二头肌和三角肌功能锻炼。

4. 对于吞咽困难患者，宜选择温凉流质或半流质饮食，尽量减少对食管的机械性刺激。

5. 对于颈后轴性痛患者，可指导患者进行适当颈后肌群的静态阻力对抗练习，加强肌肉力量，配合局部热疗可有效改善疼痛症状。

6. 需要特殊强调的是，对于拟行前路切除骨化物手术的颈椎 OPLL 患者，须常规行气管、食管推移适应性训练，以增加气道、食管的顺应性，减少术中拉钩对食管、气道的机械应力刺激，避免和降低术后吞咽困难和气管痉挛的风险。

（陈雄生）

第三节　胸椎管狭窄症

一、概述

（一）定义

胸椎管狭窄症（thoracic spinal stenosis，TSS）是因胸椎间盘突出，胸椎管后纵韧带、黄韧带及硬膜骨化，或施莫尔（Schmorl）结节的形成且造成椎体后缘向后突出等单个或多个因素导致胸椎管狭窄，压迫脊髓，且产生一系列临床表现的一组疾病。美国学者根据椎管矢状径（sagittal canal diameter，SCD）和椎管横径（interpedicle distance，IPD）的测量，获得美国成年人各节段胸椎管的矢状径和横径的均值，将 SCD<15mm、IPD<18.5mm 定义为胸椎管狭窄，具有较高的特异性及敏感性。

（二）临床表现

1. 疼痛　发病年龄以中老年及老年男性为主。一般以疼痛为首发症状，可根据疼痛类型分为持续性疼痛、间歇性疼痛、锐性疼痛、钝性疼痛或牵扯性疼痛。根据狭窄部位及狭窄程度的不同，可出现轴性疼痛及单双侧疼痛的分布。也有很少的一部分出现单侧下肢放射痛，与腰椎间盘突出压迫一侧神经的症状极为相似。T_{11}~T_{12} 节段病变可引起会阴区疼痛，易与髋关节或肾脏疾患相混淆。上肢疼痛及 Horner 综合征一般与颈椎疾病相关联，但 T_1~T_2 节段狭窄导致的压迫也可引起该症状。局限性胸壁周围的牵涉痛较为常见。疼痛多在活动后加剧,休息后减轻。

2. 感觉障碍 麻木是仅次于疼痛的常见症状之一。胸腹部束带感、一侧或双侧下肢广泛性麻木。感觉障碍常常是该疾病的主要表现。

3. 运动功能障碍 一般在发病后可表现为跛行、无力、打软腿,甚至下肢沉重、无法对抗自身重力而行走不稳,脊髓源性间歇性跛行。

4. 其他症状 排尿、排便或性功能障碍,肌张力升高、肌肉痉挛、异常步态。

（三）辅助检查

1. X线检查 主要目的是排除其他疾患,结合CT,明确判断骨化灶的所在节段,以便术中准确定位。也可提示椎体后缘的改变,如后纵韧带骨化、弥漫性特发性骨肥厚症、强直性脊柱炎、氟骨症、椎间盘骨化或钙化、后凸畸形、黄韧带骨化、舒尔曼病等。X线检查对于上述疾病的诊断起到至关重要的作用,但是由于胸椎结构复杂,X线检查仅仅能提示<50%的后纵韧带骨化及黄韧带骨化。如果X线检查发现下颈椎存在连续性后纵韧带骨化则间接提示邻近胸椎可能存在黄韧带骨化。

2. CT检查 可以较为清晰地显示椎管内韧带骨化、关节突增生造成压迫的部位、形态、程度。

3. MRI检查 可以清晰地显示椎管内神经的形态以及椎管外压迫物的形态和位置,但不能有效分辨压迫物的性质,需结合X线和CT检查进一步作出定性诊断。冠状位、矢状位、轴位可准确、立体、无创地显示胸椎管情况。黄韧带骨化通过MRI进行评估可分为4级:1级,黄韧带骨化(OLF)与硬膜囊接触,但未压迫;2级,OLF压迫硬膜囊,但未压迫脊髓;3级,OLF压迫脊髓,但脊髓无明显变形;4级,脊髓明确受压并出现变形。一般认为,当患者已出现TSS的典型临床表现且可见4级椎管占位时,则需要手术治疗。

4. 胸髓造影 胸椎间盘突出钙化的发生比率要高于颈椎及腰椎。通过胸髓造影判断胸髓受压程度的准确性相对于X线检查更高。

5. 计算机断层扫描脊髓造影 能准确判断脊髓受压情况、突出类型、狭窄程度、钙化程度,以及钙化属于稳定期还是进展期,对于手术方式的优化起到很重要的作用。本检查与MRI一样重要,缺点为有创操作,在目前外科系统不被列为最常规检查。

6. 电生理检查 目前最为常用的电生理检查包括:①体感诱发电位,主要反映皮质感觉区、脊髓后束、周围神经的功能;②运动诱发电位,主要监测下行运动神经传导系统功能,并能有效弥补体感诱发电位不能监测运动通路的缺点;③肌电图,主要监测支配肌肉活动的脑神经、脊神经根及外周神经的功能。上述3种监测方法的互补监测,既能提高TSS术中的安全性,同时也能初步判断TSS引起症状的节段,是一种有效的监测及检查方法。

（四）诊断要点

胸髓位于T_1~T_{10}椎管内,脊髓腰膨大位于T_{11}~L_1。腰膨大内拥有大量脊髓前角细胞(支配运动),因为特殊的定位决定了上中胸椎所遭受的压迫主要表现为胸髓上运动神经元损害,下胸椎或胸腰段所遭受的压迫一般可见脊髓上下运动神经元混合性损害或广泛性下运动神经元损害。

黄韧带、关节突、关节囊是胸椎内骨化最好发的部位,根据体征分为4组:①以局限性胸背部疼痛为主要表现形式,无特异性;②肋间神经痛伴胸腹部疼痛;③胸髓受压的上运动神经元损害表现可初步定位为上中胸椎、腰膨大以上,往往出现下肢远端麻木,进一步发展,可伴下肢无力、僵硬、脊髓源性间歇性跛行,晚期可出现括约肌改变,严重可出现上运动神经元瘫痪;④腰膨大部位的病变可出现上下运动神经元损害的混合表现。

（五）药物治疗

1. 注射用鼠神经生长因子 用法用量:20μg,肌内注射,1次/d,持续4~6周。
2. 甲钴胺片 用法用量:500μg,口服,1次/d,持续6~12周。
3. 其他 中药、中成药治疗。

（六）手术治疗

大量数据表明,对于TSS患者,一旦出现严重的神经症状,手术治疗是改善症状的主要方式。目前,TSS的手术治疗方案主要分为两大类。

1. 椎管后方减压术 包括椎板完全切除术、椎板次全切除术、椎板修整成形术及椎板开窗减压术。"揭盖式"是将椎管后壁充分减压,整块切除后壁,减压彻底,术后效果确切。

2. 椎管前方或侧方减压术 经椎管前方或侧方减压术主要针对来自前方的压迫,采用经胸膜外或经腹膜外入路。前路手术可以完成后纵韧带骨化的切除,当后纵韧带骨化同时合并黄韧带骨化时,可根据来自前后方压迫程度的轻重来选择一期及二期手术的减压顺序。

二、康复评定

（一）感觉运动功能评定

1. ASIA评分 包括感觉检查和运动检查两方面,实施方便易行,适用于脊髓损伤以及治疗阶段的临床检查评估。

2. JOA评分 评价胸、腰部脊髓治疗过程中及治疗后运动、感觉、膀胱功能的改善。

（二）日常生活活动能力评定

改良Barthel指数,是日常生活活动能力评定最为常用的方法。

（三）专项能力评估

1. 步态评估 可以应用10米步行试验、6分钟步行试验。

2. 脊髓损伤步行指数(walking index for spinal cord injury Ⅱ,WISCI Ⅱ) 对患者步行10米所需要的辅助设备、支具及他人协助程度进行评估。

3. 脊髓独立性评定(spinal cord independence measure Ⅲ,SCIM Ⅲ) 因胸椎管狭窄主要导致下肢及括约肌功能障碍,将该评价的自我照顾的下半身部分、括约肌管理、移动能力作为评价指标,可较为全面地反映患者功能恢复情况。

4. Tinetti量表平衡能力检测 包括站立平衡、坐位平衡、转体平衡、轻推反应等10个项目,分值越高平衡能力越好。

（四）疼痛评定

视觉模拟疼痛评分:由于胸椎管狭窄症患者疼痛程度较轻,多数表现为束带感,胸腰段狭窄可伴有下肢疼痛,因此疼痛评分对于胸椎管狭窄症患者来说,并不具有特殊临床意义。

三、康复治疗

（一）康复治疗原则和目的

对于没有出现神经损害症状的患者,一般定期检查,动态观察狭窄的发展。适度的背部肌肉强度训练,加强脊柱稳定性,防止胸背部的过度负荷,是延缓疾病发展的有效方法。对于出现症状的患者,康复治疗的目的是减轻疼痛、促进下肢功能恢复、缓解痉挛、维持躯体协调性,最大限度恢复患者的日常生活功能。截瘫患者通过护理康复,防止长期卧床导致的相关并发症,如肺部感染、压疮、深静脉血栓、泌尿系感染以及各脏器功能退化。

出现进展性症状的患者,手术治疗是解除压迫、缓解症状的唯一手段,同时结合现代康复治疗方法促进下肢感觉运动、排便、性功能的恢复。

(二)康复治疗技术

1. 运动治疗 治疗方案应遵循巩固疗效、循序渐进、训练个体化的原则。

(1)肌力、肌耐力训练:选择维持肌肉容积、防止肌肉萎缩、加强肌肉耐力的基本训练方法。0~1级肌力给予辅助功能性电刺激治疗;2级肌力给予电刺激、辅助自主肌力、肌耐力训练;3级肌力给予抗阻训练、等速肌力训练、负重训练;4级以上肌力可以辅助室外训练或独立活动。等速肌力、肌耐力训练使肌肉在伸缩范围内始终承受最大限度负荷,尽可能激活更多的运动单位,提高运动效率。

(2)关节活动度训练:目的是缓解下肢肌痉挛、预防下肢主要关节挛缩,维持关节活动功能。采取主动或被动训练的方式,根据肢体动力的恢复程度调整训练方式,也可以使用关节活动仪器辅助治疗。

(3)持续牵张拉伸训练:牵张、拉伸下肢肌肉的主要目的在于减低牵张反射兴奋性,减缓肌肉、关节囊挛缩,维持下肢拮抗肌群的平衡性。包括静态和动态牵张训练,可采取主动拉伸牵张、辅助拉伸牵张、被动拉伸牵张。

(4)平衡性、协调性训练和本体感觉训练:包括静态平衡训练(辅助站立、独立站立),动态平衡训练(双下肢交替负重训练、多方向触碰训练),平衡器坐位、跪位、立位平衡训练(瑞士球、平衡板训练)。减重步行训练是近年来广泛应用于康复领域的新型康复治疗技术,是改善下肢部分运动功能丧失患者的平衡能力的有效康复方法;根据双下肢负重失衡情况,利用悬吊或支撑装置减少体重对下肢的负荷,配合电动装置带动下肢产生重复并有节律的交替活动,增强患者的平衡性及步行稳定性。

2. 物理治疗 包括磁疗、水疗、冷疗、热疗、电刺激、肌电生物反馈治疗等。

(1)功能性电刺激治疗可预防下肢肌肉萎缩,经皮神经电刺激疗法(transcutaneous electrical nerve stimulation, TENS)可缓解疼痛。下肢弹力袜、空气动力泵可预防下肢静脉血栓形成。直肠电刺激能够有效缓解神经疼痛及尿路刺激症状。

(2)水疗法:包括步行池、运动水池等,可以提高患者的残存肌力、运动能力及平衡能力,改善肌张力,增强机体耐力与协调性。

(3)冷热疗法:利用皮肤表面冷热感受器的分布不均,长时间冷却可降低肌肉运动神经元纤维的传导速度,而热疗可降低肌梭的兴奋性,达到缓解肌肉疲劳的目的。

(4)本体促进技术:通过刺激肌肉关节的本体感受器,激活更多的运动肌纤维参与活动,使瘫痪肌肉恢复舒缩能力,调整感觉神经的兴奋性,增强肌肉张力,缓解肌痉挛,促进运动功能恢复。

(5)肌电生物反馈治疗:患者按照治疗要求,在治疗人员的指示下,根据表面肌电的波形反馈信号,通过自我控制调节表面肌电电压,使治疗部位的肌肉放松或紧张。

3. 针灸治疗 针灸治疗具有调和经脉、疏通气血的作用,可以改善肢体局部血液循环,增强脊髓神经中枢的电生理活动,促进神经电生理信号的传导。局部应用针灸技术可增强或减弱肌张力,激活患肢感觉运动功能,促进患肢产生或增强自主活动,协调控制能力。主穴常选命门、身柱、腰俞、膈俞、大杼、肾俞、腰阳关,以及损伤平面及上一椎体的夹脊穴。

下肢辅助穴位包括足三里、阳陵泉、阴陵泉、环跳、八邪、承扶、委中。合并尿潴留取三阴交、关元、中极、八髎。

4. 矫形器辅助治疗 作用在于固定病变的脊柱及下肢,缓解痉挛、疼痛,减轻肢体局部的负荷,促进炎症消退,改善机体功能,矫正畸形,阻止畸形进展。

5. 心理康复治疗 包括一些心理疏导、心理康复治疗,舒缓患者的抑郁、悲观等情绪障碍。强化对疾病的正确认识,提高患者配合治疗的积极性。增强患者康复、重返生活的信心,提高治疗效果。

6. 其他康复治疗 包括日常生活活动能力训练、娱乐和工作训练等。近年来,康复机器人逐渐应用于神经损伤的康复治疗中。其中,下肢康复机器人应用广泛,主要包括坐卧式机器人、直立式机器人、辅助起立式机器人、多体位式机器人。其中,直立式机器人适用于轻度下肢运动功能丧失的患者。多体位式机器人适用于各种运动能力丧失的患者,可针对不同病情的患者制订全面的渐进式训练策略。

四、康复护理

(一)皮肤护理

截瘫患者主要防止压疮,24小时内定时、间断轴向翻身,体位交替。仔细检查皮肤上任何受压迹象、皮肤颜色改变,及时解除压迫。对身体感觉迟钝区域要重点检查,防止烫伤、冻伤的发生,如接触热水、电热毯等。压疮好发于骶尾部、髋部、坐骨结节、膝部、踝部、足跟等骨突起的部位,可使用软垫、空心垫避免突出部位受压。皮肤的清洁护理,尤其是瘫痪下肢的皮肤清洁,必须重视。如会阴区、大腿内侧、腘窝处易存留污垢,应及时清洁,保持局部干燥卫生。

(二)泌尿系统护理

对于尿道括约肌障碍的患者,可以采取间歇导尿,一般每4小时左右导尿1次,加强膀胱肌的训练。在尿道括约肌痉挛期可保留导尿,但不建议长期留置尿管,否则可致泌尿系统的逆行性感染。建议每日饮水量2 000~2 500ml,24小时尿量控制在1 000~1 500ml。

排尿训练:①定时排尿,通过定时刺激膀胱收缩,逐渐形成排尿反射。②排尿意识训练,让患者做正常排尿动作,加强腹壁肌、膀胱肌收缩,以利于排尿反射的重新建立。③自主导尿训练,脊髓损伤患者要学会自主导尿,一般情况下每4~6小时间歇导尿1次,保持会阴区清洁,适度挤压下腹,辅助排尿肌收缩,但要避免逆行性感染。

(三)排便护理

保持1~2天排便1次。可口服番泻叶、通便灵、麻仁润肠丸等通便药物,也可以使用直肠内药物软化大便、润滑肠道、刺激排便。干燥难解的大便必要时可以人为辅助取出。保持肛周干燥清洁。

(伍 骥)

第四节 腰椎间盘突出症

腰椎间盘突出症(lumbar disc herniation,LDH)是脊柱外科常见病和多发病,是引起腰痛和腰腿痛的常见原因。其发病机制是腰椎间盘髓核突出,或退行性改变的同时纤维环变性破裂、髓核脱出，压迫和刺激神经根和马尾神经。多数患者经正规保守治疗，症状可以得到缓解；约 10%~20% 的患者最终需要手术治疗。

一、概述

（一）定义

腰椎间盘突出症是较为常见的疾患之一，主要是因为腰椎间盘各部分（髓核、纤维环及软骨板），尤其是髓核，有不同程度的退行性改变后，在外力因素的作用下，椎间盘的纤维环破裂，髓核组织从破裂之处突出（或脱出）于后方或椎管内，导致相邻脊神经根遭受刺激或压迫，从而产生腰部疼痛，一侧下肢或双下肢麻木、疼痛等一系列临床症状。腰椎间盘突出症以腰 4-5 和腰 5- 骶 1 发病率最高，约占 95%。

（二）临床表现

腰椎间盘突出症患者的主要症状是腰痛和坐骨神经痛，约有一半患者表现为先腰痛后腿痛，约有 1/3 患者为腰背和腿同时发生疼痛，其他少部分患者则先出现腿痛后出现腰背痛。约有 98% 的腰椎间盘突出症患者出现腿痛症状。其疼痛的部位与性质，因椎间盘突出的部位不同而异。95% 的腰椎间盘突出症发生在 L_4-L_5 和 L_5-S_1 椎间盘，这一类患者多主要表现为一侧或双侧下肢沿坐骨神经走行的放射痛，多数患者疼痛沿臀部到大腿后面或外侧及小腿外侧至足跟或足趾，个别患者疼痛可始于小腿或外踝。疼痛范围与神经根接触突出的椎间盘多少有关。半数患者可因咳嗽、打喷嚏或腹部用力而导致下肢疼痛加重。患者在早期可有下肢疼痛过敏，病程较久或神经根受压较重者，有下肢麻木或感觉迟钝。对于高位腰椎间盘突出症患者，其症状多表现于下腹部腹股沟区或大腿前内侧疼痛。中央型椎间盘巨大突出患者，可发生大小便异常或失禁，马鞍区麻木，严重者可出现足下垂。有一部分腰椎间盘突出症患者，因其腰部交感神经受刺激而表现出下肢发凉，有的还可出现单侧或双侧下肢水肿。典型的腰椎间盘突出症患者，其体征包括腰部肌肉痉挛、保护性腰椎侧弯、腰椎活动受限以腰椎前屈活动受限为主、椎旁压痛、直腿抬高受限等。此外，上腰椎间盘突出发病较少，且发病多以腰部疼痛和大腿疼痛明显。腰椎间盘突出部位在椎管中央，患者突然出现会阴部剧烈疼痛、小便功能障碍、性功能障碍或下肢活动无力突然加重，即为马尾神经综合征，应立即就诊，予急诊手术治疗，但术后效果多不满意。

查体：腰部多有明显压痛点或叩痛点（可伴同一侧下肢放射痛）。腰部活动受限，多以腰椎前屈活动受限为主，直腿抬高试验 70° 以内为阳性、加强试验阳性，单侧或双侧下肢有皮肤痛、温、触觉减退区（多在小腿内侧、外侧或足背外侧，这种减退区的分布不是"袜套"状的，区分于末梢神经炎），单侧或双侧下肢部分肌肉肌力减退，长时间发病有肌萎缩，或足下垂、踇趾下垂等

（三）辅助检查

1. X 线片　单纯 X 线片往往不能确认是否存在椎间盘突出，但 X 线片上有时可显示腰椎的椎间隙变窄、椎体边缘增生等退行性改变，是一种间接提示，部分患者可有脊柱偏斜、脊柱侧凸。此外，X 线片可以发现有无结核、肿瘤等骨病，有重要的鉴别诊断意义。

2. CT 检查　可较清楚地显示椎间盘突出的部位、大小、形态和神经根、硬脊膜囊受压移位的情况，同时可显示椎板及黄韧带肥厚、小关节增生肥大、椎管及侧隐窝狭窄等情况，对本病有较大诊断价值，目前已普遍采用。

3. MRI 检查　对腰椎间盘突出症的诊断具有重要意义，因为 MRI 可以全面观察腰椎间

盘是否有病变，并通过不同层面的矢状面影像及所累及椎间盘的横切位影像，清晰地显示椎间盘突出的形态及其与硬膜囊、神经根等周围组织的关系。另外，可鉴别是否存在椎管内其他占位性病变。但对于突出的椎间盘是否钙化的显示不如 CT。

4. 其他　电生理检查（肌电图、神经传导速度与诱发电位）可协助确定神经损害的范围及程度，观察治疗效果。实验室检查主要用于排除一些疾病，起到鉴别诊断作用。

5. 分型　依据病理变化及 CT、MRI 表现，结合治疗方法可作以下分型。

（1）膨出型：纤维环部分破裂，而表层尚完整，此时髓核因压力而向椎管内局限性隆起，但表面光滑。这一类型经保守治疗大多可缓解或治愈。

（2）突出型：纤维环完全破裂，髓核突向椎管，仅有后纵韧带或 1 层纤维膜覆盖，表面高低不平或呈菜花状，常需手术治疗。

（3）脱出型：髓核穿破后纵韧带，形同菜花状，但其根部仍在椎间隙内。需要手术治疗。

（4）游离型：破裂突出的椎间盘组织或碎块脱入椎管内或完全游离。此型不单可引起神经根症状，还容易导致马尾神经症状，非手术治疗往往无效。

（5）Schmorl 结节型：髓核经上下终板软骨的裂隙进入椎体松质骨内，一般仅有腰痛，无神经根症状，多不需要手术治疗。

（四）诊断要点

1. 患者的腿痛会比腰痛严重，典型的根性坐骨神经痛。

2. 下肢感觉异常，单一神经根在腿或足部痛觉异常（腰 5、骶 1 或腰 4 脊神经根分布区）

3. 下腰脊神经根牵扯体征：①直腿抬高试验＜60°；②直腿抬高加强试验阳性；③健肢抬高试验阳性。以上 3 种体征必须有一种为阳性。

4. 神经学物理检查中，肌萎缩、肌无力、感觉异常、反射改变有 2 种为阳性。

5. 脊髓造影、腰椎间盘 CT 平扫或 MRI 检查为阳性结果，并与受累神经根的临床症状和体征相符合。

以上 5 个标准均为阳性，才能作出腰椎间盘突出症的诊断。

（五）药物治疗

研究表明，药物治疗腰椎间盘突出症的机制主要包括以下几方面：①抗疼痛发生机制；②解除神经机械压迫机制；③抗炎症反应机制；④抗神经根粘连机制。对这些机制的深入研究，为药物治疗腰椎间盘突出症提供了有力的理论支持。

1. 非甾体抗炎药　通过抑制前列腺素的生物合成和环氧化酶的两种异构体 COX-1、COX-2，而具有抗炎镇痛作用，临床用于治疗本病已有近百年历史了。目前，全世界有 100 余种 NSAID 应用于临床，具有较确切的疗效。常用的有芬必得（布洛芬缓释胶囊）、瑞力芬（萘丁美酮片）、扶他林（双氯芬酸钠缓释片）等。但由于 NSAID 有胃肠道症状、影响肝肾功能凝血机制，因而临床多应用选择性抑制 COX-2 的药物，如西乐葆（塞来昔布胶囊）、万络（罗非昔布片）等，可以减少副作用和并发症的发生。

2. 神经营养药　维生素 B_1、维生素 B_{12} 能促使神经组织修复，增强神经对疼痛的耐受性，恢复正常神经功能。随着促进神经鞘中脂蛋白合成，以保持神经纤维功能的完整性，将膨出或疝出的髓核回纳，使神经根循环得到改善，从而达到治愈腰椎间盘突出症的目的。如神经妥乐平（牛痘疫苗接种家兔炎症皮肤提取物片）、弥可葆（甲钴胺片）等药物。

3. 其他　类固醇和镇痛药。急性腰椎间盘突出症患者，脊神经根水肿引起剧烈疼痛，甚至可以继发蛛网膜粘连,可口服或静脉滴注类固醇药物,辅助应用脱水剂,以消除神经根水肿。如患者疼痛难忍,一般止痛药物效果不佳时,可口服吗啡缓释片或注射哌替啶针等。但这是成瘾性药物,需要在医师指导下使用。

4. 局部药物注射治疗

(1)硬膜囊外腔注射:硬膜囊外腔注射药液可以减轻神经根无菌性炎症水肿,改善局部血液循环,改善神经根的淤血、缺血、缺氧状态,阻断炎性介质对软组织的进一步损伤,促使炎性介质吸收,并且降低神经根的敏感性,减轻疼痛。主要有糖皮质激素疗法和联合用药,包括少量激素联合麻醉药物,如利多卡因、得宝松(复方倍他米松注射液)、曲安奈德等。已有研究证实,在硬膜外腔注入麻醉药、激素等的混合液治疗腰椎间盘突出症,既可起到消炎、止痛、脱水、改善微循环、松解粘连、解除肌肉痉挛的作用,又可消除神经根水肿粘连及修复神经损伤,改善患者临床症状。

(2)椎旁注射法:以病变椎间盘的椎旁间隙作为靶点,经棘突旁将穿刺针刺至靶位,使药物准确注射到病变的椎旁间隙内,以保证较高浓度的药液作用于椎间关节、神经根,并经椎间孔进入侧隐窝、硬膜外腔,直接到达膨出椎间盘引起的炎性病灶周围,有效地消除炎症。一般使用的药物包括麻醉药、激素和B族维生素等。

5. 髓核消融术　髓核在腰椎间盘中间,四周是坚韧而富有弹性的纤维环。由于劳损和老化,髓核可向比较薄弱的侧后方突出,压迫坐骨神经根,引起炎症、水肿和粘连,出现坐骨神经痛。髓核消融术目前已经使用了很多年,其疗效确切已经得到了证实。尤其是对于保守治疗失败又不愿意手术的患者,髓核消融术提供了一个很好的选择。其方法有盘内注射和盘外注射两种,前者使用得较多,目前使用较多的是胶原酶髓核溶解术,同时辅以少量消炎药物预防感染。

6. 中药治疗　在腰椎间盘突出症的治疗中,中医药的运用也有很重要的意义,它具有独特的作用与疗效。中药治疗腰椎间盘突出症的作用机制:中药不仅可以促进髓核缩小、减轻神经根受压及神经根无菌性炎症反应,还可调节免疫、镇痛和促进损伤神经的恢复等。而且中药较安全,副作用少,易被广大患者所接受。主要包括:①补养肝肾、温经散寒法;②活血化瘀、益气利水法;③祛风除湿、通络止痛法。

另外,也可使用外用中药治疗腰椎间盘突出症。①熏蒸法:中草药熏蒸是中医外治法的一种,历史悠久,疗效显著,根据中医"通则不痛,痛则不通"的理论,应用祛风除湿、温经散寒、活血消肿、通络止痛的药物,如威灵仙、独活、当归、桃仁、红花、木瓜、牛膝等,治疗急慢性腰腿痛有良好疗效;②外敷法:中药外敷具有消炎、解痉、镇痛、扩张血管、改善微循环和神经功能的作用,可使药力直达病所而起到治疗作用,常用药物有制川草乌、独活、威灵仙、红花、细辛、杜仲等。

(六)手术治疗

1. 手术适应证　①病史超过3个月,经正规保守治疗无效,或保守治疗有效但经常复发且相应根性疼痛较重影响生活和工作的;②首次发作,但疼痛剧烈,尤以下肢症状明显,患者难以行动和入眠,处于强迫体位者;③特殊类型椎间盘突出症,诸如脱垂游离型、极外侧裂型;④合并马尾神经严重受压,同时伴有相应临床表现,大小便功能障碍者;⑤出现单根神经根麻痹,出现足下垂伴有肌肉萎缩、肌力下降者;⑥合并腰椎管狭窄者;⑦合并腰椎滑脱或腰椎不稳者;⑧复发性腰椎间盘突出症状明显,保守治疗无效者;⑨高位及巨大椎间盘突出。

2. 手术方法

（1）单纯髓核摘除术：适用于单纯型椎间盘突出症患者。通过开窗法切除黄韧带，经椎板间隙显露和切除突出的椎间盘。该术式特点是，软组织分离少，骨质切除局限，对脊柱的稳定性影响小。准确定位和精细操作是手术成功的关键。随着显微技术的发展，现在手术显微镜已经越来越多地用于腰椎间盘切除手术之中。

（2）半椎板切除术：适用于椎间盘突出合并明显退行性改变，需广泛探查减压者。此术式视野清晰，易显露突出椎间盘，可直接切除髓核，神经根减压充分，近期疗效肯定，但生物力学研究及长期临床随访观察有发生腰椎不稳的可能，而术后腰背肌锻炼是加强腰椎稳定的一种好方法。

（3）全椎板切除术：适用于同一间隙双侧突出，或中央型突出粘连较紧密伴钙化不易从一侧摘除，或合并明显退行性椎管狭窄需要双侧探查及减压者。此术式显露充分，可充分减压，故近期疗效肯定。但有报道认为，易致腰椎不稳，或形成不规则新生骨，与硬膜囊或神经根粘连，有造成继发性椎管狭窄的可能。

（4）椎间融合术：适用于椎间盘突出合并腰椎不稳，或因手术减压需要而腰椎稳定性受到影响者（如椎间小关节内聚）。目前，临床上多采用各种融合器合并植骨融合。椎间融合术可恢复椎间隙高度、扩大椎间孔，解除神经压迫症状，增加受累节段的稳定性。但仍有导致未吻合椎间隙承载力加大继发相邻椎间不稳的可能。

（5）经皮椎间孔镜下椎间盘摘除术：这是现在非常流行的一种手术方式，其优点在于手术创伤小，但术后恢复慢。目前，该术式已经越来越得到医师的青睐，并用于临床手术之中。选择行微创手术的椎间盘突出症患者必须表现出典型的下肢神经根受压的症状和体征，并须满足以下条件：①持续或反复发作根性疼痛；②根性疼痛重于腰痛，如腰痛症状大于腿痛的中度以下膨出的患者可先做低温等离子髓核成形术；③经严格保守治疗无效；④没有药物滥用及心理疾病史；⑤直腿抬高加强试验阳性，弯腰困难；⑥为了精确确定突出或脱垂髓核的位置和性质，以及椎间孔骨质增生情况，手术前要进行详细的影像学检查，特别是 CT 和 MRI 是精确确定髓核大小、位置和性质的重要手段。

二、康复评定

腰椎间盘突出症的康复治疗目的是控制疼痛及其他伴随症状，减少功能障碍的发生，指导患者及家属了解该疾病的治疗情况。因此，腰椎间盘突出症的康复评定主要是针对患者的肢体疼痛情况、下肢神经功能改善情况、日常生活情况及心理因素进行全面评估。

1. 疼痛评定　常用评定方法：视觉模拟评分法（又称目测类比法）、数字分级评分法、语言分级评分法等。

2. 神经功能评定　JOA 评分：满分 29 分，差 <10 分，中度 10~15 分，良好 16~24 分，优 25~29 分。治疗改善率＝[（治疗后评分 – 治疗前评分）÷（满分 29– 治疗前评分）]×100%；优≥75%，良 50%~74%，中 25%~49%，差 0~24%。改善指数可反映患者治疗前后腰椎功能的改善情况，而通过改善率可了解临床治疗效果。改善率还可对应于通常采用的疗效判定标准：改善率 100% 为治愈，改善率 >60% 为显效，25%~60% 为有效，<25% 为无效。

3. 腰椎活动度的评价　前屈：患者弯腰并力图以手触地，记录屈曲度数，并注意脊柱形态。正常情况下从直立位到屈曲约有 45° 活动度。

后伸：患者腰部尽量向后弯曲，并在患者后面固定其两侧骨盆与髋关节，以检查腰部伸展度。正常伸展度约35°。

侧屈：检查者在患者后面固定其两侧骨盆与髋关节，患者分别向左右侧弯腰，以检查脊柱向两边的活动度。正常情况下每侧活动度约30°。

旋转：检查者像上述一样固定患者两侧骨盆与髋关节，患者肩部分别向左右旋转，正常人躯干旋转度每侧约45°。躯干旋转包括胸椎和腰椎活动。

4. 腰背肌肌力评定　肌力测定标准如下：

0级：肌肉无收缩（完全瘫痪）。

Ⅰ级：肌肉有轻微收缩，但不能够移动关节（接近完全瘫痪）。

Ⅱ级：肌肉收缩可带动关节水平方向运动，但不能够对抗地心引力（重度瘫痪）。

Ⅲ级：能够对抗地心引力移动关节，但不能够对抗阻力（轻度瘫痪）。

Ⅳ级：能对抗地心引力运动肢体，且对抗一定强度的阻力（接近正常）。

Ⅴ级：能抵抗强大阻力运动肢体（正常）。

5. 日常生活质量与功能障碍评定

（1）Oswetry 功能障碍指数：Oswetry 功能障碍指数（Oswestry Disability Index，ODI）由10个问题组成，包括疼痛强度、生活自理、提物、步行、坐位、站立、干扰睡眠、性生活、社会生活、旅游等10个方面情况，每个问题6个选项，每个问题的最高得分为5分，选择第1个选项得分为0分，依次选择最后一个选项得分为5分。假如有10个问题都做了问答，记分方法是：实际得分 /50（最高可能得分）×100%。假如有一个问题没有回答，则记分方法是：实际得分 /45（最高可能得分）×100%。得分越高，表明功能障碍越严重。

（2）SF-36：评估患者身体情况和精神情况。

三、康复治疗

（一）康复治疗的原则和目标

腰椎间盘突出症康复治疗的目标是减轻或消除腰部或下肢放射样疼痛，控制病情，改善神经功能，提高生活质量。

腰椎间盘突出症的康复治疗原则：

1. 急性发作期　此期神经根水肿和无菌性炎症明显，应以卧床休息为主，卧床时间不应超过1周；活动时可借助支具固定保护，理疗时禁用温热疗法，牵引距离不宜过大、时间不宜过长，手法治疗以松解肌肉类手法为主，应避免腰背部的等张训练。

2. 恢复期　可用温热物理治疗，改善血液循环；手法治疗以松动手法为主，如推拿的旋扳手法；进行腰背肌和腹肌的肌力训练，改善腰椎稳定性，鼓励适度活动，避免可能加重症状的体位和姿势，减少腰背受力，改善工作环境，预防疾病复发。

（二）康复治疗技术

1. 运动疗法　腰椎间盘突出症患者应积极配合运动治疗，以提高腰背肌和腹肌张力，改变和纠正异常力线，增强韧带弹性，活动椎间关节，维持脊柱稳定性。急性期患者由于僵硬，故不推荐在发病最初1~2周采用该疗法；恢复期可应用等张运动，如采用 Williams 体操和脊柱伸展体操等，增强腰背肌和腹肌肌力，增强脊柱稳定性。对于慢性或亚急性发作的患者，运动疗法宜尽早介入。不管是初次发生还是复发的患者，运动疗法都对疾病的康复有益。2012年发表的系统评价文章指出，对于初次发作结束后的患者采用运动疗法可以很好地预防复发。

2. 物理治疗　目的是缓解肌肉紧张和松解粘连等，在腰椎间盘突出症的非手术治疗中是不可缺少的治疗手段。临床应用证明，物理治疗对减轻因神经根压迫而引起的疼痛、改善患部微循环，消除神经根水肿，减轻因神经刺激而引起的痉挛，促进腰部及患肢功能的恢复起着非常重要的作用。常用超声治疗、热疗、电疗、激光治疗等疗法。

（1）超声治疗：多和其他治疗方法连用，用于多个肌肉和骨骼系统，其作用是对深部组织产生热效应所致。

（2）热疗：改善局部血液循环，缓解腰背部肌肉酸胀疼痛不适等症状，缓解腰痛。

（3）电疗：最常用的是 TENS 和干扰电治疗，能在一定程度上缓解腰痛症状。

（4）激光治疗：一般用的都是弱激光，波长在 632~904nm。其直接作用于身体不适区域，缓解症状。

3. 牵引治疗　腰椎牵引是治疗腰椎间盘突出症的有效方法，可以松解粘连区域，松弛韧带，缓解肌肉痉挛。根据牵引力大小和作用时间长短，可将牵引分为慢速牵引和快速牵引。①慢速牵引，即小重量持续牵引，是沿用很久的方法，疗效肯定。慢速牵引是持续性牵引，对缓解腰背部肌肉痉挛有明显效果。持续牵引时腰椎间隙增宽，可使突出物部分还纳，减轻对神经根的机械性刺激，松解神经根粘连。慢速牵引包括很多方法，如自体牵引（重力牵引）、骨盆牵引、双下肢皮牵引等。这些牵引的共同特点是作用时间长，而施加的重量小，大多数患者在牵引时比较舒适，在牵引中还可根据患者的感觉对牵引重量进行增加或减小。牵引重量一般为体重的 30%~60%；牵引时间急性期不超过 10 分钟，慢性期一般 20~30 分钟。1~2 次 /d，10~15 天为 1 个疗程。②快速牵引，即三维多功能牵引，由计算机控制，在治疗时可完成 3 个基本动作——水平牵引、腰椎屈曲或伸展、腰椎旋转。快速牵引重量大，为患者体重的 1.5~2 倍；作用时间短，为 0.5~2 秒；多在牵引的同时施加中医正骨手法。多方位快速牵引包括 3 个基本参数：牵引距离 45~60mm，倾角 10°~15°，左右旋转 10°~18°。每次治疗重复牵引 2~4 次，多数一次治疗即可，若需第 2 次牵引，需间隔 5~7 天，而两次治疗无效者，改用其他治疗。快速牵引重量较大，有操作不当造成肋骨骨折、下肢不完全瘫痪、马尾损伤的报道，需要在医师指导下进行。研究表明，牵引治疗联合物理治疗及药物治疗可以明显降低坐骨神经痛的发生。

4. 支具的选择　腰背部支具是一种可以对腰背部肌肉起到保护性功能的护具。它能有效减少并限制腰部脊柱活动，减轻急性腰背痛的发生，但是长时间使用会使患者产生依赖心理，导致患者不愿意做常规康复运动，使康复过程延长。因此，建议对于急性腰部疼痛的患者可以短期使用支具保护，但是一定要定时放松，并积极投入到后期康复锻炼之中。

5. 针灸治疗　针灸疗法传统而古老。研究显示，针灸疗法对急性腰椎间盘突出症疗效一般，而对慢性腰椎间盘突出症疗效确切，尤其是对于更易接受针刺疗法的患者获益更大。大量研究显示，针灸疗法可以短期内改善疼痛，但对于功能的改善疗效不肯定。对比 NSAID、按摩等，其疗效一致。

6. 推拿疗法　患者俯卧，先在患者腰部、臀部及下肢用手法解除腰臀部肌肉痉挛，使关节活动超越其主动活动的末端，但不超过解剖学活动的极限。对于轻中度腰椎间盘突出症患者，可以推荐推拿治疗；对于没有明确手术指征的患者，使用推拿治疗可以有效减轻疼痛。McMorland 的研究显示，对于 3 个月口服药物无效的腰痛患者，推拿治疗可以达到腰椎微创手术同样的疗效。

（三）患者教育与管理

1. 患者教育　患者的健康教育对腰椎间盘突出症的预防极其重要。将预防腰椎间盘突出症发生的日常行为融入日常生活之中，可以有效延缓疾病进展，提高患者生活质量，降低与之相关的医疗费用。首先，要让患者了解到腰椎间盘突出症的发生与很多因素有关，比如除了性别、年龄、遗传因素外，还有工作强度、不良姿势、过度外力、外伤等。尽量避免这些不利因素，注重劳逸结合，尽量避免长时间久坐或久站。需要让患者认识到在可以承受范围内进行一系列锻炼的重要性，这有助于防止肌力下降。国外学者 Dahm 等的研究指出，对于急性腰痛和坐骨神经痛的患者，维持活动的患者比卧床休息的患者出现了更好的功能改善。对于那些症状比较严重的患者，前期卧床休息是必需的，但是当症状缓解后一定要尽早进行功能锻炼。对于仰卧位，最好的姿势是膝部和头部分别放置 1 个枕头，将肩部垫高；或是侧卧位，膝关节屈曲，两膝关节之间放 1 个枕头。

2. 功能锻炼的调整　注重功能锻炼的调整对于腰椎间盘突出症的恢复意义重大。在急性发作期，应该避免对脊柱有冲击性的动作，以免对脊柱造成不必要的损伤。若一个特定姿势可引起突发的腰背部疼痛，则需要尽量避免做该姿势。对脊柱较好的运动包括游泳、慢走、低冲击的活动等有氧运动方式。

3. 正确的坐姿或站姿　对预防腰椎间盘突出症的发生尤其主要。研究显示，久坐、长时间屈曲腰部（弯腰拾物等）都对腰部有不利影响。尤其是对于腰部急性损伤的患者，很多都源于没有掌握正确的搬动重物的方式。在搬动重物时，应该首先下蹲，再将重物挪至身旁，尽可能靠近身体，再腹部用力使腰背部肌肉得到保护，防止拉伤。目前，有很多仿人体工学设计的腰垫、坐垫，都能很好地保护腰背部肌肉。

4. 床垫的选择　尽量选择中等硬度的床垫。国内有研究显示，与硬质床垫和海绵床垫比较，中等硬度床垫的睡眠感觉最好，睡眠满意度最好。而欧洲学者 Kovacs FM 做的一个随机对照研究显示，与硬质床垫相比，睡中等硬度床垫时疼痛障碍的发生率更低，睡眠感觉最好。

5. 回归工作方面的考虑　何时能回归工作需要根据患者的实际情况而定。无论对于何种人群，尽早回归到工作之中，对疾病的恢复都是有益无害的。但是，首先要确保工作内容不包括久坐久站、弯腰搬东西或其他需要频繁使用腰背部的活动。若是无法避免，则应尽量选择强度更轻的工作，以防止腰椎间盘突出症的复发或加重。在办公室的人性化设计方面，针对腰椎间盘突出症患者，尽量使用符合人体工学设计的座椅或办公用品，可以减少因工作导致腰椎间盘突出症的加重。

6. 身心训练　身心方面的训练可以完全放松肌肉，训练身体平衡能力，能加速腰椎间盘突出症的康复。其中，国内群众乐于接受的包括瑜伽和太极拳。瑜伽的动作强调柔韧性及身体的协调性。研究结果显示，瑜伽能很好地缓解腰部疼痛，提升腰部功能。太极拳是中国传统的强身运动，它包括缓慢的动作配合匀称的呼吸，从而调节身体功能。研究表示，太极拳训练的患者 10 周之内疼痛缓解度明显优于常规治疗的患者。

（张学利）

第五节　腰椎管狭窄症

腰椎管狭窄症（lumbar spinal stenosis, LSS）是常见的导致腰部及下肢疼痛的脊柱退行性疾病,可减少患者活动耐量,影响生活质量。LSS 总体患病率约 9%,而对于 60 岁以上人群,患病率却高达 47%,是老年人的高发病之一。LSS 也是 65 岁以上脊柱退行性疾病患者接受手术治疗最主要的原因。随着中国社会老龄化的进展,可以预测腰椎管狭窄症患者的数量会迅速增加,并造成严重的社会经济负担。

一、概述

(一)定义

腰椎管狭窄症是由腰椎解剖结构异常导致中央管或神经根管狭窄,使得椎管内神经受压或缺血,从而引起相应症状的疾病。根据病因,可以分为发育性椎管狭窄和继发性椎管狭窄,后者包括退行性、创伤性、医源性、椎弓峡部裂滑脱等所致的椎管狭窄,临床上以退行性椎管狭窄多见。

当腰椎发生退行性改变时,腰椎间盘脱水,高度降低,椎间盘膨出,黄韧带皱褶,椎体后缘骨赘形成,关节突关节增生、内聚等,使椎管容积缩小,导致椎管内压力增加,马尾神经缺血。当腰椎活动时,神经根被增生组织摩擦充血,同时椎管内硬膜外静脉丛回流障碍,引起椎管内无菌性炎症,刺激神经根或马尾神经。神经受压后,神经传导障碍、神经功能受损的程度与受压的强度和时间成正比,压迫时间越长,神经功能损害越重。由于退行性改变所致椎管容积减小发生的过程十分缓慢,神经组织初期能适应此改变,当超过神经耐受极限时则出现症状。

腰椎管狭窄根据狭窄的部位可分为 3 型:①中央型椎管狭窄:测量椎管横截面正中矢状径的长度,当椎管正中矢状径<10mm 时为绝对狭窄,10~13mm 时为相对狭窄。②神经根管狭窄:神经根管指神经根自硬膜囊根袖部发出,斜向下至椎间孔外口所经的管道结构。腰椎各神经根发出水平不同,故神经根管长度和角度各异。③侧隐窝狭窄:侧隐窝位于下腰椎($L_3 \sim L_5$),其前方为椎体后缘,后方为上关节突与椎板及椎弓根连接处,外侧为椎弓根内壁,为椎管向侧方延伸的三叶形狭窄间隙。侧隐窝正常的前后径>5mm,若<3mm 则为侧隐窝狭窄。

(二)临床表现

腰椎管狭窄多为退行性改变,发病以中老年及体力劳动者为主。根据受累神经节段,临床症状可有不同。$L_1 \sim L_3$ 神经根管狭窄可出现大腿前内侧和小腿前内侧疼痛或麻木。下腰椎活动度大且存在侧隐窝结构,更易形成椎管狭窄,多表现为 L_5 和 S_1 神经根受累症状,出现小腿外侧、足背、足底疼痛或麻木。上述症状多于行走时出现,随步行距离增加而加重,可伴有小腿酸胀乏力感。当下蹲或休息时症状缓解,再度行走时又复出现,故称之为间歇性跛行。中央管狭窄可表现为腰骶部疼痛、双下肢疼痛麻木,严重时可出现会阴部麻木、排便排尿费力等症状,为马尾神经受累,称马尾综合征。患者为了缓解疼痛常呈前屈位行走,为姿势性跛行,以减少伸直位时腰椎黄韧带肥厚突入椎管,从而使腰椎管容积增加。研究显示,伸直位时腰椎管容积减少 16%,正中矢状径减少 2mm。故此类患者在进行腰部屈曲活动时症状明显减轻,如骑自行车和下楼梯。

体格检查表现为症状重、体征轻的特点。可有腰椎前凸减小,背伸受限,部分患者背伸时可感腰骶部疼痛或下肢疼痛、麻木。因活动量小可致下肢肌肉力量减弱甚至萎缩,但一般无感觉障碍。下肢腱反射减弱或不能引出,直腿抬高试验阴性。

(三)辅助检查

主要是影像学检查。

1. 腰椎正侧位 X 线及过伸过屈位 X 线检查　为腰椎退行性疾病的初筛检查。腰椎正侧位 X 线片可见典型的退行性改变，如骨赘形成、椎间隙狭窄、腰椎生理前凸减小或消失。过伸过屈位 X 线片可观察腰椎活动度、有无节段性滑脱失稳。

2. 脊柱全长正侧位 X 线检查　可帮助了解脊柱整体曲线，判断矢状位平衡情况，观察颈椎、胸椎、腰椎、骨盆的 S 型曲线分布是否协调。由于患者可能存在腰部前屈的姿势性失衡，应注意与结构性后凸畸形相鉴别。

3. 腰椎 MRI　为诊断腰椎管狭窄症的首选检查方式。MRI 可清楚显示椎间盘、硬膜囊和神经根，通过腰椎横截面和矢状面图像可进行中央管、神经根管及侧隐窝的测量。同时，MRI 可评估腰背部肌肉的性状，如存在竖脊肌脂肪化等改变提示腰背部肌肉退变，提示应加强腰背部肌肉功能锻炼。

4. 腰椎间盘 CT　轴位片可见腰椎间盘膨出，关节突关节增生、内聚。CT 检查发现椎间盘钙化或黄韧带骨化、腰椎峡部裂等的敏感性高，但对神经、肌肉等软组织的显示不如 MRI 清楚。

5. 椎管造影 CT　为有创检查方式，通过腰椎穿刺向椎管内注入造影剂，显示硬膜囊及神经根。对于无法进行腰椎 MRI 检查，如置入心脏起搏器的患者，常规 CT 检查诊断不清时，可考虑进行该项检查，帮助明确诊断。

（四）诊断要点

腰椎管狭窄症应结合患者的症状、查体及影像学检查进行临床诊断。由于脊柱的生理性退变，许多老年人进行腰椎 MRI 检查都可显示存在影像学椎管狭窄，但并无神经症状，此类人群并不能诊断为腰椎管狭窄症。典型的腰椎管狭窄症患者表现为腰部及下肢的疼痛或麻木，间歇性跛行，查体可无阳性发现，腰椎 MRI 或腰椎间盘 CT 显示存在椎管狭窄。

（五）药物治疗

药物治疗是腰椎管狭窄症患者常用的保守治疗方式，能控制及缓解临床症状，但可能产生副作用。因此，药物治疗应遵循个体化、阶梯化的原则。

1. 非甾体抗炎药　非甾体抗炎药（NSAID）通过抑制前列腺素合成，对腰椎管狭窄症患者具有镇痛、消炎的作用，是初始药物治疗的首选方案，多用于缓解轻中度疼痛。治疗腰椎管狭窄症最常用的方式为口服用药，其他给药方式包括局部外用贴剂、乳胶剂、注射针剂及栓剂等。对于老年患者尤应注意潜在的肾毒性和消化道出血风险。用药原则：①根据患者个体情况及内科合并症，评估副作用风险；②尽量使用最低有效剂量，短疗程治疗；③避免同类药物叠加使用；④疗程不应超过 3 个月。

2. 阿片类药物　对 NSAID 治疗无效或不耐受者，可使用阿片类镇痛剂或其复方制剂。阿片类药物通过与中枢特异性受体相互作用，主要用于治疗中到重度疼痛。阿片类药物的恶心、呕吐、便秘等不良反应发生率相对较高，且可产生药物依赖，故应根据阶梯性治疗原则谨慎使用。首选口服给药，其他给药途径包括静脉、皮下、直肠及经皮给药等。用药原则应从小剂量开始，逐渐调高剂量至产生疗效，并注意不良反应的发生，及时更换或减停。

3. 肌松药　中枢性骨骼肌松弛剂通过选择性作用于运动神经终板膜上的受体，阻断神经冲动向骨骼肌传递，能有效缓解肌肉痉挛紧张状态。肌松药用于治疗腰椎管狭窄症选择口服剂型，推荐使用方法为短期与 NSAID 联用，缓解腰部疼痛。常见副作用包括疲乏、嗜睡、头晕等。对于腰椎管狭窄症患者无长期使用依据。

4. 维生素 B_{12}　维生素 B_{12} 为神经营养药物，参与脑细胞和脊髓神经元胸腺嘧啶核苷的合成,促进叶酸的利用和核酸代谢,促进轴突运输功能和轴突再生,对神经退变具有抑制作用。短期和长期随访结果均证实,维生素 B_{12} 可增加腰椎管狭窄症患者的步行距离,且不良反应极少。临床常用给药方式为口服、肌内注射及静脉给药。

5. 加巴喷丁　加巴喷丁是 γ- 氨基丁酸衍生物,初期用于抗癫痫治疗,后来证实其通过特异性结合钙离子通道 $α_2$、$Δ_1$ 受体,可抑制突触释放介导疼痛的神经递质,用于治疗神经痛。加巴喷丁可缓解腰椎管狭窄症患者疼痛症状,增加步行距离。Bansal 等的研究显示,加巴喷丁改善患者 EQ-5D 评分,提高了生活质量。常见副作用为嗜睡、眩晕等。关于加巴喷丁的推荐使用剂量和使用疗程还有待进一步研究确认。

6. 前列腺素类似物　利马前列素为口服前列腺素 E_1 衍生物,通过使外周血管扩张、抑制血小板聚集、增强红细胞变形能力,从而改善受压神经血供,缓解缺血相关疼痛。利马前列素可改善患者间歇性跛行症状。Kim 等的研究显示,单独使用利马前列素可改善患者生活质量,效果不劣于单独使用加巴喷丁及两者联合用药,且眩晕等不良反应的发生率更低。常见副作用为消化道溃疡出血。该药目前正在我国进行三期临床试验。

7. 硬膜外类固醇注射　经椎板间或椎间孔穿刺硬膜外类固醇注射,同时混合局麻药物,可减轻包括腰椎管狭窄等多种原因造成的神经根炎症反应,是缓解神经根性疼痛的常用方法。一项 Meta 分析显示,利多卡因混合类固醇硬膜外注射可在 3~12 个月随访中显著改善患者的疼痛及功能评分。类固醇激素注射的主要缺点是,药效会随着时间的推移逐渐减弱,反复注射可能会升高血糖和血压,同时增加感染和骨质疏松脆性骨折的风险。因而,需评估患者内科情况,对于糖尿病、高血压和骨质疏松患者应慎重使用。

也有学者尝试类固醇混合降钙素进行硬膜外注射治疗腰椎管狭窄症,可改善间歇性跛行症状,减少止痛药物的使用。降钙素的常见不良反应为面部潮红及皮疹。目前,仍需进一步研究证实降钙素的效果及安全性。

（六）手术治疗

腰椎管狭窄症患者出现马尾综合征或下肢肌肉力量显著下降是手术的绝对适应证。手术相对适应证为保守治疗半年以上效果欠佳,或症状明显严重影响生活质量。重度椎管狭窄一旦出现临床症状,通常需要手术治疗。手术的目的是去除增生组织,解除神经压迫,必要时重建腰椎稳定性,消除患者因椎管狭窄导致的临床症状。近期保守治疗与手术治疗比较的 Meta 分析显示,术后 6 个月内两种治疗方式的疗效无显著性差异,1 年后的随访显示手术组临床症状改善更明显,但并发症发生率也更高。手术治疗的方式主要分为微创减压手术和开放减压手术两大类。

1. 微创手术治疗　随着手术器械和手术技术的改进,目前微创手术在临床中的应用越来越广泛。

（1）内镜下椎管减压术:经皮穿刺,经椎板间隙或椎间孔置入工作通道,通过内镜下操作选择性磨除增生的关节突、切除部分增厚的黄韧带及突出椎间盘进行椎管减压,可有效解除神经压迫。手术在腰麻或局麻下即可完成,创伤小,手术时间短,出血极少,术后 2~4 小时便可下地活动,恢复快。腰椎内镜下椎管减压手术与硬膜外类固醇注射治疗相比,1 年随访结果显示其缓解疼痛及功能改善作用持续性优于硬膜外注射治疗。由于内镜下手术仅切除部分增生黄韧带,随着脊柱退行性改变过程的自然进展,黄韧带等结构继续增生可再次造成椎管狭窄,降低手术疗效,甚至可能需二次手术或采用内固定治疗。

（2）微创减压内固定手术:前路腰椎椎体间融合术（ALIF）、斜外侧入路腰椎椎体间融合术（OLIF）、极外侧入路腰椎椎体间融合术（XLIF）等手术方式通过切除椎间盘，撑开并恢复椎间隙高度，可达到间接减压的目的。微创经椎间孔入路腰椎椎体间融合术（MIS-TLIF）可直接切除增生黄韧带和椎间盘进行减压操作。内固定手术可纠正腰椎畸形、重建腰椎稳定性，具有确切疗效。相比开放手术，微创手术对腰背部正常肌肉组织影响较小，减少手术出血，降低术后疼痛，缩短住院时间，患者恢复更快。

值得注意的是，微创手术由于操作空间小，视野窄，对技术要求较高。与开放手术相似，穿刺及减压过程同样有神经根损伤、硬膜囊损伤、脑脊液漏、血管损伤、硬膜外血肿、切口感染等风险。尽管如此，微创依然是手术治疗的发展趋势。

2. 开放手术治疗　腰椎管狭窄症手术治疗的主要目的是解除神经压迫。开放手术能够进行广泛和充分的减压，目前仍然是腰椎管狭窄症治疗的金标准。

（1）单纯减压手术：对于腰椎稳定性良好的椎管狭窄患者，可通过半椎板切除术、椎板切除术、椎间孔成形术等方式潜行完成神经减压。但由于切除了部分正常骨组织，对腰椎稳定性会造成一定影响，加速退行性改变进展，术后可能残留部分腰痛症状。

（2）减压动态固定手术：减压手术联合 X-STOP、Coflex 等动态固定装置，创伤相对较小，保留了手术节段运动能力，更符合正常生理状态，在提供神经减压和稳定的同时，减缓邻近节段退行性改变的发生。但动态固定系统可造成棘突骨折，且内固定松动发生率较高。

（3）减压半刚性内固定手术：PEEK 棒与皮质骨的弹性模量相似，显著低于钛合金棒，允许固定节段微动，增加脊柱前柱应力分布，促进骨性融合。同时，PEEK 棒可有效减小骨螺钉界面应力，减少螺钉松动的发生。减压手术联合 PEEK 棒半刚性固定，对骨质疏松的老年人而言，是相对理想的内固定方式。

（4）减压刚性内固定手术：是目前治疗腰椎管狭窄症最常见的手术方式。对于存在腰椎退变性畸形、腰椎滑脱或重度椎管狭窄需要进行广泛神经减压的患者，使用钛合金棒等刚性内固定物提供术后即刻稳定性，通过充分植骨最终达到骨性融合，可获得优良的手术效果。刚性内固定物存在应力遮挡可能延缓骨融合，邻近节段应力集中增加退行性改变风险，对于骨质疏松患者易出现内固定物松动、上下端椎及邻近椎体骨折等风险。

手术治疗可显著减轻腰椎管狭窄症患者的疼痛症状，改善生活质量。文献报道，微创手术的并发症发生率为 9.8%~25.5%，开放手术的并发症发生率为 13.8%~27.2%。制订手术方案的总体原则是：不同手术方式有其相应的适应证和相对禁忌证，应综合分析患者的症状、查体、影像学检查及内科情况，严格把握适应证，选择合适的手术方式，保证手术疗效的同时减少并发症的发生。

3. 脊髓电刺激　脊髓电刺激是将电极植入脊髓背侧硬膜外腔，利用脉冲电流刺激脊髓神经以减轻疼痛的方法。它能减弱或增强从外周向中枢系统的神经冲动流，刺激粗纤维，抑制细纤维痛觉信息的接收，并引起血管舒张，达到缓解疼痛的效果。脊髓电刺激适用于慢性顽固性疼痛，对于腰椎管狭窄症患者的顽固性腰腿痛，1 年随访疼痛缓解率可达 50%。目前，该方法用于治疗腰椎管狭窄症暂缺乏高质量大样本研究，其有效性仍有待进一步深入探讨。

二、康复评定

腰椎管狭窄症的主要临床症状为腰腿痛及间歇性跛行，导致患者活动功能下降。长期慢性疼痛也可对患者心理造成影响。故腰椎管狭窄症的康复评定主要针对患者的疼痛情况、运动功能、日常活动功能和心理因素等进行综合评估。

（一）疼痛评定

常用评定方法：视觉模拟评分法（VAS）、数字分级评分法（NRS）、语言分级评分法（VRS）、麦吉尔疼痛问卷（MPQ）等。

（二）运动功能评定

1. 活动度测量 脊柱中立位为身体直立，目视前方。腰椎活动度测量应包括前屈、后伸、侧屈及旋转的度数。同时应测量患者髋、膝 ROM。

2. 肌力及反射评定 通常采用 5 级分级法测量腰背肌及下肢肌肉力量，具体包括竖脊肌、髂腰肌、股四头肌、股二头肌、胫骨前肌、腓骨长短肌、腓肠肌及比目鱼肌、踇长伸肌等。记录下肢膝腱反射、跟腱反射幅度。

3. 活动及平衡功能评定

（1）步行负荷试验：记录患者步行至出现明显症状时行走的距离。

（2）6 分钟步行试验：记录患者 6 分钟内步行的距离。

（3）4 米定时行走试验：患者可借助拐杖等工具完成 4 米行走，要求用平常步速，共走 2 次，以快的一次为准，记录所需时间。

（4）定时端坐起立试验：受试者坐在距地面约 40cm 的椅子上，双手交叉放胸前，以最快的速度反复起立、坐下 5 次，记录所需时间。该试验可以反映受试者的下肢力量、协调性及平衡能力。

（三）综合评定量表

临床常用的综合评定量表有苏黎世跛行量表、Oswetry 功能障碍指数、Roland-Morris 功能障碍量表、JOA 腰痛评分量表等。

（四）生活质量及心理评定

生活质量评估常用的量表是 SF-36、EQ-5D 等。心理评定常用的量表是贝克忧郁量表（BDI，又称贝克抑郁问卷）等。

三、康复治疗

（一）康复治疗原则与目标

腰椎管狭窄症的康复目的是减轻患者腰部或下肢疼痛、麻木等症状，增加患者步行距离，恢复日常锻炼及社交活动，通过健康教育使患者增加对该疾病的认识，避免不良生活习惯，减缓腰椎退行性改变的发生。

对于轻中度腰椎管狭窄症患者，建议先采用保守治疗，如康复锻炼、多种形式理疗、中医治疗和药物治疗等；保守治疗半年以上效果欠佳的患者，考虑手术治疗。对于重度椎管狭窄且临床症状重的患者，通常推荐手术治疗。应注意马尾综合征及下肢肌力明显下降的患者，为挽救神经功能，应尽快接受手术治疗。临床医师在拟定治疗方案时应遵循个体化原则，结合患者自身情况，如性别、年龄、一般状况、病变程度、内科合并症、患者个人需求等，选择合适的康复方案。

（二）康复治疗技术

1. 运动疗法 腰椎管狭窄症患者的步行功能受限，活动量小，因而易患肥胖、动脉粥样硬化、糖尿病等疾病，而平衡功能下降则会增加患者跌倒风险。运动疗法可增加患者肌肉强度，有助于降低体重，纠正代谢紊乱，改善身体功能，缓解疼痛。由于腰椎屈曲时可以增加椎管容积,因此腰椎管狭窄症患者的锻炼方式通常以腰部屈曲锻炼为基础,从而增加腰背部及核心肌群稳定性,促进血液循环,改善下肢力量。具体方式可为仰卧位蜷腿抱膝、直腿抬高、梨状肌伸展、骨盆倾斜练习、坐位腰部前屈、屈膝深蹲等。此外,还可以进行自行车锻炼、倾斜步行锻炼等。水中步行或悬吊减重步行可减轻腰部负重,增加步行时间,患者耐受性更高。运动的适宜时间为餐后1小时左右,运动强度宜轻至中等强度,保证每日至少锻炼20~30分钟。推荐每周应累计达到150分钟以上中等强度锻炼时间。运动疗法应遵循动作先慢后快、幅度先小后大、循序渐进、持之以恒的原则,避免出现运动损伤。

2. 物理治疗 腰椎管狭窄症的致病机制与压迫所致局部静脉回流障碍和炎症反应有关。物理因子可改善局部血液循环,消除炎性水肿,缓解疼痛。由于腰椎位置深,采用物理治疗需要足够的作用深度。可选用的方法包括短波/超短波疗法、中频电疗法、经皮神经电刺激疗法、超声波疗法等。

3. 心理治疗 患者的躯体和心理成分应给予同样重视。腰腿痛可导致患者焦虑、抑郁、疑病等心理状态。对疾病的不正确认识,过分的紧张和关注,可增加疼痛程度和时间,导致病情反复。对心理因素的评估可采用贝克忧郁量表。临床诊疗过程中需要关注患者精神状态,增加人文关怀,教育患者充分认知疾病,增强依从性,从而提高治疗效果。

4. 康复医学工程 佩戴腰围可以限制腰部活动,减少腰椎间盘、增生骨赘等对椎管内神经的刺激,同时放松腰部肌肉,降低腰椎负重,缓解肌源性疼痛。腰痛急性发作期可短期使用腰围缓解症状。长时间佩戴腰围可导致腰背部肌肉的失用性萎缩,腰背肌无力,因此使用时间不应超过3个月,推荐时间为2~4周。症状缓解后应尽早去掉腰围,恢复腰部正常活动,坚持通过运动疗法进行主动腰背肌锻炼。

(三)传统康复治疗技术

中医认为,腰椎管狭窄症主要是由于先天不足、肾气亏损,后天失养、肾气虚衰,邪阻经络,肾虚不固,营卫不和,气滞血瘀,导致腰腿筋脉闭阻不畅,而产生一系列不适症状,并且多与痰、湿、风、寒、瘀、虚诱发有关。临床上,本病中医分型多为肾精不足型、风寒湿阻型、气虚血瘀型3种,治疗宜补肾益精、祛风除湿、温经通络、益气养血、活血化瘀。具体方法包括中药内服、中药外用、针灸治疗、推拿整脊、牵引等。临床实践中通常采用多种中医疗法相结合的方式提高治疗效果。

1. 中药治疗

(1)中药内服

肾精不足证:多见腰部酸痛,腿膝无力,遇劳更甚,卧则减轻,形羸气短,肌肉瘦削,舌质淡,苔薄,脉沉细。治宜补肾益精,方用左归丸加减,药选熟地黄、山药、枸杞、山茱萸、菟丝子、鹿角胶、龟甲胶、牛膝等。

风寒湿阻证:多见腰腿酸胀重者,时轻时重,拘急不舒,遇冷加重,得热痛缓,舌质淡,苔白滑,脉沉紧。治宜祛风除湿,温经通络。方用独活寄生汤加减,寒重者以麻桂温经汤为主,湿重者以加味术附汤为主。药选独活、桑寄生、杜仲、牛膝、防风、细辛、秦艽、当归、党参、川芎、地黄、白芍、茯苓、甘草等。

气虚血瘀证:腰痛不耐久坐,疼痛缠绵,不能久行久立,下肢麻木,面色少华,神疲乏力,舌质瘀紫,苔薄,脉弦紧。治宜益气养血,活血化瘀。方用补阳还五汤加减,药选黄芪、当归、川芎、牛膝、桑寄生、五加皮等。

(2)中药外用:临床上,中药外用主要分为烫熨和熏蒸,基本原理均为借助热力,使中药有效成分通过皮肤毛孔到达病灶，起到舒筋通络、活血祛瘀、缓急止痛的治疗目的。韩晓强等运用中药热敷治疗该病 130 例，药物组成主要有独活、秦艽、川芎、红花、赤芍、刘寄奴、制川乌、制草乌、干姜、附子、五加皮、川断、木瓜、桑枝、大黄、花椒、艾叶、伸筋草、透骨草，总有效率 89.23%。

2. 针灸治疗　电针治疗、齐刺针法、针刀疗法为针灸治疗腰椎管狭窄症的 3 种主要治疗方式。针刺治疗可以改善患者椎管周围环境，减轻患者的肌肉痉挛以及疾病引起的水肿，进而减轻患者的机械压力、改善周围血液循环，起到促进患者病变周围轴突再生的作用。治疗腰椎管狭窄症常用的穴位有夹脊、肾俞、悬钟、昆仑、秩边、委中、飞扬等。Oka 等的最新研究结果显示，针灸治疗相比运动疗法和药物治疗对患者的功能改善更显著。针刀治疗可以使局部粘连组织松解，部位可达椎间孔内外、侧隐窝、小关节囊、腰骶部等处，剥离患者病变周围组织，减轻病变周围炎症、改善和缓解局部血液循环、减小压迫下的组织压力，改善患者局部组织的缺氧和低氧状态，因而有助于患者炎症反应消退，加快功能恢复。

3. 推拿整脊　推拿治疗运用中医基本理论，以经络腧穴为依据，可以活血化瘀、放松并缓解肌肉痉挛、改善并调节腰部血液循环，进而纠正小关节紊乱，重建脊柱稳定性，达到治疗腰椎管狭窄症的目的。推拿整脊配合牵引治疗，有利于患者的膨出椎间盘回归到正常位置，从而改变患者神经根和突出物之间的距离，使得椎管有效直径扩大。手法为点按、掌根按揉法、滚法、腰部旋扳法等。但应注意，患者接受推拿按摩等手法治疗应在正规医院由经验丰富的医师进行，作用于腰部不恰当的外力有造成急性腰椎间盘突出的风险。

4. 牵引　临床上一般用重锤牵引术对腰椎管狭窄进行复位牵引，患者的牵引重量、牵引持续时间等可依据患者的病情以及对牵引的耐受能力来决定。一般要求每日牵引 40 分钟，12 天 1 个疗程。

四、康复护理与管理

（一）患者教育

健康教育能够使患者加深对疾病的正确认识，其核心内容是促使个体或群体改变不健康的行为和生活方式，预防疾病进展，加强对治疗的依从性，提高治疗效果。腰椎管狭窄症患者的教育内容包括疾病病因、症状监测、治疗方式、心理等。腰椎管狭窄症除与遗传和年龄有关外，还与肥胖、身体素质、吸烟、职业、外伤、不良姿势、压力等多种因素有关，应指导患者纠正不良的生活习惯，避免相关危险因素。鼓励患者开展症状的自我监测和管理，强调运动疗法的重要意义，指导患者进行积极的康复锻炼。详细告知患者可选择的治疗方式及可能产生的副作用，关注并发症的发生。患者在治疗过程中因症状缓解不佳等各种原因可能产生新的疑问，应给予耐心解答。

家庭、工作和社会压力等心理因素可引起慢性腰痛，而迁延不愈的慢性腰腿疼痛又可加重患者心理负担，形成恶性循环。部分患者可出现抑郁症状，情绪低落，对治疗丧失信心。因此，医师对患者心理状态的关注和对抑郁症的认识也十分重要，有助于疏导患者负面情绪，必要时需协助患者获得专业的心理治疗。

（二）家庭及社区康复

家庭康复是治疗腰椎管狭窄症最广泛的方式。患者经过健康教育培训及护理指导后实施家庭康复，是运动疗法的重要组成部分。家庭康复可以激活椎旁肌，增强脊柱稳定性和协调性，恢复腰椎正常前凸曲线，缓解神经疼痛，改善机体功能。Meta 分析显示，康复锻炼与椎板切除减压手术相较,2年随访中两组患者的SF-36无显著差异。家庭康复中还应充分发挥家属的积极作用,对患者的治疗状况进行监督,鼓励患者坚持康复锻炼。同时,家属可对患者进行有效的心理支持,排解患者负面情绪。

基于我国的特殊国情,医疗资源相对短缺,仅有少数患者能在医院内接受康复治疗,远不能满足临床需要。派遣有资质的康复理疗师进入社区指导患者康复锻炼,是更为合理的解决方案,值得大力推广。Bove等的研究显示,每周进行2次70~90分钟的社区康复锻炼,可以有效改善腰椎管狭窄症患者的疼痛症状,改善功能。社区康复免去了患者往返医院的交通成本,治疗费用相对较低,且社交系统能够使患者之间互相交流沟通,易于坚持,具有诸多优势。

随着互联网技术的发展,可以预测虚拟现实技术和人工智能机器人将运用于家庭康复及社区康复,患者可以便捷地接受康复指导,进一步提高治疗效果。

(三)康复护理

腰椎管狭窄症的自然病程长,病情容易反复,治疗效果受多种因素影响,需要积极施行护理干预。

1. 饮食护理 腰椎管狭窄症患者应多饮水,正常情况下每日饮水量应>2 000ml,减少碳酸饮料摄入。多食新鲜水果蔬菜和富含蛋白质的食物,少吃富含饱和脂肪酸的食物及油炸食物。中医辨证诊治根据腰椎管狭窄症的类型有相应的饮食推荐。血瘀气滞型宜食行气活血之品,如橙子、佛手、刀豆、桃仁、油菜、黑大豆等。食疗方:山楂粥、红枣桂圆粥。湿热痹痛型宜食清热利湿之品,如冬瓜、薏苡仁等,忌食辛辣、肥甘厚味及鱼腥发物等。食疗方:牛膝叶粥(牛膝叶、大米)、防风薏苡仁粥等。风寒湿困型宜食散寒利湿之品,如牛肉、羊肉、生姜、茴香、薏苡仁、山药等,忌食生冷食品,可适当饮用药酒,如木瓜酒、五加皮酒等。食疗方:乌头粥(生川乌、粳米、姜汁、蜂蜜)。肝肾亏虚型宜食温肾壮阳、补肾滋阴之品,如枸杞、山药、蘑菇、胡桃、龙眼肉、芝麻、黑豆等,忌辛辣食物,戒烟酒。食疗方:黄芪炖鸡汤(黄芪、母鸡)。

2. 减轻体重 肥胖患者腰部承受的应力大。体重指数(BMI)>30是腰痛的独立危险因素。此外,肥胖患者循环系统中多种慢性炎症因子的水平升高。因此,通过饮食和锻炼等方法减轻体重,对于延缓腰椎退行性改变有积极作用。

3. 戒烟 烟草中的尼古丁等有害成分可加重机体的慢性炎症反应,对神经组织及骨组织均有损伤。重度吸烟者接受腰椎手术的概率明显升高。故腰椎管狭窄症患者应提倡戒烟。

4. 指导生活方式 腰椎管狭窄症患者日常活动中腰部应避免受寒及外伤。避免弯腰举重物,正确的方式是先屈膝下蹲,保持腰椎中立位,靠伸髋伸膝的力量将重物从低处抬起。工作中避免久坐,至少每小时活动1次,坐位时可背靠腰垫。若工作性质需要腰部反复持续受力,最好能调换工作。睡眠时应选择中等偏硬的床垫,不宜睡弹簧软床。

5. 指导康复治疗 教授患者正确的康复运动方式,训练腰背肌和核心肌群的稳定性,协助患者进行练习和放松。鼓励患者进行步行、骑自行车、游泳、打太极拳、练瑜伽等有氧锻炼。定期随访,记录和监督患者的疼痛及功能状况,调整药物使用剂量等,如有症状变化,提示患者及时就医诊治。

6. 围手术期护理 对于接受手术治疗的患者,围手术期的针对性护理意义重大。患者入院时及时介绍环境及病情以消除患者恐惧心理,监测患者的内科及用药情况。手术方案确定后,结合患者个体文化差异,用患者可理解接受的形式,告知手术及麻醉方式,围手术期的饮食、活动与注意事项,解释围手术期功能锻炼的重要性并督促执行,让患者了解医护一体化快速康复的整体流程,提高患者的依从性。术中与手术医师和麻醉师进行有效沟通,强化手术配合度,确保患者的舒适度与安全性。术后从体位护理、呼吸道护理、消化道护理、泌尿道护理、镇痛、切口护理、深静脉血栓预防、功能锻炼、心理护理等多方面指导患者康复。出院指导应告知患者保持心情愉悦,定期随访,结合患者自身情况实施康复锻炼。加强围手术期的护理干预,可减轻患者的不适症状,减少并发症的发生,加速康复进程,提高患者满意度。

(李淳德)

第六节　脊柱微创术后

一、概述

(一) 定义

微创脊柱外科技术采用微小切口或穿刺通道,运用特殊的器械和装置,在影像仪器监视下或导航技术引导下,从正常解剖结构到达病变处,使用各种微型的手动或电动器械和器材,在可视条件下完成整个手术过程,以达到比传统或标准的脊柱手术切口小、组织创伤小、出血少、操作精确度高、效果肯定、术后功能恢复快为目的。

(二) 分类

1. 脊柱显微外科技术　运用手术显微镜或高倍放大镜,放大手术视野进行手术操作,通过尽可能小的皮肤切口施行"钥匙孔手术",使脊柱外科手术以最小的医源性损伤实施最有效的治疗。包括颈前路手术显微镜下椎间盘摘除术、后路腰椎间盘显微外科摘除手术(正中入路、外侧入路、孔外入路)等。

2. 内镜辅助下脊柱外科技术　通过若干个皮肤通道或微小切口到达脊柱,利用光导纤维成像技术直视下进行手术操作。内镜辅助脊柱外科技术可分为胸、腹腔镜辅助下和显微内镜辅助下脊柱外科手术。

3. 经皮穿刺脊柱外科技术　经皮穿刺或微小切口,运用特殊器械和装置,施行脊柱微创手术。

4. 导航系统辅助下脊柱外科技术　20 世纪 90 年代末开展的新技术,在导航系统辅助下,明显提高了手术准确率和安全性,减少了并发症。

(三) 目前存在的问题

我国微创脊柱外科技术起步较晚。20 世纪 80 年代,我国先后出现显微镜下腰椎间盘摘除手术、经皮穿刺激光髓核气化术、经皮穿刺髓核化学溶解术等。微创脊柱外科技术已经在我国迅猛发展,但微创脊柱外科技术开展不平衡,三级医院开展此技术不多,而二级医院和一级医院开展此项技术的比例远远超过三级医院。不少开展此项技术的单位或个人没有经过严格培训,没有严格掌握手术适应证,在不具备条件的情况下,在经济利益驱动下贸然开展此项技术,结果导致并发症发生率过高,带来严重后果,引起医患纠纷。所有这些问题,需要我们认真总结,亟待提高,在术后康复中要区别对待。

手术是外科治疗的主要方式。外科医师应以最小的组织伤害达到最佳的治疗效果，并作为努力目标。因此，微创脊柱外科技术的开展对患者应具有创伤小、痛苦少、恢复快、疗效佳、并发症少、费用低等优点。但是，为了保证并维持手术效果，需要患者积极进行术后康复锻炼。同时，开展微创脊柱外科技术要求医师冲破传统观念的束缚，不断学习新理论，掌握新技术，具有努力创新和自我奉献的精神。开展微创脊柱外科技术，要符合"医德仁术"的医学伦理，得到社会赞成，将负面效应降低到最低水平，带来良好的医疗市场，取得丰硕的经济效益和社会效益。

手术微创治疗过后，建议患者尽早开始功能康复锻炼。手术后即可开始术后早期床上功能康复锻炼，它的目的是减少术后神经根粘连，早期消除神经根水肿。

（四）药物治疗

1. 甘露醇　临床使用甘露醇脱水缓解微创手术后神经根水肿是十分有效的手段之一。甘露醇经肾小球滤过后，几乎不被肾小管再吸收，在肾小管腔内保持高渗，妨碍水和钠离子的重吸收，同时影响集合管的重吸收，导致水和电解质经肾排出体外，产生脱水和利尿作用。将其与呋塞米（速尿）合用，可以进一步增强相互间的脱水、利尿作用，可更有效地减轻神经根水肿的程度。另外，由于甘露醇主要通过肾排泄并起作用，大量或长期使用可导致水盐代谢失衡和急性肾功能损害以及心脏负荷增加，故不宜长期大量使用。推荐剂量为 125ml，每隔 8 小时或者 12 小时静脉滴注 1 次。脊柱微创术后连续使用 3~5 天。

2. 激素　皮质类固醇激素对于减轻神经根水肿具有良好疗效。早期静脉使用大剂量甲泼尼龙可以明显减少神经根病变时的血管渗透性，降低血-神经屏障的通透性，使增大的细胞外间隙缩小，从而减轻神经根水肿的病变程度。皮质类固醇激素能改善微循环、修复受损细胞膜以及减少炎症因子的释放。推荐甲泼尼龙剂量为 80mg，溶于 0.9% 氯化钠注射液 100ml 中静脉滴注，每日 1 次。脊柱微创术后连续使用 3~5 天。

3. 七叶皂苷钠　作为一种天然植物药，七叶皂苷钠是从中药娑罗子成熟果实中提取出的三萜皂苷钠盐，实验和临床药理研究均证实其能增加体内前列腺素 F 分泌，抑制前列腺素 E 释放量，提高血浆中促肾上腺皮质激素和肾上腺皮质类固醇浓度，减少血管渗出，改善微循环，并能阻滞细胞腺苷三磷酸脂酶作用，使钾离子透过细胞膜并延缓钠离子的交换，从而具有明显的抗炎、抗渗出、消水肿活性，促进周围神经功能恢复。在治疗神经根水肿方面，七叶皂苷钠被认为是一种具有皮质类固醇激素样作用，但却没有皮质类固醇激素样不良反应的药物，具有药性温和、作用持久、无反跳等特点。因此，特别适用于合并高血压、糖尿病、活动性溃疡、细菌感染等不宜使用皮质类固醇激素的患者。推荐剂量为 5~10mg，溶于 10% 葡萄糖注射液或 0.9% 氯化钠注射液 250ml 中静脉滴注，每日 1 次，一日总量不得超过 20mg。脊柱微创术后连续 7~10 天。

4. 神经节苷脂　外源性神经节苷脂主要通过维持神经细胞膜上钠-钾-ATP 酶及钙-镁-ATP 酶的活性，起到维持细胞内外离子平衡，防止细胞内钙离子积聚的作用，从而减轻神经细胞水肿。此外，它还具有对抗兴奋性氨基酸的神经毒性作用，减少自由基对神经细胞的损伤，并加速神经修复和功能恢复。推荐剂量为每日 100mg，溶于 0.9% 氯化钠注射液 100ml 中静脉滴注，每日 1 次。脊柱微创术后连续使用 10~14 天。

5. 腺苷钴胺（维生素 B_{12}）　在哺乳动物细胞内，腺苷钴胺将 L-甲基丙二酰辅酶 A 变位酶转变成琥珀酰辅酶 A。琥珀酰辅酶 A 参与三羧酸循环，是神经细胞必需的营养物质。缺乏腺苷钴胺会引起外周神经、脊髓中枢神经的脱髓鞘作用。推荐剂量为每日 1.5mg，溶于维

生素 B_1 注射液 2ml 中肌内注射,每日 1 次。脊柱微创术后连续使用 10~14 天。

6. 选择性环氧化酶 -2 抑制剂　西乐葆(塞来昔布胶囊)是全球第一个上市的选择性环氧化酶 -2 抑制剂。与传统非选择性非甾体抗炎药相比,西乐葆具备较低的消化道不良反应,且镇痛抗炎疗效确切。我们推荐剂量为手术前 1 天睡前口服 400mg,术后每日 2 次,脊柱微创术后连续使用 5~7 天。帕瑞昔布属注射剂,可用于脊柱微创手术后疼痛的短期治疗,临床上可用于中度或重度脊柱微创术后急性疼痛的治疗。推荐剂量为每次 40mg,静脉注射,每日 2 次,脊柱微创术后连续使用 3 天。

二、康复评定

(一)疼痛评定

常用评定方法:视觉模拟评分法、数字分级评分法、语言分级评分法等。

(二)日常生活活动能力评定

日常生活活动指一个人为了满足日常生活的需要每天所进行的必要活动,包括进食、梳妆、洗漱、洗澡、如厕、穿衣等,功能性移动包括翻身、从床上坐起、转移、行走、驱动轮椅、上下楼梯等。

Barthel 指数不仅可以用来评定治疗前后的功能状况,而且可以预测治疗效果、住院时间及预后。

Barthel 指数包括 10 项内容,根据是否需要帮助及其帮助程度分为 0 分、5 分、10 分、15 分 4 个功能等级,总分为 100 分。得分越高,独立性越强,依赖性越小。

如果患者不能达到项目中规定的标准时,给 0 分。60 分以上提示患者生活基本可以自理,60~40 分者生活需要帮助,40~20 分者生活需要很大帮助,20 分以下者生活完全需要帮助。Barthel 指数 40 分以上者,康复治疗的效益最大。

三、康复治疗

(一)康复治疗原则与目标

脊柱微创术后康复的目标是减轻或消除疼痛,控制病情,改善或恢复下肢功能,改善生活质量。

脊柱微创术后康复的总体原则是以颈腰背肌功能锻炼为主,循序渐进。治疗应个体化,结合患者自身情况,如年龄、性别、体重、自身危险因素、病变部位及程度等选择合适的康复方案。

(二)康复治疗方法

1. 直腿抬高功能锻炼　又称神经松动疗法,是防止脊柱微创术后神经根粘连常采用的锻炼方法。正确有效地完成,需要注意以下要点:仰卧位,屈曲健侧膝关节,用于固定腰骶部。患侧下肢尽可能伸直,放于床上,脚尖指向鼻尖,收缩股四头肌,绷紧整个下肢。直腿抬起,维持与床面距离 15cm,坚持 10 秒。如不能维持,可适当继续抬高,但尽量不要超过对侧膝关节。缓慢放下,下肢放于床上,不要掉下来。如肌肉力量较强,可于踝关节处放置沙袋,增强阻力。双膝之间放置垫枕,抬腿时适当内收髋关节,或可增强锻炼效果。每回锻炼尽量要超过 30 次,每天总数量应超过 300 次为佳。

2. 腰背肌功能锻炼

(1)腰背肌锻炼:腰背肌锻炼的方法主要有四点支撑、五点支撑,以及小燕飞的腰背肌锻炼，以加强腰背肌力量，增强脊柱稳定性，减少复发的发生率。

（2）锻炼方法

1）"燕飞"或"小燕飞"：锻炼时可以俯卧床上，去枕，双手背后，用力挺胸抬头，使头胸离开床面，同时膝关节伸直，两大腿用力向后也离开床面，持续 3~5 秒，然后肌肉放松休息 3~5 秒为一个周期。这种方法俗称"燕飞"或"小燕飞"。

2）"五点支撑"法：对于腰肌力量较弱或肥胖人士来说，可以采用"五点支撑"的方法锻炼。仰卧在床上，去枕屈膝，双肘部及背部顶住床，腹部及臀部向上抬起，依靠双肩、双肘部和双脚这五点支撑起整个身体重量，持续 3~5 秒，然后腰部肌肉放松，放下臀部休息，3~5 秒为一个周期。

3. 颈部肌肉功能锻炼　双手十指交叉，按在脑后。双手用力压头部，使其向前下屈，颈部则用力顶住，不让轻易下压，逐渐压到下颌触及锁骨柄。然后，颈部用力把头向上抬起，而两手则用力压住头部，不让其轻易抬起，逐渐抬到原位。两手用力压头时吸气，压到底时呼气。头部上抬时吸气，抬到原位时呼气。注意要点：头部屈伸时，身体不要前俯后仰，不要用过大、过猛的对抗力，前几次用力要小些，再逐渐加大，以避免颈部扭伤。切勿让颈部有任何旋转，而只是屈伸。

4. 游泳锻炼　游泳是颈腰背部肌肉锻炼的有效方式，具有无损伤性、效果显著等特点。游泳换气时颈后部、腰背部肌肉有规律的收缩放松可使颈腰背部肌肉得到充分锻炼。无论是蛙泳、自由泳，还是各种花式游泳，均能达到锻炼效果。诸多泳式中以蛙泳锻炼效果最显著，自由泳次之，仰泳最差。每周坚持游泳 1~3 次，每次约 1~1.5 小时，3 个月可有效改善颈部疼痛症状，减少发作次数，有助于维持良好生活状态。游泳坚持 6 个月后，可部分矫正颈椎曲度，减缓退行性改变过程。

5. 注意事项　锻炼的次数和强度要因人而异，每天可练 10 余次至百余次，分 3~5 组完成。应当循序渐进，每天可逐渐增加锻炼量。如锻炼后次日感到颈腰部酸痛、不适、发僵等，应适当减少锻炼的强度和频度，或停止锻炼，以免加重症状。锻炼时也不要突然用力过猛，以防因锻炼颈腰背肌而扭伤。如果已经有颈腰背部酸痛、发僵、不适等症状，应当停止或减少颈腰背肌锻炼。在颈腰腿痛急性发作时应当及时休息，停止练习，否则可能使原有症状加重。

四、康复护理与管理

（一）健康教育

通过有计划、有组织、有系统的社会教育活动，使人们自觉地采纳有益于健康的行为和生活方式，消除或减轻影响健康的危险因素，预防疾病，促进健康，提高生活质量，并对教育效果作出评价。健康教育的核心是教育人们树立健康意识，促使人们改变不健康的行为生活方式，养成良好的行为生活方式，以减少或消除影响健康的危险因素。例如，长期看电视、手机及其他电子产品，久坐办公室，躺在沙发上看电视等不良生活习惯，影响脊柱健康。休息时枕头过高，也可导致颈椎处于屈曲位，加速退行性改变。通过健康教育，能帮助人们了解哪些行为是影响健康的，并能自觉地选择有益于健康的行为生活方式。

（二）社区康复

由于医疗资源短缺，以医院为基础的康复花费较大，这就迫切需要利用社区资源进行社区康复。将简单有效易行的康复方案导入社区和家庭是国外先进而有效的做法。社区康复治疗引起了传统社区治疗模式的转变，尽管近年来我国政府加大了对这一领域的支持力度，但这一领域的相关研究仍很薄弱。

（三）家庭康复

家庭康复是国外比较常见的治疗方法。家庭康复可以缓解疼痛，改善躯体功能，提高生活质量。家庭康复主要包括肌力锻炼，提高有氧活动能力等。

（四）康复护理

由于本病有一定的致残率，且病程漫长，易反复，因此临床上加强对脊柱微创术后患者的康复护理，对疾病康复有很大作用。

1. 减轻体重　可有效减轻脊柱负担，明显改善脊柱疾病的症状。

2. 指导运动方式　日常生活中，患者行、走、站、坐都要保持良好姿态，维持生理曲度可以减轻脊柱负担；同时要经常保持脊柱于功能位置，视病情轻重进行适当功能锻炼，以促进脊柱功能恢复。

3. 健康指导　加强教育，积极学习相关脊柱疾病的知识。一定要保持良好的心理状态。保持精神愉快也是预防疾病复发的重要因素。

4. 有效利用医联体资源，大力推进康复医院的规范化建设和管理，提高康复医院建设标准，为疾病稳定期患者提供专业、综合的康复治疗，并具备相关疾病的一般诊疗、处置能力和急诊急救能力。加强与区域内老年病院、慢性病院和护理院等延续性医疗机构的分工合作。三级康复医院应当承担区域内康复专业人员的培训任务。

（任龙喜）

第七节　脊柱融合术后

任何脊柱手术，必须对潜在的或明显的脊柱不稳进行治疗，如创伤导致的脊柱不稳、腰椎退行性疾病所致的慢性不稳及脊柱畸形患者的姿势性不稳。此外，一些脊柱手术（如广泛性减压手术）可导致脊柱不稳。脊柱融合术是解决脊柱不稳的重要手段，可消除邻近节段病理性活动，重建脊柱稳定性。脊柱融合术常与减压术、固定术结合应用，广泛用于治疗脊柱畸形和其他脊柱疾患，如脊柱侧凸、后凸，脊柱骨折、脱位，脊柱滑脱及椎间盘疾病。

一、概述

（一）定义

脊柱融合术是指以病椎为中心，从病损区上位的正常脊椎到下位的正常脊椎做植骨术，使多个脊柱节段发生骨性融合，形成一个力学整体，从而达到治疗脊柱疾患、消除疼痛、控制畸形发展、重建脊柱稳定性及保护脊髓、神经的目的。

（二）发展简史

脊柱融合术由 Hibbs 和 Albee 于 1911 年首次提出，至今已有百年历史。Hibbs 采用自体骨在局部棘突进行棘突间植骨，治疗 9 岁男孩的腰椎结核。Albee 参考 Hibbs 的手术方法，采用自体胫骨进行棘突间植骨。由于局部缺乏稳定的成骨环境，关节间存在活动，形成假关节率非常高。1948 年，Cleveland 为治疗融合后假关节的形成将植骨部位延伸到关节突外侧和横突基底部。1953 年，Watkins 在前人研究基础上，形成了目前经典的后外侧融合技术。除了后外侧植骨，外科医师也在探索椎间植骨。1945年，Cloward使用经后外侧椎间植骨术，并于1952年报道，当时采用正中切口，显露椎板，将棘突、部分椎板切除（椎板切除术），并从椎板后部去除部分关节突关节（关节突关节切除术）。由于此入路对脊柱后柱破坏较多、术中存在牵拉神经根的风险，1982年，J.Harms和H.Rolinger采用经椎间孔入路技术进行椎间融合治疗腰椎滑脱症。由于植骨后缺乏稳定，当时只能采取长时间卧床和佩戴支具来提高植骨融合率。

为了提高植骨融合效率，进行脊柱固定非常重要。脊柱固定是为植骨融合服务的，在植骨融合期间，最重要的是术后3个月内，提供稳定的成骨力学环境。常用的腰椎固定技术为椎弓根螺钉技术，其坚强有效的固定除了可以很好地满足椎体间固定外，还可以满足椎体间撑开、加压甚至矫形作用，目前是腰椎固定技术的主流。此外，前路的钢板和钉棒也可用于脊柱固定，但是由于前路手术暴露创伤大、固定强度较后路稍逊，因此应用越来越少。椎弓根螺钉技术在1970年左右首先在法国和瑞士使用；1980年后，Gaines首次报道，后被广泛应用，腰椎后外侧融合由之前的64%显著提升至80%左右，而且患者可以更早下床活动，进行康复训练。

脊柱融合技术的核心是通过坚强固定，形成稳定的力学环境，进而促进植骨部位的生物学融合来治疗脊柱退行性改变、畸形、感染、肿瘤等疾病。因此，脊柱融合技术将脊柱原有发生疾病节段的功能放在次要位置，通过牺牲固定节段的活动度来达到治疗目的。虽然该方法仍然是目前治疗脊柱疾病最有效的手段之一，但是也存在一些问题，如融合节段活动度丧失、加速邻近节段椎间盘退行性改变、存在植骨不融合和形成假关节风险、术后康复时间长。

（三）生物力学

脊柱融合术的位置可在脊柱的前方、后方或侧方。植骨越接近脊柱的运动中心或重力传导线，融合效果越好。脊柱各运动节段的中心多位于椎间盘内，脊柱发生运动时，越接近运动中心的质点位移越小。植骨区受运动影响越小，越有利于骨融合，因此椎体间植骨的融合效果最好。

植骨块的融合还受应力刺激的影响：若融合区处在压应力下，则融合块将更为坚固；若融合区受到张应力，则难以愈合。人体处于站立位时，身体重力线通过脊柱前方，通过竖脊肌（又称骶棘肌）和臀肌收缩来对抗重力维持站立姿势，使重力在脊柱的传导主要经过椎体和椎间盘，而椎体间植骨是处于重力传导线上的，故融合效果最好。近年来，许多作者报道了后路腰椎椎体间融合术（PLIF）的临床疗效，一致认为PLIF是一种生物力学健全且稳定的手术，因为植骨块置于相应承载椎体融合的最佳位置，可撑开椎间隙，从而保持了纤维环及后纵韧带结构的张力，这种撑开有助于增加椎间孔高度而使狭窄的椎间孔减压。

椎体间植骨处于压应力之下，而椎板间植骨处于张应力之下。对于脊柱后凸畸形，脊柱所受的屈曲力矩加大，椎板间植骨的融合块将受到较大的张应力，易致后路融合失败。因此，对于后凸畸形>50°或不可能矫正到50°以下的患者，前路椎体间植骨远优于后路融合，前后路联合手术则可确保融合成功。同理，脊柱侧凸的凹侧应作为植骨的重点区域，使融合骨块连接上下端椎且支撑在重力线上。

（四）常用融合技术及方法

1. 后路融合术

（1）后外侧植骨融合术：目前使用最广泛的标准后路融合技术，包括关节突间、横突间及椎板间植骨融合。关节突间植骨融合,清除小关节突的关节囊,可使用"V"形截骨法,咬除关节软骨,在上下关节突的"V"形槽内嵌入植骨块。横突间植骨融合,在骶棘肌外侧缘处向深部分离暴露至横突,将其表面凿成鱼鳞状,再将剪成火柴棒样的植骨块置于横突之间。此操作较困难,但是对于脊柱先天性发育畸形(如有椎板缺如)的患者可以达到植骨融合的效果。椎板间植骨融合,用骨刀将椎板表面皮质凿成鱼鳞状粗糙面,之后将自体骨(或同种异体骨)剪成火柴棒状,均匀铺在椎板表面,并稍许压紧。在胸椎处,要对椎板行铰链式的去皮质,即把后皮质掀起不折断,其中植入骨块并与相邻椎板相连(架桥)。

(2)后路腰椎椎体间融合术(PLIF):主要适用于椎间盘疾患所致的伴或不伴坐骨神经痛的腰背痛,症状性椎管狭窄伴运动节段不稳,椎板切除后或椎间盘切除后综合征以及Ⅰ度、Ⅱ度滑脱。

(3)后路Cage融合术:目前应用于临床的Cage主要有5种类型——BAK型、螺纹型、Ray型、Harms型、Brantigan长方体和圆柱型。材料包括不锈钢、钛、碳纤维、高分子材料及可吸收材料等。Cage融合术主要用于椎管狭窄、退行性改变所致腰椎不稳、椎间盘退行性改变及Ⅱ度以内的滑脱。最佳适应证为椎间盘源性腰腿痛。常见并发症主要包括:假关节形成及Cage陷入椎体是较严重的术后并发症;Cage向后突出压迫神经会造成严重后果;融合部分腰椎牺牲了部分运动功能,会加速相邻节段椎间盘的退行性改变。

(4)经椎间孔入路腰椎椎体间融合术(TLIF):为了减少PLIF的并发症,Harms开创了TLIF。该手术具有行单侧关节突关节不完全切除即可实现椎体间融合、保护硬膜及神经根、减少相邻节段失代偿、恢复脊柱正常序列、早期制动及避免逆行射精等特点,故近年来开始应用于临床。

2. 前路融合术

(1)前路腰椎椎间盘切除和椎体间融合术:主要适用于结核病灶清除、肿瘤切除、脊柱畸形的矫正、腰椎滑脱、椎间盘内紊乱及无法施行后路融合但脊柱必须获得稳定时。

(2)腹腔镜下腰椎前路融合术:具有创伤小、患者恢复快、治疗效率高等优点,适用于椎间盘突出、腰椎不稳及有选择的畸形和骨折。禁忌证包括椎管狭窄、后腹膜粘连、妊娠及肥胖。

(3)胸腔镜下脊柱侧弯前路松解、植骨融合术:主要适用于Cobb角>75°、Bending位X线片侧凸矫正率<50%的僵硬性脊柱侧凸,以及>70°的后凸畸形;Cobb角>50°、未发育成熟的儿童,在行后路矫形手术之前,可先行胸腔镜前路骨骺阻滞术;另外,胶原代谢性疾病、神经纤维瘤所致脊柱侧凸,以及先天性半椎体畸形、严重的剃刀背畸形等患者均适合做胸腔镜下前方松解手术、植骨融合术。主要禁忌证:术前存在严重呼吸功能障碍、肺气肿、高气道压力等,以致不能耐受单侧肺通气的患者;曾有过肺炎、结核和开胸手术病史的患者,可能存在较广泛胸膜粘连,因此不宜行胸腔镜下前方松解手术;低体重儿童胸腔容积小、肋间隙狭窄、单肺通气困难、操作距离短,因此体重低于20kg可作为胸腔镜手术的相对禁忌证。主要并发症包括出血、肺损伤、硬脊膜撕裂、淋巴管损伤、交感神经链损伤及脊髓损伤。

(4)脊柱侧后凸的前路凹侧支撑融合:对于后凸型脊柱侧凸或伴严重交界性后凸畸形的脊柱侧凸,由于后路内固定和融合块在生物力学上位于负重轴张力侧,术后易发生纠正丢失、内固定断裂或移位、假关节形成或融合块折断等。为减少此类并发症,可在负重轴腹侧进行支撑性融合。植骨应使用具有真正支撑作用的自体骨,如腓骨或胫骨条,也可使用带血管的旋转肋骨。在支撑骨与后突顶椎之间的凹陷窝内应完全填充自体骨，以使顶椎与支撑骨融合在一起。为了能在生物力学上达到三维支撑作用，有学者主张经脊柱侧凸的凹侧入路行支撑融合，但手术难度较大。

（五）常见并发症及其治疗

1. 肌痉挛　去除诱因，抗痉挛药物应用、神经肌肉阻滞术，必要时外科手术治疗等。

2. 疼痛　消炎镇痛药物应用、神经肌肉阻滞术，必要时外科手术治疗等。

3. 泌尿系统并发症

（1）尿路感染：间歇导尿、膀胱冲洗、抗生素应用等。

（2）泌尿系统结石：各种排石方法选用，抗生素应用，必要时转外科手术治疗。

（3）神经源性膀胱：膀胱训练、间歇导尿、膀胱功能调节药物应用等，必要时外科手术治疗。

4. 肠道功能障碍　饮食调整、排便功能训练、润肠通便药物应用等。

5. 压疮　减压技术、换药、物理治疗、皮瓣移植手术等。

6. 体位性低血压　下肢弹性袜、弹性腹带、调节血压药物应用等。

7. 自主神经反射异常　调节神经药物等。

8. 深静脉血栓形成　应用下肢弹性袜、弹性绷带、物理治疗、抗凝治疗等，必要时外科手术治疗。

9. 呼吸功能障碍　保持气道通畅，防治感染，呼吸训练等。

10. 异位骨化　药物治疗、物理治疗、必要时手术治疗等。

11. 骨质疏松　药物治疗、运动治疗等。

12. 性功能障碍　勃起功能检查，药物、心理治疗，性辅助器具应用等。

二、康复评定

脊柱融合术的康复评定主要是对患者的疼痛情况、肢体感觉运动功能状况、脏器功能情况、日常生活活动能力和心理因素等进行全面评估。

（一）疼痛评定

常用评定方法：视觉模拟评分法、数字分级评分法、语言分级评分法等。

（二）运动功能评定

1. 关节活动度测量

（1）颈椎活动度测量：将颈椎处于解剖学中立位时的位置定为0°。嘱被测量者进行颈椎屈曲、后伸、侧屈及旋转时，记录相应活动范围。

（2）腰椎活动度测量

1）前屈：患者弯腰并力图以手触地，记录屈曲度数，并注意脊柱形态。正常情况下，从直立位到屈曲约有45°活动度。

2）后伸：患者腰部尽量向后弯曲，并在患者后面固定其两侧骨盆与髋关节，以检查其腰部伸展度。正常的伸展度约35°。

3）侧屈：检查者在患者后面固定其两侧骨盆与髋关节，患者分别向左右侧弯腰，以检查脊柱向两边的活动度。正常情况下每侧活动度约30°。

4）旋转：检查者像上述一样固定患者两侧骨盆与髋关节，患者肩部分别向左右旋转，正常人躯干旋转度每侧约45°。躯干旋转包括胸椎和腰椎活动。

2. 四肢肌力评定 进行四肢肌力检查时，要取标准仰卧位或坐位，先检查健侧，后检查患侧，注意双侧对比。检查时固定受检查肌肉附着肢体的近端，放松不受检查的肌肉。首先在未施加阻力的情况下观察该肌肉完成测试动作的能力，然后根据测试结果决定是否由检查者施加阻力或助力，进一步判断肢体肌肉的收缩力量及肌张力。

3. 腰背肌肌力评定 肌力测定标准如下：

0级：肌肉无收缩（完全瘫痪）。

Ⅰ级：肌肉有轻微收缩，但不能够移动关节（接近完全瘫痪）。

Ⅱ级：肌肉收缩可带动关节水平方向运动，但不能够对抗地心引力（重度瘫痪）。

Ⅲ级：能对抗地心引力移动关节，但不能够对抗阻力（轻度瘫痪）。

Ⅳ级：能对抗地心引力运动肢体，且对抗一定强度的阻力（接近正常）。

Ⅴ级：能抵抗强大的阻力运动肢体（正常）。

4. 平衡及协调功能评定

（1）平衡功能评定：临床上常用的平衡功能评定方法包括闭目站立试验、闭目行走试验及水平眼震试验等。

（2）协调功能评定：在进行协调功能评定时，患者的意识必须清晰，能够充分配合。临床上常用的评定试验有指鼻试验、快速轮替试验、对指试验、握拳试验、跟-膝-胫试验等。

（3）步态分析：步态分析可以对脊柱融合手术的效果进行评估。步行是人类最基本的运动，步行的姿态可分为不同的类型，通过检测人体行走中的运动状态、受力状态等生物力学有关的物理量，可进一步分析影响步态的各种因素，如解剖结构、生理功能甚至精神状态的各种变化。

（三）综合评定量表

临床常用的综合评定量表为 JOA 评分、改良 JOA 评分、ASIA 分级、NDI、Nurick 评分等。

另外，还要应用专业量表对患者的心理状况、泌尿功能、性功能、辅助器具适配性等进行评价。

（四）日常生活活动能力和生活质量评定

日常生活活动能力评定常用的量表为改良 Barthel 指数。生活质量评定常用的量表是 SF-36、WHO-QOL-100 等。

三、康复治疗

（一）康复治疗原则与目标

脊柱融合术后康复的主要目的是控制手术并发症，促进骨融合，促进功能恢复，并适当应用辅助器具帮助患者重返社会。

脊柱融合术后的总体原则是非药物与药物治疗相结合。治疗应结合患者自身情况如年龄、性别、体重、自身危险因素，以及神经损伤部位、范围、程度等，选择个体化康复方案。

（二）康复治疗技术

1. 运动疗法 随着外科技术的进步，多数脊柱融合的患者可获得即刻脊柱稳定性，使早期开展康复训练成为可能。一般认为，早期开展适度训练有如下优点：①手术过程损伤的肌肉对维持脊柱稳定有重要作用。通过康复训练使这些肌肉尽快恢复功能,可减少因脊柱失稳引起的应力增加。②患者术后卧床时间增加可能导致脊柱的僵硬和活动受限。早期适度活动腰背肌、腹肌以及与脊柱相连的髋关节和骨盆的肌肉,可保证椎间关节维持一定的活动度,为进一步功能训练打下基础。③早期功能训练还可以增加手术局部血液循环,促进伤口愈合。

(1)腰背肌训练:训练方法有很多,临床上一般推荐五点法。因为患者多是年老体弱及肥胖者,俯卧位会增加患者自我感觉的呼吸困难,且本方法还有利于患者接受其他治疗,如输液等。另外,五点法还避免了三点法对颈部肌肉的过高要求。本方法主要训练竖脊肌的颈部、背部和腰部及髋关节伸肌群、膝关节伸肌群等肌肉。训练过程要求双侧髋关节尽量伸直,膝关节稍微屈曲,头部、双侧肘关节和双足跟(五点)支撑,使颈部、肩胛间区、腰部、臀部和大腿轻微抬离床面。抬高后坚持10秒,然后缓慢放下,并休息10秒。一般6~10次为1组;每天训练3~5组。注意:训练过程中不必抬高过多,否则将会导致腰部应力集中,引起腰部内植物移位,长期下去会导致腰椎后柱结构损伤,加重腰椎病变。

(2)上肢肌力训练:上肢与颈部肌肉有着千丝万缕的联系,其肌力训练不仅有利于增加上肢肌肉力量,而且有助于稳定颈椎,还可以辅助训练呼吸肌,改善呼吸功能。另外,上肢肌力是步态及体位转移过程中所必需的,也是预防摔倒及受伤的重要因素,因此应十分重视上肢肌力的训练。上肢肌力训练是包括肩胛带在内的整个上肢的肌肉力量训练,一般采用以任务为导向的训练方法增加上肢肌力。

(3)直腿抬高训练:主要作用是牵拉神经根,避免术后粘连;增加下肢屈髋伸膝及踝背屈的肌肉力量,为其他训练提供必需的动力支持。训练过程中应当屈曲对侧髋膝关节,完全伸直训练侧髋膝关节,背屈踝关节,缓慢直抬腿屈髋,整个过程中膝、踝关节的位置不变,在患者能够耐受的最高点短暂停留,然后缓慢放下。

2. 物理治疗

(1)冷疗:主要用以缓解疼痛。

(2)低、中频电刺激:可以增加肌力,改善肌肉协调性。

(3)TENS:近来研究发现,TENS可以在有效缓解关节疼痛的同时改善关节功能。

(4)红外线:无热量红外线对于消除手术部位肿胀,预防和治疗脂肪液化,效果较好。

3. 心理治疗 手术所致疼痛及长期卧床和固定常引起患者焦虑、抑郁等心理因素的改变[可用90项症状自评量表(SCL-90)进行评定],而焦虑、抑郁等反过来又会加剧患者的疼痛,但目前临床中常被忽略。建议临床过程中加强护理关怀,尤其是一些应用药物不能有效止痛的患者,特别要注意心理因素的影响。

4. 康复医学工程 颈椎损伤患者早期需配置头颈胸矫形器,胸腰椎损伤需配置胸腰骶椎矫形器。部分颈、胸髓损伤患者需配备防压疮床垫、坐垫。

(1)颈髓损伤:根据患者功能情况选配高靠背轮椅或普通轮椅,上颈髓损伤可选配电动轮椅。早期活动时可佩戴颈托,对需要的患者可配置手功能位矫形器、踝足矫形器等,多数患者需要进食、穿衣、打电话、书写等自助具,而坐便器、洗澡椅可根据情况选用。

(2)T_1~T_4脊髓损伤:常规配置普通轮椅、坐便器、洗澡椅、拾物器。符合条件者,可配备截瘫步行矫形器或髋膝踝足矫形器,配合助行架、拐杖、腰围等进行治疗性站立和步行。多数患者夜间需要踝足矫形器维持足部功能位。

（3）T$_5$~L$_2$脊髓损伤：大部分患者可通过截瘫步行矫形器或膝踝足矫形器配合步行架、拐杖、腰围等进行功能性步行，夜间使用踝足矫形器维持足部功能位。轮椅、坐便器、洗澡椅可根据情况选用。

（4）L$_3$及以下脊髓损伤：多数应用踝足矫形器、四脚拐或手杖等可独立步行，但部分患者仍需要轮椅、坐便器、洗澡椅。

（三）药物治疗

1. 非甾体抗炎药　非甾体抗炎药（NSAID）通过抑制前列腺素合成，对脊柱融合术后患者具有镇痛、消炎的作用，是初始药物治疗的首选方案，多用于缓解轻中度疼痛。最常用的方式为口服用药，其他给药方式包括局部外用贴剂、乳胶剂、注射针剂及栓剂等。对于老年患者，应尤其注意潜在的肾毒性和消化道出血风险。用药原则：①根据患者个体情况及内科合并症，评估副作用风险；②尽量使用最低有效剂量，短疗程治疗；③避免同类药物叠加使用；④疗程不应超过3个月。

2. 阿片类药物　对于NSAID治疗无效或不耐受者，可使用阿片类镇痛剂或其复方制剂。阿片类药物通过与中枢特异性受体相互作用，主要用于治疗中到重度疼痛。阿片类药物的恶心呕吐、便秘等不良反应发生率相对较高，且可产生药物依赖，故应根据阶梯性治疗原则谨慎使用。首选口服给药，其他给药途径包括静脉、皮下、直肠及经皮给药等。用药原则应从小剂量开始，逐渐调高剂量至产生疗效，并注意不良反应的发生，及时更换或减停。

3. 维生素B$_{12}$　维生素B$_{12}$为神经营养药物，参与脑细胞和脊髓神经元胸腺嘧啶核苷的合成，促进叶酸的利用和核酸代谢，促进轴突运输功能和轴突再生，对神经损伤具有抑制作用。短期和长期随访结果均证实，维生素B$_{12}$可增加患者步行距离，且不良反应极少。临床常用给药方式为口服、肌内注射及静脉给药。

4. 加巴喷丁　加巴喷丁是γ-氨基丁酸衍生物，初期用于抗癫痫治疗，后来证实其通过特异性结合钙离子通道α$_2$、Δ$_1$受体，可抑制突触释放介导疼痛的神经递质，用于治疗神经痛。常见副作用为嗜睡、眩晕等。加巴喷丁的推荐使用剂量和使用疗程还有待进一步研究确认。

5. 前列腺素类似物　利马前列素为口服前列腺素E$_1$衍生物，通过使外周血管扩张、抑制血小板聚集、增强红细胞变形能力，从而改善受压神经血供，缓解缺血相关疼痛。利马前列素可改善患者间歇性跛行症状。常见副作用为消化道溃疡出血。

6. 类固醇　类固醇可减轻包括腰椎管狭窄等多种原因造成的神经根炎症反应，是缓解脊柱融合术后神经根性疼痛的常用方法。一项Meta分析显示，利多卡因混合类固醇硬膜外注射可在3~12个月随访中显著改善患者的疼痛及功能评分。类固醇激素注射的主要缺点是药效会随着时间的推移逐渐减弱，反复注射可能会升高血糖和血压，同时增加感染和骨质疏松脆性骨折的风险。因此，应评估患者的内科情况，对于糖尿病、高血压和骨质疏松的患者，需慎重使用。

四、康复护理与管理

（一）患者教育

脊柱脊髓损伤健康教育能够使患者加深对疾病的正确认识，其核心内容是促使个体或群体改变不健康的行为和生活方式，预防疾病进展，加强对治疗的依从性，提高治疗效果。教育内容包括疾病病因、症状监测、治疗方式、心理等。基于手术与肥胖、身体素质、吸烟、职业、外伤、不良姿势、压力等多种因素的关系，应指导患者纠正不良生活习惯，避免相关危险因素。鼓励患者开展症状的自我监测和管理，强调运动疗法的重要意义，指导患者进行积极的康复锻炼。详细告知患者可选择的治疗方式及可能产生的副作用，关注并发症的发生。患者在治疗过程中因症状缓解不佳等各种原因可能产生新的疑问，应耐心给予解答。

（二）社区康复

由个案管理员（社会工作者或康复治疗师）对工伤职工提供由入院开始直至回归工作岗位或社区生活的全程个案服务。

1. 康复辅导　采取"一对一"或"小组"的形式治疗，对工伤职工进行包括工伤保险政策、合理康复目标的建立、伤残适应、压力舒缓、与雇主关系及家庭关系等的咨询和辅导。

2. 社区资源使用指导　包括向工伤职工提供相关的就业政策及就业信息、残疾人优惠政策及有关的服务信息、社区医疗、社区支援网络的使用等。

3. 长期病患照护者指导　主要针对长期病患照护者的情绪压力舒缓、对工伤职工伤残的适应、家庭康复技巧及家庭护理等进行指导。

4. 家庭康复技巧指导　一般在工伤职工出院前制订，根据工伤职工的实际情况，给予出院后的家庭康复计划与具体技术的指导。其有别于在康复机构中由专业人员实施的康复计划及技术。

5. 家居环境无障碍改造指导　由个案管理员协同作业治疗师或康复工程师提供咨询或指导，根据工伤职工的身体功能，对其家居和周围环境进行适当改造，尽量消除工伤职工家居和社区生活的物理障碍。

6. 家庭财政安排与未来生计指导　协助工伤职工及家人合理安排家庭财政，探讨家庭未来生计，使工伤职工及家人有足够的心理和思想准备，对将来的生活做出调整和安排，提高患者应对未来变化的能力。

7. 工作安置协调指导　在工伤职工能够返回工作岗位前，与其雇主联系协商，对工伤职工原工作场所包括工作环境、岗位安排、同事关系等进行评估、协调，为工伤职工重返工作做准备，在出院后继续跟进，直至其适应工作岗位。或在工伤职工重返工作岗位后的2~3周内到其工作场所给予指导，协助其适应工作岗位。

8. 重返社区跟进协调指导　包括与工伤保障部门、其家庭成员、劳动保障经办部门等进行协调。

（三）职业康复

根据不同的损伤水平和个体差异设计不同的康复方案。四肢瘫患者可利用上肢残余功能，以个体化的技能培训为主，必要时须借助辅助器具或改良设备；截瘫患者按需要进行工作耐力训练、技能培训、就业选配等职业康复训练。

1. 职业咨询　选择适合自己的职业发展方向，制订潜在工作目标。

2. 就业选配　根据患者脊髓损伤程度、剩余躯体功能、兴趣、教育、技能水平、工作经验等选配合适的工作。

3. 技能培训　具体可根据患者剩余躯体功能状况及兴趣爱好，选择参加电脑操作训练班、手工艺制作培训班等。

（四）康复护理

1. **体位护理**　良肢位摆放、体位变换、体位转移等。

2. **神经源性膀胱护理**　盆底肌肉训练，尿意习惯训练，激发技术，合理应用瓦尔萨尔瓦动作（又称屏气法）和 Grede 手压法进行训练，制订饮水计划，以及膀胱容量测定、膀胱残余尿量测定、间歇导尿、改良膀胱冲洗、清洁导尿等。

3. **排便训练**　调整饮食结构，早期开始肠道功能训练，如排便操、腹部按摩等，养成每日或隔日排便的习惯。保持大便通畅，3 日无大便给予缓泻剂或使用开塞露，必要时进行人工掏便。

4. **康复治疗延伸训练**　根据康复治疗师的意见，监督和指导患者在病房进行 ROM、肌力、日常生活活动、站立步行、呼吸功能等延续性训练。

5. **并发症的预防及护理**　预防体位性低血压、自主神经反射增强、下肢深静脉血栓、骨质疏松等并发症的护理；预防泌尿系统、呼吸系统等感染的护理；防压疮护理；预防关节挛缩及失用综合征的护理。

（徐　林　穆晓红　安丙辰）

第八节　脊柱非融合术后

脊柱非融合术是相对于传统的脊柱融合术而言，采用非融合方法，通过内植物来分担椎体间载荷、保持脊柱稳定性、撑开椎间隙、维持椎间隙一定高度等策略来治疗脊柱退行性疾病的手术技术。微创的通道窥镜技术［如经皮脊柱内镜下髓核摘除术（PELD）、后路显微内镜下腰椎间盘切除术（MED）］和单纯的椎板间开窗手术不包括在内。区别于传统的脊柱融合术，常见的脊柱非融合技术包括三大类：人工全椎间盘置换、人工髓核置换、脊柱后路的动态稳定系统（小关节成形术）。传统的脊柱融合术是目前临床治疗各种脊柱退变性疾病最常用的技术，也可称之为"金标准"。腰椎植骨融合术为了使椎体间融合，达到生物学固定，需要稳定的成骨力学环境。因此，早期是无法进行大量腰椎功能康复锻炼的。区别于脊柱融合理念，脊柱非融合不强调脊柱坚强的骨性融合，而是注重脊柱生理功能的修复。因此，术后即刻可获得腰椎稳定性，可以更早地进行康复训练。

一、概述

脊柱非融合技术就是通过替换脊柱的结构或辅助稳定脊柱的稳定性，同时加以撑开、减压等手段达到治疗脊柱疾病的目的。由于不需要进行植骨融合，因此非融合技术具有以下优势：较融合术操作简单、创伤小，避免假关节形成，保留脊柱节段的运动功能，减少邻近节段的椎间盘退行性改变，减少植骨环节。但是，由于非融合技术不需要融合，其治疗并不是最终治疗，在其发挥作用的过程中，可能发生内植物失效、断裂、松动、假体下沉、假体脱出等并发症，因此掌握严格的适应证、并向患者进行充分的术前教育和术后功能康复建议非常必要。对于一些脊柱疾病，如Ⅰ度以内的退行性滑脱、椎间隙高度下降不严重的椎间盘突出、单侧狭窄的椎管狭窄症等脊柱退行性疾病，脊柱非融合术是一种可选择的策略。常用的脊柱非融合手术分类如下。

1. **人工全椎间盘置换技术**　这是近年来治疗脊柱椎间盘退变性疾病的新方法，于 20

世纪 80 年代开始临床应用，其不仅完全切除了病变椎间盘，解除神经压迫，而且保持脊柱的稳定性，恢复和保持椎间隙的高度，同时恢复了手术节段的活动功能，理论上可避免脊柱融合带来的相邻节段退行性改变加速。人工全椎间盘置换，根据材质的不同，可区分为金属假体、非金属假体以及金属-非金属混合假体。金属假体包括 Prestige 假体，非金属假体常见的为 CAdisc 假体，金属-非金属混合假体有 Charite 假体、Prodisc 假体等。由于假体在体内随着脊柱的运动而不停活动，因此金属存在疲劳的问题，金属强度远大于椎体终板的强度，活动时可能损伤终板，造成植入物下沉，进而出现同节段间隙高度下降、小关节退行性改变，严重可能出现植入物分离和移位等并发症。

2. 人工髓核置换技术　1966 年，Fernstrom 首先将不锈钢球内置假体用于临床，因为植入物移位和沉入椎体的问题而被弃用；随后转向弹性材料或粘弹性材料制作弹性髓核假体。根据设计的不同，分为预制成形假体和原位成形假体。预制成形人工髓核假体 PDN（prosthetic disc nucleus），由高分子聚乙烯外套和其内的半流动性水凝胶（聚丙烯腈-聚丙烯酰胺共聚物）组成，完全膨胀后可吸收自身重量 80% 的水分，其容积可随负荷的改变而变化。原位成形人工髓核假体，向椎间盘间隙内注入可塑型的聚合物（聚氨基甲酸乙酯等），并使其在椎间盘原位的间隙内塑型成为髓核假体。优点是假体植入可通过经皮微创手术进行；纤维环损失小，降低植入物脱出的风险；具有良好的应力分布和植入物稳定性。存在的问题包括原位聚合物可能发生疲劳；原位重塑聚合物发生生物组织相容性问题；注射过程中发生聚合物外渗等。

3. 脊柱后路动力稳定装置　脊柱后路动力稳定装置（posterior dynamic stabilization devices，PDS）主要通过稳定脊柱后柱、辅助减轻后柱和椎间盘的应力来达到治疗脊柱相关退行性疾病的目的。根据动力装置放置位置的不同可分为三大类：后路棘突间固定装置、椎弓根钉棒动力装置、全表面置换装置。后路棘突间固定装置主要包括 Wallis 系统、X-STOP 装置、DIAM 系统和 Coflex 装置等，通过保持脊柱屈曲位，间接扩大椎间孔和神经根管而达到减压目的；同时限制脊柱过伸，减轻小关节面的载荷，缓解小关节源性疼痛。主要适用于神经性跛行和小关节源性腰痛。椎弓根钉棒动力装置主要通过椎弓根螺钉的植入来固定于椎体，通过可动棒来实现节段的活动，其优点是可稳定病变节段，尤其是后柱破坏后节段的稳定性，减轻椎间盘和小关节的载荷，保留节段运动功能，阻止邻近节段椎间盘退行性改变。全表面置换装置主要用于小关节源性疼痛、医源性后柱破坏的修复和保留节段运动功能，以及联合椎间盘置换术重建脊柱节段的生理功能。

二、康复评定

（一）疼痛评分

常用评定方法：视觉模拟评分法、数字分级评分法、语言分级评分法等。

（二）Oswestry 功能障碍指数

三、康复治疗

（一）康复治疗原则与目标

非融合技术都保留了关节的完整性，同时在术中避免剥离肌肉和显露骨骼，随之保留了脊椎功能，从而保证了术后的较快恢复。一般采用非融合技术的患者术后即刻便可获得脊柱的稳定，因此排除切口的因素均可早期康复。脊柱非融合康复治疗的原则与目标是加快软组织的功能康复,避免术后因为疼痛等不适造成脊柱功能障碍,使患者更快地融入日常生活中,恢复到术前状态。

(二)康复治疗技术

运动疗法　术后患者的康复是一个逐步恢复的过程,因此应根据术后患者身体情况的发展采取分阶段的康复策略。第一阶段,即术后最初2周,要立即开始患者的感知觉与本体感觉锻炼,从而"唤醒"腰椎的稳定功能。该训练的益处包括:其一,使患者背肌在撤除束腰带时不致处于无准备状态;其二,使得患者不会过度依靠辅助设备支持背部力量和稳定功能,延长束腰带的使用可能会加重患者对其依赖性。当患者能够在没有过量疼痛和恐惧的条件下恢复生理运动时,康复训练可以开始康复的第二阶段。当患者伤口拆线并完全愈合后,可推荐患者采取水康复疗法,因为该疗法允许患者在无重力负荷条件下运动。因此,推荐选取一个同时具有健身设施和游泳池的康复中心。第三阶段,患者可以维持正常的腰椎功能,摆脱腰部束带的保护,进行终生的功能康复。

(1)第一阶段康复:在持续约2周的康复第一阶段,无论是在医院理疗师的监督下还是独自在家,都推荐患者穿戴腰围,必要时可使用助行器这类的辅助器械再次开始活动。此阶段治疗的主要目标应当是恢复脊柱正常的动-静转化能力,然后进一步恢复它的负荷耐受与运动能力。在最受保护的日常活动中应逐步减少腰围的使用频率,但是在风险最高的活动中仍要使用。

1)腹式呼吸训练:在此过程中,应当嘱咐患者将两手分别放在胸前和腹部,从而确保在呼吸时胸部保持不动而只有腹部在运动。用力呼气过程中,患者应当模仿咳嗽,同时感受腹肌收缩。虽然可以在患者站立状态下完成,但是更推荐患者躺在床上进行这些运动,避免牵连到未涉及锻炼的肌肉区域。

2)重新激活脊椎肌肉的锻炼:是维持背部肌肉位置和自我伸展性的运动。需要最初在椅子上,并逐步移动到瑞士球上进行运动,这样可以提升难度,同时使肌肉加强本体感受功能。

(2)第二阶段康复:第二阶段康复治疗开始于患者基本恢复稳定功能、伤口完全愈合时(术后约15天)。此时建议患者每2周进行1小时水中疗法。此过程从10分钟的颈部、上肢和躯干热身运动开始,并在齐肩深的泳池中央成组进行。

1)颈部关节和上肢关节的灵活性锻炼

颈部关节活动:①弯曲:在屈曲时,头部向前缓慢弯曲,呼气;②侧倾:使头部向侧面倾斜至最大角度,短暂保持此姿势;③旋转:在锁骨平面高度顺时针/逆时针旋转头部。

上肢关节运动:①仰卧:双臂张开,肘部伸直,手掌举过头顶;手肘伸直,手指交叉,双手举过头顶。②开合运动:双手置于颈后开合肘部;在手臂张开、肘部伸展时,在面前合上双臂,直到手掌可以到达,然后再打开双臂。③旋转:手肘伸直画圆,先小后大,再张开双臂,前后旋转手肘。

2)脊柱的位移和灵活性运动:躯干两侧屈曲;平衡骨盆;骨盆前后弯曲。

3)水中疗法:泳池内的一系列锻炼还可包括如下被动运动技术、伸展运动和关节放松,如坐在凳子上依靠扶手锻炼、靠墙锻炼、在深水区锻炼。这些运动可逐步变得更激烈,并且更加针对性地加强腰肌和稳定性。

(3)第三阶段康复:第三阶段从术后30日后开始并持续终身,包括患者逐渐并彻底回归日常生活、工作与社交环境的过程。患者应当了解自己脊柱的工作方式,并接受关于如何避免错误使用脊柱的指导。同时,推荐患者在物理康复活动起效的同时逐渐摆脱使用腰围。由于脊柱非融合治疗始终需要内植物发挥稳定或支撑的作用,更强壮的肌肉力量可以更好地维护内植物的有效性,避免因过大的受力而出现内植物失败的情况,因此椎旁肌肉力量的康复和训练较脊柱融合术而言更重要。

1)游泳:①靠墙锻炼:将膝盖交替放到胸前并伸展;在使用或不使用凳子产生摩擦力的情况下小步前后走动;把手放在泳池边缘并伸展小腿三头肌;把手放在泳池边缘,脚抵住墙,伸展屈肌;把手放在泳池边缘,脚抵住墙,弯曲屈肌。②深水区运动:使用漂浮道具进行无重力负荷条件下的训练,如蹬车训练、呈直角打开双下肢。③在泳池边缘的训练:腰部佩戴绑带,在仰卧状态下保持脚踝在泳池边缘,手持哑铃同时开合双臂;仰卧,臀部抵住墙壁,加强腹肌;俯卧,双手架在泳池边缘,将束腰带和哑铃置于脚踝间,加强腰部肌肉。

2)软体操:在小床上的训练。①仰卧位,腹式呼吸和用力呼气。②仰卧位,膝盖弯曲,骨盆倾斜,双脚坚实地放在床板上,双臂沿着身体伸展。在此阶段,试着平展脊柱,向上旋转骨盆。一旦达到此姿势,应当再维持数秒。③仰卧位,从一侧至另一侧平衡膝盖。④仰卧位,膝盖弯曲,双脚坚实地放在床板上,双臂交叉在胸前。保持腰背部束带稳固地固定在床板上,抬起头和肩膀,保持这个姿势数秒。⑤仰卧位,膝盖弯曲,双脚坚实地放在床板上,双臂沿着身体伸展。在此阶段,膝盖依次抬到胸部,双臂伸展,保持这个姿势1秒。随后回到最初的姿势,依次将双腿放回床板。⑥俯卧位,双臂置于下巴下方,骨盆固定于小床上。缓慢依次抬腿,保持1秒再缓慢放回。

3)球类运动:①球上训练:前倾-后弯骨盆,左右倾斜骨盆;②在球上仰卧,增强腹肌;③腹部置于球上,增强背肌;④腹部置于球上,交替伸展上下肢;⑤腹部置于球上,稳定和维持姿势;⑥将球置于双膝间,向两边抬起膝盖;⑦将球置于双膝间,左右移动膝盖。

4)按摩:推荐患者在此阶段进行按摩。这样可以避免因为肌肉准备不充分而在理疗后出现挛缩,也可以让肌肉在进行锻炼前得到更好的准备。如果伤疤感到张力或倾向于与下层组织粘连,放松按摩也会很有帮助。

(三)物理治疗

根据患者的临床表现,选择下列2种或2种以上的物理治疗,每天1次,每周5天,共治疗4周。

1. 腰椎牵引　采用电动牵引床,牵引力为患者体重的50%±5kg,牵引方式为正常间歇式牵引,即采取放松-增加牵引力-牵拉-减少牵引力-放松的牵引程序,牵引时间30秒,放松时间10秒,重复进行,共20分钟。

2. 脉冲短波　应用短波治疗仪,设置合适的频率和功率,选用两个电容场电极于腰骶部和患侧下肢并置,选择连续输出模式,微热量,输出强度1~2档,治疗时间约15分钟。

3. 脉冲磁疗　采用脉冲磁疗仪。选用1组大环与1组小环套叠的方法,按输出通道序列放置于腰骶部病变区,患侧下肢采用4组小环并置法,磁头N极置于皮肤面。治疗时脉冲磁场设置合适的频率和磁场强度,治疗时间20分钟。

4. 低频调制中频电疗　应用低频调制中频电疗仪,选用多组长方形电极板,采用双侧腰骶椎旁并置(腰痛)或患侧腰椎旁与小腿后方并置(坐骨神经痛)法,选择腰痛或坐骨神经痛处方,调制合适频率,调制波形为等幅波、方波、指数波和三角波。治疗剂量选择耐受限,治疗时间20分钟。

（四）药物治疗

1. **非甾体抗炎药**　非甾体抗炎药（NSAID）是缓解疼痛、改善脊柱功能最常用的药物。包括全身应用药物和局部外用药物。由于术后疼痛一般是伤口的疼痛，其次是术前神经痛的残留，因此推荐全身应用。根据给药途径可分为口服药物、针剂以及栓剂，最常用口服药物。用药原则：①注意使用安全性，用药前进行危险因素评估，关注潜在内科疾病风险；②用药需要根据患者个体情况，剂量个体化；③从最低有效剂量开始，根据症状逐步调整剂量，避免过量用药及同类药物重复或叠加使用。对于非手术区的疼痛，可以考虑采取局部外用药物，可使用各种 NSAID 的凝胶贴膏、乳胶剂、膏剂、贴剂等。局部外用药物可迅速、有效缓解局部软组织的轻、中度疼痛，且其胃肠道不良反应轻微，但需注意局部皮肤不良反应的发生。

2. **肌肉松弛药**　脊柱术后患者常伴有椎旁肌紧张，而肌肉松弛药可改善肌肉紧张状态，改善血供，从而缓解疼痛。盐酸乙哌立松作用于中枢神经系统和血管平滑肌，缓和骨骼肌紧张并通过扩张血管改善血液循环。研究表明，与安慰剂比较，肌肉松弛药能明显缓解急性腰痛，但使用过程中应注意中枢神经系统副反应。

3. **抗惊厥药**　加巴喷丁和普瑞巴林是第二代抗惊厥药，常用于治疗神经痛。研究表明，加巴喷丁和普瑞巴林能明显改善腰椎术后疼痛及功能，减少术后阿片类药物用量。加巴喷丁还可用于脊髓损伤导致的疼痛治疗。

4. **糖皮质激素**　糖皮质激素能减轻局部炎症反应，减少伤害性刺激。此外，通过抑制磷脂酶 A_2 抑制背根神经节 P 物质的释放，从而减轻疼痛。常用药物包括甲泼尼龙和地塞米松。

5. **神经修复剂的应用**　甲钴胺是一种内源性辅酶 B_{12}，可促进卵磷脂的合成和神经元髓鞘形成，常用于周围神经病变的治疗。临床研究也进一步证实，甲钴胺能明显缓解患者的根性疼痛。

（五）心理治疗

术后早期康复锻炼可预防下肢深静脉血栓、腰背肌萎缩，改善患者康复结局。研究发现，术后患者康复结局不仅与脊柱退行性病变有关，还受心理、信念及行为的影响。心理因素中，恐动症是脊柱术后患者康复结局的重要影响因素，并且是影响腰椎术后患者疼痛持续时间、失能、功能减退的独立因素。医护人员可通过半定式精神检查（又称半结构式访谈）了解患者对脊柱术后康复锻炼的认知和依从性、患者的恐动程度、患者对于恐动症的认知，鼓励患者说出自己恐动的原因，纠正患者对术后锻炼所致不适与疼痛的灾难化认知，并进行个体化心理疏导，以减轻或消除对功能锻炼的恐惧。由医师、康复师和护士共同制订肌肉放松训练计划，指导患者从双手、上肢开始，至头部、颈部、肩部、胸部、腹部至大腿、小腿及双足进行有规律的交替收缩和肌肉放松，同时引导患者感受全身肌肉紧张和松弛带来的放松感，做放松训练时播放患者喜欢的轻音乐以转移注意力，干预时间为20~30min/ 次，1 次 /d。同时，鼓励患者寻求家属的帮助与关心，病友之间互相交流康复锻炼的效果。

（六）康复医学工程

绝大部分脊柱疾病术后的患者都需要佩戴脊柱固定支具。支具对患者的脊柱稳定性起到了积极的治疗作用，可提供身体支撑，控制胸腰椎的伸屈、旋转和侧屈运动，减少身体重量对椎体的压力，防止植骨愈合不良或内固定物松动、折断，同时减轻疼痛，预防畸形。

四、康复护理与管理

1. 术前护理

（1）正确全面评估：围手术期是指围绕手术前后的一个过程，术前应对患者进行综合评估以了解患者腰背部疼痛的部位、程度、性质及双下肢感觉、运动、直腿抬高度数，有无大小便功能障碍。腰椎退变性疾病患者病史较长，医护人员术前应全面评估患者的生命体征及内科并发症情况，通过影像学资料了解病变节段，了解患者是否合并高血压、冠心病、糖尿病、肾病等老年性疾病。完善术前准备是手术成功的重要保障。

（2）术前心理指导：随着心理护理在现代护理模式中的作用、地位日益显现，临床护士对患者心理状态的评估愈加关注。护理人员术前应评估患者的生活习惯、教育程度、职业等，并针对患者的心理状态，用亲切的语言进行心理疏导和支持，在与患者沟通时，要特别注意放慢语速，耐心倾听，对其提出的某些不准确的观点及行为，应予以仔细解释，用商量口吻营造互相讨论、沟通的氛围，使患者的心理需求得到满足。详尽介绍手术仪器设备的先进性和医师技术的高超性，介绍成功典型病例，以认真细致的工作态度、娴熟的技术获得患者及家属的信任，使其以最佳的身心状态接受治疗与护理。

（3）手术体位训练：术前3天即可协助患者开始进行手术体位训练，使其逐渐提高耐受能力。指导并协助患者取俯卧位，腹壁纵向垫一软枕，头偏向一侧，每次30~60分钟，循序渐进，逐渐延长练习时间至1小时以上。

（4）术前一般护理：①和医师一起参加术前讨论，熟悉手术方式。②完善各项辅助检查，积极治疗基础疾病，及时纠正水、电解质、酸碱平衡紊乱。③基础营养支持，指导患者摄入高营养、高热量、高蛋白、富含维生素、易消化食物，食欲缺乏者，予以深静脉营养，以提高机体抵抗力。④术前禁烟禁酒，指导患者做深呼吸、有效咳嗽及扩胸运动。⑤皮肤准备，术前1天常规备皮，彻底清洁皮肤。⑥术前30分钟使用抗生素预防感染。

（5）术前康复指导：向患者解释功能锻炼的重要性，指导及协助患者进行术前功能锻炼，使其掌握要领及注意事项，为术后康复做准备。要求患者掌握轴线翻身要领，保持脊柱成一直线，防止脊柱扭曲，同时要加强腰背肌功能锻炼及下肢肌肉锻炼，包括直腿抬高练习及股二头肌等长和等张收缩训练。

2. 术中护理

（1）该手术有内固定置入，所以对于手术环境的要求比较高，一定要做好预防感染的工作，要求在手术前将所有物品准备齐全，注意检查手术区以及皮肤有无破损，发现问题及时处理。在手术前15分钟静脉滴注抗生素。在手术时要严格限制手术间人数，降低手术污染的可能性。术中要严格按照无菌操作，保持手术间环境的安静整洁，将各项可能引发污染的因素降至最低。

（2）手术时要求患者保持俯卧位，两上肢呈上臂外展90°、前臂屈曲90°，确保腋窝没有张力，放于头两侧，双膝稍屈曲，小腿放于小圆枕上，使得双足足趾悬空呈自然状态。在体外摆放时注意一些特殊患者的情况，如肥胖女性患者要注意防止乳房受压，男性患者要防止外生殖器受压。手术中注意患者的体位以及受压部位的情况，发现问题及时调整，保护骨突出部位的软组织，保护脊髓功能。

（3）在手术时护理人员要严密观察患者生命体征，在手术室容易出现出血量过多的情况,要严密监测患者血流量、血压及心搏变化,并根据患者情况准确计算患者出血量,做好输血前的各项准备,保持患者电解质及血压的稳定。

3. 术后护理

(1)手术结束后,患者的体位要由俯卧位改为平卧位,在搬运时要求有助手站在患者头侧做有效牵引,用以保持脊柱正常的生理曲线。为保证患者安全,要求多人协调协作,在搬运时要注意输液管道、导尿管,防止滑脱。

(2)手术后 3~4 小时要求患者采用仰卧位,有利于压迫止血,以后白天每 4 小时、夜晚每 6 小时帮助患者翻身 1 次,在翻身时要求采用轴线翻身(托住患者的肩部、腰部、臀部一起用力)以防止腰部扭伤,避免脊柱旋转时损伤脊髓以及神经根。

(3)术后要严密观察患者全身皮肤情况,查看有无输液、输血过敏现象,注意骨隆突处有无压疮、水疱,发现问题及时报告主治医师,采取相应措施。

(4)对于部分留置导尿管患者,要求患者多饮水,保持尿路通畅,定时更换尿袋,注意观察尿道口有无红肿以及脓液流出,对于男性要特别注意观察尿道口、龟头以及包皮周围有无污垢,保持会阴部清洁,预防泌尿系统疾病的发生。对于拔导尿管后出现尿潴留的患者,可以让患者听流水声,或用温水冲洗会阴部并轻轻按摩下腹部。采取上述措施仍然不能正常排尿者,应采取导尿术,将导尿管再留置 2 天,一般情况下,患者会恢复正常,自行排尿。

(5)术后为了防止神经根粘连,应及早进行高抬腿练习;在治疗 10 天左右可进行腰背肌锻炼,一般每天 2 次,以加强肌肉的协调性,从而促进患者康复。在指导患者锻炼时要求根据患者的耐受程度来制订患者的训练时间,以患者锻炼后不感到疲乏为宜。腰椎间盘突出症患者应锻炼半年以上,可有效改善局部的血液循环及神经体液调节。

4. 出院指导 为患者发放健康教育手册,要求患者掌握健康手册的相关知识,使患者对于术后锻炼的重要性有充足认识。为了稳定脊柱、增强腰部力量,要求患者带硬腰围、卧硬板床,一般不超过 3 周。在出院后要求继续进行各项功能的恢复锻炼,为了减少慢性损伤的出现,指导患者在劳动和日常生活中的站、立、坐、行都保持正当的体位,出院后要注意休息,禁止重体力劳动。按照医嘱服用相关药物,加强营养饮食,禁食油腻、辛辣刺激食物,宜进食高蛋白、易消化的营养丰富的食物,多食新鲜水果,防止便秘的发生。要建议每月来医院复查,检查手术效果,以及患者身体恢复情况。

(许建中)

参考文献

1. Abiola R, Rubery P, Mesfin A.Ossification of the posterior longitudinal ligament: etiology, diagnosis, and outcomes of nonoperative and operative management[J].Global Spine J, 2016, 6(2): 195-204.

2. American Spinal Injury Association.Reference manual for the international standards for neurological classification of spinal cord injury[Z].Chicago, IL: American Spinal Injury Association, 2013.

3. An HS, Al-Shihabi L, Kurd M.Surgical treatment for ossification of the posterior longitudinal ligament in the cervical spine[J].J Am Acad Orthop Surg, 2014, 22(7): 420-429.

4. Bajwa NS, Toy JO, Ahn NU.Establishment of parameters for congenital thoracic stenosis: a study of 700 postmortem specimens[J].Clin Orthop Relat Res, 2012, 470(11): 3195-3201.

5. Balsano M, Zachos A, Ruggiu A, et al.Nucleus disc arthroplasty with the NUBAC^{TM} device：2-year clinical experience［J］.Eur Spine J, 2011, 20 Suppl 1（Suppl 1）：S36-S40.

6. Bansal S, Lubelski D, Thompson NR, et al.Membrane-stabilizing agents improve quality-of-life outcomes for patients with lumbar stenosis［J］.Global Spine J, 2016, 6（2）：139-146.

7. Boody BS, Lendner M, Vaccaro AR.Ossification of the posterior longitudinal ligament in the cervical spine：a review［J］.Int Orthop, 2019, 43（4）：797-805.

8. Calhoun CL, Mulcahey MJ.Pilot study of reliability and validity of the Walking Index for Spinal Cord Injury Ⅱ（WISCI-Ⅱ）in children and adolescents with spinal cord injury［J］.J Pediatr Rehabil Med, 2012, 5（4）：275-279.

9. Cason GW, Herkowitz HN.Cervical intervertebral disc replacement［J］.J Bone Joint Surg Am, 2013, 95（3）：279-285.

10. Choi BK, Verbeek JH, Tam WW, et al.Exercises for prevention of recurrences of low-back pain［J］.Occup Environ Med, 2010, 67（11）：795-796.

11. Choi G, Pophale CS, Patel B, et al.Endoscopic spine surgery［J］.J Korean Neurosurg Soc, 2017, 60（5）：485-497.

12. Costandi S, Chopko B, Mekhail M, et al.Lumbar spinal stenosis：therapeutic options review［J］.Pain Pract, 2015, 15（1）：68-81.

13. Covarrubias-Escudero F, Rivera-Lillo G, Torres-Castro R, et al.Effects of body weight-support treadmill training on postural sway and gait independence in patients with chronic spinal cord injury［J］.J Spinal Cord Med, 2019, 42（1）：57-64.

14. Dahm KT, Brurberg KG, Jamtvedt G, et al.Advice to rest in bed versus advice to stay active for acute low-back pain and sciatica［J］.Cochrane Database Syst Rev, 2010（6）：CD007612.

15. De Biase ME, Politti F, Palomari ET, et al.Increased EMG response following electromyographic biofeedback treatment of rectus femoris muscle after spinal cord injury［J］.Physiotherapy, 2011, 97（2）：175-179.

16. Fehlings MG, Ibrahim A, Tetreault L, et al.A global perspective on the outcomes of surgical decompression in patients with cervical spondylotic myelopathy：results from the prospective multicenter AOSpine international study on 479 patients［J］.Spine（Phila Pa 1976）, 2015, 40（17）：1322-1328.

17. Fehlings MG, Tetreault L, Nater A, et al.The aging of the global population：the changing epidemiology of disease and spinal disorders［J］.Neurosurgery, 2015, 77（Suppl 4）：1-5.

18. Fehlings MG, Tetreault LA, Riew KD, et al.A clinical practice guideline for the management of degenerative cervical myelopathy：introduction, rationale, and scope［J］.Global Spine J, 2017, 7（3 Suppl）：21-27.

19. Furlan AD, Van Tulder MW, Cherkin DC, et al.Acupuncture and dry-needling for low back pain［J］.Cochrane Database Syst Rev, 2005（1）：CD001351.

20. Gan L, Qian M, Shi K, et al.Restorative effect and mechanism of mecobalamin on sciatic nerve crush injury in mice［J］.Neural Regen Res, 2014, 9（22）：1979-1984.

21. Gibson J, Nouri A, Krueger B, et al.Degenerative cervical myelopathy：a clinical review［J］.Yale J Biol Med, 2018, 91（1）：43-48.

22. Goldstein CL, Macwan K, Sundararajan K, et al.Comparative outcomes of minimally invasive surgery for posterior lumbar fusion：a systematic review［J］.Clin Orthop Relat Res, 2014, 472（6）：1727-1737.

23. Hall AM, Maher CG, Lam P, et al.Tai chi exercise for treatment of pain and disability in people with persistent

low back pain: a randomized controlled trial[J].Arthritis Care Res(Hoboken), 2011, 63(11): 1576-1583.

24. Harvey LA.Physiotherapy rehabilitation for people with spinal cord injuries[J].J Physiother, 2016, 62(1): 4-11.

25. Hong I, Lim Y, Han H, et al.Application of the Korean Version of the Modified Barthel Index: Development of a keyform for use in Clinical Practice[J].Hong Kong J Occup Ther, 2017, 29(1): 39-46.

26. Hu ZJ, Tang ZY, Wang SW, et al.A 12-words-for-life-nurturing exercise program as an alternative therapy for cervical spondylosis: a randomized controlled trial[J].Evid Based Complement Alternat Med, 2014, 2014: 961418.

27. Huang D, Du X, Liang H, et al.Anterior corpectomy versus posterior laminoplasty for the treatment of multilevel cervical myelopathy: A meta-analysis[J].Int J Surg, 2016, 35: 21-27.

28. Ikegawa S.Genomic study of ossification of the posterior longitudinal ligament of the spine[J].Proc Jpn Acad Ser B Phys Biol Sci, 2014, 90(10): 405-412.

29. Kadaňka Z, Bednařík J, Novotný O, et al.Cervical spondylotic myelopathy: conservative versus surgical treatment after 10 years[J].Eur Spine J, 2011, 20(9): 1533-1538.

30. Khurana G, Jindal P, Sharma JP, et al.Postoperative pain and long-term functional outcome after administration of gabapentin and pregabalin in patients undergoing spinal surgery[J].Spine(Phila Pa 1976), 2014, 39(6): E363-E368.

31. Kim HJ, Kim JH, Park YS, et al.Comparative study of the efficacy of limaprost and pregabalin as single agents and in combination for the treatment of lumbar spinal stenosis: a prospective, double-blind, randomized controlled non-inferiority trial[J].Spine J, 2016, 16(6): 756-763.

32. Kovacs FM, Abraira V, Peña A, et al.Effect of firmness of mattress on chronic non-specific low-back pain: randomised, double-blind, controlled, multicentre trial[J].Lancet, 2003, 362(9396): 1599-1604.

33. Lee DH, Cho JH, Kim NH, et al.Radiological risk factors for progression of ossification of posterior longitudinal ligament following laminoplasty[J].Spine J, 2018, 18(7): 1116-1121.

34. Legg LA, Lewis SR, Schofield-Robinson OJ, et al.Occupational therapy for adults with problems in activities of daily living after stroke[J].Cochrane Database Syst Rev, 2017, 7(7): CD003585.

35. Li J, Zhang Y, Zhang N, et al.Clinical outcome of laminoplasty for cervical ossification of the posterior longitudinal ligament with K-line(-) in the neck neutral position but K-line(+) in the neck extension position: A retrospective observational study[J].Medicine(Baltimore), 2017, 96(22): e6964.

36. Lund I, Lundeberg T, Sandberg L, et al.Lack of interchangeability between visual analogue and verbal rating pain scales: a cross sectional description of pain etiology groups[J].BMC Med Res Methodol, 2005, 5: 31.

37. Manheimer E, White A, Berman B, et al.Meta-analysis: acupuncture for low back pain[J].Ann Intern Med, 2005, 142(8): 651-663.

38. McClelland S 3rd, Goldstein JA.Minimally invasive versus open spine surgery: What does the best evidence tell us?[J].J Neurosci Rural Pract, 2017, 8(2): 194-198.

39. McMorland G, Suter E, Casha S, et al.Manipulation or microdiskectomy for sciatica? A prospective randomized clinical study[J].J Manipulative Physiol Ther, 2010, 33(8): 576-584.

40. Norden J, Smuck M, Sinha A, et al.Objective measurement of free-living physical activity (performance) in lumbar spinal stenosis: are physical activity guidelines being met?[J].Spine J, 2017, 17(1): 26-33.

41. Ohara Y.Ossification of the ligaments in the cervical spine, including ossification of the anterior longitudinal ligament, ossification of the posterior longitudinal ligament, and ossification of the ligamentum flavum[J].

Neurosurg Clin N Am, 2018, 29(1): 63-68.

42. Oka H, Matsudaira K, Takano Y, et al.A comparative study of three conservative treatments in patients with lumbar spinal stenosis: lumbar spinal stenosis with acupuncture and physical therapy study(LAP study)[J]. BMC Complement Altern Med, 2018, 18(1): 19.

43. Ozturk B, Gunduz OH, Ozoran K, et al.Effect of continuous lumbar traction on the size of herniated disc material in lumbar disc herniation[J].Rheumatol Int, 2006, 26(7): 622-626.

44. Peng B, Depalma MJ.Cervical disc degeneration and neck pain[J].J Pain Res, 2018, 11: 2853-2857.

45. Putzier M, Schneider SV, Funk JF, et al.The surgical treatment of the lumbar disc prolapse: nucleotomy with additional transpedicular dynamic stabilization versus nucleotomy alone[J].Spine(Phila Pa 1976), 2005, 30 (5): E109-E114.

46. Rayegani SM, Raeissadat SA, Alikhani E, et al.Evaluation of complete functional status of patients with stroke by Functional Independence Measure scale on admission, discharge, and six months poststroke[J].Iran J Neurol, 2016, 15(4): 202-208.

47. Rhee JM, Shamji MF, Erwin WM, et al.Nonoperative management of cervical myelopathy: a systematic review [J].Spine(Phila Pa 1976), 2013, 38(22 Suppl 1): S55-S67.

48. Rose DK, Nadeau SE, Wu SS, et al.Locomotor training and strength and balance exercises for walking recovery after stroke: response to number of training sessions[J].Phys Ther, 2017, 97(11): 1066-1074.

49. Sénégas J, Vital JM, Pointillart V, et al.Clinical evaluation of a lumbar interspinous dynamic stabilization device(the Wallis system)with a 13-year mean follow-up[J].Neurosurg Rev, 2009, 32(3): 335-341.

50. Sharma S, Palanchoke J, Reed D, et al.Translation, cross-cultural adaptation and psychometric properties of the Nepali versions of numerical pain rating scale and global rating of change[J].Health Qual Life Outcomes, 2017, 15(1): 236.

51. Suther KR, Hopp E, Smevik B, et al.Can visual analogue scale be used in radiologic subjective image quality assessment?[J].Pediatr Radiol, 2018, 48(11): 1567-1575.

52. Svensson GL, Lundberg M, Ostgaard HC, et al.High degree of kinesiophobia after lumbar disc herniation surgery: a cross-sectional study of 84 patients[J].Acta Orthop, 2011, 82(6): 732-736.

53. Tetreault L, Goldstein CL, Arnold P, et al.Degenerative cervical myelopathy: A spectrum of related disorders affecting the aging spine[J].Neurosurgery, 2015, 77(Suppl 4): 51-67.

54. Van Tulder MW, Touray T, Furlan AD, et al.Muscle relaxants for nonspecific low back pain: a systematic review within the framework of the cochrane collaboration[J].Spine(Phila Pa 1976), 2003, 28(17): 1978-1992.

55. Wang ZW, Sun YQ, Tang YF, et al.Assessment of myelopathy in cervical ossification of the posterior longitudinal ligament by magnetic resonance imaging-assisted 3-dimensional measurement[J].World Neurosurg, 2018, 115: e172-e177.

56. Wei JB, Song YM, Sun L, et al.Comparison of artificial total disc replacement versus fusion for lumbar degenerative disc disease: a meta-analysis of randomized controlled trials[J].Int Orthop, 2013, 37(7): 1315-1325.

57. Wong HK, Tan KJ.Effects of corticosteroids on nerve root recovery after spinal nerve root compression[J].Clin Orthop Relat Res, 2002(403): 248-252.

58. Yue WM, Tan CT, Tan SB, et al.Results of cervical laminoplasty and a comparison between single and double

trap-door techniques[J].J Spinal Disord, 2000, 13(4): 329-335.

59. 陈彦,吴霜,张继荣,等.等速肌力训练对不完全腰髓损伤患者下肢运动功能和独立性的影响[J].中国康复医学杂志,2017,32(11): 1245-1249.

60. 韩晓强,卜明,李帅,等.中药热敷配合筋骨痛消丸治疗腰椎椎管狭窄症130例[J].现代中医药,2014,34(6): 28-30.

61. 栗岩.肌力锻炼联合本体感觉训练对平衡能力较差老年人运动功能的影响[J].中华物理医学与康复杂志,2016,38(11): 847-849.

第二章　脊柱畸形

第一节　脊柱侧凸

脊柱侧凸是一种三维的脊柱和躯干扭转异常,包括在冠状面上的侧方弯曲(Cobb角>10°),水平面上椎体旋转和矢状面上脊柱正常生理曲度改变。病因不明的脊柱侧凸属于特发性脊柱侧凸,其中发病年龄在10~18岁的特发性脊柱侧凸称青少年特发性脊柱侧凸(adolescent idiopathic scoliosis, AIS),是脊柱侧凸中最常见的类型,发病率约2%~3%。近几年在中小学生的健康筛查中发现,AIS发病率呈上升趋势,这引起了广大家长和医务人员的高度重视。

青少年处于生长发育的高峰期,脊柱生长迅速,如不及时诊治,脊柱侧凸的程度可能会随生长发育的进行逐渐加重,轻者出现背部疼痛、影响外观形象,重者影响心肺功能,甚至瘫痪。因此,早发现、早诊断、早治疗非常重要。

一、概述

(一)定义

脊柱侧凸是指脊柱的1个或数个节段向侧方弯曲,在冠状面内偏离枕骨中点至骶骨棘连线的三维脊柱畸形,常伴有椎体旋转、椎体楔形、生理弯曲改变或胸廓变形等畸形。引起脊柱侧凸的原因很多,骨骼、肌肉、神经病变等可引起结构性脊柱侧凸,而疼痛、炎症等则可引起非结构性脊柱侧凸。一般可分为两种:①特发性脊柱侧凸(idiopathic scoliosis)占50%~80%,男女比例为1:9(重女轻男);②有明确原因的脊柱侧凸,如神经肌肉性脊柱侧凸、先天性脊柱侧凸、综合征合并脊柱侧凸等。

(二)临床表现

在脊柱侧凸病例中,凹侧的椎体及椎间盘压缩,韧带和肌肉挛缩,凸侧的椎体和椎间盘伸长,韧带和肌肉拉长,凸侧的椎体、横突及肋骨后角部向后旋转,使凸侧胸后壁隆起。

剃刀背畸形:凸侧胸壁隆起和同侧胸前壁凹陷、凹侧的胸后壁平坦和同侧胸前壁突起。青少年特发性脊柱侧凸的特点就是双肩不等高,背部隆起,腰三角不对称,胸廓变形。

1. 不同部位畸形　①高位:颈胸段以上。影响外在美观,可有头痛症状,胸廓变形、压迫臂丛神经。②中位:胸椎侧凸。影响心肺功能。③低位:包括胸腰段、腰椎和腰骶侧凸。不同程度的腰背痛,二便功能障碍。

2. 畸形程度不同　轻度多无症状;重度伴发育不良,心肺受压最突出。

3. 对肌力的影响　双侧肌力都下降,重点影响凸侧。

(三)辅助检查

1. 脊柱侧凸的早期诊断　早发现、早治疗是关键,可以防止畸形发展严重。脊柱侧凸早期表现有双肩高低不平,脊柱偏离中线,肩胛骨一高一低,一侧胸部出现皱褶皮纹,前弯时双侧背部不对称。早期发现主要靠父母、学校老师和校医,简单的检查是弯腰试验:让患儿脱去上衣,双足立于平地上,立正位。双手掌对合,置双手到双膝之间,逐渐弯腰,检查者坐于小孩前方或后方,双目平视,观察患儿双侧背部是否等高,如发现一侧高,表明可能存在侧弯伴椎体旋转所致的隆凸。如果弯腰试验阳性,应到医院及时就诊。

2. 影像学检查

(1)X 线片检查:最为重要,一般借助 X 线片就可以区别侧凸的原因、分类以及弯度、部位、旋转、骨龄、代偿度等。

常规的 X 线片应包括站立位脊柱全长正侧位摄片,上端包括下颈椎,下端包括双侧腰骶关节和髂骨翼。其他特殊的 X 线片包括仰卧位侧弯位片、牵引位片等,可以评估脊柱侧凸的柔韧性。

(2)CT 检查:可以很好地显示骨性畸形,尤其是脊柱三维重建 CT 可以很好地显示先天椎体畸形,还可以做脊髓造影 CT,在一些复杂的脊柱畸形中可以很好地显示脊椎与神经的关系,有无脊髓畸形,指导手术治疗。

(3)MRI 检查:相比脊髓造影,MRI 是一种无创性检查。它的软组织分辨率高,可以很好地显示脊髓病变。

3. 神经系统检查　每一个脊柱侧凸患者应进行详细全面的神经系统检查,一方面注意有无侧凸导致脊髓压迫,引起截瘫,早期有腱反射亢进和病理反射;另一方面注意有无合并脊髓脊膜膨出、脊髓纵裂、脊髓空洞等脊髓异常。

(四)诊断要点

对脊柱侧凸的诊断和评价应从病史、物理检查、影像学检查、实验室检查和肺功能检查等多方面展开。物理检查包括一般检查、躯体形态总体观察、代偿度检查、脊柱畸形检查等。影像学检查可以诊断侧凸畸形的部位、大小,脊柱侧凸和旋转程度,以及骨成熟度等。

1. 非结构性脊柱侧凸

(1)姿势性侧弯。

(2)腰腿疼痛,如椎间盘突出症、肿瘤。

(3)双下肢不等长引起。

(4)髋关节挛缩引起。

(5)炎症刺激(如阑尾炎)。

(6)癔症性侧弯。

非结构性脊柱侧凸是指某些原因引起的暂时性侧弯,一旦原因去除,即可恢复正常,但长期存在者,也可发展成结构性侧凸。一般这种患者在平卧时侧凸常可自行消失,拍摄 X 线片,脊柱骨均为正常。

2. 结构性脊柱侧凸

(1)特发性

最常见,占总数的 75%~85%,发病原因不清楚,所以称之为特发性脊柱侧凸。根据发病年龄不同,可分成 3 类。

1)婴儿型(0~3 岁):①自然治愈型;②进行型。

2)少年型(4~10 岁)。

3)青少年型(>10 岁,至骨骼发育成熟之间)。

上述 3 型中,又以青少年型最为常见。

(2)先天性

1)形成不良型:①先天性半椎体;②先天性楔形椎。

2）分节不良型。

3）混合型：同时合并上述两种类型。

先天性脊柱侧凸是由于脊柱在胚胎时期出现脊椎的分节不完全、一侧有骨桥或一侧椎体发育不完全或混合有上述两种因素，造成脊柱两侧生长不对称，从而引起脊柱侧凸。往往同时合并其他畸形，包括脊髓畸形、先天性心脏病、先天性泌尿系畸形等，一般在 X 线片上即可发现脊椎发育畸形。

（3）神经肌肉性

可分为神经源性和肌源性，是由于神经或肌肉方面的疾病导致肌力不平衡，特别是脊柱旁肌左右不对称所造成的侧凸。常见原因有小儿麻痹后遗症、脑瘫、脊髓空洞症、进行性肌萎缩症等。

（4）神经纤维瘤病合并脊柱侧凸

（5）间质病变所致脊柱侧凸

如马方综合征、先天性多关节挛缩症等。

（6）后天获得性脊柱侧凸

如强直性脊柱炎、脊柱骨折、脊柱结核、脓胸及胸廓成形术等胸部手术引起的脊柱侧凸。

（7）其他原因

如代谢性、营养性或内分泌原因引起的脊柱侧凸。

二、康复评定

近年来，脊柱畸形领域生活质量评价工具主要包括脊柱侧凸研究会 22 项问卷（scoliosis research society-22 questionnaire，SRS-22）、脊柱外观量表（spinal appearance questionnaire，SAQ）、脊柱侧凸支具量表（bad sobernheim stress questionnaire，BSSQ），以及功能评价指数（functional rating index，FRI）、魁北克背痛障碍量表（quebec back pain disability scale，QDS）、Roland-Morris 残障量表（Roland-Morris disability questionnaire，RMDQ）等疼痛和功能相关量表。

（一）脊柱侧凸研究会 22 项问卷

脊柱侧凸研究会 22 项问卷由 5 个维度、共 22 个条目组成，分别从患者的活动度、疼痛、外观、心理及治疗满意度等方面对脊柱侧凸患者进行全面评价。SRS-22 属于脊柱侧凸疾病专属量表，其优势在于不仅可以用于脊柱侧凸手术患者生活质量的评估，还适用于保守治疗的脊柱侧凸患者。

目前，SRS-22 已被跨文化调适成德语版、法语版、意大利语版、土耳其语版、西班牙语版等，而适合中国人群的简体中文版 SRS-22 已由上海长海医院骨科在 2009 年率先建立，具有良好的信度和效度。

（二）脊柱外观量表

脊柱外观量表（SAQ）由脊柱畸形国际研究小组制定，通过 9 个维度 20 个条目全面、详细地针对脊柱畸形患者形体外观满意度进行评价。相比于 SRS-22，SAQ 更专注于脊柱畸形患者双肩不平、双髋不平、胸廓畸形、手术瘢痕等患者自身最关注的外观问题。英文版 SAQ 于 2007 年制定，之后多个非英文母语国家开始建立相适应的跨文化调适版本如法语加拿大版等，但在国内始终没有适用于中国患者的简体中文版 SAQ。因此，上海长海医院骨科在国际上率先创建了简体中文版 SAQ，具有良好的重测信度、一致性信度和效度，并得到国际脊柱侧凸研究会的权威认证。

（三）脊柱侧凸支具量表

目前，支具是被证明治疗脊柱侧凸唯一有效的保守方式，而佩戴支具仍存在多种问题，如需要患者佩戴的时间长，支具的舒适度差，患者依从性差。脊柱侧凸支具量表（BSSQ）在2006年由 Helmus 等编制，专门用于脊柱侧凸患者支具治疗评估；该量表包含了2个部分各8个条目——畸形部分及支具部分。目前，BSSQ 已被翻译成德语版、西班牙语版、波兰语版等，在国际上广泛用于脊柱侧凸患者的支具治疗，而我国目前缺失。为了进一步完善我国脊柱畸形生活质量评价体系，上海长海医院骨科首创简体中文版 BSSQ，并应用于临床。

（四）疼痛和功能相关量表

随着社会老龄化程度加重，退变性脊柱侧凸发病率逐年上升。退变性脊柱侧凸除了导致患者外观畸形外，更会引起疼痛、功能障碍以及由于椎管狭窄和椎间盘突出引起的各类神经症状。随着全椎弓根螺钉技术的全面推广，退变性脊柱侧凸的矫形率已有显著提升，但是患者术后影像学满意度并不等于患者自身满意程度。单纯基于影像学无法全方位评价每一位退变性脊柱侧凸患者的治疗效果，还需要患者对自身疼痛及功能障碍的主观自我评价，如国际上常用的 FRI、QDS、RMDQ 等。

FRI 在2001年由 Feise 等创建。FRI 根据不同功能等级指数包含10个条目，可以同时评价颈腰背部的疼痛功能问题，目前已有英语版、巴西葡萄牙语版、波斯语版等多种版本。上海长海医院骨科分别创立了针对颈痛患者和下腰痛患者的简体中文版 FRI。

QDS 在1995年由 Kopec 等创建。QDS 针对腰腿疼痛及相关功能障碍设计了20个条目，目前已有10余个非英语版 QDS，包括法语版、韩语版、葡萄牙语版等，国际上广泛应用于临床随访。为了更好地针对这类老年腰腿痛患者进行临床随访，上海长海医院骨科通过跨文化调适，率先创建了适用于中国患者的简体中文版 QDS，填写方便，易于理解，拥有良好的信度和效度，目前已在国内多家医院推广应用。

RMDQ 通过24个问题针对各种原因引起下腰痛功能障碍进行全面评价，可用于临床随访及科学研究，目前已被翻译成10余个非英语版本。上海长海医院骨科在2012年首次建立了中文版 RMDQ，用于中国腰腿疼痛患者评价。

三、康复治疗

（一）康复治疗原则与目标

关于 AIS 的治疗，国际脊柱侧凸矫形和康复治疗协会（The International Scientific Society on Scoliosis Orthopaedic and Rehabilitation Treatment, SOSORT）指南推荐：

1. Cobb 角＜10°的脊柱侧凸可密切随访，同时进行姿势训练和矫正体操。

2. Cobb 角10°~20°的脊柱侧凸，除上述方法外，加用侧方电刺激。

3. Cobb 角20°~45°的脊柱侧凸，佩戴侧凸矫形器是主要治疗方法，同时行矫正体操或侧方电刺激。

4. Cobb 角＞45°的脊柱侧凸，或曲度稍小但旋转畸形严重的患者，应手术矫正，术后再佩戴矫形器。

对于脊柱侧凸患者而言，早期发现，及时康复矫治是防止和减少脊柱侧凸危害的有效方法，不仅可使手术病例比例大大降低，也使手术患者侧凸严重程度明显减轻。

脊柱侧凸如果不适时治疗，可引起继发性脊柱病变以及脊髓神经受压，如椎间盘突出、坐骨神经痛、关节炎、腰背痛等；患者体力较差，工作能力和生活质量下降，部分患者可能丧失工作能力;严重者可因躯干严重畸形扭曲,挤压心肺等内脏器官,引起呼吸循环系统疾病,甚至危及生命。

(二)康复治疗技术

一般需根据患者年龄和侧凸程度选择矫治方案,并根据侧凸进展情况及时调整。矫治方法包括日常活动中的姿势训练、矫正体操、侧方体表电刺激、牵引、矫形器和手术治疗等。Cobb 角是评定脊柱侧凸程度最常用的标准方法。根据脊柱侧凸 Cobb 角的大小选择治疗方法。

1. 姿势训练　有效减少腰椎和颈椎的前凸来伸长脊柱。包括骨盆倾斜训练、腹肌等长训练、移位训练等。

(1)骨盆倾斜训练

1)卧位训练:屈曲髋和膝关节,下腰部紧贴地面,维持上述姿势,利用腹肌、腘绳肌和臀肌,提起骨盆以减少腰椎前凸。

2)立位训练:倚墙站立,下腰部紧贴墙面,骨盆前倾,减少腰椎前凸,颈部紧贴墙面,以减少颈椎前凸,伸长脊柱;两膝屈曲,足跟离墙面 10~20cm,待适应后,两足跟紧贴墙面,两膝伸直。

3)匍匐位:患者手膝位姿势,腰部做拱起、下落运动,腰椎屈曲幅度较大时,骨盆随之产生倾斜运动。腰部可附加重量,以增加训练强度。

(2)腹肌等长训练:患者从端坐位后倾至一定程度后,维持此姿势。然后,逐渐增加后倾角度和维持时间。

(3)移位训练:患者头顶部承受重物时,脊柱各弯曲均向重心线移位。颈曲和腰曲的前凸减少,骨盆产生倾斜运动。

2. 运动疗法

(1)矫正体操:选择性增强维持脊柱姿势的肌肉,调整脊柱两侧的肌力平衡,同时牵引凹侧挛缩软组织,以达到矫正侧凸的目的,以凸侧的竖脊肌、腹肌、腰大肌、腰方肌为重点。

通常在卧位或匍匐位进行,这样可以消除脊柱的重力负荷,放松脊柱关节,增加脊柱活动度,同时利用部分体重做肌力练习的负荷,增强锻炼效果。在特定姿势可利用肩带、骨盆的运动进行矫正训练。如抬举左上肢,使胸椎左凸,矫正胸椎右侧凸;提起左下肢,使骨盆右倾,矫正腰椎左侧凸。

矫正操必须动作姿势正确,平稳缓慢,用力方向和力度恰当,准确到位,并至少保持 5 秒,每个动作必须按医师的指导要求去做,重复 20~30 次 / 组,直至肌肉疲劳,2 组 /d,持之以恒。

一般坚持到骨成熟,较大屈度的侧凸骨成熟后仍应巩固练习。即使在佩戴矫形器或进行其他治疗期间都不能中断做操(如在佩戴矫形器期间,每天有 1 小时可卸下,此时即可重点进行矫正体操)。注意观察治疗效果,定期复诊。

(2)不对称爬行:增加脊柱柔韧性的练习,如前、后爬行或匍匐环行。匍匐环行是指练习时不是直线前进,而是环行前进。当胸腰段右侧凸时,爬行时左臂尽量向前向右伸,而右膝右髋尽量屈曲向前迈进,且右臂左腿随后跟上,但不能超越左臂和右腿(胸腰段左侧凸,运动方向相反)。

(3)呼吸训练:指导患者进行胸腹式呼吸。患者仰卧,双上肢平放身体两侧,手掌向上,双下肢半屈曲,双足掌平放垫上,用鼻孔深吸气,使胸廓扩展,然后做轻呼呼声,将气慢慢由口吐出,以增加肺活量。

3. 牵引　常作为侧凸手术前辅助治疗,预先逐步牵伸挛缩组织,减轻变形脊柱对脊髓和外周神经的压迫,预防脊髓神经损伤,可使侧凸在手术中得到最大矫正。常选择头颅 - 股骨牵引或头颅 - 骨盆牵引这类承力较大的牵引。

对于一些轻型脊柱侧凸,也可以采用普通腰牵或颈牵,减轻变形椎体对神经的压迫,牵伸脊柱两旁软组织,缓解由脊柱变形引起的局部疼痛和肌痉挛。

4. 侧方表面电刺激疗法 电刺激作用于脊柱侧凸凸侧的有关肌肉群,使之收缩,产生对脊柱侧凸的矫正力,适用于儿童和青少年的轻度特发性脊柱侧凸。

(1)刺激位置:根据 X 线片找出侧凸的顶椎及与其相连的肋骨,在此肋骨与患者腋后线、腋中线相交点做好标记,作为放置电极板的参考中心。在参考中心上下方向 5~6cm 处的腋中线及腋后线上做好标记点,即为放电极板的位置。同一组电极的距离不要小于 10cm。

(2)电刺激处方

第 1 周:第 1 天刺激时间为 0.5 小时,2 次 /d;第 2 天刺激 1 小时,2 次 /d;第 3 天刺激 3 小时,1 次 /d;以后每日刺激 1 次,每次递增 1 小时,至第 7 天刺激 7 小时,电流量由 30~40mA 增加到 60~70mA。

第 2 周:经过 1 周白天治疗逐渐适应后改为晚上治疗,电流从 30mA 开始,2~3 分钟后逐渐调到 60~70mA。

(3)效果评定:应以肉眼观察到在电刺激时脊柱侧凸矫正变直,医师可触到脊柱部位棘突左右移动为达到理想效果标志。

(4)注意事项:选择最佳刺激点,经常核对刺激点;维持有效刺激强度(大于 50mA)和刺激时间(每日坚持 8 小时以上);持之以恒,直至脊柱骨发育成熟;定期门诊复查。

5. 矫形器矫正治疗 利用生物力学三点或四点矫正规律来矫正侧凸,三点加力用于单纯胸腰段侧凸或腰段侧凸,四点加力多用于双侧凸,是非手术治疗脊柱侧凸最有效的方法。

(1)矫形器选择:颈 - 胸 - 腰 - 骶型矫形器(简称 CTLSO),代表是 Milwaukee 矫形器,主要适用于 T_7 节段以上,Cobb 角 20°~45° 的脊柱侧凸。

胸 - 腰 - 骶型矫形器(简称 TLSO),代表是 Boston 矫形器,适用于 T_7 节段以下,Cobb 角 <45° 的脊柱侧凸,无固定颈椎必要。

(2)矫形器穿戴注意事项

1)治疗期间每天需要连续穿戴 23 小时,余下 1 小时做矫正体操、清洁皮肤和矫形器。刚开始佩戴时可循序渐进,从 5~6 小时起,慢慢达到每日 23 小时穿戴。

2)矫形器需一直戴到骨骼发育成熟后,严格遵照规定时间穿戴,定期复查,每 3~6 个月复查 X 线片。取下矫形器后 4 小时摄片,如 Cobb 角无改变,可将佩戴时间缩短至 20 小时。4 个月后,在去除矫形器 8 小时后复查无变化,可减为 16 小时。再过 3~4 个月,在去除矫形器 12 小时后复查无变化减为 12 小时。再过 3 个月复查,去除矫形器 24 小时后,X 线片仍无改变,可以停止使用。观察期内如果侧弯加重则需要恢复 23 小时穿戴。

3)穿戴要求:穿戴矫形器期间,应做矫形器内矫正体操,巩固矫正效果。取下矫形器后做矫正体操,注意保持皮肤和矫形器的清洁,加强皮肤护理,防止压疮。

4)随着年龄的增长和体型的变化,应及时更换矫形器,以保证矫形效果。

四、手术治疗

青少年特发性脊柱侧凸手术治疗的目的是部分矫形并稳定侧凸,减少临床畸形,重建或保持脊柱平衡。青少年特发性脊柱侧凸的手术指征除了测量 Cobb 角大小外，还应考虑骨骼发育水平、矢状面变化、椎体旋转等其他因素。超过 50° 的青少年侧凸应当手术治疗。40° 以上的侧凸经非手术治疗后如仍发展，应当考虑手术治疗。对于 40°~50° 的无明显发展的青少年期侧凸，应具体分析，首先应观察侧凸有无发展，如果有发展应考虑手术。骨骼发育成熟程度对决定手术也很重要。例如，同样为 45° 的侧凸，对于 Risser 征 3 级或 4 级，14 岁月经初潮以后的女孩，应当观察；如果是月经初潮未至，Risser 征 0 级或 1 级女孩，其自然史提示侧凸将持续发展，支具对这类侧凸无效，因而应当手术治疗。考虑手术治疗青少年特发性脊柱侧凸时，还应分析矢状面的变化。对伴有胸椎生理后凸减少甚至胸椎前凸畸形的患者，当胸椎前凸加大或前凸为 –10° 时，其冠状面 Cobb 角不论是否小于 40°，都应考虑手术治疗。

对于成人脊柱侧凸，根据以下方法决定是否需要手术：25 岁以下无症状患者的评估和治疗方法与青少年侧凸相似，胸侧凸大于 60° 和大于 50° 的进展型侧凸建议手术；侧凸度数不超过 50° 又无发展迹象，年龄超过 25 岁的成人侧凸患者，每年检查 1 次 X 线片。如果随诊 4~5 年，侧凸无发展，患者可以停止随访；若证实侧凸无进展，又无呼吸、神经功能障碍，Cobb 角为 60°~70° 的无症状成人侧凸，建议每年随访 1 次；单纯根据侧凸度数，大于 70° 的成人脊柱侧凸应考虑手术。

五、康复护理与管理

（一）肺功能训练

患者多有因脊柱畸形导致肺扩张受限，而出现不同程度的肺功能障碍。在术后，特别是全麻后容易引起肺不张或肺炎，危及患者生命。为此，术后第 1 天起进行肺功能训练。①有效咳嗽、咳痰法：嘱患者深吸气，在吸气末端屏气片刻再用力连续咳嗽 2~3 次，将气道内分泌物咳出；②吹气球法：嘱患者深吸气，然后将肺内气体用力吹入气球，3 次 /d，每次 15 分钟；③吹乒乓球法：将 3~5 个杯子装满水，乒乓球放入杯内，嘱患者深吸气后将漂浮于第 1 个杯子内的乒乓球吹入最后 1 个杯内，每次练习 10 分钟；④向装有水的密封瓶内吹气法：密封瓶内装半瓶水，将 1 根吸管插入瓶内，深吸一口气后将肺内气体吹入吸管，见水面出现水泡为有效，2 次 /d，每次 15 分钟；⑤扩胸运动：注意进行该运动时两肩尽量后伸，2 次 /d，每次 15 分钟。

（二）胃肠功能训练

腹胀是胸腰椎术后常见的并发症，主要表现为腹部呈膨胀状态，肠充气，肠蠕动减弱甚至消失。严重腹胀可使膈肌升高，影响呼吸功能，也可使下腔静脉受压，影响静脉回流。术后当日开始，进行以下功能训练：①按摩腹部：指导患者以脐周为中心顺时针方向行腹部按摩，2 次 /d，30min/ 次；②做自主收腹、缩肛活动，3~4 次 /d，5~10min/ 次。

（三）肢体功能训练

1. 术后 1~2 天，行以下功能训练　①脊柱轴式翻身，1 次 /2h；②四肢屈伸功能训练，2 次 /d，10~20min/ 次；③股四头肌舒缩运动，3 次 /d，10~20min/ 次。

2. 术后 2~3 天，行以下功能训练　①颈后伸前屈、侧旋侧屈，4 次 /d；②耸肩活动，以肩关节为主，进行上举、外展、旋转活动，4 次 /d，10~20min/ 次；③双下肢直腿抬高训练，3 次 /d，15min/ 次；④对抗性直腿抬高运动外加阻抗力训练，3 次 /d，10min/ 次。

3. 术后 3~5 天，行以下功能训练　①五点法和三点法腰背肌功能训练，3 次 /d，10min/

次;②上肢抗阻力训练,应用橡皮筋牵拉上肢做肩上举、外展和肘屈伸活动,5min/次,3次/d。

4. 术后 5~14 天,行飞燕式功能训练　取俯卧位,头偏向一侧,双腿伸直,两手自然放于体侧,头肩部和双腿同时抬起背伸,形如飞燕,2次/d,30~50个/次。

(四)负重站立训练

术后 3~7 天,可按体形制作上体支具,在佩戴支具坐起无不适后可于床边站立片刻,待站稳半小时后,再佩戴支具离床活动,进行负重站立训练。①在床旁进行抬腿及屈膝运动,20~30min/次,4次/d;②下蹲运动,勿弯腰屈膝下蹲,注意保持脊柱直立,3次/d;③甩腿运动,双手扶栏或叉腰,前后用力甩腿,交替进行,5~10min/次,3次/d;④倒退缓慢行走训练,10~20min/次,4次/d;⑤体侧运动:双足并拢,靠墙站立,双手中指贴于大腿外侧中线,一侧中指沿大腿外侧中线缓慢下滑,身体逐渐侧屈至极限,然后还原,脊柱向右侧弯者做左侧侧屈练习,脊柱向左侧弯者做右侧侧屈练习,5~10min/次,3次/d。

(五)形体训练

①坐位训练:两脚平踏地面,背部紧靠椅背,臀部坐满整个椅面。②站立训练:靠墙站立,双肩及髋部紧贴墙壁,抬头挺胸,收缩小腹,保持双肩等高水平。③卧位训练:睡硬板床,侧睡时双膝弯曲,两腿间夹一枕。仰卧时膝下垫一软枕。④跪位训练:左、右偏坐,轮流进行。左侧凸者,重点练右侧偏坐;右侧凸者,重点练左侧偏坐。

脊柱侧凸术后康复是一个长期的过程,绝非一朝一夕,需要持之以恒。合理、有效的康复训练是脊柱侧凸康复的必要保证,应把康复训练作为生活的一部分,从思想上认真对待。术后活动强度因人而异,应注意训练的方法和患者主动参与配合,遵守循序渐进的原则,忌简单、粗暴,才能保证康复效果。

（李　明）

第二节　脊柱后凸

脊柱后凸可能局限于颈、胸、腰椎节段,也可能累及多个节段。脊柱后凸畸形可以是先天性(即出生时伴随发生),也可能属于后天获得性疾病,严重后凸将会严重影响患者的生活和工作。

一、概述

(一)定义

脊柱后凸俗称驼背,是脊柱凸向后方,使后背隆起,可以产生躯干向前的倾斜。一般来说,正常胸椎后凸角度在 20°~45° 之间,在 X 线下胸椎后凸角度大于 50° 即可诊断为脊柱后凸。导致广义后凸的常见原因包括姿势性后凸、舒尔曼病、软骨发育不全、佩吉特病、强直性脊柱炎、肌肉萎缩症、脊髓灰质炎和骨质疏松症等。后凸的其他原因还包括成骨不全、骨硬化症(Albers-Schonberg 病)、某些内分泌和结缔组织紊乱。骨关节炎、肾性骨营养不良、炎性脊椎病和椎间盘综合征也可引起脊柱不同节段的后凸,导致局限性或全身性情况。神经纤维瘤病的后凸可以是局部的,也可以是全身的,这取决于所累及脊柱节段的范围。创伤、肿瘤和脊柱结核是导致局限性后凸最常见的情况。椎体软骨炎,又称椎板性软骨炎,常发生后凸畸形,常常依靠影像学作诊断。

（二）临床表现

每个人的症状可能不同，主要表现为：①双肩不等高；②与身体其他部分相比，头部向前弯曲；③两侧肩胛骨高度或位置不一致；④向前弯曲时，上背部高度比正常情况下要高；⑤大腿后部肌肉紧绷。

背痛、下肢疼痛以及肠道和膀胱习惯的改变不总与后凸畸形有关，出现这些症状的人需要由医务人员进行进一步的医疗评估。脊柱后凸的症状可能类似于其他脊柱疾病或畸形，也可能是损伤或感染的结果。

患者常见主诉包括颈部疼痛/僵硬、进行性加重的神经系统症状以及畸形加重导致的功能障碍（如难以保持水平注视或吞咽困难）。严重的结构性畸形患者也可能出现由于维持矢状面整体平衡的姿势代偿而导致的下腰痛，在制订治疗方案时，应考虑相关细节，如持续使用 NSAID 导致的假关节病、吸烟史、既往颈椎外伤或手术史、吞咽困难的基本营养评估以及相关伴发病的病因等。

（三）诊断要点

通过完整的病史、体格检查和诊断性检查来诊断脊柱后凸。对于儿童，医师希望获得该儿童的产前和出生史，并询问是否已知其他家庭成员有后凸畸形存在。医务人员还将询问发育情况，因为某些类型的后凸可能与其他神经肌肉疾病有关。发育迟缓者可能需要进一步医学评估。

影像学检查：① X 线：是用来测量和评价后凸程度的常用方法。通过使用全脊柱 X 线片，医务人员测量脊柱后凸角度，根据测量结果制订治疗计划。② CT：可以显示骨骼、肌肉、脂肪和器官的细节，比普通 X 线片更详细。③放射性核素骨扫描：可显示血液流向骨骼和骨骼内的细胞活动。④ MRI：主要是为了排除脊髓和神经的相关病变。

早期发现脊柱后凸是治疗成功的关键。医务人员，甚至一些学校体检项目，都应关注是否有脊柱畸形情况。

（四）手术治疗

1. 颈椎后凸畸形　治疗颈椎后凸畸形的总体原则包括：通过大的椎间隙或椎体切除术来延长前柱，通过切除术或截骨术来缩短后柱，或二者结合来达到恢复颈椎前凸的目的。虽然矫正（恢复）颈椎前凸的手术方式暂无通用标准，但大多数外科医师通常会选择尽可能接近中线位置。

2. 胸腰椎后凸畸形　Scheuermann 脊柱后凸手术治疗的目的是矫正脊柱后凸曲度，并通过固体融合维持矫正后的状态。胸椎 Cobb 角>80°且伴有疼痛症状，或胸腰椎 Cobb 角>65°且矫正难度大，或需要在支具和其他保守治疗措施后缓解疼痛，或患有由畸形继发的矢状面不平衡的患者，可采用手术治疗。若患者出现继发于脊柱畸形的神经系统或心肺系统并发症时，此类患者病情危重，应行紧急手术以防止病情恶化。由于开放手术具有侵入性，应在术中进行躯体感觉和运动诱发电位的神经监测。

二、康复评定

对患者进行全面的临床评估，包括完整的病史、体格检查和相关影像学检查，是评估颈椎后凸畸形和确定最适合患者特定治疗的关键步骤。尽管颈椎后凸患者的临床表现可能相似，但必须鉴别相关病因，因为不同情况需要不同的预防和治疗措施。

患者常见主诉包括颈部疼痛/僵硬、进行性神经症状和导致功能损害的畸形恶化，如难以保持水平注视或吞咽困难。严重的固定畸形患者也可能会出现由位置补偿引起的腰痛，以保持整体矢状面平衡。相关细节，如持续使用 NSAID 治疗关节炎、吸烟史、既往颈部创伤或手术史、吞咽困难的基线营养评估以及相关的病因共病等，应在制订治疗方案时予以考虑。

应评估患者直立、仰卧和坐姿，因为每个体位均可提供有关畸形性质的不同信息，并帮助确定畸形的主要位置。在平躺时，可以评估畸形的硬度，因为刚性畸形患者会出现即使在仰卧位也会持续存在的颈椎弯曲，而其他部位的畸形患者（如腰椎扁平、胸部后凸畸形或髋关节畸形）会进行补偿或纠正。坐姿消除了任何潜在腰椎和髋部 / 骨盆畸形的影响。

患者站立位髋膝关节伸直下，眉心与下颌中点连线与铅垂线的夹角称颏眉角（chin-brow vertical angle，CBVA）。一般要求脊柱矫正后，此角度要在 +10°~-10° 范围内。CBVA 的校正与术后患者功能密切相关，如水平注视、转移和日常生活活动。

X 线检查应包括前后位、侧位和动态侧屈 / 伸展位片，以帮助评价颈部柔韧性，排除寰枢椎不稳定，尤其是类风湿疾病。此外，立姿侧位和后前位脊柱全长片对于评估整体脊柱平衡性也有一定帮助。从颈椎侧位片可以得到 3 种主要影像学方法来评估颈椎畸形情况。这些测量方法包括 Cobb 角法、Jackson 生理应力线法和 Harrison 后切线法。Cobb 角法是评价颈椎前凸最常用的方法，一般从 C_2 测量到 C_7。先画一条平行于 C_2 下终板的线或一条连接 C_1 前结节和棘突的线，然后画平行于 C_7 下终板的线，两条线的垂直线之间的夹角即为 Cobb 角。Jackson 生理应力线法是指 C_2 和 C_7 椎体后缘线之间的夹角。Harrison 后切线法由平行于 C_2 到 C_7 椎体后缘的线组成，求出各角之和可以评估颈椎的总屈曲度数。

磁共振成像（MRI）和计算机断层扫描（CT）可作为术前计划的有用辅助手段。MRI 用于评估脊髓或神经根是否受压、椎间盘是否有病变，如果在畸形矫正前认为有必要减压，可能会影响分期手术的顺序。CT 可以更好地显示骨结构，以规划器械，评估关节面关节是否存在强直或椎间盘塌陷，这将影响手术决策过程。

三、康复治疗

（一）治疗目标及原则

脊柱后凸畸形治疗的目标是阻止畸形进展并尽量减少脊柱弯曲程度。治疗过程中要根据患者年龄、整体健康状况和患病史，患者病情严重程度，患者对特定药物、疗程和疗法的耐受性，患者对疾病预后的期望值，患者的意见或偏好等，选择合适的康复治疗方案。

观察和随访：患儿需要观察和随访。Cobb 角进展取决于儿童的骨骼生长量及骨骼成熟程度。在进入青春期后，Cobb 角进展通常会减慢或停止。

支具治疗：如果患儿仍处于发育期，主管医师会提供支具并向患者详细介绍如何选择合适支具类型和佩戴时间。

手术治疗：在极少数情况下，当 Cobb 角在 X 线片上测量≥75° 且支具不能有效减缓畸形的进展时，建议手术治疗。

（二）康复治疗方法

1. 观察　对于轻度弯曲患者，其脊柱后凸度小于 55°（舍曼 I 型脊柱后凸），或小于 40°（舍曼 II 型脊柱后凸），可进行初步观察和生活方式修改。由于该病的病程总体上是良性的，因此没有进一步诉求的患者可能不需要进一步治疗。应避免在脊椎上施加压力的体育活动,如为了娱乐或专业目的而举重,以及在脊椎上重复施加压力,如接触运动。应密切监测患者脊柱弯曲的发展和症状的演变。患者的渐进性畸形或疼痛发作可能需要积极的额外保守或手术治疗。

2. 止痛药 NSAID 是治疗腰椎病继发下腰痛、神经系统并发症或因椎间盘过早退变而引起椎间盘突出的有效方法。它们也可以作为对骨骼发育不全患者保守治疗的短期补充。

3. 物理治疗 物理治疗的目的并不是减少后凸,而是改善一般的身体调节和减轻疼痛。这些练习旨在缓解畸形继发的肌肉紧张,包括肌腱伸展、姿势改善练习和躯干伸肌强化。成人脊柱病继发的背痛可能受益于核心脊柱稳定训练。物理治疗主要推荐给患有轻微或轻微可矫正畸形疼痛的患者,或作为支撑物的补充以防止脊柱僵硬。

4. 矫形支具 佩戴矫形支具的目的,是通过减少椎体终板上的应变,来减缓脊柱畸形的进展,实现后凸畸形的矫正,并因此而减轻疼痛。矫形支具最通常的适应证是,典型的后凸角度在 45°~65° 之间的中等程度的青少年脊柱后凸患者。然而,也有研究发现,尽管成人患者的骨骼发育成熟,但是在穿戴矫形支具后也有了显著改善。由于矫形支具对个人的审美和心理因素影响,其耐受性一般较差,因此对成人患者的作用通常有限。I 型脊柱后凸畸形最常用的矫形支具样式是密尔沃基式,它横跨整个躯干,从骨盆一直延伸到胸骨前侧,有后侧的骶骨支撑垫和较高位置的前侧支撑垫。此外,还有一种较小的矫形支具样式——臂下支具,由 1 个限制更多的位于后凸顶点处的后侧支撑垫和 2 个用于平衡的前侧支撑垫组成,它适用于 I 型胸椎后凸和 II 型胸腰椎后凸的患者。早期进行矫形支具佩戴更加有利于脊柱后凸的治疗。在青少年的矫形支具治疗过程中,每天需要佩戴 21 小时以上,直到患者的骨骼发育成熟,后凸畸形不再发展为止。对于严重僵硬的脊柱后凸患者、依从性不佳或接近骨骼成熟的青少年患者,可使用石膏固定 1~3 个月。一般来说,矫形支具也可以用来减轻那些无法进行手术的患者的严重疼痛和神经或心肺的损害。

四、康复护理

(一)患者教育

脊柱后凸畸形严重影响患者的心理、生理及生活,如不积极治疗或治疗不当会严重影响呼吸功能、内脏功能,甚者还可因脊髓受压致截瘫。矫正手术是脊柱后凸最直接、最有效的治疗方法,其中术后正确的家庭康复指导是不可或缺的一部分,能有效减少术后并发症,促进机体康复,提高生活质量。预防措施:①经常变换坐姿;②及时纠正不利于健康的习惯;③腰背痛应尽早治疗;④注意腰背外伤;⑤重视类风湿的发生,如有佝偻病应尽早治疗。脊柱后凸大多因长期不良姿势和不良生活习惯所致。因此,保持身体的正确姿势,养成良好的生活习惯对患者术后康复至关重要。术后必须合理饮食,保持良好的情绪,适当休息活动,正确佩戴支具,端正日常姿势,坚持做锻炼康复操,定期复查,以有效减少术后并发症,促进机体康复。

(二)康复护理

1. 饮食指导 予高蛋白、高维生素、高纤维、易消化且富有营养的饮食,如鱼、瘦肉、蛋类;注意补钙,多食牛奶、豆制品、虾皮,同时多晒太阳促进钙的吸收。

2. 心理指导 脊柱矫正手术后康复期较长,青少年在家康复因担心学业产生紧张忧虑心理;其次,患者担心预后及术后并发症的发生引发焦虑恐惧心理;所以,家属要多陪伴患者,经常沟通减轻其心理压力。同时,患者要学会自我调节情绪,保持乐观的心态。此外,适当参加益于身心健康的活动,如散步、看书、听音乐等,使自己保持良好的情绪状态,有利于促进术后康复和提高生活质量。

3. 功能锻炼 术后早期指导患者进行适当的肢体抬高、关节屈伸运动,以及深呼吸、扩胸运动及吹气球等呼吸功能锻炼

4. 保护脊柱 保持正确姿势,尽量减少脊柱活动,不做脊柱弯曲活动,防止内固定折断及脱钩。搬取重物时减少身体负重;捡东西时尽量保持腰背部平直,以下蹲弯曲膝部替代腰部,使物品尽量靠近身体;双上肢禁止提拉重物,不做前屈动作。

5. 支具佩戴 教会患者及家属支具佩戴方法,支具佩戴3~6个月后,拍片复查决定是否去除。

6. 学习工作 避免久站久坐及长时间保持同一姿势。学习工作期间要多起身活动。

7. 脊柱后凸术后康复一个长期过程,需持之以恒。在康复期间应做好患者的安全防护,避免二次损伤。

(许建中)

第三节 脊柱发育畸形

脊柱发育畸形系胚胎时椎体发育异常所致的脊柱畸形。临床上常见的脊柱发育畸形多是侧凸或/和前凸结合,或侧凸和后凸的结合,而单纯的脊柱前凸或后凸十分少见。

一、概述

(一)分类

脊柱发育畸形根据椎体发育的异常不同可分为形成不全、分节不全和混合型。其中,脊柱后柱分节不全是造成先天性脊柱前凸的最常见原因,而前柱形成不全却往往是先天性脊柱后凸的病因。混合型则主要见于先天性脊柱侧凸。

1. 分节不全 典型的临床表现是单侧骨桥,可以连续累及多个椎体。

2. 形成不全 是指椎体不能形成正常椎体所具有的正常结构。最典型的形成不全是完全分节的半椎体。半椎体并不是多余的椎体,而是椎体形成过程中另一侧形成障碍。此外,椎体后柱形成不全可以造成椎板裂。

总之,导致脊柱发育畸形的病变主要位于畸形的凹侧,不管是分节不全还是形成不全。在分节不全中,由于凹侧的不分节形成骨桥,凹侧无生长潜能,而凸侧的"正常生长"造成侧凸;在形成不全中,半椎体虽然在凸侧,其病变却是因为凹侧形成不全所致。也就是说,脊柱发育畸形是由于凹侧生长不足所造成,而并不是凸侧的"过度生长"。

(二)胚胎学病理机制

脊柱发育的关键时期是妊娠5~6周。人类胚胎发育至3周时脊索形成,胚胎发育至第5周末时,源于轴旁中胚层的细胞形成42~44节体节并包绕脊索,体节分为生骨节和生肌节,生骨节内侧部的细胞形成中轴软骨膜管,进一步形成椎体和椎间盘。体节的分化和发育都在基因严格调控下进行,在此期间若出现基因对体节分化的调控异常,将会导致脊柱发育畸形的发生。

（三）流行病学

新生儿先天性脊柱侧凸的发病率约为 1‰，先天性脊柱后凸的发病率低于先天性脊柱侧凸。母亲患糖尿病可增加婴儿脊柱发育畸形的发生率。中国人 TBX6 基因的杂合突变可增加脊柱发育畸形的风险。61% 椎体发育畸形者合并其他畸形。

（1）35% 脊柱发育畸形患者 MRI 发现神经轴发育异常，包括脊髓纵裂、脊髓拴系综合征、小脑扁桃体下疝畸形（Arnold-Chiari 畸形）、硬膜内脂肪瘤等。

（2）5% 脊柱发育畸形患者合并先天性心脏疾病，其中房间隔缺损和室间隔缺损最常见。

（3）20% 脊柱发育畸形患者合并生殖泌尿系统畸形，包括马蹄肾、孤立肾、融合肾、输尿管畸形和尿道下裂等。

（4）脊柱发育畸形患者常合并肌肉骨骼畸形，包括肋骨畸形、先天性马蹄足、高位肩胛（Sprengel 畸形）、短颈畸形（Klippel-Feil 综合征）、上下肢畸形等。

（四）临床表现

1. 病史　首次就诊患者要详细询问病史。包括：患者母亲妊娠情况，生产情况，妊娠头 3 个月有无潜在致胎儿畸形的因素；家族中同胞兄弟姐妹有无同样患者，有无糖尿病患者；脊柱侧凸出现的年龄、弯曲进展情况，有无接受过治疗及何种方式的治疗；现在主要的症状是什么，如易疲劳，运动后气短、呼吸困难、心悸、下肢麻木，走路不便，大小便困难等。

2. 体格检查　体格检查包括测身高、体重、坐高、双臂外展位双中指尖间距等有关项目。然后被检查者裸露整个腰背部，自然站立，双足与双肩等宽、双目平视，手臂自然下垂，掌心向内。观察被检查者双肩是否对称，双肩胛下角是否在同一水平，两侧腰凹是否对称，两侧髂嵴是否等高，棘突联线是否偏离中轴，以上 5 项中如有 1 项以上不正常则列为躯干不对称。然后做脊柱 Adams 前屈试验，被检查者双膝伸直，使躯干由颈至腰徐徐前弯，检查者从背部中央切线方向观察上胸段、胸段、胸腰段及腰段两侧是否等高、对称。不对称者为前屈试验阳性，疑为脊柱侧凸。婴儿和儿童年龄太小，无法进行 Adams 前屈试验，可将儿童俯卧位置于膝盖或将婴儿悬挂在手臂上来评估曲度旋转。在脊柱前屈试验检查的同时，检查者可用脊柱侧凸角度测量尺或水平仪等测量被检查者背部各段倾斜度，或 Hump 角，记录其最大倾斜角及其部位。若背部不对称倾斜超过 4°，疑为脊柱侧凸。

（五）诊断

脊柱发育畸形患者因畸形而就诊的两个高峰分别在 2 岁和 8~13 岁，与人类的两个生长高峰相近似。由于脊柱发育畸形大多是在胚胎发育的前 8 周由于椎体发育障碍所致，而此时也正是神经管闭合的时期，所以除了脊柱畸形外，患者常合并神经管发育异常。常见的椎管内病变包括脊髓纵裂、二分脊髓、脊髓拴系综合征、脊髓空洞症和椎管内肿瘤等。在对患者的脊柱畸形进行检查时，应详细记录患者的身高（包括站高及坐高），胸背的旋转及侧凸程度，双下肢检查结果，是否合并其他畸形如先天性心脏病、Sprengel 畸形、腭裂等。X 线片可明确椎体畸形类型，应包括全脊柱正侧位片，以便初步估计术中可能矫正的角度。对于有神经症状者，或拟行手术治疗的脊柱发育畸形患者，磁共振检查应成为常规检查。当发现患者存在一处畸形时，必须查找其他畸形。这条原则同样适用于先天性脊柱畸形。

二、康复评定

（一）放射学检查

1. 普通 X 线检查　它和体格检查一样，是脊柱侧凸诊断治疗的基本依据。借助 X 线片，可了解侧凸的病因、类型、位置、大小、范围和可屈性等。根据不同需要，可做其他特殊 X 线检查。

直立位检查：立位与坐位是 X 线检查的基本姿势，能站立的取立位，如下肢缺乏站立功能或年龄过小取坐位，采用标准姿势，即患者双足并齐、双腿伸直、躯干伸直，防止旋转，投照后前位片，前臂向前 90° 平伸（或放在支架上）投照侧位片，尽量一张片子能包括脊柱全长。

可屈性检查：侧凸经直立位片证实后，可拍侧屈位片，以了解脊柱每个弯度的可屈性，使患者仰卧，靠自己肌肉的主动收缩力最大限度地向凸侧屈曲矫正畸形；有的患者为神经肌肉性侧凸，肌肉无自主收缩能力，有时采用"推压法"来拍片，以了解其可屈性。

牵引下摄片：患者取仰卧位，在用枕颌带与骨盆带向上、下同时牵引下拍片。目前以悬吊牵引下拍片更为标准和常用，即在枕颌带直立牵引下（以使患者双足刚刚离地为准）拍正、侧位片，以了解侧凸的可屈性。

2. CT 检查　CT 扫描及三维重建在脊椎、脊髓、神经根病变的诊断上具有明显优越性，由于它比普通 X 线密度分辨高 20 倍，故能清晰显示椎骨、椎管内、椎旁组织的细微结构。特别是做脊髓造影 CT，对了解椎管内的真实情况，了解骨与神经成分的关系，为手术治疗，可提供宝贵资料。

3. MRI 检查　MRI 是一种无损伤性多平面成像检查，对椎管内病变分辨力强，不仅提供病变部位、范围，对其性质如水肿、压迫、血肿、脊髓变性等分辨力优于 CT，可发现诊断椎管内各种畸形。

（二）电生理检查

电生理检查对发现脊柱发育畸形患者有无并存的神经、肌肉系统障碍及判断其程度有着重要意义。

1. 肌电图检查　肌电图是利用横纹肌收缩发生的生物电活动，通过电极加以捡拾、放大，显示在阴极射线示波器上，并描绘在记录纸上。根据肌电位单个或整体的图形进行分析，以了解运动单元的状态，评定及判断神经肌肉功能。

2. 神经传导速度测定　可分为运动传导速度与感觉传导速度。运动传导速度测定是利用电流刺激、记录肌肉电位，计算兴奋沿运动神经传导的速度。传导速度测定影响因素较多，如为单侧病变，以健侧对照为宜。

3. 体感诱发电位检查　体感诱发电位检查对判断脊髓神经损伤程度，估计预后或观察治疗效果有一定实用价值。

（三）肺功能测定

脊柱侧凸由于椎体旋转，引起胸廓畸形及呼吸肌疲劳，同时肺的扩张也相应受限。因此，脊柱侧凸常合并肺功能障碍，侧凸愈重，肺功能障碍愈重。正常胸部或背部手术由于术后疼痛，可使肺活量降低 10%~15%。因此，肺活量低于 40% 的严重脊柱畸形患者，术前应先行扩大肺功能练习，待肺功能改善后再进行脊柱矫形手术。

所有检查均应做好记录，以便在随访中应用。

三、康复治疗

（一）康复治疗原则与目标

脊柱发育畸形需要早期发现、早期治疗。

脊柱发育畸形治疗的总体原则：根据每个患者脊柱畸形的特点，判断其自然病史，制订合理的治疗方案。对于畸形加重可能性不大的畸形，可以采取观察和支具治疗。对于估计将进行性加重的畸形，应采取早期的积极手术治疗，以避免引起严重畸形造成后期治疗的困难。

（二）康复治疗技术

脊柱发育畸形的治疗技术以手术为主，并结合观察、支具或连续石膏治疗。手术目的是纠正现有畸形、预防或减缓畸形发展，同时尽可能多地保留脊柱的柔韧性和生长潜能。因为畸形种类和严重程度各不相同，脊柱发育畸形的治疗应早期并且个体化。

1. 非手术治疗

（1）观察：观察适用于自然史不清楚和进展可能性不大的病例。观察方法为每4~6个月随诊1次，常规行站立位脊柱全长正侧位X线检查。一般来说，在人体发育过程中的两次快速生长期（即出生后头4年和青春期）的观察尤为重要。

（2）支具或连续石膏治疗：对于部分自然病史为良性的脊柱发育畸形患者，支具或连续石膏是唯一有效的非手术治疗。对于进展性脊柱发育畸形患者，支具或连续石膏治疗可推迟手术治疗的时间。

连续石膏治疗可有效推迟进展性脊柱发育畸形婴幼儿手术干预的时间。

2. 手术治疗　根据脊柱畸形的类型和严重程度、脊柱侧凸的进展速度、畸形的部位及患者就诊的年龄而决定术式。

（1）脊柱原位融合术：适用于脊柱畸形轻至中度、外形尚可、畸形发展不快者，尤其单侧未分节者适合做此类手术。手术时机宜在5岁前，有利于控制畸形发展。可采用自体髂骨作为骨源，融合范围包括上、下两个正常椎体。

采用前后联合入路的短节段原位融合术治疗儿童半椎体所致进展性先天性脊柱侧弯，可有效矫正畸形和预防继发畸形。

（2）凸侧半侧椎体骨骺固定术：对椎体凸侧的前方和后方进行融合，阻止其过度生长，使脊柱凹侧继续生长，达到矫形目的。但对有过度后凸者、分节不全凹侧缺乏生长潜能者，不宜做这类手术。

器械固定结合凸侧半侧椎体骨骺固定术治疗幼童先天性侧弯可获得中度的曲度矫正。

（3）脊柱侧凸的器械矫正及融合：适用于脊柱畸形严重者。术前需行脊柱牵引，防止术中脊柱突然被拉长而发生脊髓操作。内固定矫形方法可选用椎弓根固定的钉棒系统或非椎弓根固定的钩棒系统或联合使用。

长节段后路固定植骨融合术可显著矫正儿童先天性脊柱侧弯的曲度并获得高的融合率。对于重度先天性脊柱侧凸、后凸或侧后凸儿童或年轻成人，围手术期头盆环牵引可获得畸形的最大矫正率。术中计算机导航技术辅助可提高儿童脊柱发育畸形患者椎弓根螺钉植入的准确性。

（4）半椎体切除术：适用于骶椎连接部位所引起的脊柱倾斜和失代偿。提倡早期手术，以免发生继发骨性变化。切除半椎体后，用压缩棒进行固定。如合并脊髓分叉或神经闭合不全,则有先行凸侧腰、骶椎体之间半侧融合术。

与无固定的原位融合 / 凸侧半侧椎体骨骺固定术或单纯半椎体切除术相比,半椎体切除辅助器械固定术在儿童脊柱发育畸形治疗中可获得更好的畸形矫正,但并发症也相应增高。

对儿童先天性脊柱侧凸或侧后凸患者,后外侧入路行半椎体切除可获得与前后入路一样的效果。

对儿童先天性脊柱侧凸和后凸患者,单纯后入路行半椎体切除可有效获得曲度矫正和控制畸形。

(5)脊柱截骨:适用于年龄较大或青春期患者,其椎体单侧未分节、病变部位僵硬、严重成角侧凸。如脊柱凸侧有肋骨,融合术中应将其切除,通过脊柱前或后入路行楔形截骨(或椎体切除)及融合术,手术难度较大,必须由经验丰富的脊柱矫形医师来完成。因手术引起脊髓损伤危险较大,术前应向患者及家长详细介绍相关情况。SPO、PSO、VCR 等脊柱截骨术可有效矫正重度和僵硬性脊柱发育畸形,但并发症相对较高。

(6)生长棒技术:适用于没有先天性融合肋骨的早发性进展性脊柱侧凸。

对幼童严重先天性侧凸患者,双生长棒技术在保留脊柱持续生长情况下获得一定的曲度矫正。

(三)并发症和预后

1. 并发症

(1)胸廓发育不全综合征:① 50% 重度先天性脊柱侧凸患儿存在左右两侧肺通气和灌注不对称,其严重程度与侧凸 Cobb 角大小无关;②先天性胸椎侧凸患儿中,中重度限制性肺功能受损与患儿体重指数降低相关。

(2)早期脊柱融合术具有更高的并发症发生率,尤其是限制性肺病。①早发性侧弯儿童行常规早期脊柱融合术具有更高的手术返修率、限制性肺病的发生率以及更小的胸椎生长度;②9 岁前行近端胸椎融合术与限制性肺病的发生具有相关性;③先天性胸椎脊柱侧凸患儿早期行后路脊柱融合术与胸椎生长度下降相关。

(3)脊柱发育畸形合并先天性肋骨畸形可导致身材短小、运动能力受限、呼吸功能衰竭。

(4)截瘫可出现于严重未治疗的先天性脊柱后凸畸形或继发于轻度外伤。

(5)曲轴现象。

2. 预后 对于单侧分节不全所致脊柱先天性侧凸,侧凸曲度的发展和骨桥的位置与程度、确诊年龄以及脊柱的生长潜能相关。

(俞　兴)

第四节　脊髓拴系综合征

正常情况下,脊髓位于脊柱椎管硬膜囊内,浸在脑脊液中,能随着人体日常的活动自由地弯曲和运动。在人体生长发育过程中,脊柱椎管的生长速度大于脊髓,因此脊髓下端相对于椎管下端逐渐升高,成人脊髓圆锥末端通常位于腰 1 椎体下缘或腰 2 椎体上缘。脊髓拴系综合征(tethered cord syndrome,TCS)患者的脊髓圆锥部受到各种病理因素的纵向牵拉,使脊髓末端不能正常上升,其位置低于正常,并引起一系列进行性神经损害症候群。随着影像学的发展,尤其是磁共振技术的出现,对该病的认识日益深入。尽管导致此种"拴系"的机制仍然不完全清楚,但造成脊髓末端牵拉的机械学原因明确,如终丝增粗或脂肪瘤样终丝、脂肪瘤、表皮样肿瘤、脊髓脊膜膨出、脂肪脊髓脊膜膨出以及手术瘢痕组织等。这些组织缺乏弹性导致脊髓固定、牵张导致脊髓圆锥缺血,电生理活动降低,以及氧化代谢障碍,出现神经进行性损害。它是多种先天性发育异常导致神经症状的主要病理机制之一。

一、概述

(一)定义

目前,临床上脊髓拴系综合征的定义仍存在争议,大多数学者认为脊髓拴系综合征是指由于脊髓圆锥部受到各种病理因素的纵向牵拉而引起的进行性神经损害症候群,包括不同程度的肢体感觉、运动和尿便功能障碍,常有脊髓低位(低于 L_1-L_2 间隙)和终丝紧张变粗。

脊髓拴系综合征分为原发性和继发性两种。原发性 TCS 是指由于脊柱脊髓本身发育异常而引起的脊髓牵拉症候群;常见的牵拉病理因素有增厚并纤维化的终丝、腰骶部脂肪瘤、脊髓纵裂、脊髓脊膜膨出、硬膜内外束带、皮肤窦道、尾部囊肿等,以上病变与脊髓圆锥的粘连、纤维化、挛缩可引起脊髓拴系综合征。继发性 TCS 最常见于脊髓脊膜膨出修补术后和蛛网膜炎,可能与局部出血形成血凝块、纤维瘢痕组织形成及脑脊液生化改变有关,也可见于椎管内手术、炎症或创伤等。

(二)病理生理过程

目前认为,脊髓拴系综合征的神经损害可能源于脊髓圆锥受牵拉等病理因素作用后氧化代谢的改变。神经元和神经胶质的功能和存活几乎完全取决于二磷酸腺苷转变为三磷酸腺苷(ATP)的氧化磷酸化过程。基于人和动物的研究发现,TCS 的体征和症状与氧化代谢的损伤严重程度相关,表现为线粒体呼吸链上的电子传递减慢,而造成电子传递减慢的因素有氧运输不足、ATP 使用减慢。氧运输不足可能和脊髓长期受牵拉导致局部血流量减少有关,ATP 使用减慢可能由脊髓神经元细胞膜改变引起。在临床上,这两个因素可能同时存在。

TCS 常见于儿童,近年发现也有相当病例到成人才出现症状。TCS 的症状延缓到成人发生,其发病机制可能与以下因素有关:①脊髓突然受暴力牵拉,可能会导致代谢障碍的神经元发生结构性损伤;②氧化代谢损伤的累积效应;③终丝内的纤维组织进行性增加;④脊柱退行性改变限制脊髓向头端移动,从而加剧脊髓牵拉。

(三)流行病学

尽管多诊断于儿童期,但任何年龄均可诊断。比如,土耳其 5 499 名小学生中原发性 TCS 的患病率为 0.1%,在遗尿儿童中 TCS 发病率为 1.4%。

(四)临床表现

1. 腰骶部皮肤异常 包括腰骶部毛发丛生、皮肤凹陷、包块、皮肤斑块、瘢痕样组织和皮肤窦道等。

2. 进行性腰骶髓下运动神经元损害

(1)感觉障碍:鞍区皮肤麻木或感觉减退,下肢非根性感觉减退、消失。

(2)运动障碍:进行性肌肉无力、肌萎缩、行走困难、步态异常。

（3）二便功能障碍：泌尿系统症状如遗尿、尿频、尿急以及压力性尿失禁、充溢性尿失禁和残余尿增多等，排便障碍如顽固性便秘、失禁、肛门括约肌松弛无力等。

（4）严重者下肢可出现失神经溃疡、沙尔科关节（Charcot 关节）。

（5）下肢畸形：髋、膝关节挛缩，足部畸形（高弓足、内收足、旋后足）等。

3. 疼痛　最常见部位为肛门直肠深部、臀中部、尾部、会阴区、腰背部和下肢，活动以及腰骶部大幅度屈伸时会加重症状。

4. 脊柱畸形　如脊柱裂、脊柱侧弯、半椎体、蝶形椎等。

（五）辅助检查

1. 影像学检查　对 TCS 的诊断很有帮助，包括 X 线、MRI、CT、脊髓造影和超声。

（1）X 线检查：可发现脊柱畸形如脊柱裂、脊柱侧弯、半椎体、蝶形椎、椎板分节不全等。

（2）MRI 检查：MRI 是目前显示 TCS 相关表现最好的影像学检查技术。TCS 的 MRI 表现可包括：①终丝增粗（>2mm）或脂肪浸润；②圆锥低位；③圆锥部病理异常，如脂肪瘤、脊髓空洞、皮样囊肿等；④二分脊髓；⑤脊髓脊膜膨出或修复术后改变；⑥脊柱骨性异常。

（3）CT 三维重建：对于骨性异常的诊断常优于 MRI，临床上常与 MRI 结合使用。

（4）脊髓造影：属于有创检查，在 MRI 出现后，已逐渐被 MRI 替代。

（5）超声：可明确包块的性状，如囊性、囊实性或实性。MRI 出现后，在 TCS 的诊断中已很少应用。

2. 尿流动力学检查　尿流动力学检查可用于评估 TCS 患者的泌尿膀胱神经损害情况。所有 TCS 患者均应行尿流动力学检查，对治疗预后判断有帮助。尿流动力学检查可有多种表现。括约肌 - 逼尿肌不协调的发生率很高，伴有低收缩性逼尿肌的低张力大容量自主性膀胱（提示局部失神经支配或骶部自主神经核的破坏，这类患者典型的主诉是充溢性或压力性尿失禁以及大便失禁）、痉挛性膀胱和核上控制端产生的反射亢进（这类患者表现为急迫性尿失禁）。

3. 肌电诱发电位检查　可较客观获得患者下肢运动感觉神经受损程度资料，为治疗前后症状体征变化提供较客观的评估手段。

（六）诊断及鉴别诊断

根据临床表现、体征和辅助检查可明确诊断，尤其是 MRI 检查结果。对临床发现腰骶部中线部位有皮肤异常、脊柱侧弯等畸形、不明原因的进行性排尿功能异常、下肢肌肉萎缩、关节畸形或体检时无意发现脊柱裂的患者，均应进行 MRI 检查，以明确诊断。

TCS 须与许多表现为腰腿痛、感觉运动障碍、大小便失禁、肌肉骨骼系统畸形的疾病相鉴别。这些疾病包括椎间盘疾病、脊柱滑脱、脊柱疾病、脊髓疾病（如肿瘤、脊髓空洞症）以及周围神经疾病。

二、康复评定

TCS 整体康复治疗的目的是防止神经受损症状进一步发展，缓解疼痛，争取改善已存在的神经受损症状、减少功能障碍，改善患者生活质量，因此指导患者及其家人了解 TCS 的自然病程及治疗效果有十分重要的意义。TCS 的康复评定主要是对患者的疼痛情况、神经运动功能状况、日常生活活动能力和心理因素等进行全面评估。

（一）疼痛评定

常用评定方法：视觉模拟评分法、数字分级评分法、语言分级评分法、Wong-Baker 面部表情量表。

（二）神经运动功能评定

1. 下肢各主要肌肉的肌力评定　进行肌力检查时,要取标准体位,受检肌肉做标准测试动作。固定受检查肌肉附着肢体的近端,放松不受检查的肌肉,首先在承受重力情况下观察该肌肉完成测试动作的能力,然后根据测试结果决定是否由检查者施加阻力或助力,并尽可能达到最大运动范围,进一步判断该肌肉的收缩力量。

2. 肌张力评定　小部分 TCS 患者可出现上运动神经元受损症状,下肢肌张力可增高。肌张力评定按改良阿什沃思量表进行评定。

3. 大小便功能评定　临床多根据排尿情况来评定大小便功能状况。排尿情况的评定根据标准的排尿频率-尿量表和尿流动力学数据单进行。

（三）日常生活活动能力和生活质量评定

日常生活活动能力评定常用的量表为改良巴塞尔指数。生活质量评定常用的量表是 SF-36、WHO-QOL-100 等。

三、康复治疗

（一）康复治疗原则与目标

TCS 整体康复治疗目标:防止神经受损症状进一步发展,缓解疼痛,争取改善已存在的神经受损症状、减少功能障碍,改善患者生活质量。

TCS 康复治疗的总体原则:以手术治疗为主,结合理疗和药物治疗(肌松药和止痛药),避免剧烈活动、过度腰部屈伸活动或体重过大等加重病情的因素。治疗应个体化,结合患者自身情况,如年龄、性别、体重、自身危险因素、病变部位及程度等,选择合适的康复方案。

（二）康复治疗技术

TCS 的自然病程取决于拴系的病理原因,大多数病例症状进展缓慢,但有少数患者进展较快(如创伤后)。一般认为有症状的 TCS 如不治疗,神经症状会进行性恶化。

1. 非手术治疗　目前,大部分学者认为儿童 TCS 一经发现,应尽早手术;而成人 TCS,若神经受损症状处于稳定状态,则可观察随访,可采用药物止痛、神经营养药治疗、理疗等对症治疗。

2. 手术治疗　手术是目前认为唯一有效的控制 TCS 症状发展的疗法。手术的目的是解除脊髓下端的拴系,阻止病情进一步发展。若病情发现早、治疗及时,患儿可以治愈。相反,发病年龄早、症状重而治疗晚的病例,其治疗结果相对较差。部分无疗效或术后病情复发者,可再次手术。

（1）手术适应证:牵拉病理因素明确;脊髓功能良好或残留部分功能;进行性脊髓、神经功能损害。

（2）手术禁忌证:脊髓功能完全丧失,手术无法恢复或改善脊髓功能者;脊柱脊髓畸形极为复杂,加重、畸形损伤者;难愈的失神经性溃疡及泌尿系感染未能得到控制者。

（3）手术方法:采用俯卧位,静吸复合全身麻醉,切开硬膜前头低30°,以避免术中流失大量脑脊液。沿棘突纵向切口,逐层显露并彻底止血,使出血量尽量减少。椎板暴露范围直到健康椎板为止。术中最好采用诱发电位监测,切皮前检查以确定全麻后躯体感觉诱发电位(SEP)表现,松解粘连前或切开硬膜前开始持续监测。在诱发电位峰值下降至接近 1/2 时,停止松解,旷置瘢痕及残余脂肪瘤。①硬膜外松解:首先切除椎管开放部位残存的椎板与棘突,然后切除硬膜外脂肪瘤、纤维瘢痕及结缔组织,解除硬膜外压迫因素与粘连,最后解剖膨出硬膜的囊颈,对有脊髓纵裂者,应将骨嵴和纤维间隔一并切除。②脊髓马尾神经松解(硬膜内松解)及脂肪瘤切除:从硬膜膨出或粘连处上、下方健康部位分别切开硬膜,最后从侧方切开病变处硬膜,探查硬膜腔。在手术显微镜或放大镜下,采用显微外科技术与器械,探查脊髓圆锥和各神经前、后根,切除脂肪瘤。在诱发电位监测下松解粘连的神经根与脊髓,并切除脂肪瘤。松解后可见拴系的脊髓有上移情况。③终丝切断:一般情况下,脊髓终丝均较粗大,直径均达 0.3cm 以上,最粗大者经测量有 0.6cm。将粗大的终丝切断,并结扎,防止终丝内出血,污染硬膜腔。终丝切断后可见脊髓圆锥位置不同程度上移。④关闭与修补硬膜:反复冲洗蛛网膜下腔,还纳脊髓与马尾神经。用 5-0 可吸收无创缝线连续关闭硬膜,对缺损较大者,采用翻转腰背筋膜进行修补,然后再向蛛网膜下腔注入含地塞米松的生理盐水 15~20ml。观察硬膜有无漏洞,必要时加以修补。重建的硬膜囊必须宽大完整,防止硬膜囊缩窄加重神经损害。此外,宽大完整的硬膜囊,能有效建立屏障、防止脑脊液流失、使脊髓与硬膜之间有充分的脑脊液循环、防止术后粘连和发生再拴系。

(4)手术注意事项

1)手术需要采用显微外科技术,精细的手术技术是疗效的重要保证。手术显微镜与放大镜提高了术中对神经微细结构的识别能力,而使用显微外科器械,可以减少术中误伤和不必要的加重损伤。

2)采用电刺激或肌电诱发电位监测很有必要,这将有利于提高术中分辨神经组织与周围结构的界限,避免误伤脊髓与马尾神经而引起术后症状加重。

(三)并发症和预后

TCS 的诊断和治疗仍是很大的挑战,目前手术是最有效的治疗方法,大多数患者行松解术后疼痛和神经症状会显著改善。

(四)预防

1. 围产期妇女补充叶酸可降低神经管缺陷的发生率。

2. 食品叶酸强化与神经管缺陷的患病率和发病率降低相关。

(俞　兴)

参考文献

1. Arlet V, Aebi M.Junctional spinal disorders in operated adult spinal deformities: present understanding and future perspectives[J].Eur Spine J, 2013, 22(Suppl 2): 276-295.

2. Campbell RM Jr., Smith MD, Mayes TC, et al.The characteristics of thoracic insufficiency syndrome associated with fused ribs and congenital scoliosis[J].J Bone Joint Surg Am, 2003, 85(3): 399-408.

3. Diebo B, Liu S, Lafage V, et al.Osteotomies in the treatment of spinal deformities: indications, classification, and surgical planning[J].Eur J Orthop Surg Traumatol, 2014, 24(Suppl 1): 11-20.

4. El-Hawary R, Chukwunyerenwa C.Update on evaluation and treatment of scoliosis[J].Pediatr Clin North Am, 2014, 61(6): 1223-1241.

5. Lew SM, Kothbauer KF.Tethered cord syndrome: an updated review[J].Pediatr Neurosurg, 2007, 43(3): 236-248.

6. McMaster MJ, Ohtsuka K.The natural history of congenital scoliosis.A study of two hundred and fifty-one patients

［J］.J Bone Joint Surg Am, 1982, 64（8）: 1128-1147.

7. Li M, Wang CF, Gu SX, et al.Adapted simplified Chinese（mainland）version of Scoliosis Research Society-22 questionnaire［J］.Spine（Phila Pa 1976）, 2009, 34（12）: 1321-1324.

8. Pang D, Zovickian J, Oviedo A.Long-term outcome of total and near-total resection of spinal cord lipomas and radical reconstruction of the neural placode, part Ⅱ: outcome analysis and preoperative profiling［J］. Neurosurgery, 2010, 66（2）: 253-272.

9. Teli M, Grava G, Solomon V, et al.Measurement of forces generated during distraction of growing-rods in early onset scoliosis［J］.World J Orthop, 2012, 3（2）: 15-19.

10. Upasani VV, Miller PE, Emans JB, et al.VEPTR implantation after age 3 is associated with similar radiographic outcomes with fewer complications［J］.J Pediatr Orthop, 2016, 36（3）: 219-225.

11. Wei X, Chen Z, Bai Y, et al.Validation of the simplified chinese version of the functional rating index for patients with low back pain［J］.Spine（Phila Pa 1976）, 2012, 37（18）: 1602-1608.

12. Wei X, Xu X, Zhao Y, et al.Validation of the simplified Chinese version of the functional rating index for patients with nonspecific neck pain in mainland China［J］.Spine（Phila Pa 1976）, 2015, 40（9）: E538-E544.

13. Wei X, Xu X, Zhao Y, et al.The Chinese version of the Tampa Scale for Kinesiophobia was cross-culturally adapted and validated in patients with low back pain［J］.J Clin Epidemiol, 2015, 68（10）: 1205-1212.

14. Wei X, Yi H, Wu B, et al.A valid cross-culturally adapted simplified Chinese version of the Quebec Back Pain Disability Scale［J］.J Clin Epidemiol, 2012, 65（12）: 1321-1328.

15. Wei X, Zhu X, Bai Y, et al.Development of the Simplified Chinese Version of the Spinal Appearance Questionnaire: cross-cultural adaptation and psychometric properties evaluation［J］.Spine（Phila Pa 1976）, 2012, 37（17）: 1497-1504.

16. Xu X, Wei X, Wang F, et al.Validation of a simplified Chinese version of the pain catastrophizing scale and an exploration of the factors predicting catastrophizing in pain clinic patients［J］.Pain Physician, 2015, 18（6）: E1059-E1072.

17. Yi H, Ji X, Wei X, et al.Reliability and validity of simplified Chinese version of Roland-Morris questionnaire in evaluating rural and urban patients with low back pain［J］.PLoS One, 2012, 7（1）: e30807.

18. Yi H, Wei X, Zhang W, et al.Reliability and validity of simplified Chinese version of Swiss Spinal Stenosis Questionnaire for patients with degenerative lumbar spinal stenosis［J］.Spine（Phila Pa 1976）, 2014, 39（10）: 820-825.

19. Zhou XY, Xu XM, Fan JP, et al.Cross-cultural validation of simplified Chinese version of spine functional index ［J］.Health Qual Life Outcomes, 2017, 15（1）: 203.

20. 徐林, 俞兴, 郑大滨, 等 . 脊髓栓系综合征合并脊柱、脊髓畸形临床研究［J］. 临床小儿外科杂志, 2004, 3（5）: 321-324.

21. 杨永栋, 徐林, 俞兴 . 成人与儿童脊髓拴系综合征的临床特点及手术疗效对比分析［J］. 中国矫形外科杂志, 2015, 23（1）: 11-16.

22. 叶启彬, 匡正达, 杜明奎, 等 . 脊柱后凸畸形外科治疗的进展与问题［J］. 中国矫形外科杂志, 2011, 19（1）: 7-10.

23. 袁博 . 运动疗法在腰椎退行性疾病患者脊柱融合术后康复中的应用分析［J］. 中国实用医药, 2019, 14（25）: 6-8.

24. 张翼飞, 孙毅, 潘海乐 . 脊柱后凸畸形的研究进展［J］. 医学综述, 2016, 22（8）: 1519-1522.

第三章　脊柱感染性疾病

第一节　脊柱化脓性感染

脊柱化脓性感染相对少见，仅占全部骨与关节感染的 2%~7%，包括椎体的化脓性感染及椎间隙的化脓性感染。其中，发生在椎体的化脓性骨髓炎约占全部骨髓炎的 2%~4%。近年来，由于脊柱外科手术的普及和发展，其发病率有上升趋势。本病发病人群呈双峰特点：儿童及 50 岁左右中老年人群。脊柱各部位发生率有所不同，常发生于腰椎（占 50%~60%），其次为胸椎（占 30%~40%），而颈椎的化脓性感染发生率约为 10%。由于起病隐匿，症状多不典型且缺乏特异性的临床表现及实验室、影像学检验检查，故其相较于其他类型的骨与关节感染较难确诊，治疗常被延误，因而易出现包括神经不可逆性损伤在内的各种不良预后。约有 7% 的感染可出现神经损伤。其中，出现硬膜外脓肿的患者有 1/3 同时伴有神经损害表现。感染累及的节段越高，瘫痪的发生率也随之上升。

一、概述

（一）定义

化脓性脊柱炎是发生于脊柱的化脓性炎症，金黄色葡萄球菌是最主要的致病菌。金黄色葡萄球菌引起的椎体或椎间隙感染通常起病急骤，有寒战及高热，腰部疼痛剧烈。据相关文献报道，脊柱化脓性感染中约 65% 的病原菌为金黄色葡萄球菌。此外，白色葡萄球菌、链球菌、铜绿假单胞菌等均可致病，且吸毒者易受铜绿假单胞菌的感染。根据感染机制，脊柱感染分为：①外源性感染：由创伤、手术、邻近组织的感染等所致；②血源性感染：通常源于皮肤、呼吸道、生殖泌尿系统、胃肠道或口腔的感染，主要经静脉或动脉循环传播。

脊柱化脓性感染的病理生理学特征与椎体、椎间隙的局部解剖结构密切相关；经终板的动脉血运丰富、血流缓慢，且 Batson 静脉丛易形成反流。另外，椎间盘的营养来源在儿童和成人身上并不相同，这也造成了两者间临床表现及流行病学的差异：在儿童时期，人类具有直接对髓核进行滋养的血管系统，脊柱感染的发生常常是细菌先在椎间盘间隙内传播，形成菌血症后发生椎间盘的感染。在成人时期，病原体直接侵入邻近椎间盘干骺端动脉内，经终板扩散到椎间盘，或经椎体扩散到韧带下、椎体前位置。病理特点为局部的化脓性感染、脓肿形成、组织坏死、骨塌陷等。腰椎化脓性感染中，椎旁脓肿形成是最常见的并发症，而硬膜内脓肿形成、骨质破坏导致椎体压缩性骨折亦不少见。椎体的化脓性感染可由血液、淋巴引流或邻近节段感染直接蔓延形成。椎间隙感染的病原菌可由手术器械带入，或经脊椎静脉丛的反流进入椎间隙。

（二）临床表现

大部分化脓性脊柱炎均伴有不同程度的颈痛或腰痛症状（约 85%），因其病原菌或患者免疫状况不同而有所差异：金黄色葡萄球菌引起的脊柱化脓性感染起病可急骤，有畏寒、寒战及高热，脓毒症状明显，伴较明显的压痛及活动受限症状；白色葡萄球菌等低毒性病原体引起的脊柱化脓性感染则往往起病缓慢,全身症状及体征较轻,甚至仅以疼痛为主要临床表现。炎症本身造成的疼痛或脓肿形成压迫脊髓及神经根造成的疼痛往往缺乏特异性,是造成化脓性脊柱炎诊断被延误的原因之一。疼痛在夜间明显,可随体位的改变、移动和其他运动形式而出现。急性期可出现棘旁肌痉挛性疼痛,伴有局部压痛及活动受限。

随着病情进展,骨质不断受到破坏,脓肿形成并逐渐扩大,可出现脊柱不稳定、后凸畸形、神经损害症状,或原有神经症状加重;神经损害一般发生于高节段的椎体化脓性炎,以髓性症状为主要表现。症状的出现主要是由于直接的机械性压迫,而很少由于滋养脊髓的血管受压导致。根据美国感染性疾病学会(IDSA)的建议,成人脊柱化脓性感染出现上述症状时,无论感染是否已经得到控制、疼痛症状是否已经得到缓解,都应尽早手术处理。为此,对于怀疑存在脊柱化脓性感染的患者,早期行相关的医学和感觉/运动神经检查以确定病灶是否已经累及脊髓或神经根是必要的。

(三)辅助检查

1. 实验室检验

(1)白细胞(WBC)计数:对于诊断脊柱感染不具特异性。血常规常常显示白细胞计数增高,伴中性粒细胞百分比的增高,提示机体存在感染可能。部分免疫功能低下者(如体弱者、婴儿)的白细胞计数可能降低。

(2)C反应蛋白(CRP)和红细胞沉降率(ESR):ESR在临床上常用来识别或监测椎体或椎间隙感染变化。其敏感性高,但特异性较差,且在术后及治疗过程中恢复至正常值均需要较长时间,故临床上其通常需与CRP共同检测。CRP是比ESR更为敏感的提示脊柱术后感染的指标。CRP在术后早期(2天)即迅速下降,感染初期即可明显增高,故术后CRP持续处于高水平(4~7天)或二次增高可强烈提示术后感染。在感染得到控制后,CRP亦可较早恢复正常,故CRP可以作为监测抗生素疗效与提示停止用药的重要指标。

(3)血清降钙素原(PCT):PCT的增高用来提示较为严重的细菌、真菌性感染。术后、多器官功能障碍综合征(MODS)、脓毒症等因素同样会引起PCT的上升。血清降钙素原不仅是用于鉴别诊断的急性指标,而且是监控炎症活动的参数。一些局部的、轻微的感染,或是病毒感染,都不会引起PCT异常。然而,有研究者认为,血清降钙素原测定在原发性感染性脊椎炎的检测中并不是一个有用的生物标志物。

(4)血培养:血培养的阳性率为25%~59%,在发热达峰时抽血送检血培养阳性率会更高。此外,采取多部位、多次采取血样能够提高阳性率。血培养的主要作用在于证实细菌入血,并指导临床抗菌治疗。

2. 影像学检验

(1)X线检查:X线检查是目前脊柱感染最常用的初筛方法。在感染初期,X线检查往往无异常表现。随着病程进展,椎体化脓性感染表现为椎体密度降低,椎体边缘模糊不清、终板破坏、溶解、硬化,严重者可因椎体终板稳定性降低出现椎体塌陷、后凸畸形等表现。椎间隙化脓性感染时,可表现为受累椎间隙变窄及椎旁脓肿、骨桥形成。部分椎间隙感染可向邻近节段扩散,形成椎体化脓性感染的影像学改变。然而,X线改变常出现在感染发生的1个月以后,而且一旦出现X线改变,病情进展迅速,患者往往已表现出严重而明确的局部或全身症状,故X线作为脊柱化脓性感染早期诊断的意义仍有待商榷。

(2)CT检查:相对于X线检查,CT可以更清楚地显示骨质破坏及椎旁脓肿,可以较早发现椎体的溶骨改变。但在疾病初期,骨质破坏不明显、脓肿尚未形成时CT检查易漏诊,故对于感染的早期诊断价值一般。

（3）MRI检查：MRI可以分辨正常组织和感染组织，早期即能准确、快速地对感染进行确认，具有97%的敏感性，93%的特异性，是诊断椎体化脓性骨髓炎的首选影像学检查。因其可以较清楚地辨别软组织界限与轮廓，故不需要再做脊髓造影，避免了因特殊检查造成感染向椎管内蔓延的风险。椎体的化脓性炎症在MRI上表现为T1低信号T2高信号（实）。椎间隙化脓性感染的MRI改变最早在感染2周后即可出现，表现为T2相上椎间盘信号变低。值得注意的是，MRI虽然可能是全面确诊感染的最好方法，但其不能鉴别化脓性感染及非化脓性感染，也不能代替诊断性活检，且其对于随访治疗效果的意义较少。

（4）放射性核素检查：对于诊断脊柱早期感染有所帮助。有相关文献报道，单独的 ^{99m}Tc 检查的敏感性为90%、特异性为78%， ^{67}Ga 检查的敏感性为89%、特异性为85%；而对于感染者联合应用 ^{99m}Tc 及 ^{67}Ga 时，敏感性为90%，特异性为100%。放射性核素检查一般用于无法行MRI检查的患者，且对于接受治疗后病情好转患者的随访复查也有一定意义。

3. 局部组织活检　穿刺活检取病理应该是首选的侵入类检查，且其阳性率受经验性抗生素应用的影响。根据IDSA的建议，对于积极行血培养未能明确病原菌的成年化脓性脊柱炎患者，如果不伴有血流动力学障碍或严重的感染、脓毒血症等，则应推迟经验性抗生素治疗并穿刺活检以明确病原，指导抗生素的使用。穿刺活检阳性率较低，对于临床症状明确的患者，即使穿刺活检的结果为阴性也不应排除使用切开活检。Razak、Kamari和Roohi报道，经皮穿刺活检仅有22%的阳性率，而切开取病理的阳性率则达到了93%。

（四）诊断要点

化脓性脊柱炎需根据患者病史、症状、体征、影像学表现及实验室检查作出临床诊断，必要时可行组织活检。本指南对比了各项检验检查在化脓性脊柱感染诊断中的价值，以供参考。本指南参照了第9版人民卫生出版社《外科学》、第13版《坎贝尔骨科学》、第4版《实用骨科学》中的观点，结合美国感染性疾病学会及美国医师协会给出的指南并在此基础上进行完善。

（五）临床治疗

1. 药物治疗

（1）抗菌药物：抗菌药物的使用是成人化脓性骨髓炎和椎间盘炎的首要治疗手段。由于细菌培养及药物敏感试验需要一段时间，所以对于没有脓毒血症及血流动力学障碍的患者，应尽可能推迟经验性抗生素治疗，直到细菌培养及药物敏感试验结果汇报后，根据药物敏感试验结果选择抗生素。若病情需要，可经验性使用抗菌药，并及时根据药物敏感试验结果调整抗菌药物。通过观察临床表现及连续监测CRP和ESR来评价治疗效果。何时停止抗生素治疗尚无定论。Collert等建议使用抗生素直到ESR正常才停药。但ESR会长时间维持在较高水平，即使对于感染已治愈的患者，其ESR也会升高一段时间。CRP下降则很快，可作为停药的参考，但仍有待于研究。建议使用时间连续6周以上，根据ESR、CRP和临床表现决定是否停药。布鲁氏菌的感染，抗生素应持续3个月。如果治疗后ESR仍无改善或症状持续存在，则应重新研究治疗方案，可能需要重做活检甚至需要切开活检，进行细菌培养，或清除感染和坏死的组织。通过有效的活检，对抗生素治疗敏感的患者，住院治疗和卧床休息仅作为对症治疗手段。

（2）全身支持：脊柱感染时机体能量消耗过大，同时抗菌药物的使用也会加重肝肾负担。例如，金黄色葡萄球菌引起的化脓性骨髓炎起病急/症状重，早期即可出现寒战、高热，随之体温迅速上升，出现脓毒症表现。此时应积极补充血容量，纠正低蛋白血症及离子、酸碱紊乱；物理降温，控制高热，无效时选用起效快速的 NSAID；保护重要脏器功能，维持心、脑、肺、肾的血流灌注。

（3）镇痛药物：脊柱感染时，首发症状往往是感染部位的疼痛，休息后并不能缓解，往往伴有食欲减退、失眠等。此阶段使用镇痛药物，能够减轻患者患病期间的痛苦，提高生活质量。药物使用方式可局部或全身应用。NSAID、阿片类药物等均对慢性疼痛的缓解和功能的恢复起到一定作用，但由于阿片类药物在精神方面的副作用较明显，所以临床镇痛主要应用 NSAID，使用过程中注意胃肠道反应及相关副反应。

（4）皮质类固醇：脊柱感染患者常常属于消耗体质，免疫力低下，所以不推荐皮质类固醇，易造成感染扩散，但对有进行性神经损伤、准备进行手术减压的患者可考虑使用。

2. 手术治疗　脊柱感染必要时进行手术的适应证：①脓肿直接压迫神经，引起神经症状，或原有神经症状进行性加重；②脓肿较大、骨质破坏较多（>50%），造成脊柱不稳或畸形；③其他检查或治疗手段无法确诊时，需手术获取组织行病理学检查；④保守治疗无效；⑤感染复发。手术可行病变椎间盘切除，椎管及神经根周围减压，可同时做病变椎体植骨融合内固定。手术入路选择与感染部位有关：脊柱骨髓炎和椎间盘炎主要侵犯椎体前方，有必要经椎体前方进行清创；大多数硬膜外脓肿位于后方，所以椎板切除术是常用手术方法；若出现在椎体前方，则采用前方入路。无论经前路还是后路，目的都是彻底清除脓肿，减压神经结构，稳定脊柱，矫正畸形，从而改善神经功能。通常需要进行椎体次全切及椎间植骨融合固定前柱。已有大量研究表明，骨块、钛网联合自体或异体骨，或可扩张融合器，均可用于椎间融合。为增加脊柱的稳定性和矫正畸形，往往需要补充后路内固定术。此外，随着近些年来脊柱微创技术的发展，也有报道经皮穿刺椎管引流、内镜直视下脓肿清创术等治疗脊柱感染也能取得很好的临床疗效。将万古霉素和阿米卡星两种抗生素分别装入聚甲基丙烯酸甲酯骨水泥中，用于处理腰椎术后的感染（SSI），由于无须去除内固定物而逐渐被接受，成为一种新型治疗方案。总体而言，有明确脓肿的病灶应先行清创引流，不做内固定，可行颅骨牵引或卧石膏床制动，二期酌情做内固定，而以炎性肉芽增生为主的病灶在彻底清创后可同时一期内固定。

二、康复评定

（一）疼痛评定

常用评定方法：视觉模拟评分法、数字分级评分法、语言分级评分法、Wong-Baker 面部表情量表。

（二）运动功能评定

1. 脊柱活动度　脊柱发生感染之后，可能出现骨质破坏、脓肿形成，进而会导致脊柱不稳，代偿性脊柱弯曲、旋转等，脊柱融合、僵硬，从而限制脊柱活动。

2. 神经功能检查　脊柱感染早期表现较为隐匿，容易被忽略，所以患者就诊时往往出现了神经症状。例如，脊柱不稳、脱位、脓肿形成等造成脊髓或神经根受压，出现神经功能障碍。所以，临床医师在临床实践过程中注意神经功能查体，有利于临床决策。

（三）综合评定量表

日常生活活动能力评定常用的量表为改良巴塞尔指数。生活质量评定常用的量表是 SF-36、WHO-QOL-100 等。

三、康复治疗

（一）治疗原则与目标

脊柱感染的基本治疗措施包括制动、应用抗菌药物和必要时手术干预。椎旁、腰大肌及硬脊膜外脓肿一般需要引流。化脓性脊柱炎的治疗目的是控制感染和其他伴随症状，尤其是神经损害，减少功能障碍，减轻患者痛苦，使其尽早恢复正常生活。为此，应谨慎掌握手术指征，以保守治疗为主，足量应用抗生素。

当出现以下情况时，应尽快手术治疗：脓肿直接压迫神经，引起神经症状，或原有神经症状进行性加重；脓肿较大、骨质破坏较多（＞50%），造成脊柱不稳或畸形；其他检查或治疗手段无法确诊；保守治疗无效；感染复发。

（二）康复治疗技术

1. **急性期** 急性期最重要的一点是，去评价患者的机体状况。卧床与制动是最基本的治疗措施，可以缓解疼痛、延缓感染进一步蔓延，有助于局部症状的恢复。发生于颈椎的脊柱感染可以佩戴颈托，发生在腰椎的可以佩戴胸腰支具或石膏床固定。儿童椎间盘炎的治疗争议较大，有学者推荐可仅以卧床休息和制动作为主要治疗方案，而不使用抗生素。

根据感染程度的不同，可见不同位置的肌肉力量减弱，如下肢无力、无法站立等。在下肢、上肢和躯干肌中可以看到不同程度的肌肉无力。卧床期间主要保护皮肤，避免压疮。急性期最重要的康复训练是被动关节运动和呼吸训练。如果存在肌肉力量减弱的情况，则必须分别评估每组肌肉力量，然后进行等长运动、被动运动、主动辅助运动，主动锻炼以改善肌肉功能，上述康复训练至少每天进行1次，这将有助于预防肌挛缩。肩部、肘部、髋屈肌和脚踝是最重要的部位，因为这些关节在急性期最常出现挛缩。在急性期，等长收缩锻炼在术前开始，并在术后早期继续进行。在急性期，还需要注意肠、膀胱和肺部等的管理，如深静脉血栓形成，胃肠道预防，以及至少每2小时定期翻身。如果感染发生在胸椎，则应进行呼吸运动。为了防止压疮，必须降低压力，可采用气垫床。仰卧时，每2小时将患者从一侧转向另一侧以降低压力，并不断监测皮肤红斑的形成。如果存在尿失禁，则留置导管。

2. **亚急性期** 亚急性期是患者的床下行走期。根据感染部位和患者身体状况，选用合适的辅助装置，此外还需要主动锻炼股四头肌。一般活动范围在床边。

在亚急性阶段进行主动和主动辅助运动。笔直抬高脚，将双侧股四头肌抬高约20cm，以进行髋屈肌和腰伸肌的收缩。支具协助患者坐在床上（支撑或不支撑），进行平衡训练。使用拐杖或助行器协助患者行走。每天重复练习多达3次或4次。出现疲劳迹象后，让患者休息。成功独立行走的患者，撤去辅助设备，进行清洁的间歇性导管插入术以代替连续的留置导管，以防止尿路感染。应喝足够的水，持续走动，并按一定间隔检查患者的尿路情况。应该用高纤维食物饮食，以防止便秘，必要时可刺激排便。

3. **慢性期** 此时，患者应离开床，独立进行康复训练。躺下、坐着和站着的锻炼应包括主动和抵抗运动。利用双杠进行平衡训练和步态练习。此外，还需要练习爬楼梯、下蹲，坐在地面上进行活动如举重。在慢性期使用拐杖或矫正器辅助患者行走。在站立姿势下，进行向前、向后和侧向的踩踏运动，以及中立姿势的运动，如向前弯曲。进行"猫驼伸展"运动以增强腹部和背部肌肉力量。这些锻炼也可以不穿紧身胸衣在床上进行。

物理治疗在脊柱化脓性感染中的作用尚无定论，它可能在一定程度上促进炎症扩散，故不作为脊柱化脓性感染急性期推荐疗法，仅用于病情转为慢性期后的康复治疗。

（三）家庭支持

基于患者能力的家庭锻炼计划应以其能够理解的方式进行设计。家庭评估是康复过程中的重要方面，以使患者能够回家。房屋评估中需要关注的主要领域包括入口、卧室、浴室、厨房和一般安全问题。为了确保患者的独立性，应尽可能在患者的家庭环境（厕所、浴室、卧室、走廊等）中进行最大的人体工程学更改。应定期检查和评估患者总体状况，并具体提出针对性建议，尽最大可能让患者回归社会生活。

在医院完成康复计划后，患者将出院开展家庭锻炼计划，并定期进行随访。除了在亚急性和慢性阶段进行的运动之外，还需进行手和腕关节运动，腹肌、腰骶肌、臀大肌、臀小肌和股四头肌的完全外展、伸展和屈曲运动，以及斜肌的阻力运动。建议在家中进行腹肌训练、呼吸训练。彻底改善椎骨后，应进行心血管耐力锻炼。根据神经系统检查结果，制订康复计划，随访时进行神经系统检查和实验室检查。必要时，与传染科、呼吸科、神经外科和/或骨科诊所一起执行多学科随访计划。

无论是创伤性的还是非创伤性的脊髓损伤的康复，对于患者、患者亲属和康复团队而言，都相当艰巨且过程漫长。它基于与脊髓损伤有关的多学科研究。患者及其亲属是该团队最重要的组成部分。这些患者的最佳康复目标是像他们之前一样独立并且能够不受限制地旋转。为此，整个医疗团队必须处理脊柱感染患者的康复，并且他们应该尽早确定评估和康复计划。

（四）心理治疗

患者对于疾病的恐惧有时比疾病本身造成的伤害更大，不利于患者的身心恢复；脊髓压迫患者可能会出现抑郁。因此，必要时进行心理辅助治疗能够给予患者一定的心理安慰和心理支持。

四、康复护理与管理

脊柱感染对于患者来说，是一种消耗性疾病，而且治病周期往往较长。在疾病治疗过程中，要加强饮食营养、增强机体抵抗力，病情急性期过后，疼痛缓解时可适当进行一定的功能运动练习，如肌肉等长收缩、双下肢主被动功能锻炼、背肌功能训练，并且在疾病痊愈前佩戴支具，以降低脊柱不稳等带来的疾病痛苦。成功的康复计划应通过早期动员，减轻疼痛，增强弱肌或预防肌肉虚弱，稳定、保持正确的姿势和躯干动员，协助患者恢复日常生活。

（赵建武）

第二节　脊柱结核

结核病的历史可追溯到公元前 3400—前 2400 年。这种古老的传染病至今仍威胁着人类健康，是发展中国家最严重的传染病之一。中国是全球 22 个结核病高负担国家之一，结核病发病人数居世界第 2 位。世界卫生组织全球疾病控制报告指出，近年来中国结核病患病人数和死亡人数大幅减少，1990—2010 年间，患病率减了一半，死亡率下降了近 80%，结核病发病率年均降幅为 3.4%，但结核菌总耐药率呈逐年上升趋势，并且肺结核发病率下降与肺外结核发病率下降并不同步，肺外结核所占的比重有所增加，骨关节结核在肺外结核中占主要位置。骨关节结核好发于儿童和老年人,病程长,并发症多。结核菌耐多药使治疗棘手,而非结核分枝杆菌、人类免疫缺陷病毒(HIV)感染增加使情况更为复杂,因而目前骨关节结核仍是多发病和诊疗重点。

一、概述

(一)定义

脊柱结核常继发于肺结核,其发病率占骨关节结核首位,约占50%,根据病变部位可分为椎体结核和附件结核,多数病变位于椎体,仅1%~2%位于附件。椎体结核按原发部位可分为中心型与边缘型。椎体中心型结核多见于儿童,以椎体破坏、骨坏死为主,常形成死骨,少数患者死骨吸收后形成空洞,空洞内充满脓液和干酪样物质;椎体边缘型结核以溶骨性破坏为主,死骨较小或无死骨,椎体上、下边缘的结核易侵犯椎间盘。附件结核常继发于椎体结核或与椎体结核同时并存,而孤立性附件结核少见。

(二)临床表现

1. 全身症状　起病缓慢,有低热(典型者为午后低热)、乏力、盗汗、消瘦、食欲不振、性情急躁、精神不振、贫血、慢性病容、体重减轻、持续疲倦或不适感等全身症状。儿童常有易哭、夜啼、呆滞、不爱活动或性情急躁等,女性常伴原因不明的月经不调或闭经。少数患者可无全身症状。

2. 局部症状与体征

(1)疼痛:疼痛往往是早期出现的症状,通常为轻微疼痛,性质多以钝痛或酸痛为主,很少有急剧性剧痛,伴有局部压痛及叩击痛;因椎体离棘突较远,所以临床上除了附件结核以外,脊柱的局部压痛阳性体征很少见,更多为棘突叩击痛,常表现为钝痛,不向他处放散。合并腰大肌寒性脓肿形成时,常表现为腹部压痛或深压痛阳性。病变压迫脊髓和神经根,疼痛会沿脊神经放射,颈椎结核放射到后枕部、肩部或上肢,胸椎结核放射至胸背部或腹部,腰椎结核放射至双下肢甚至会阴区,夜间也会疼痛,并且程度加重。一般来说,疼痛部位附近往往是病灶所在,但临床上常可见到下胸椎的病变表现为腰骶部疼痛。

(2)局部肿胀、寒性脓肿或窦道形成:脊柱病灶早期局部肿胀或脓肿不易被发现。结核性脓肿因无炎性脓肿典型的红、热、痛的症状,故称寒性脓肿或冷脓肿。皮肤受累时,可见皮肤微红,局部温度也可少许增高。脓肿穿破皮肤形成窦道,病程长时可合并继发感染,致使窦道经久不愈。

(3)脊柱活动受限:脊柱活动受限多由病灶周围肌肉保护性痉挛导致。一般来说,运动幅度较大的颈椎和腰椎较易查出,而活动度小的胸椎往往容易忽略,被动活动检查以及一些特殊检查对于发现病损具有重要意义。腰骶椎结核患者从地上拾物时,不能弯腰,常采取挺腰,屈髋屈膝下蹲,一手扶膝,一手拾物,称拾物试验阳性。腰椎结核幼儿俯卧时,用手提其双足,腰部僵直,不能后伸。

(4)脊柱畸形:早期为减轻病变部位疼痛,关节处于某种强迫体位,如颈椎结核患者出现颈部僵直、"军人颈",当椎体骨质破坏严重或病理性骨折呈现楔形变时,可出现角状后凸畸形。

(5)神经功能障碍:结核病变侵及脊髓或神经根时,可出现相应神经支配区的感觉、运动障碍。早期表现多为疼痛,感觉障碍,逐渐出现运动障碍,表现为行走笨拙,双下肢无力、僵硬,易跌倒等。根据压迫部位的不同以及椎管受累程度,可出现截瘫、大小便障碍等。

（三）辅助检查

1. 影像学检查

（1）X 线检查：是脊柱结核诊断的基本检查方法。能反映病变部位、骨质破坏程度、寒性脓肿等，但脊柱结核初期时，部分患者 X 线检查表现不典型，影像学表现滞后于发病临床症状，所以阴性者不能排除脊柱结核，症状可疑患者进行定期检查 X 线对诊断有意义。

（2）CT 检查：CT 可获得轴面影像，并可进行三维重建，较 X 线检查密度分辨率高，能显示骨骼细微结构，可以分辨关节突软骨、肌腱、韧带，显示与周围组织的关系，从而为病灶定位、穿刺活检和手术治疗提供依据。

（3）MRI 检查：具有良好的软组织分辨及任意切面成像能力。选用适当的脉冲序列，MRI 对软组织的显示优于 CT，可清楚显示软骨、肌腱、韧带、椎间盘及脊髓受压等情况。

X 线、CT、MRI 三者相结合在骨结核诊断中是必要的。X 线对总体影像、椎间隙变化的显示有明显优势；CT 能明确显示骨骼微小破坏、特殊部位病变、病灶内微小钙化；MRI 能准确显示病灶范围、椎间盘以及脊髓的变化，对于不典型结核的诊断有不可替代的作用。三者相结合，优势互补。

2. 实验室检查 实验室检查包括基本的血液、生化、血清学检查，病理学检查和细菌学检查（分枝杆菌培养、菌种鉴定、药物敏感试验）。这些检查对于诊断和评估是必要的。

（1）血常规：脊柱结核患者常有轻度贫血，病程长、病变重者可有中重度贫血。白细胞计数正常或稍高，以淋巴细胞为主，混合感染时可明显增加。

（2）ESR：ESR 增快不是结核病的特异性指标，在肿瘤、非特异性炎症中亦可升高，但结核病处于活动期时 ESR 一般增快，病变好转或静止时下降或正常。

（3）免疫学诊断：结核菌素试验是判断机体是否受到结核分枝杆菌感染的手段之一，但我国儿童普遍接种卡介苗，一般阳性结果对诊断意义不大，呈现强阳性时应给予重视，提示可能有活动性结核病变存在。酶联免疫斑点试验优于结核菌素试验，具有较高的灵敏度和特异性，可作补充辅助诊断。

（4）病理学检查：病理学检查的阳性率为 70%~80%。对于诊断、鉴别诊断困难的脊柱结核，应穿刺或手术切取病灶部位组织，做病理学检查以及分子病理学检查。

（5）细菌学检查：①涂片检查：采用齐-内染色法和荧光镜染色法。方法虽简便、快速，但灵敏度低，阳性结果提示为抗酸杆菌，不能鉴别是结核分枝杆菌还是非结核分枝杆菌，亦不能区分结核菌耐药与否。②结核杆菌培养、鉴定、药物敏感试验：细菌学诊断是结核病诊断的金标准。传统细菌学方法周期长，采用液体培养基较改良罗氏培养基可提高阳性率，检测时间缩短至 2~3 周。近年来，基于聚合酶链反应（PCR）的分子生物学诊断技术，如 DNA 探针、定量 PCR、聚合酶链反应-单链构象多态性（PCR-SSCP）、聚合酶链反应-限制性片段长度多态性（PCR-RFLP）、PCR-直接测序及 PCR-基因芯片等，可进行分子菌种鉴定和耐药基因检测，检测时间缩减到 1~3 天，可作为快速诊断的辅助技术

（四）临床治疗

1. 药物治疗 应根据患者病变的部位及病变程度，内外结合，进行个体化、阶梯化的药物治疗。

（1）抗结核药物：结核病化疗十字方针总原则——早期、规律、全程、适量、联合。合理、有效的药物治疗是治愈脊柱结核的基础前提。

抗结核药物分组：为了方便耐药结核病化学治疗药物的选择和方案的设计，2015 年中

国防痨协会根据药物的杀菌活性、临床疗效、安全性及国内用药特点,在一线和二线抗结核药物分类的基础上,将抗结核药物进一步划分为5组。抗结核药物可分为一线药物和二线药物。一线抗结核药物有异烟肼、利福平、乙胺丁醇、吡嗪酰胺、利福布汀、利福喷汀和链霉素。其余归类于二线抗结核药物。一线抗结核药物的药效最强、耐受性最佳,药物不良反应相对较小。对于初治结核病,应选用异烟肼、利福平、吡嗪酰胺为核心药物,联用乙胺丁醇或链霉素治疗。

化疗方案制订原则:①有结核病密切接触史或合并肺结核者,治疗前需做痰结核杆菌培养和药物敏感试验,以确定药物选择方向和制订化疗方案的依据。②无结核病接触史的患者,在无药物过敏和肝功能正常的前提下,强化期直接选择含异烟肼、利福平、吡嗪酰胺和乙胺丁醇方案,巩固期选择含异烟肼、利福平和乙胺丁醇方案。③标准化疗的疗程为12~18个月,疗效满意。对于需行手术治疗的患者,手术前最好接受8~12周药物治疗,有利于提高治愈率,但在行2~4周化疗后近期疗效良好的患者亦可早期行手术治疗。手术后继续化疗9~18个月。④化疗方案的制订应依据患者耐药情况不同而在疗程和方案上有所不同。

耐多药结核病患者应根据患者既往用药情况和药物敏感试验结果,采用5步选药法,突出个体化原则,选择适合每个患者的敏感或相对敏感的药物。第1步,选择1种第2组注射类抗结核药物;第2步,选择1种第3组中高代氟喹诺酮类药物;第3步,选择1种或多种第4组口服抑菌二线抗结核药物;第4步,选择任何可能的第1组药物;第5步,选择使用第5组新药或疗效不确切药。

抗结核药物治疗方案:强化期至少含有4种有效的二线抗结核药物(含1种注射类抗结核药物),巩固期至少含有3种有效的二线抗结核药物,推荐吡嗪酰胺全疗程使用。强化期注射用药6~8个月。首选二线注射类和氟喹诺酮类药物。二线注射类药物首推卷曲霉素。阿米卡星和卡那霉素同时敏感时,推荐直接使用阿米卡星。氟喹诺酮类药物推荐使用高代产品,如莫西沙星;如果要使用贝达喹啉,则尽可能避免使用莫西沙星。口服二线抗结核药物的选用顺序,推荐丙硫异烟胺、环丝氨酸和对氨基水杨酸,根据需要也可选择二线抗结核药物中的2种或3种,至少保证方案中有2种口服二线抗结核药物。如果未能在第2~4组药物中选择到有效的4种二线抗结核药物,可从第5组药物中选择至少2种其他种类药物。总疗程一般为24个月。

(2)镇痛药物:对NSAID治疗无效或不耐受者,可使用非NSAID、阿片类镇痛剂、对乙酰氨基酚与阿片类药物的复方制剂。但需要强调的是,阿片类药物的不良反应和成瘾性发生率相对较高,建议谨慎采用。

2. 手术治疗　当非手术治疗无效或局部并发症严重时,应采取手术治疗。活动型结核病,术前抗结核治疗一般不低于2~4周,术后应继续抗结核治疗,时间因个体而存在差异。脊柱结核手术与否需综合考虑局部病灶与全身情况,不宜将手术指征扩大化,应选择合理的手术治疗时机。手术方式应根据病灶部位、椎体破坏程度、椎管累及程度、脓肿的部位及大小,进行个体化选择。手术治疗包括相对彻底的病灶清除、充分的神经减压、坚强的植骨融合及脊柱稳定性重建。就病灶清除而言,病灶多位于椎体及椎间盘,前路手术更有利于病灶清除,附件结核则宜从后路病灶清除。内固定技术的应用有利于脊柱稳定性的重建,而脊柱稳定性重建需要坚强植骨或结合内固定。

(1)病灶清除术:在抗结核药物治疗基础上,病灶清除术有利于清除干酪样物质、死骨、脓液等影响病灶愈合的组织。清除病灶后植骨可促进局部修复，提高病灶药物浓度，缩短药物治疗疗程，提高治愈率。

（2）椎管减压术：脊柱结核截瘫症状明显或症状进行性加重，在病灶清除的同时应行前方、后方或前外侧脊髓减压，促进神经功能恢复。

（3）脊柱内固定术：脊柱结核手术治疗中应用内固定器械可以预防和矫正脊柱后凸畸形，增加病灶清除及减压后的脊柱稳定性，缩短患者的卧床时间，促进植骨融合，有利于患者早日康复。

（4）植骨融合术：骨破坏严重影响脊柱稳定性。矫正脊柱畸形，以及存在脊柱后凸畸形进行性加重时，需采用脊柱前方或脊柱后方植骨融合术。

二、康复评定

针对不同的病情，康复评定的内容有所不同。在保证脊柱相对稳定的基础上，可评定患者压痛部位与主动活动度受限情况，以及是否具有神经损伤可能。脊柱结构重建术后或术后愈合过程中，应对活动度、肌力、运动功能、疼痛情况及神经功能等进行评定。

（一）疼痛评定

常用评定方法：视觉模拟评分法、数字分级评分法。

（二）脊髓损伤的神经功能评定

1. 脊髓损伤的水平　脊髓神经解剖结构的节段性特点决定了脊髓损伤的节段性表现。脊髓损伤后，在损伤水平以下脊髓的运动、感觉、反射及括约肌和自主神经功能受到不同程度的损害。脊髓损伤水平的确定反映脊髓损伤的严重性，颈椎损伤（颈1~胸1）造成四肢瘫，胸腰椎损伤（胸1以下）造成截瘫。脊髓损伤水平对选择康复治疗方法，制订护理方案和评价疗效有重要意义。

运动水平：脊髓损伤后，保持运动功能（肌力3级或以上）的最低脊髓神经节段（肌节）。运动水平左、右可以不同。肌节分布应参照脊神经解剖学运动神经的肌肉节段分布。运动水平之上的肌节肌力评分应为5级。

感觉水平：脊髓损伤后，保持正常感觉功能（痛温、触压及本体感觉）的最低脊髓节段（皮节）。皮节分布应参照脊神经皮肤感觉节段分布。感觉水平的确定是依据对ASIA标准确定的28个感觉位点的体格检查来确定。脊髓损伤后，左、右侧感觉水平可不同，感觉水平以下的皮肤感觉可减退或消失，也可有感觉异常。

2. 脊髓损伤程度

（1）完全性脊髓损伤：在脊髓损伤平面以下的最低位骶段，感觉、运动功能的完全丧失。骶部的感觉功能包括肛门皮肤黏膜交界处感觉及肛门深感觉，运动功能是肛门指检时肛门外括约肌的自主收缩。

（2）不完全性脊髓损伤：脊髓损伤后，损伤平面以下的最低位骶段（腰4~腰5）仍有运动和/或感觉功能存留。不完全性脊髓损伤提示脊髓损伤平面未发生完全性的横贯性损害。临床上，不完全性脊髓损伤有不同程度恢复的可能。

3. ASIA残损指数　根据神经功能检查结果，参照Frankel指数，ASIA残损指数反映脊髓损伤功能障碍的程度。Frankel指数曾广泛应用于脊髓损伤神经功能及恢复的评价，但其分级不能定量反映脊髓功能的改变。同样，ASIA残损指数基本也是一个定性指标，应同时应用运动评分及感觉评分。

三、康复治疗

（一）康复治疗原则与目标

经确诊的脊柱结核应遵循个体化综合治疗原则，结核治愈的关键是有效的药物治疗、病灶清除与脊柱稳定性重建。抗结核药物治疗需贯穿整个脊柱结核治疗的过程，手术是重要的治疗措施。

脊髓损伤水平是确定患者康复目标的主要依据。对完全性脊髓损伤患者来说，脊髓损伤水平一旦确定，其康复目标基本确定。对不完全性脊髓损伤患者来说，应具体确定脊髓损伤水平以下的肌力评分。脊髓损伤水平对选择康复治疗方法，制订护理方案和评价疗效有重要意义。

（二）脊髓损伤康复治疗技术

1. 呼吸系统的管理　脊髓损伤特别是颈脊髓损伤患者由于伤后卧床时间长，咳痰能力弱，导致痰液在气道内潴留，堵塞中小气道，是引起肺部感染的主要原因，并可进一步引起肺不张，加重呼吸衰竭。因此，必须重视对呼吸道的管理。鼓励患者咳嗽、咳痰，加强呼吸功能锻炼；定期为患者翻身、拍背，辅助排痰。方法包括：①手法振动排痰训练；②手法助咳排痰训练；③膈肌训练。

2. 泌尿系统的管理　通过建立合理的排尿方式，预防泌尿系统感染和结石，并保护肾功能。包括：①留置导尿；②间歇性导尿；③药物治疗，尿流动力学显示有逼尿肌、括约肌失调者应考虑同时应用抗胆碱能药物；④泌尿系统感染和结石的预防。

3. 压疮的预防　局部骨突部受到持续压迫，超过一定强度范围就可发生组织细胞结构的改变。神经损伤不仅造成皮肤感觉丧失和肢体运动功能障碍，而且造成神经性血管运动功能失调，容易发生压疮。Ⅰ、Ⅱ度压疮应采用保守疗法，如增加翻身次数、换药、清创和抗感染等。Ⅲ、Ⅳ度压疮可先行保守治疗，定期剪除坏死组织，局部冲洗及全身或局部应用敏感抗生素，必要时手术治疗。

4. 痉挛　痉挛是中枢神经系统损害后出现的肌肉张力异常增高的症候群，是一种由牵张反射兴奋性增高所致的、以速度依赖的紧张性牵张反射亢进为特征的运动功能障碍。痉挛的速度依赖是指伴随肌肉牵伸速度的增加，肌肉痉挛的程度也增高。常见于颈、胸髓损伤患者。采用适当体位，避免肌紧张发生。接受关节活动度训练、站立训练、水疗等。还可利用上肢或下肢矫形器矫正痉挛所致畸形。

5. 深静脉血栓　深静脉血栓是指血液非正常地在深静脉内凝结。表现为下肢肿胀、局部深处触痛和足背屈性疼痛，晚期浅静脉曲张。预防方法包括抬高患肢、被动按摩和抗凝。

（马远征）

参 考 文 献

1. Berbari EF, Kanj SS, Kowalski TJ, et al.2015 infectious Diseases Society of America（IDSA）clinical practice guidelines for the diagnosis and treatment of native vertebral osteomyelitis in adults[J].Clin Infect Dis, 2015, 61（6）: E26-E46.

2. Esendagli-Yilmaz G, Uluoglu O.Pathologic basis of pyogenic, nonpyogenic, and other spondylitis and discitis[J]. Neuroimaging Clin N Am, 2015, 25（2）: 159-161.

3. Gupta A，Kowalski TJ，Osmon DR，et al.Long-term outcome of pyogenic vertebral osteomyelitis：a cohort study of 260 patients［J］.Open Forum Infect Dis，2014，1（3）：ofu107.

4. Guy SD，Mehta S，Casalino A，et al.The CanPain SCI clinical practice guidelines for rehabilitation management of neuropathic pain after spinal cord：recommendations for treatment［J］.Spinal Cord，2016，54（Suppl 1）：14-23.

5. Huyskens J，Van Goethem J，Faure M，et al.Overview of the complications and sequelae in spinal infections［J］.Neuroimaging Clin N Am，2015，25（2）：309-321.

6. Nas K，Karako M，Aydn A，et al.Rehabilitation in spinal infection diseases［J］.World J Orthop，2015，6（1）：1-7.

7. Qaseem A，Wilt TJ，Mclean RM，et al.Noninvasive treatments for acute，subacute，and chronic low back pain：a clinical practice guideline from the American College of Physicians［J］.Ann Intern Med，2017，166（7）：514-530.

8. World Health Organization.Global tuberculosis control WHO report［R/OL］.Geneva：World Health Organization，2018.

9. Youn MS，Shin JK，Goh TS，et al.Minimally invasive percutaneous endoscopic treatment for acute pyogenic spondylodiscitis following vertebroplasty［J］.Eur Spine J，2018，27（Suppl 3）：458-464.

10. 安德烈.脊柱［M］.周谋望，陈仲强，刘楠，主译.济南：山东科学技术出版社，2013.

11. 马远征.脊柱结核的治疗应遵循个体化综合治疗原则［J］.中华外科杂志，2007，45（18）：1227-1229.

12. Robert G.Watkins.脊柱外科手术径路［M］.王自立，党耕町，译.2版.北京：人民卫生出版社，2008：90-103.

13. 吴雪琼.耐药性结核分枝杆菌的分子生物学研究现状［J］.中华结核和呼吸杂志，2006，29（12）：837-840.

14. 张光铂，吴启秋，关骅，等.脊柱结核病学［M］.北京：人民军医出版社，2007：39-49.

第四章

脊柱骨盆损伤

第一节　脊柱骨折脱位

脊柱骨折脱位是一种发生在脊柱的重要创伤。之所以重要,有两个主要原因:轻微创伤可能波及很多人,虽然重度创伤影响人数较少但后果更为严重。鉴于国内其他医学类学术组织已经编写脊柱脊髓损伤类临床诊疗与康复方面的指南,本节所涵盖脊柱骨折和/或脱位,不以脊髓损伤作为讨论重点。脊髓损伤仅作为临床严重情况提出必要的警示。本节也不包括骨质疏松椎体压缩性骨折,以及脊柱感染、脊柱肿瘤等所致病理性骨折。

一、概述

(一)定义

脊柱骨折脱位是骨科常见创伤之一,年发生率为 64/10 万。脊柱骨折多见于男性青壮年,多数由间接外力引起,如从高处跌落时臀部或足着地、冲击性外力向上传至胸腰段发生骨折;少数由直接外力引起,如房子倒塌压伤、汽车压撞伤或火器伤。即使单纯的椎体压缩骨折,亦可遗留慢性脊柱疼痛。

(二)临床表现

临床表现为外伤后脊柱的畸形、疼痛,如并发脊髓损伤时,可有神经损害的表现。

1. 患者有明显外伤史,如车祸、高处坠落,头部、骶尾部着地,躯干部挤压或受冲击等。

2. 检查时脊柱可有畸形,棘突处骨折可见皮下瘀血。伤处局部疼痛,如颈痛、胸背痛、腰痛或下肢痛。棘突有明显浅压痛,背部肌肉痉挛,骨折部有压痛和叩击痛。颈椎骨折时,颈部屈伸、侧屈、旋转运动受限。胸椎骨折可合并肋骨骨折,可出现呼吸受限。腰椎骨折时腰部有明显压痛,屈伸下肢时感腰痛。

3. 脊髓损伤合并神经损害时,可出现脊髓损害的表现,可表现为不全或完全损伤类型。

(三)辅助检查

本指南所指辅助检查主要指影像学检查。

对于清醒、无颈痛及颈部压痛、神经系统体检正常及能够完成颈椎活动度检查的患者,不推荐进行颈椎的影像学检查。

但对于符合以上条件、年龄>65 岁的患者应行颈椎的影像学检查。

对于多发伤及高能量损伤(高于 3 米的坠落伤或车祸伤等)患者,建议拍全脊柱 X 线片;对合并神志不清的外伤患者,建议常规行全脊柱 X 线检查;当怀疑存在脊柱不稳定损伤时,建议在医师指导下行动力位 X 线检查。

在 X 线片上应观察骨折的形态及脱位的有无和程度,测量椎体压缩的程度和后凸畸形的大小,测量并比较棘突和椎弓根间距有无增宽。

如果根据病史或临床表现怀疑有结构或不稳定的损伤,首选脊柱螺旋 CT;对于高能量导致的多发伤患者,对全身情况不稳定的患者,推荐应用多排 CT 快速扫描,以迅速明确诊断,缩短诊断时间。

CT 检查着重观察椎间隙、棘突间距,以及椎体间、关节突间相对关系的变化;观察骨折在矢状面、水平面的粉碎程度;观察并测量椎管侵及情况。

对于 X 线、CT 检查正常,但临床查体怀疑有脊柱脊髓损伤的患者,应行 MRI 检查。

当存在神经功能障碍时,应常规行 MRI 检查,观察脊髓、圆锥及马尾神经的状态;当 X 线及 CT 检查怀疑有椎间盘及后方韧带复合体损伤时,应行 MRI 检查。

MRI 检查应着重观察椎间盘、韧带、椎骨结构特别是骨小梁的形态。对于脊髓、神经根,重点观察是否有出血、水肿等变化。对有脊髓损伤的患者,可在伤后 72 小时再次行 MRI 检查,有助于判断脊髓损伤的预后。

CT 血管造影仅适用于较重的颈椎关节突关节损伤或存在椎 - 基底动脉症状。

(四)诊断要点

结合外伤病史、临床症状及影像学检查综合诊断。

1. 外伤史。

2. 脊柱压痛及叩击痛。

3. 观察有无皮下瘀血和脊柱畸形,常规触诊各个棘突及棘突间隙,判断是否存在棘突间隙空虚及棘突间距增大,棘突间是否存在台阶感。

4. 影像学存在脊柱骨折脱位征象。

均符合上述标准后,诊断可确立。

(五)药物治疗

药物治疗对于脊柱骨折脱位(不含脊髓损伤)早期康复的意义主要在于疼痛的控制。重点在于保守治疗过程中和手术治疗后的围手术期疼痛以及术后并发症所涉及的疼痛。其目标包括良好的镇痛效果,较小的不良反应和并发症,有利于伤后康复。方法包括:

1. 神经阻滞。

2. 椎管内镇痛。

3. 静脉镇痛。

4. 口服给药　常用口服药物有对乙酰氨基酚、NSAID、可待因、曲马多、羟考酮等。

5. 皮下或肌内注射给药　常用药物包括 NSAID、曲马多、哌替啶、吗啡和羟考酮的注射剂。适用于术后单次给药,连续使用不超过 5 天。

6. 切口局部浸润　采用长效局部麻醉药物罗哌卡因可达到术后 12 小时的切口镇痛效果,常和其他方式复合使用。

采用多模式镇痛,联合应用各种方法或药物,可以达到减少药物用量及其不良反应的效果。

(六)保守治疗

1. 颈段脊柱损伤

(1)上颈椎损伤

1)寰椎骨折:寰椎骨折的治疗主要取决于分型和对骨折稳定性的判断。

Landell 将寰椎骨折分为 3 型:单纯寰椎前弓骨折或后弓骨折(Landell Ⅰ型)、寰椎爆裂骨折(Landell Ⅱ型)、寰椎侧块骨折(Landell Ⅲ型)。

多数情况下,Ⅰ型骨折和Ⅲ型骨折不伴有寰椎横韧带损伤,为稳定性骨折。可采取颈椎围领、SOMI 支具或 Halo-Vest 固定 8~12 周,三者疗效相当,融合率可达 96%。

Ⅱ型骨折根据横韧带是否断裂又分为稳定性骨折和不稳定骨折。

横韧带完整的Ⅱ型骨折为稳定性骨折,可使用 SOMI 支具或 Halo-Vest 固定 10~12 周。

横韧带断裂的Ⅱ型骨折为不稳定骨折,可采取 Halo-Vest 固定 12 周,或手术治疗。

判断横韧带是否断裂的标准主要包括:颈椎开口正位片双侧寰椎侧块移位超过 6.9mm;成人寰齿前间隙超过 5mm;MRI 明确同时寰椎横韧带断裂。

2)枢椎骨折:枢椎骨折分为齿状突骨折、Hangman 骨折和枢椎体骨折。

齿状突骨折:Anderson-Dalonzo 分型是应用最为广泛的齿状突骨折分型,根据骨折线的位置分为 3 型。2005 年,Grauer 等根据骨折线的位置把Ⅱ型骨折做了进一步的细化,并根据不同的骨折类型给出了指导性的治疗意见。Ⅰ型和深Ⅲ型齿状突骨折推荐使用颈部围领制动 10~12 周,有移位者首先牵引复位,再行颈部围领制动。无移位的Ⅱ型骨折和浅Ⅲ型骨折,可采用硬围领或头颈胸支具或 Halo 支具制动 10~12 周。但Ⅱ型骨折融合率较低。尤其对于Ⅱ型骨折制动 2 周后齿状突成角超过 5° 者最终骨折愈合概率较低。70 岁以上老年患者采用 Halo 支具出现心肺系统并发症的概率较高,因此不推荐使用。

Hangman 骨折:也称创伤性枢椎滑脱。骨折线通过颈 2 上下关节突之间,导致颈 2 向前滑移。有些人认为是屈曲应力引起,因为是颈 2 向前滑移。有些人认为是过伸轴向载荷引起。Hangman 骨折的治疗主要取决于骨折稳定性和骨折类型。目前最常用的 Hangman 骨折分型由 Levine 和 Edwards 提出,具体分为:①Ⅰ型损伤:包括所有无移位骨折,无成角骨折,以及移位小于 3mm 的骨折,为过伸性应力所致。②Ⅱ型损伤:有显著的成角及移位,为过伸轴向应力结合屈曲压缩应力所致;其中,Ⅱa 损伤移位较轻,但成角严重,为屈曲牵张应力所致。③Ⅲ型损伤:表现为严重的成角和移位,合并单侧或双侧颈 2、颈 3 之间小关节脱位,为屈曲压缩型损伤。Levine-Edwards Ⅰ型损伤为稳定性骨折,可采用颈椎围领、头颈胸支具或 Halo 支具制动 10~12 周。Levine-Edwards Ⅱ型损伤可采取牵引复位后头颈胸支具或 Halo 支具制动的方法,制动时间为 10~12 周。

（2）下颈椎损伤:下颈椎损伤分类有多种方法,临床应用较多的包括 Allen-Ferguson 分型、AO 分型及下颈椎损伤分型（SLIC）。

Allen-Ferguson 分型系统基于受伤机制以及骨折形态,将下颈椎骨折分为 6 型,能够良好地反映下颈椎骨折的损伤发病机制,但是该分型忽略了脊柱韧带结构和神经功能状态的评估,对治疗方式选择的指导作用有限。Magerl 等基于胸腰段骨折的 AO 分型系统提出了下颈椎骨折的 AO 分型方法,基于损伤机制将骨折分为 A、B、C 三大类型,因分型相对简单,临床应用广泛,但忽略了软组织损伤和神经功能评估。Vaccaro 等于 2015 年对下颈椎损伤的 AO 分型进行了改良,提出 AOSpine 新的下颈椎分类系统,评估参数包括骨折形态、小关节损伤、神经功能以及患者特异因素 4 个方面,突出了小关节损伤的重要性;该分类系统试图弥补以往分类系统的不足,具有良好的应用前景,但其临床指导价值尚需进一步临床研究证实。SLIC 分型则考虑了骨折形态、椎间盘韧带复合体以及神经功能评估,根据损伤严重程度进行综合评分,对于下颈椎损伤是否手术具有指导意义。

下颈椎损伤非手术治疗决策推荐采用下颈椎损伤分型（SLIC）评分来确定急性下颈段脊柱脊髓损伤患者的治疗方案,其他评分标准可辅助 SLIC 系统判断手术与非手术治疗。

SLIC ≤ 3 分的患者建议非手术治疗;SLIC=4 分的患者治疗措施视具体情况而定。

对于清醒的下颈椎骨折脱位患者,推荐采用颅骨牵引闭合复位以恢复颈椎的解剖力线。

对于存在颈脊髓前方压迫及伴有颈椎远侧其他损伤的患者,不推荐行闭合复位。

根据 AOSpine 脊柱损伤新分类系统，A_0 型损伤采取保守治疗，A_1 和 A_2 型损伤绝大多数采取保守治疗。

2. 胸腰段脊柱损伤　从解剖学上说，除颈椎外，大多称胸腰椎损伤。但从生物力学与临床实际情况出发，胸腰段骨折（T_{11}~L_2）发生率较高。既往指南多限定胸腰段骨折作为指南制定范围，便于指南的规范化。本指南所涉及胸椎和腰椎骨折脱位合称胸腰椎骨折，在胸腰段骨折脱位相关指南基础上提出建议。

无论哪一种胸腰段骨折分类方法都不能解决所有临床问题。Denis 和 AO 分型为大家所熟知，临床应用时间较久。Denis 三柱理论深化了对脊柱结构及功能单位的认识，分为：A 类，压缩骨折；B 类，爆裂骨折；C 类，屈曲 - 牵张骨折；D 类，骨折脱位。Denis 分类圈定了胸腰段骨折分类的框架。缺点是分类标准不统一：A 类、B 类和 D 类为病理形态分类，C 类根据损伤机制分类。国际内固定研究学会（AO）基于两柱理论基础上的"3-3-3"分类，即传统 AO 分型，按损伤机制分为压缩、牵张、旋转，即将胸腰椎骨折分为 3 类 9 组 27 型。优点：具有系统性，基本涵盖了骨折可能出现的情况。缺点：过于纷繁复杂。精细的分类有利于涵盖各种骨折类型，但临床医师在掌握时有一定难度，以致出现先治疗，研究时再分类的情况，临床使用出现滞后或偏差。

2013 年新胸腰段 AO 分类主要基于 3 个参数：骨折形态学、神经功能状态和临床特殊情况。新 AO 分型更强调损伤张力带的概念，对伴张力带损伤的骨折，不重建张力带，内固定失败率高。B_2 型损伤，后方张力带结构——后方韧带复合体结构（PLC）损伤，包括棘上韧带、棘间韧带、黄韧带及小关节囊等结构的破坏，应予重建。B_3 型损伤是前方张力带的损伤，也可选择三柱固定的椎弓根螺钉。AO 分型的确定主要依赖 X 线及 CT 检查来确定。MRI 检查可能改变胸腰段损伤患者的 AO 分类，检出 PLC 断裂是分类发生改变的重要原因。

胸腰椎损伤评分系统（TLISS 2002）受伤机制，包括：基于影像学资料了解骨折的受伤机制、椎体后方韧带复合结构的完整、患者的神经功能状态。各项分别评分，相加后得到 TLISS 总评分。胸腰椎损伤分型及评分系统（TLICS 2006）由 TLISS 改进而来。骨折的形态表现：压缩性骨折 1 分、爆裂性骨折 2 分、旋转性骨折 3 分、牵张性骨折 4 分，若有重复，取最高分。椎体后方韧带复合体结构的完整性：完整者 0 分、完全断裂者 3 分、不确定者 2 分。患者的神经功能状态：无神经损害者 0 分、完全性脊髓损伤者 2 分、不完全损伤或马尾综合征者 3 分。

推荐使用美国脊柱脊髓损伤研究小组制订的胸腰段脊柱脊髓损伤程度评分系统（TLICS 2006）选择手术与非手术治疗，其他评分标准可辅助 TLICS 判断手术与非手术治疗。

TLICS 评分 <3 分，建议保守治疗；TLICS=4 分，可选择手术或保守治疗。

单纯压缩骨折，可卧床休息并做腰背肌功能锻炼 6~8 周后佩戴支具下地活动，再过 4~6 周后可去除支具。稳定的爆裂骨折，不伴神经损伤，且后凸畸形 <25° 时，可选择闭合复位过伸胸腰骶（TLSO）支具固定：建议 24 小时均佩戴 TLSO 支具；3 周、6 周、9 周和 12 周摄站立位 X 线平片评估治疗状态。12 周后可去除支具并做腰背肌功能训练。

（七）手术治疗

1. 颈段脊柱损伤

（1）上颈椎损伤

1）寰椎骨折：横韧带断裂的 Ⅱ 型骨折为不稳定骨折，可采取手术治疗。

2）枢椎骨折

齿状突骨折：对于Ⅱ型骨折和Ⅲ型骨折，如果齿状突移位超过5mm、齿状突基底部粉碎、Halo支具制动后无法维持良好的位置关系者，应考虑手术治疗。对于Grauer分型中的ⅡB型，齿状突骨折线为前上到后下走行，应采取前路齿状突螺钉固定技术。对于Grauer分型中的ⅡC型，齿状突骨折线为前下到后上走行，应采用后路寰枢椎固定。

Hangman骨折：Levine-EdwardsⅡa和Ⅲ型损伤推荐采取手术治疗。对于合并颈2-3椎间盘损伤的Hangman骨折患者，应考虑前路融合内固定术，复位后椎弓骨折端因有足够的松质骨而能够自发融合。后路颈2、颈3固定融合的优势在于可以直接复位脱位的关节突关节，尤其对于Levine-EdwardsⅢ型损伤，关节突脱位明显的患者，作用更为显著；但手术破坏了后方肌肉韧带结构，造成了额外创伤。近年来，对于椎间盘和韧带结构损伤不严重的Hangman骨折有采取单纯枢椎椎弓根螺钉或拉力螺钉固定的办法，还有学者采取导航辅助下经皮置钉的方法，对于适应证选择合理的患者均可取得良好效果。

（2）下颈椎损伤：下颈椎骨折治疗的目的是尽早解除神经压迫、复位骨折脱位、重建颈椎稳定性。下颈椎骨折的治疗应选择恰当的分型方法，准确评估骨折形态，区分前后方张力带结构损伤，仔细评估小关节损伤情况，结合患者神经功能状态和全身情况来选择合适的入路。

推荐采用下颈椎损伤分型（SLIC）评分来确定急性下颈段脊柱损伤患者的治疗方案，其他评分标准可辅助SLICS判断手术与非手术治疗。SLIC>4分的患者建议行手术治疗。

对于伸展牵张性损伤伴或不伴撕脱骨折者，建议行前路手术。

对于屈曲牵张性损伤但无椎间盘突出者，首选后路手术；对于屈曲牵张性损伤且有椎间盘突出者，可选前路手术；对于存在椎体骨折和双侧小关节脱位者，建议行前后路联合手术。

对于旋转或剪力损伤、无椎体骨折但存在椎间盘突出者，建议行前路手术；对于旋转或剪力损伤、无椎体骨折且无椎间盘突出者，建议行后路手术；存在椎体骨折或前路复位失败时，建议行前后路手术。

根据AOSpine脊柱损伤新分类系统，A_1和A_2型损伤且严重后凸畸形，可以手术治疗；A_3型损伤绝大多数采取手术治疗；A_4型及B型、C型损伤均需手术治疗；强直性脊柱损伤（M3-矫正因子）最好选择后路用长节段内固定治疗。

2. 胸腰段脊柱损伤　胸腰椎骨折脱位分类方法详见保守治疗部分，此处不赘述。

本指南推荐使用美国脊柱脊髓损伤研究小组制订的胸腰段脊柱脊髓损伤程度评分系统（TLICS 2006）选择手术与非手术治疗，其他评分标准可辅助TLICS判断手术与非手术治疗。TLICS=4分，可选择手术或保守治疗；TLICS>4分，建议手术治疗。

选择手术方式时需考虑以下因素：脊柱韧带损伤的严重程度和部位（临床和影像学）、使用载荷分担法对骨折粉碎程度进行量化、患者因素（是否健康、年龄、体重、相关损伤等）。手术入路主要包括前路、后路及前后联合入路。

载荷分担Load-Sharing分类法在术前X线片和CT检查基础上对椎体粉碎程度、骨折块对合程度以及后凸畸形矫正程度进行评价，每个因素按严重程度分为轻度1分、中度2分、重度3分，按此方法分为3~9分。载荷分担法主要针对椎体骨折程度以及进行前路重建作必要性评价，不适用于严重的不稳定骨折，如牵张性骨折或骨折脱位，临床需要结合Denis分类或AO分类进行使用。3~6分的病例，后路短节段经椎弓根固定，可获得良好骨折愈合；7~9分的病例，表示其骨折粉碎程度更重，择机行前路植骨、融合和/或内固定术；在临床实践中，要根据具体情况，基于患者病情、医师技术水平和擅长及医疗机构必备条件选择合适的治疗方案。如单纯后路固定融合、单纯前路固定融合、一期前后联合固定融合、后路固定融合二期前路固定融合等。存在骨折脱位/移位的情况下，使用后路长节段固定。

（八）术后康复方案

不合并脊髓损伤的脊柱骨折脱位，应强调康复过程中的疼痛管理、预防内固定失败相关并发症、相邻节段退行性改变、促进骨折愈合、改善背部肌肉力量缺失、改善健康状况，并学会在康复过程中使用受伤或手术涉及脊柱节段等。以卧床等长收缩训练与早期离床锻炼相结合；循序渐进、逐步提高训练难度。

由于脊柱骨折脱位的治疗方式不同（包括手术与非手术），手术病例中固定方法如节段长度、入路选择等不同，其中手术以脊柱固定融合术为主要治疗手段，故本部分以最常见的脊柱固定融合术后康复为例推荐方案。此方案是基于腹内压（IAP）支持的躯干稳定的力量训练。与各医疗机构自行设定的各自标准康复方案相比，用于腰椎融合术后，以此为参考原则的术后早期康复方案是安全有效的，能够更早地恢复功能。

早期下床活动在脊柱骨折脱位术后康复过程中非常重要。长期卧床不仅增加下肢静脉血栓形成的风险，还会产生其他不良影响，如胰岛素抵抗、肌蛋白丢失、肺功能损害及组织氧合不全等。应积极鼓励患者从术后第1天开始下床活动并完成每日制订的活动目标，如对于初次行椎间盘切除术的患者，建议术后立即进行康复治疗。因为手术涉及的结构较少，脊柱稳定性较好，所以术后早期活动的效果通常很好，不造成并发症发生率的提高。无脊髓损伤的脊柱骨折脱位，受伤前情况未知，可以将此方案作为参考，临床情况允许时，如因腰椎间盘突出症进行内固定植骨融合术的患者，可以建议术后立即进行康复治疗。术后第1天下床活动1~2小时，至出院时每天下床活动4~6小时。当然，术后充分镇痛是促进患者早期下床活动的重要保障。

躯干和臀部肌肉协调与肌肉耐力训练将在俯卧、仰卧和四点位、跪位姿势下进行。在干预过程中，上述体位逐渐变为功能性体位，功能得以加强，负荷逐渐增加，逐渐增加至最大值50%~70%，以优化肌力和肌群发育。这些训练的一部分将在轻负荷下进行，以提高爆发力和运动控制。此外，通过肌肉疲劳训练使受累的背部肌肉产生区域性增长。

认知干预与积极强化结合运动是一种有效的治疗方法。术后早期活动的结果通常很好，不涉及并发症。需要增加关于这一主题的临床试验和方法，以证明这些干预措施在日常临床实践中的有效性。

没有脊髓损伤的脊柱骨折脱位，受伤前情况未知，可以参考此方案，只要临床情况允许，对于进行内固定植骨融合术者，可以建议立即进行康复治疗。

腰椎融合术能有效减少特定脊柱疾病患者的疼痛和无力，然而术后残疾率仍然很高。近年来，腰椎融合术的数量正在迅速增加，发展改善的康复干预措施结果是很重要的。

第一个训练阶段（术后第1至第5周），等长收缩训练通过保持腰椎中立位置，集中于躯干伸展、屈曲和侧屈肌肉。每项运动最初维持15秒，中间间隔45秒休息，重复3次。每次训练之后，患者用10分制博格量表来评估训练强度。当感知努力水平低于8时，将训练持续时间增加到20秒、25秒和30秒。在此期间，辅以干扰电治疗腰躯干伸肌，每次持续20分钟，频率5Hz，达到放松肌肉、缓解紧张疲劳的目的。第二个训练阶段（术后第6至第9周），使用力量器械进行锻炼，锻炼时间延长至30秒。增加腿部内收和臀部伸展运动，通过绷紧腹部肌肉，维持腰椎中立位来提高腹内压。力量训练之后，参与肌肉均进行静态牵拉。

脊柱骨折脱位术后康复的主要问题有：①在术后康复中，结合背部特定训练和有氧训练是否比传统方法更有效地减轻背部疼痛和残疾？②手术和训练的效果如何，躯干肌肉的力量和脊柱的灵活性如何？③害怕运动对术后坚持、体力活动、疼痛和残疾有什么影响？

此方案中建议患者每周至少进行 2~3 次家庭训练。有条件情况下，建议进行有氧训练，其目的包括增加身体活动总量、提高患者有氧能力及增加肌肉脂肪酸氧化能力。逐步增加步数和间歇步行训练。

如在第 1 周通过计步器记录总活动水平。根据这些信息，指导患者逐步提高活动水平，并用计步器监测每天步数。干预开始 4 个月后，将在运动计划中增加间歇步行。每个间歇训练包括 5~10 分钟的热身，以正常的步行速度进行训练。然后进行 30 秒至 1 分钟的快速步行和 3 分钟的正常步行，交替 4 次。运动次数的总时间为 25~30 分钟。在伤后 8 个月内，快速行走的距离和强度将逐渐增加。

推荐进行家庭训练。运动计划包括轻肌肉耐力训练（腹部紧缩、鸟狗式训练、前弓箭步、骨盆后倾）、活动性训练（腘绳肌拉伸、胸椎侧屈）和平衡训练（单腿站立）。患者将按照指导在家进行训练，每周训练 3 次。

颈椎术后亦可参考本方案，训练项背部肌群。

（九）紧急处理与治疗

总体治疗原则：尽早制动受伤的脊柱，合理搬运和转送，减少二次损伤；必要、充分的检查，明确诊断，避免漏诊；合理重建脊柱的稳定性，促进功能恢复，同时尽可能多地保留脊柱活动度和脊柱结构。

1. 颈段脊柱损伤　建议对所有颈椎或脊髓损伤，或可能导致颈椎损伤的创伤患者，进行临床固定。

建议训练有素和经验丰富的紧急医疗服务人员在现场对可能发生脊髓损伤的患者进行分类，以确定在运输过程中是否需要固定

以下情况不建议进行颈部制动：患者清醒、有自我保护意识和无醉酒及吸毒；无颈部疼痛或压痛；感觉运动功能无异常；伴有其他重大损伤但不制动颈部并不影响整体评估。

硬质围领配合自带颈部固定的约束式背板，能够有效实施脊柱制动，推荐使用。

沿用多年的沙袋绷带脊柱固定法并不可靠，不推荐使用。因可能延误急救时机而致死亡率增高，故对贯穿伤患者不推荐脊柱制动。

2. 胸腰段脊柱损伤　目前尚无通行的、成体系的现场评估及处理指南，可参照颈段脊柱损伤的处理意见。

二、康复评定

（一）疼痛评定

常用评定方法：视觉模拟评分法、数字分级评分法、语言分级评分法、Wong-Baker 面部表情量表。特别适用于脊柱骨折脱位的康复阶段。

（二）运动功能评定

早期治疗阶段和康复阶段所关注的临床问题有所差异。故本指南建议结合使用徒手肌力评定及脊髓损伤评估标准进行运动功能评定。虽然本指南主要针对不合并脊髓损伤的脊柱骨折脱位，但在临床康复过程中，有出现脊髓损伤的可能，故也推荐使用 ASIA 标准进行

评估。

（三）日常生活活动能力和生活质量评定

日常生活活动能力常用的量表包括改良 Barthel 指数和脊髓损伤独立性评估（第 3 版）（SCIM-Ⅲ）等。但因为本部分指南以非脊髓损伤临床情况为主，故在临床康复初期可以使用上述量表进行评估，但在康复中后期评估功能改善方面作用有限。生活质量常用的量表是 SF-36、WHO-QOL-100 等。

三、康复治疗

脊柱骨折脱位康复问题涉及因素较多，如患者年龄、性别、伤前基础病及生活状态、治疗方式等，目前循证医学方面的证据缺乏。故本部分指南证据等级以专家共识为主。

（一）康复治疗原则与目标

康复治疗原则是尽早开始、全面康复、个体化康复，使患者尽早重返工作岗位或生活状态。康复治疗目的是预防并发症，保持治疗阶段效果，促进患者顺利过渡到下一康复阶段。

（二）康复治疗技术

康复治疗应尽早介入，只要生命体征稳定，伤后第 1 天即可开始。早期康复内容包括早期床上翻身与减压等、被动反馈刺激、肌力训练、克服术后体位性低血压，如合并肋骨、骨盆损伤，则需早期进行膀胱与直肠训练，预防肺部感染、尿路感染、压疮与深静脉血栓等。推荐患者躯体、心理功能和社会适应能力的全面康复。应采取多学科合作方式，措施包括：

1. 物理治疗　体位摆放及姿势训练、关节活动度训练、肌力训练、软组织牵拉训练、坐起训练、斜床站立训练；治疗师指导下的自我拉伸训练是目前通行的做法。

2. 支具疗法　本节所指支具治疗，指受伤脊柱区域的保护，除保守治疗应用支具的要求外，特别适用于手术后支具应用。

目前，尚无脊柱术后支具应用相关指南。一般通行的做法是颈椎术后围领制动 6~12 周。在术后初期主要使用围领来限制活动、控制疼痛，因为大部分脊柱的实际稳定性来自于植骨和钢板螺丝钉的固定。胸腰椎骨折术后，基于骨折愈合的病理生理过程，多数医师建议患者使用支具至术后 3 个月，希望减轻患者疼痛、给内植物 - 骨界面融合创造稳定的环境。

然而，Overley 等（2018）发表的一项关于单 / 双节段颈椎融合术后支具佩戴必要性的前瞻性研究，将 50 例前路融合患者随机分组，术后采用神经功能和影像学指标，证明术后支具佩戴并无优势，结论认为颈椎单 / 双节段椎间融合术后应用围领并不会促进功能恢复及融合率提高。另有一项 Meta 分析结果显示，脊柱骨折术后支具使用（POB）缺乏临床和生物力学证据，并不会更好地缓解疼痛和改善生活质量，而且佩戴支具会给患者带来潜在不适，并增加额外成本。

基于有限的证据，支具对脊柱手术后的预后和功能改善没有帮助。颈椎单 / 双节段融合术后可以不佩戴围领。但颈椎 3 个节段及以上融合术仍建议佩戴围领 6~12 周。胸腰椎后路长节段固定，为避免两端内植物承受过高应力，建议佩戴支具至术后 3 个月。

3. 作业疗法　主要针对颈椎骨折脱位患者或老年患者的上肢功能问题，以作业和日常生活需求为导向的体位摆放及姿势训练、关节活动度训练、肌力训练。

4. 心理疗法　注意伤后抑郁与焦虑的征象，请专科医师进行评估，决定是否采取心理治疗措施。

（三）传统康复治疗技术

传统认为,推拿按摩具有疏通经络、行气活血、舒筋缓急、调理关节、调节脏腑的作用。脊柱骨折脱位与四肢关节疾病有所不同。虽然现代研究证实,推拿按摩能促进局部血液循环,消退关节周围软组织炎症反应。主要方法:松解法、拨离手法、屈伸牵引法、整理法等。这些方法在受伤脊柱应谨慎使用。

四、康复护理与管理

（一）患者教育

评估患者伤后的心理状态,确定心理状态分期,根据相应评估量表评价患者需要解决的具体心理问题,根据患者心理状态所处的临床分期进行有针对性的心理干预和药物干预。

（二）社区康复

推荐个体化康复措施。应考虑到患者的生活和职业环境,根据其实际需求和目标选择个体化康复措施,满足患者出院后的实际需要。

（三）家庭康复

家庭康复是患者进阶康复,最终回归工作及社会生活的重要阶段,却常常被忽略,且患者及家属对家庭康复的理解不透彻。具体做法应参考"术后康复方案"中的"进阶训练方案"。

（四）康复护理

脊柱骨折脱位有一定致残率,康复护理、康复指导对疾病的恢复有很大作用。

1. 饮食护理与体重控制　脊柱骨折脱位术后恢复过程中,需要专业的饮食指导,制订科学的食谱,达到控制体重、营养均衡、预防骨质疏松等目的。

2. 指导运动方式　日常生活中,患者行、走、站、坐都要保持良好姿态,使关节位于功能位置,视病情轻重进行适当的功能锻炼,以促进脊柱功能恢复。

3. 心理健康宣教　保持良好心理状态,保持精神愉快,也是加速疾病康复的重要因素。

4. 辅助具使用指导　颈托、腰围、手杖等辅助具的正确使用与解除,需要专业的判断与指导,对术后康复有重要意义。

（洪　毅）

第二节　骨盆骨折

一、概述

骨盆为一完整的闭合骨环,由两侧髋骨及骶骨组成,前方由耻骨联合相连接,后方由髂骨与骶骨的关节面形成骶髂关节。骨盆结构坚固,损伤多因高能量外力所致。机动车事故、高处坠落以及工业挤压伤是骨盆骨折的主要原因,亦可因肌肉强烈收缩引起撕脱骨折;部分致伤原因也引起开放性损伤。骨盆骨折常伴发腹部或盆腔脏器、泌尿生殖系统、盆腔神经血管、腹膜后区损伤及下肢骨折等其他损伤。以往对骨盆骨折多采取保守治疗,如牵引、骨盆悬吊或石膏固定等方法,致残率高,约为 50%~60%。20 世纪 80 年代以来,对于垂直不稳定骨盆骨折,国内外广泛开展切开复位内固定治疗,取得了满意疗效。

（一）病因

1. 直接暴力是引起骨盆骨折的主要原因,如交通事故、砸伤及高处坠落伤等。肌肉强力收缩也可引起髂前上棘、髂前下棘、坐骨结节等处骨折。

2. 应力暴力作用于骨盆侧方,先使其前环薄弱处耻骨上下支发生骨折,而应力的继续,使髂骨翼向内,在后环骶髂关节或其邻近处发生骨折或脱位。侧方应力使骨盆向对侧挤压并变形。

3. 当暴力作用于骨盆后方,使髂骨翼向外翻,先使前环耻、坐骨支骨折或耻骨联合分离,而应力继续,髂骨更向外翻,使骶髂关节或其邻近处发生损伤。骨盆环的变形是伤侧髂骨翼向外翻或扭转,使其与对侧半骨盆分开。

（二）临床分型

1. Tile 分类方法　主要依据骨盆稳定性和致伤暴力的作用方向两个相互关联的因素分为 A、B、C 三型,按严重性顺序逐渐增加。每型再分为 A1、A2、A3 三个亚型,而每个亚型又都被扩展了。这种分类方法现已被多数医师所接受。这种分类分法可以当作一个指南来应用。对每一个具体患者的处理,还需要仔细进行个体化评估,而不是依赖死板的分类。许多类型的骨折、脱位并不符合已有的精确的分类,譬如一些机动车所致创伤导致骨盆环变得极不规则。因这些暴力都是高能量暴力,所以骨盆通常是不稳定的。但仔细分析,所有病例应该符合已有的分类标准。

A 型(稳定型):A 型骨盆稳定骨折有两种类型。第一,不影响骨盆环的骨折,譬如骨盆边缘的撕脱骨折,髂骨骨折,骶骨、尾骨的横向骨折。第二,累及骨盆环但骨折轻微而且软组织较完整。A 型骨折可进一步分类如下:

A1 型:撕脱骨折。最常见于髂前上棘。

A1-1 型:髂前上棘撕脱骨折。

A1-2 型:髂前下棘撕脱骨折。

A1-3 型:耻骨结节(棘)撕脱骨折。

A1-4 型:髂结节撕脱骨折。

A1-5 型:坐骨结节撕脱骨折。

A1 型损伤大都可以通过卧床休息等保守治疗方法来处理。如果骨折移位明显,则可以通过外科手术使撕脱的骨折复位固定。

A2 型:稳定的髂骨翼骨折或移位较小的骨盆环骨折。

A2-1 型:孤立的髂骨翼骨折。

A2-2 型:稳定的无移位或仅少许移位的骨盆环骨折。

A2-3 型:孤立前环骨折。此型损伤也称骑跨骨折或蝶状骨折,因为它累及全部 4 个耻骨支而没有后部损伤。

A3 型:骶/尾骨的横向骨折。

A3-1 型:尾骨骨折或骶尾关节脱位。此型损伤较常见,一般不会有神经损伤,但在某些患者会长期疼痛。

A3-2 型:无移位的骶骨横向骨折。通常由摔伤所致,特别是老年人常见,预后相对较好而不需要手术治疗。

A3-3 型:有移位的骶骨横向骨折。此型损伤可发生于单纯的摔伤。

B 型(部分稳定型):这类骨折都是旋转不稳定,但垂直方向和后方却是稳定的。这类骨折可以有前方移位,如耻骨联合分离或耻骨支骨折移位,但是没有垂直方向或后方移位,或有移位但通常小于1cm。若后方移位大于1cm,就说明存在垂直方向的不稳定,即C型损伤。垂直方向稳定的B型损伤可以由外部的旋转暴力(前后向挤压)导致,也可由内部的旋转暴力(侧方挤压)导致。暴力可以是单侧的,也可以是双侧的。B型损伤的特征是后部张力带完整(由于骶髂韧带的存在和坚固的骶骨或髂骨影响)以及骨盆底完整。

B1型:翻书样损伤(外部的旋转不稳定)。

B1-1型:单侧损伤。

B1-2型:双侧损伤。

B2型:侧方挤压伤。这类损伤的特点为单侧骨盆后弓部分破裂而维持着垂直方向或后部的稳定性(即内部旋转稳定性)。

B2-1型:同侧的前部和后部损伤。①耻骨联合交锁:任何一种侧方挤压暴力伤都可以从前方破坏耻骨联合而不一定使耻骨支骨折。尽管比较少见,但这种损伤还是存在的。②"Tilt"骨折:前部损伤可以是耻骨上支骨折,并经常累及髋臼前柱。当侧方暴力持续时,耻骨上支通过耻骨联合旋转,最终导致耻骨联合破裂,引起"Tilt"骨折。

B2-2型:对侧型(桶柄样)。当侧方挤压暴力同一个旋转因素结合在一起时(通常通过髋关节),就会产生一种新的类型。前部的耻骨联合分离或两耻骨体或双侧耻骨上下支的骨折合并对侧后部结构的损伤。后部的韧带可以被破坏或保持完整。像其他所有的侧方暴力伤一样,该型因为盆底组织相对完整,所以还保持垂直方向的稳定性。随即发生的半骨盆向上脱位并向内侧旋转,外形像一只水桶的把手。在临床上,该侧大腿常处在内旋、缩短位。

B3型:双侧B型损伤。双侧的损伤可以是双侧垂直方向都稳定的损伤。

C型(不稳定型)

C1型:单侧损伤。

C1-1型:髂骨骨折。

C1-2型:骶髂关节脱位或骨折脱位。

C1-3型:骶骨骨折。

C2型:双侧损伤,一侧B型,另一侧C型。这种损伤类型,通常一侧为部分不稳定的B-1型"翻书"损伤或B-2型侧方挤压伤,而另一侧为经过髂骨、骶髂关节或骶骨的不稳定C型损伤。

C3型:双侧损伤,双侧均为C型损伤。

C3变异型:双侧骶髂关节脱位,前弓完整。

2. AO分型　骨盆骨折AO分型系统已逐渐被人们所接受,是应用较广泛的分型系统。AO与Tile分型系统相似。

A型:稳定型,后弓完整。

A1:后弓完整,撕脱骨折。

A1.1:髂前上棘。

A1.2:髂嵴。

A1.3:坐骨结节。

A2:后弓完整,耻骨骨折(直接暴力)。

A2.1:髂骨翼骨折。

A2.2：前弓单侧骨折。

A2.3：双侧前弓骨折。

A3：后弓完整，骶骨尾侧至 S_2 的横行骨折。

A3.1：骶尾关节脱位。

A3.2：骶骨未脱位。

A3.3：骶骨脱位。

B 型：后弓的不完全破裂，部分稳定，旋转。

B1：外部旋转不稳定，翻书样损伤，单侧。

B1.1：骶髂关节前方破裂。

B1.2：骶骨骨折。

B2：后弓的不完全破裂，单侧，内部旋转（侧方挤压）。

B2.1：骶骨前方挤压骨折。

B2.2：部分骶髂关节骨折，半脱位。

B2.3：不完全髂骨后方骨折。

B3：后弓的不完全破裂，双侧。

B3.1：双侧翻书样损伤。

B3.2：一侧翻书样损伤，一侧侧方挤压损伤。

B3.3：双侧侧方挤压损伤。

C 型：后弓的完全破裂，不稳定。

C1：后弓的完全破裂，单侧。

C1.1：髂骨骨折。

C1.2：骶髂关节脱位和 / 或骨折脱位。

C1.3：骶骨骨折。

C2：双侧损伤，一侧旋转不稳定，一侧垂直不稳定。

C3：双侧损伤，双侧完全不稳定。

（三）临床表现

1. 骨折表现

（1）稳定性骨折：单纯耻骨支骨折，疼痛在腹股沟及阴部，可伴内收肌痛。髂前部撕脱骨折常伴皮下溢血及伸屈髋关节时疼痛。骶骨、髂骨的局部骨折表现为局部肿痛。

（2）不稳定骨折：耻骨联合分离时，可触到耻骨联合处的间隙加大及压痛。在骶髂关节及其邻近部位的纵行损伤，多伴有前环损伤，骨盆失去稳定，症状重，除疼痛外，翻身困难、甚至不能，后环损伤侧的下肢在床上移动困难。由于骨盆至股骨上部的肌肉收缩时，必牵动稳定性遭到破坏之骨盆环，使脱位或骨折处疼痛，致该下肢移动困难。在分离型损伤中，由于髂翼外翻，使髋臼处于外旋位，亦即该下肢呈外旋畸形。

2. 损伤病理解剖基础与并发症的表现　骨盆由髂骨、耻骨、坐骨和骶骨组成，前方为耻骨联合，后方为骶髂关节。骨盆内有许多内脏，骨盆边缘有许多肌肉和韧带组成，保持骨盆的稳定。骨盆多为松质骨，骨盆内侧壁血管丰富，骨折后引起大量出血，易导致腹膜后血肿和出血性休克。骨盆骨折可引起膀胱、尿道、阴道和直肠损伤，同时还可损伤腰骶神经丛和坐骨神经。

（1）休克：骨盆骨折为松质骨骨折，本身出血量较多，加以盆腔静脉丛多且无静脉瓣阻挡回流,以及中小动脉损伤,故严重骨盆骨折常有大量出血(1 000ml 以上)积聚于腹膜后,患者表现为轻度或重度休克。因此,对骨盆骨折病例,首先要检查血压、脉搏、血红蛋白、血细胞比容等,以便对休克者及时救治。

(2)直肠肛管损伤及女性生殖道损伤:坐骨骨折可损伤直肠或肛管。女性生殖道在膀胱与直肠之间,损伤其生殖道常伴有该生殖道前方或后方的损伤。伤后早期并无症状,如直肠损伤撕破腹膜,可引起腹内感染,如腹膜完整则仅引起盆腔感染。阴部检查及肛门指诊有血是本并发伤的重要体征。进一步检查可发现破裂口及刺破直肠的骨折断端。早期检查出这些并发伤,是及时清创、修补裂孔、预防感染的关键。延误发现及处理,则感染后果严重。因此,对于骨盆骨折病例,必须检查肛门及会阴。

(3)尿道及膀胱损伤:是骨盆骨折常见的并发伤。尿道损伤后排尿困难,尿道口可有血流出。膀胱在充盈状态下破裂,尿液可流入腹腔,呈现腹膜刺激症状。膀胱在空虚状态下破裂,血液可渗出到会阴部。因此,应检查会阴及尿道有无血液流出。

(4)神经损伤:由于骨折部位的不同,神经损伤的部位也不同。骶管骨折脱位可损伤支配括约肌及会阴部的马尾神经。骶管裂孔部骨折,可损伤坐骨神经根。骶 1 侧翼骨折可损伤腰 5 神经。坐骨大切迹部或坐骨骨折,有时可损伤坐骨神经。耻骨支骨折偶可损伤闭孔神经或股神经。髂前上棘撕脱骨折可伤及股外侧皮神经。了解上述神经所支配的皮肤感觉区与支配的肌肉,进行相应的感觉及运动检查,可作出诊断。

(5)大血管损伤:偶尔骨盆骨折可损伤髂外动脉或股动脉。损伤局部血肿及远端足背动脉减弱或消失是重要体征。因此,对骨盆骨折病例应检查股动脉与足背动脉,以便及时发现有无大血管损伤。

(6)腹部脏器损伤:骨盆遭受损伤发生骨折时,亦可伤及腹部脏器,除上述骨盆骨折的并发症之外,可有实质脏器或空腔脏器损伤。实质脏器损伤表现为腹内出血,可有移动性浊音体征。空腔脏器破裂,主要是腹膜刺激症状及肠鸣音消失或肝浊音界消失。腹膜穿刺检查有助于诊断。

(四)诊断

一般认为,根据病史、体格检查和骨盆前后位 X 线片所见,即可确诊骨盆骨折。对于伴有骨盆骨折的多发伤,应进行全面体格检查,及时发现合并伤。

1. X线检查　是诊断骨盆骨折的主要手段,可显示骨折类型及移位情况。

2. CT检查　具有以下优点:①能发现 X 线片不能显示的骨折;②能清楚地立即显示半侧骨盆移位情况;③对髋臼骨折特别适用;④对需行内固定的骨盆骨折,CT 能正确显示复位情况、内固定位置是否恰当及骨折愈合进展情况。

3. B超检查　用以了解腹腔及盆腔内脏及大血管的情况。

(五)保守治疗

1. 急救　抗休克;处理腹腔及盆腔的合并损伤。

2. 骨折处理

(1)传统治疗方法:卧硬板床;骨盆兜带悬吊固定及牵引;股骨髁上牵引。

(2)近年采取的新方法:外固定架闭合复位。

(六)手术治疗

随着内固定器材的不断改进,骨折治疗技术不断提高,目前骨盆骨折常采用切开复位钢板内固定治疗。此方法原则上可免去二次手术取内固定器材,并有固定可靠、便于护理的优点,有助于早期活动、减少并发症。根据骨折部位采取相应手术方式:髋骨骨折及骶髂关节脱位后路内固定术;垂直剪切骨折后路内固定术;骶髂关节前路稳定术;耻骨联合分离钢板螺钉内固定术等。

二、康复评定

骨盆骨折治疗的目的是通过手术及非手术方案,促进骨折愈合,减少并发症的出现,减轻患者疼痛,尽早功能锻炼恢复患者功能。目前最常用的髋关节功能标准为美国 Harris 医师在 1969 年提出的 Harris 标准及 1972 年的 Charnley 标准。

三、康复治疗

(一)康复治疗原则与目标

骨盆骨折康复的目标是尽早减轻或消除疼痛,稳定骨折,矫正畸形,改善或恢复关节功能,改善生活质量。骨盆骨折康复的总体原则是结合骨折分型选择合适的治疗方式,非手术治疗与必要的手术治疗,根据骨折愈合情况循序渐进,并选择合适的康复训练方式。

(二)康复治疗技术

1. 运动疗法

(1)稳定性骨盆骨折的康复

1)稳定性骨盆骨折概述:骨盆环连接性未遭到破坏的稳定性骨盆骨折,包括髂骨翼骨折、骶骨横行骨折、尾骨骨折、髂骨上棘骨折、髂前下棘骨折、坐骨结节撕脱骨折、单一的坐骨支或耻骨支骨折。骨盆环连接性虽有破坏,但不在负重部位,对骨盆环的稳定性无明显影响。包括同侧或双侧的坐骨支、耻骨支骨折,以及耻骨联合分离。

2)稳定性骨盆骨折康复方案:卧床休息期间注意髋关节微屈位下活动双下肢膝、踝关节,以不引起疼痛或致微痛为度。应尽量避免同侧髋关节过度前屈、外展、外旋引起疼痛。

A.伤后 2~3 周,患者需卧床休息。

踝泵练习:用力、缓慢、全范围反复屈伸踝关节,5min/ 组,1~2 组 /h。

股四头肌(大腿前侧肌群)等长练习:在不增加疼痛的前提下尽可能多做,500~1 000 次 /d。可尽量避免肌肉萎缩,同时促进下肢血液循环。

腘绳肌(大腿后侧肌群)等长练习:在不增加疼痛的前提下尽可能多做,500~1 000 次 /d。尽量避免肌肉萎缩,同时促进下肢血液循环。

床外股四头肌肌力练习:将原坐位改为仰卧位。于双膝下垫枕以使髋微屈,双小腿悬于床外,踝部以沙袋、皮筋等作为负荷,踢腿至膝伸直位,缓慢落下,20~30 次 / 组,组间休息 30 秒,4~6 组 / 大组,2~3 大组 /d。

同时强化上肢肌力,以维持基本身体素质,为体位转移和下地扶拐行走等做准备。但必须在床上进行,必须确保练习时骨盆无受力和移动。

B.伤后 3~4 周,必须由专业医师确定骨折开始愈合后,方可开始练习。

开始轻柔的髋关节活动度练习:但必须在床上仰卧进行,同时必须保证轻柔缓慢主动动作。不可勉强进行,更不能由非专业人员帮助暴力推拿。整个练习过程控制在无或微痛范围内。10~15 次 / 组,2~3 组 /d。先练习髋关节屈伸,再练习内外旋,最后练习外展内收。

C.伤后 6~8 周,骨折愈合程度可侧卧时,开始辅助侧抬腿练习。

经专业医师复查许可后,开始负重和平衡练习:随骨折愈合的牢固程度,负重由 1/4 体重→1/3 体重→1/2 体重→2/3 体重→4/5 体重→100% 体重逐渐过渡。可在平板健康秤上让患腿负重，以明确部分体重负重的感觉。逐渐至可达到患侧单腿完全负重站立。5min/次，2 次 /d。

开始前后、侧向跨步练习：要求动作缓慢、有控制、上体不晃动。力量增强后可双手提重物为负荷或在踝关节处加沙袋为负荷。20 次 / 组，组间间隔 30 秒，2~4 组连续，2~3 次 /d。

恢复髋关节周围肌肉力量练习：要求动作缓慢、有控制，无或微痛，逐渐增加力度和运动量。20 次 / 组，组间间隔 30 秒，2~4 组连续，2~3 次 /d。

如果患者是髂前上、下棘或髂嵴的撕脱骨折，手术内固定后，患者 3~4 周即可下床活动，康复治疗可以直接进行后期训练。

（2）不稳定骨盆骨折的康复

1）不稳定骨盆骨折概述：邻近骶髂关节的骨折或骶髂关节脱位；前后环同时骨折：骶髂关节脱位、髂骨后部骨折合并耻骨上下支骨折、骶髂关节脱位或髂骨后部骨折合并耻骨联合分离、前后环多处骨折。

2）不稳定骨盆骨折康复方案：不稳定骨盆骨折患者无论是非手术治疗或手术治疗，在卧床休息期间应注意髋关节微屈位下活动双下肢膝、踝关节，以不引起疼痛或致微痛为度。另，应尽量避免同侧髋关节过度前屈、外展、外旋引起疼痛。

A. 卧床期：不稳定骨盆骨折非手术治疗患者需要卧床，卧床时间约 4~6 周。在此期间，应以髋膝踝的活动度和双下肢肌力训练为主。手术治疗患者依据手术方式由医师决定卧床时间。

踝泵练习：用力、缓慢、全范围反复屈伸踝关节，5min/ 组，1~2 组 /h。

股四头肌（大腿前侧肌群）等长练习：在不增加疼痛的前提下尽可能多做，大于 500~1 000 次 /d。可尽量避免肌肉萎缩，同时促进下肢血液循环。

腘绳肌（大腿后侧肌群）等长练习：在不增加疼痛的前提下尽可能多做，大于 500~1 000 次 /d。可尽量避免肌肉萎缩，同时促进下肢血液循环。

床外股四头肌肌力练习：将原动作的坐位改为仰卧位。于双膝下垫枕以使髋微屈，双小腿悬于床外，踝部以沙袋、皮筋等作为负荷，踢腿至膝伸直位，缓慢落下，20~30 次 / 小组，小组间休息 30 秒，4~6 小组 / 大组，2~3 大组 /d。

同时强化上肢肌力，以维持基本身体素质，为体位转移和下地扶拐行走等做准备。但必须在床上进行，必须确保练习时骨盆无受力和移动。

B. 活动期：伤后大约 2~3 周，患者损伤局部疼痛减轻可以开始下述练习。

开始轻柔的髋关节活动度练习：但必须在床上仰卧进行，同时必须保证轻柔缓慢主动动作。不可勉强进行，更不能由非专业人员帮助暴力推拿。整个练习过程控制在无或微痛范围内。10~15 次 / 组，2~3 组 /d。先练习髋关节屈伸，再练习内外旋，最后练习外展内收。

C. 行走期：经专业医师复查许可后，开始负重和平衡练习。随骨折愈合的牢固程度，负重由 1/4 体重→1/3 体重→1/2 体重→2/3 体重→4/5 体重→100% 体重逐渐过渡。可在平板健康秤上让患腿负重，以明确部分体重负重的感觉。逐渐至可达到患侧单腿完全负重站立。5min/ 次，2 次 /d。

开始前后、侧向跨步练习：要求动作缓慢、有控制、上体不晃动。力量增强后可双手提重物为负荷或在踝关节处加沙袋为负荷。20 次 / 组，组间间隔 30 秒，2~4 组连续，2~3 次 /d。

恢复髋关节周围肌肉力量练习：要求动作缓慢、有控制，无或微痛，逐渐增加力度和运动量。20 次 / 组,组间间隔 30 秒,2~4 组连续,2~3 次 /d。

2. 物理治疗　物理治疗对促进骨折愈合具有一定作用,如脉冲式超短波能促进淋巴、血液循环,改善组织细胞通透性,增强组织代谢水平,从而达到消炎、止痛以及促进创伤组织愈合等功效,但超短波对金属内固定物具有热效应及电离作用,因此骨折内固定术后不建议行超短波康复治疗。磁疗能改善血液循环,诱发骨折部位电生理反应,促进骨骼生长和骨折愈合。干扰电刺激能引起集体逆压电效应,使骨、软骨周围环境改变,从而促进骨组织生长。

3. 心理治疗　骨盆骨折患者在肢体受到严重损害后,心理方面的损伤也不容忽视。严重创伤患者伤残后的情感反应演变规律一般为创伤→损害→意识到损害→难治性反应→损害加重或恶化。通过心理治疗,可改善患者的心理 - 认识状态,使患者积极主动参加康复训练,从而增强训练质量及临床疗效。

第三节　髋臼骨折

一、概述

髋臼骨折由高能量损伤所致,多见于青壮年,且常见合并损伤,骨折块移位可导致髋关节匹配丧失,若不经复位而任其畸形愈合,将导致股骨头与髋臼接触面减小,局部压力增加,引起关节软骨塌陷,最终导致创伤性关节炎。髋臼骨折患者的整体治疗应遵循公认的加强创伤生命支持(advanced trauma life support, ATLS)方案。髋臼骨折手术治疗需恢复髋臼形态、接触区几何形态和关节内压力分布。

（一）髋臼解剖结构

Letournel 将髋臼分为前柱和后柱 2 个结构,同时包含前柱和前壁、后柱和后壁 4 个元素;将 940 例髋臼骨折患者分为单一元素的骨折(后壁型 23.7%、后柱型 3.2%、前壁型 1.9%、前柱型 4.5% 和横断型 7.4%)和至少包含 2 个元素的骨折(后柱加后壁型 3.4%、T 型 7.0%、横断加后壁型 19.5%、前柱加后半横型 6.6% 和双柱型 22.7%)。

（二）髋臼骨折诊断

髋臼骨折治疗的难点在于诊断、分型,只有明确的诊断、分型才能指导选择正确的手术入路并制订合理的内固定方案。髋臼骨折诊断主要依赖于影像学检查。

1. X 线检查　X 线检查包括摄骨盆前后位、髂骨斜位和闭孔斜位 X 线片。在骨盆前后位 X 线片上,需牢记 6 个标记,即髋臼顶、前壁、后壁、髂坐线(后柱)、髂耻线(前柱)和泪滴。

2. CT 平扫　仔细解读 CT 平扫图像,并与 X 线片进行对照,有助于了解骨折的个体化特点。CT 平扫图像中,矢状位骨折线在 X 线片上表现为横断骨折线,冠状位骨折线在 X 线片上表现为前后柱分离的骨折线。

3. CT 三维重建　CT 三维重建能直观地显现髋臼骨折形态及骨折块移位方向和程度,有助于认识骨折特点,并制订切开复位内固定方案。但它只能呈现骨折表面情况,无法展示骨折和骨骼内在结构的改变,如压缩性骨折、关节内骨折块等,对于这些易被忽视的情况应予以注意。

（三）髋臼骨折分型

Letournel 和 Judet 描述的髋臼骨折分型是应用最为广泛的分型系统。他们将髋臼骨折分为两个基本类型：简单骨折型和较复杂的联合骨折型。简单骨折型伴有横行骨折的一个壁或一个柱的孤立骨折，包括后壁、后柱、前壁、前柱和横行骨折；联合骨折型的骨折几何形状较复杂，包括 T 型骨折、后壁后柱联合骨折、横行和后壁联合骨折、前壁骨折伴后半横行骨折、双柱骨折。

二、髋臼骨折康复评定

髋臼骨折治疗目的是通过手术及非手术方案，促进骨折愈合，减轻患者疼痛，尽早功能锻炼，恢复患者功能。目前最常用的髋关节功能标准为 Harris 标准以及 Charnley 标准。

三、髋臼骨折康复

（一）康复治疗原则与目标

髋臼骨折康复的目标是尽早减轻或消除疼痛，稳定骨折，矫正畸形，改善或恢复髋关节功能，改善生活质量。髋臼骨折康复的总体原则是结合骨折分型选择合适的治疗方式，根据骨折愈合情况循序渐进，并选择合适的康复训练方式。

（二）康复治疗技术

1. 运动疗法

（1）髋臼骨折康复步骤

1）早期康复：伤后 2 周内。此时患肢肿胀、疼痛，骨折断端不稳定，容易发生再移位。此期康复训练的主要目的是促进患肢血液循环，以利于消肿和固定。而消除水肿最有效、最可行、花费最少的方法是进行主动运动。由股四头肌及髋部肌肉等长收缩运动开始，以后随着疼痛逐渐减轻，逐步增加轻度的舒张收缩、助力运动和髋关节持续被动运动（CPM）以及患肢踝、膝关节的主动运动，然后再配合一定的物理治疗，如光疗、电疗等，以消除患处水肿，防治肌肉萎缩和髋关节粘连。

2）中期康复：伤后 2 周至骨折临床愈合。此期患者患肢肿胀逐渐消退，疼痛减轻或消失，骨折处日趋稳定。此期除继续做患肢股四头肌肌肉收缩及 CPM 外，逐渐由被动运动转为主动运动，若骨折较轻，应尽早起床进行全身运动。伤后 5~6 周，骨折处有足够骨痂形成，可进一步扩大活动的范围和力量，由 1 个关节到多个关节，逐渐增加关节的主动屈伸及各向活动，防止肌肉萎缩，避免关节僵硬。髋臼骨折者可促进关节软骨的生化与修复，并使关节面有较好的塑形，同时也可防止关节内粘连。健肢与躯干应尽可能维持其正常活动，可能时应尽早下床活动。在卧床治疗期间，应每日做床上保健操，以改善全身状况，防止并发症的发生。为改善血液循环、消炎消肿、减轻疼痛、减少粘连、防止肌肉萎缩以及促进骨折愈合，应及时采取合理的物理治疗并配合针灸、推拿、按摩等传统康复治疗技术。如用超声波疗法或磁疗可以使骨再生区代谢过程加强，经治疗后纤维细胞和成骨细胞出现早，而骨盆或髋臼骨折因骨折部位较深，更适合超短波治疗。为防止肌肉萎缩，可用低中频电流（电疗法）刺激骨折部位两端的肌肉。为减少瘢痕与粘连，可采用音频或超声波治疗。

3）后期康复：指骨折已达到临床愈合或已去除外固定后的时期。此时 X 线片显示骨性骨痂已明显形成，骨骼有了一定的支撑力，但多存在髋关节及邻近关节的活动度下降、肌肉萎缩等功能障碍。因此，此期康复治疗的主要目的是恢复受累关节活动度、增强肌肉力量，使肢体功能恢复正常。

（2）功能锻炼：功能锻炼的主要形式是加强患肢关节的主动运动和负重练习,使各关节迅速恢复到正常活动范围,同时最大限度地恢复肌力,恢复肢体的正常力量。在此基础上,恢复日常生活活动能力与工作能力。

1)恢复髋、膝关节的活动范围：要恢复关节的活动范围,就要牵伸、松解关节内外粘连、挛缩的组织,增强血液循环,为此要进行主动及被动的牵伸运动,并配合应用物理治疗及按摩等。

2)恢复肌力：恢复肌力的唯一有效方法是逐步增强肌肉的工作量,引起肌肉适度疲劳。

3)恢复日常生活活动能力及工作能力：可通过作业疗法及健身训练活动来改善动作技巧,发展身体素质,恢复日常生活活动能力及工作能力。

2. 髋臼骨折术后 CPM 机的使用及康复要点

（1）术后早期：指麻醉清醒后至术后第 2 天,用海绵枕固定患侧髋关节于外展 15°、屈曲 30° 位。鼓励患者进行主动膝、踝关节的屈伸运动及股四头肌的等长收缩锻炼,以加速下肢静脉回流、减轻肿胀。

（2）术后中期：指术后第 3~14 天,此期已拔除负压引流,应开始应用关节 CPM 机做下肢持续被动运动,从 30° 开始,2 次 /d,每次 50~60 分钟,隔日 ROM 增加 5°。鼓励患者进行主动髋、膝关节屈伸运动,每天 2~3 次,并持续股四头肌等长收缩锻炼,同时配合助力运动及针灸、按摩、理疗等康复措施。

（3）术后后期：指术后 2 周以后,手术切口已愈合,患者多数可出院继续治疗,但一定要注意维持患肢的牵引。简单髋臼骨折一般维持 4~6 周,而较复杂的不稳定髋臼骨折最少要牵引 6 周,牵引重量为体重的 1/14~1/16。此时医师应教会患者在家中继续进行康复训练的方法,包括下肢主动屈伸运动、股四头肌锻炼、床边站立、扶拐不负重行走、继续理疗等。术后第 8 周随访,根据 X 线片表现及查体情况,增加髋关节外展肌群及腘绳肌的锻炼,开始髋关节主动内收、外展运动练习。根据骨折类型、固定的坚固程度逐渐开始部分负重行走,手术 12~14 周后完全负重行走。

3. 物理治疗及心理治疗 同骨盆骨折。

（三）髋臼骨折治疗选择

1. 治疗原则 髋臼骨折治疗原则包括准确分型,充分利用单一入路进行手术,对骨折解剖复位、坚强内固定,术后功能锻炼。

2. 治疗方法选择 髋臼骨折治疗包括保守治疗和手术治疗,除患者基本情况外,主要根据骨折类型和形态进行选择。髋臼骨折保守治疗的适应证有骨折无移位、关节稳定等。治疗方法为牵引 3~4 周,部分负重 4~6 周,然后开始完全负重。髋臼骨折手术治疗的适应证有难复性脱位、不稳定骨折、髋臼顶移位 >2mm、关节内骨折、坐骨神经损伤、股骨骨折及膝关节损伤等。手术治疗禁忌证有全身情况差、骨质疏松症、严重粉碎性骨折、伤口污染、术者缺乏外科手术经验、手术设施不足等。

（夏　群）

参考文献

1. Healey CD, Spilman SK, King BD, et al.Asymptomatic cervical spine fractures: Current guidelines can fail older

patients[J].J Trauma Acute Care Surg,2017,83(1):119-125.

2. Hu R,Mustard CA,Burns C.Epidemiology of incident spinal fracture in a complete population[J].Spine(Phila Pa 1976),1996,21(4):492-499.

3. Marino RJ,Barros T,Biering-Sorensen F,et al.International standards for neurological classification of spinal cord injury[J].J Spinal Cord Med,2003,26(Suppl 1):50-56.

4. Overley SC,Merrill RK,Baird EO,et al.Is Cervical bracing necessary after one-and two-level instrumented anterior cervical discectomy and fusion?A prospective randomized study[J].Global Spine J,2018,8(1):40-46.

5. Saragiotto BT,Michaleff ZA.The Canadian C-Spine Rule[J].J Physiother,2016,62(3):170.

6. Soliman HAG,Barchi S,Parent S,et al.Early impact of postoperative bracing on pain and quality of life after posterior instrumented fusion for lumbar degenerative conditions:a randomized trial[J].Spine(Phila Pa 1976),2018,43(3):155-160.

7. Walters BC,Hadley MN,Hurlbert RJ,et al.Guidelines for the management of acute cervical spine and spinal cord injuries:2013 update[J].Neurosurgery,2013,60(CN suppl 1):82-91.

8. Zhu MP,Tetreault LA,Sorefan-Mangou F,et al.Efficacy,safety,and economics of bracing after spine surgery:a systematic review of the literature[J].Spine J,2018,18(9):1513-1525.

9. 李林,许光旭,励建安.骨盆骨折临床与康复[J].中国骨与关节杂志,2014,3(9):689-692.

10. 苏佳灿,张春才.骨盆骨折及其康复的研究进展[J].中国临床康复,2004,8(2):312-313.

11. 徐丽,高洁.阶梯式康复训练对髋臼骨折术后关节功能恢复的效果评价[J].淮海医药,2015,33(3):300-301.

12. 姚红华,陈银海.综合康复疗法对不稳定性骨盆骨折愈合的影响[J].中华物理医学与康复杂志,2005,27(11):688-690.

13. 中国康复医学会脊柱脊髓损伤专业委员会.《新鲜胸腰段脊柱脊髓损伤评估与治疗》的专家共识[J].中国脊柱脊髓杂志,2011,21(11):963-968.

四肢骨关节疾病与损伤

第五章

四肢骨关节退行性疾病

第一节 骨关节炎

骨关节炎(osteoarthritis,OA)是一种严重影响患者生活质量的关节退行性疾病。OA发病率高,好发于中老年人群,65岁以上人群50%以上为OA患者。累及部位包括膝、髋、踝、手和脊柱(颈椎、腰椎)等关节。尤其是膝骨关节炎(knee osteoarthritis,KOA)发病率高,对老年人的影响较大。中国健康与养老追踪调查(China Health and Retirement Longitudinal Study,CHARLS)的研究结果显示,我国膝关节症状性OA(膝关节 Kellgren & Lawrence 评分≥2分,同时存在膝关节疼痛)的患病率为8.1%;女性高于男性;呈现明显的地域差异,即西南地区(13.7%)和西北地区(10.8%)最高,华北地区(5.4%)和东部沿海地区(5.5%)相对较低。从区域特征来看,农村地区膝关节症状性OA患病率高于城市地区。

一、概述

(一)定义

骨关节炎是由生物学和生物力学因素引起的以关节软骨退行性损伤为特征的全关节疾病。病因尚不明确,其发生与年龄、肥胖、炎症、创伤及遗传等因素有关。病理特点为关节软骨变性破坏、软骨下骨硬化或囊性变、关节边缘骨赘形成、滑膜病变、关节囊挛缩、韧带松弛或挛缩、肌肉萎缩无力等。

OA分为原发性和继发性。原发性OA多发生于中老年人群,无明确的全身或局部诱因,与遗传和体质因素有一定关系。继发性OA可发生于青壮年,继发于创伤、炎症、关节不稳定、积累性劳损或先天性疾病等。

(二)临床表现

1. 关节疼痛及压痛 关节疼痛及压痛是OA最常见的临床表现,发生率为36.8%~60.7%;疼痛在各个关节均可出现,其中以髋、膝及指间关节最为常见。

2. 关节活动受限 常见于髋、膝关节。僵硬持续时间一般较短,常为几分钟至十几分钟,极少超过30分钟。患者在疾病中期可出现关节交锁,晚期可出现关节活动受限、甚至僵直,最终导致残障。

3. 关节畸形 关节肿大以指间关节OA最为常见且明显,可出现赫伯登(Heberden)结节和布夏尔(Bouchard)结节。膝关节因骨赘形成或滑膜炎症积液,也可以造成关节膨大。

4. 骨摩擦音(感) 常见于KOA。由于关节软骨破坏,关节面不平整,活动时可以出现骨摩擦音(感)。

5. 肌肉萎缩 常见于KOA,尤其是股四头肌萎缩常见。关节疼痛和活动能力下降可以导致受累关节周围肌肉萎缩,关节无力。

（三）辅助检查

1. 影像学检查

（1）X线检查：为OA明确临床诊断的首选影像学检查。

在X线片上，OA的三大典型表现为：受累关节非对称性关节间隙变窄；软骨下骨硬化和/或囊性变；关节边缘骨赘形成。部分患者可有不同程度的关节肿胀，关节内可见游离体，甚至关节变形。

（2）MRI检查：表现为受累关节的软骨厚度变薄、缺损，骨髓水肿、半月板损伤及变性、关节积液及腘窝囊肿。MRI对于临床诊断早期OA有一定价值，目前多用于OA的鉴别诊断或临床研究。

（3）CT检查：常表现为受累关节间隙狭窄、软骨下骨硬化、囊性变和骨赘增生等，多用于OA的鉴别诊断。

2. 实验室检查　骨关节炎患者的血常规、蛋白电泳、免疫复合物及血清补体等指标一般在正常范围内。若患者同时有滑膜炎症，可出现CRP和ESR轻度增高。继发性OA患者可出现与原发病相关的实验室检查异常。

（四）诊断要点

OA需根据患者病史、症状、体征、X线表现及实验室检查作出临床诊断。此外，本指南提出了髋关节、膝关节和指间关节OA的诊断标准以供参考。本指南的诊断标准遵循中华医学会骨科学分会关节外科学组、中国医师协会骨科医师分会骨关节炎学组、国家老年疾病临床医学研究中心（湘雅医院）、中华骨科杂志编辑部共同牵头发起制定的《中国骨关节炎诊疗指南（2021年版）》，参照了美国风湿病学会和欧洲风湿病联合会制定的标准并经部分骨科、风湿科、康复科专家讨论确定。

（五）药物治疗

应根据OA患者病变的部位及病变程度，内外结合，进行个体化、阶梯化的药物治疗。

1. 非甾体抗炎药　非甾体抗炎药（NSAID）是OA患者缓解疼痛、改善关节功能最常用的药物。包括局部外用药物和全身应用药物。

（1）局部外用药物：在使用口服药物前，建议先选择局部外用药物，尤其是老年人，可使用各种NSAID的凝胶贴膏、乳胶剂、膏剂、贴剂等，如氟比洛芬凝胶贴膏。局部外用药物可迅速、有效缓解关节的轻、中度疼痛，其胃肠道不良反应轻微，但需注意局部皮肤不良反应的发生。对中、重度疼痛可联合使用局部外用药物与口服NSAID。

（2）全身应用药物：根据给药途径可分为口服药物、针剂以及栓剂，最为常用的是口服药物。

用药原则：①用药前进行危险因素评估，关注潜在内科疾病风险；②根据患者个体情况，剂量个体化；③尽量使用最低有效剂量，避免过量用药及同类药物重复或叠加使用；④用药3个月后，根据病情选择相应的实验室检查。

2. 镇痛药物　对NSAID治疗无效或不耐受者，可使用非NSAID、阿片类镇痛剂、对乙酰氨基酚与阿片类药物的复方制剂。但需要强调的是，阿片类药物的不良反应和成瘾性发生率相对较高，建议谨慎采用。

3. 关节腔注射药物　可有效缓解疼痛，改善关节功能。但该方法是侵入性治疗，可能会增加感染的风险，必须严格无菌操作及规范操作。

（1）糖皮质激素：起效迅速，短期缓解疼痛效果显著，但反复多次应用激素会对关节软骨产生不良影响，建议每年应用最多不超过 2~3 次，注射间隔时间不应短于 3~6 个月。

（2）玻璃酸钠：可改善关节功能，缓解疼痛，安全性较高，可减少镇痛药物用量，对早、中期 OA 患者效果更为明显。但其在软骨保护和延缓疾病进程中的作用尚存争议，建议根据患者个体情况应用。

（3）医用几丁糖：可以促进软骨细胞外基质的合成，降低炎症反应，调节软骨细胞代谢；具有黏弹性，缓吸收性，可作为关节液的补充成分，减缓关节炎进展，减轻关节疼痛，改善功能，适用于早、中期 OA 患者，每疗程注射 2~3 次，每年 1~2 个疗程。

（4）生长因子和富血小板血浆：可改善局部炎症反应，并可参与关节内组织修复及再生；但目前对其作用机制及长期疗效尚需进一步研究。临床上对有症状的 OA 患者可选择性使用。

4. 缓解 OA 症状的慢作用药物　包括双醋瑞因、氨基葡萄糖等。有研究认为，这些药物有缓解疼痛症状、改善关节功能、延缓病程进展的作用，但也有研究认为其并不能延缓疾病进展。目前，该类药物对 OA 的临床疗效尚存争议，对有症状的 OA 患者可选择性使用。

（六）手术治疗

对病变严重、且有持续疼痛及明显功能障碍者，可考虑手术治疗。手术方式的选择主要根据患者的年龄、受累关节、预期目标、患者期望及软骨破坏程度等多种因素而定。OA 的外科手术治疗包括关节软骨修复术、关节镜清理术、截骨术、关节融合术及人工关节置换术，适用于非手术治疗无效、影响正常生活的患者。手术的目的是减轻或消除患者疼痛症状、改善关节功能和矫正畸形。

1. 关节软骨修复术　采用组织工程及外科手段修复关节表面损伤的透明软骨，主要适用于年轻、活动量大、单处小面积负重区软骨缺损，对退行性关节炎的老年患者、多处损伤、激素引起坏死等效果较差，包括自体骨软骨移植、软骨细胞移植和微骨折等技术。

2. 关节镜清理术　关节镜兼具诊断和治疗的作用，对伴有机械症状的 KOA 治疗效果较好，如存在游离体、半月板撕裂移位、髌骨轨迹不良、滑膜病变、软骨面不适合等，通过关节镜摘除游离体、清理半月板碎片及增生的滑膜等，能减轻部分早、中期 OA 患者症状，但有研究认为其远期疗效与保守治疗相当。对伴有机械症状但关节间隙狭窄较明显的患者，关节镜手术的益处可能有限。

3. 截骨术　截骨术多用于 KOA，能最大限度地保留关节，通过改变力线来改变关节面的接触面。该方法适合青中年活动量大、力线不佳的单间室病变，膝关节屈曲超过 90°、无固定屈曲挛缩畸形、无关节不稳及半脱位、无下肢动静脉严重病变的患者。

4. 关节融合术　实施关节融合术后会造成关节功能障碍，现已不作为大关节 OA 的常规治疗手段。但对于严重的慢性踝关节、指间或趾间关节 OA 且非手术治疗无效者，融合术成功率高。

5. 人工关节置换术　终末期 OA 成熟且有效的治疗方法，应用日益广泛。

髋关节置换术：①全髋关节置换术，适用于大多数非手术治疗无效的终末期髋关节OA。②表面置换术，主要适用于年轻的 OA 患者，女性患者置换后平均 10 年翻修率达

6%~17%,男性达 2%~7%,且存在血清金属离子增高、假瘤等并发症。目前临床应用较少,对育龄女性、骨质疏松或肾功能不全者更应慎用。

膝关节置换术:①全膝关节置换术,适用于严重的膝关节多间室 OA,尤其伴有各种畸形时,其远期疗效确切。全膝关节置换术后 15 年生存率为 88%~89%。②单髁置换术,适用于力线改变 5°~10°、韧带完整、屈曲挛缩不超过 15° 的膝关节单间室 OA 患者。单髁置换术后 15 年假体生存率为 68%~71%。全膝关节置换术与单髁置换术后 KOS-ADLS、HAAS 评分等的短期随访结果相似,且均较截骨术有更好的运动和生存率优势。③髌股关节置换术,主要适用于单纯髌股关节 OA 患者。

踝关节置换术:能有效解除疼痛、保留踝关节活动功能,与踝关节融合术一样,均为治疗终末期踝关节 OA 的有效方法。相对于踝关节融合术,踝关节置换术后临床功能更优异。术后 AOFAS 踝 - 后足评分、Kofoed 评分、VAS 均较术前有较大幅度改善。

二、康复评定

骨关节炎的治疗目的是控制疼痛和其他伴随症状,减少功能障碍,指导患者及其家人了解该疾病和治疗情况。为此,骨关节炎的康复评定主要是对患者的疼痛情况、关节运动功能状况、日常生活活动能力和心理因素等进行全面评估。

(一)疼痛评定

常用评定方法:视觉模拟评分法、数字分级评分法、语言分级评分法、Wong-Baker 面部表情量表。

(二)运动功能评定

1. 关节活动度测量 最常用测量和记录 ROM 的方法为中立位法(解剖 0° 位法),即将解剖学中立位时的肢体位置定为 0°。当被测量者某关节出现非正常过伸情况时,要进行标记。

2. 肌力评定 进行肌力检查时,要取标准体位,受检肌肉做标准的测试动作。固定受检查肌肉附着肢体的近端,放松不受检查的肌肉,首先在承受重力的情况下观察该肌肉完成测试动作的能力,然后根据测试结果决定是否由检查者施加阻力或助力,并尽可能达到最大运动范围,进一步判断该肌肉的收缩力量。

3. 平衡及协调功能评定

(1)平衡功能评定:临床上常用的平衡功能评定方法包括平衡反应评定、伯格平衡量表,以及应用仪器进行不同体位的动态和静态平衡功能评定等。骨关节炎患者可应用伯格平衡量表来预测患者跌倒的危险性。

(2)协调功能评定:在进行协调功能评定时,患者的意识必须清晰,能够充分配合。另外,患者肢体的肌力必须 4 级以上,否则评定无意义。临床上常用的评定动作有指鼻试验、指指试验、轮替试验、还原试验、示指对指试验、拇指对指试验、握拳试验、跟 - 膝 - 胫试验、旋转试验、拍地试验、拍手试验、画圆试验等。

(三)综合评定量表

临床常用的综合评定量表有 WOMAC(Western Ontario and McMaster Universities)评分、关节炎影响测量量表 -2(Arthritis Impact Measurement Scales 2, AIMS2)等。

(四)日常生活活动能力和生活质量评定

日常生活活动能力评定常用的量表为改良 Barthel 指数。生活质量评定常用的量表是

SF-36、WHO-QOL-100 等。

三、康复治疗

（一）康复治疗原则与目标

OA 康复的目标是减轻或消除疼痛，控制病情、矫正畸形，改善或恢复关节功能，改善生活质量。

OA 康复的总体原则是非药物与药物治疗相结合，必要时手术治疗。治疗应个体化，结合患者自身情况，如年龄、性别、体重、自身危险因素、病变部位及程度等选择合适的康复方案。

（二）康复治疗技术

1. 运动疗法　国内外的骨关节炎诊疗指南都将运动疗法作为骨关节炎的基础治疗方法，无论是否采取药物、手术等治疗，均需要配合运动疗法。美国老年学会骨关节炎和运动专业小组还制定了骨关节炎的运动处方。运动疗法必须根据患者的具体情况进行调整，以任务为导向，长期坚持。训练时首先是缓解疼痛、提高功能，然后是改善患者的整体健康状况，使患者在没有疼痛和疲劳感的情况下生活和工作。训练应当从防止关节挛缩的伸展运动开始；逐渐过渡到增加肌肉耐力和收缩速度的肌力训练，完成功能活动；再到有氧运动，提高患者的整体健康状况。在运动训练的开始要密切关注症状是否加重，调整运动量以适合患者体能，并设法增加训练的趣味性，提高患者依从性。每一次训练都应当包括热身、有氧运动和放松的完整过程。热身是为身体进行较高强度运动做准备。热身运动包括 ROM 训练、伸展运动和不同肌群的肌力训练。一般情况下，热身运动通过升高躯体的体温增加肌肉的柔韧性，使身体对接下来的运动进行充分准备，可以避免出现运动损伤。有氧运动部分要能高效增加心血管系统的适应能力、氧耐力和运动耐受性，可以采用负重或不负重形式，应用水中有氧运动和静态自行车等。当患者能够执行 70% 以上最大心率（中等强度）的有氧运动 10 分钟以上时，应当休息 3~5 分钟。同热身运动一样，低强度的放松动作要为有氧运动收尾。

2. 物理治疗　骨关节炎是全关节疾病，现代研究表明软骨下骨髓水肿与关节疼痛密切相关，因此要求物理因子作用深度要深，治疗效果才能更好。

（1）短波 / 超短波疗法：短波 / 超短波治疗的热效应使患部的表层和深层组织均匀受热，能增强血管通透性，改善微循环，调节内分泌，加强组织机体的新陈代谢，降低感觉神经的兴奋性，从而达到消炎、止痛、解痉，促进血液循环和组织修复的治疗目的。

（2）中频电疗法：临床常用的有干扰电疗法、调制中频电疗法和等幅中频（音频）电疗法等。

（3）TENS：近来研究发现，TENS 可以有效解除关节炎所致的股四头肌关节源性肌肉抑制，缓解关节疼痛的同时改善关节功能。

（4）超声波疗法：有研究表明，小剂量超声波（连续式 0.1~0.4W/cm^2、脉冲式 0.4~1W/cm^2）多次投射可以促进骨骼生长，骨痂形成；中等剂量（3W/cm^2 以下 5 分钟）超声波作用时可见骨髓充血，温度上升 7℃，但未见到骨质的破坏，故可用于骨关节炎骨病变的治疗。

（5）激光疗法：激光针治疗尤其适用于骨关节炎浅表疼痛点的治疗。

3. 心理治疗　骨关节炎的疼痛常引起患者焦虑、抑郁等心理因素的改变（可用 90 项症状自评量表进行评定），而焦虑、抑郁等反过来又会加剧患者的疼痛，但目前临床中常被忽略。Helminen 等通过研究膝骨关节炎疼痛与心理因素的影响，发现疼痛不仅是生物性因素所致，还与患者心理方面密切相关，建议临床过程中加强护理关怀，尤其是一些应用药物不能有效止痛的患者，特别要注意心理因素的影响。

4. 康复医学工程

（1）免负荷支具：研究已证实，对伴有内翻或外翻畸形的膝骨关节炎可以应用免负荷支具治疗。支具可以增加膝关节的稳定性，矫正膝关节畸形，减轻膝关节内侧间室或外侧间室的负荷，恢复膝关节负重力线，保护膝关节，从而缓解膝关节疼痛症状，是治疗早、中期膝骨关节炎的有效方法，也可用于治疗不愿意手术或不能承受手术的严重膝骨关节炎患者。

（2）鞋垫：在近期的骨关节炎治疗指南中，美国风湿病学会不推荐将外侧楔形鞋垫作为膝内侧骨关节炎的治疗手段，而国际骨关节炎研究协会的治疗指南则指出："外侧楔形鞋垫对于某些胫骨股骨内侧间室的骨关节炎患者可能有效。"

（三）传统康复治疗技术

中医认为，OA 属"痹病"范畴，以肝肾亏虚为本，外加风寒湿入侵而成，其肝肾亏虚、风寒湿痹日久的特性均可引起关节形态及力学方面的变化。中医治疗骨痹，方法众多，多配合治疗，往往能取得较好疗效；主要分为内治和外治两大类，包括中药内服治疗、针灸治疗、针刀治疗、推拿按摩、熏蒸治疗、外敷治疗、中药离子导入疗法等。

1. 中药内服治疗

（1）辨证论治：寒湿痹阻，以薏苡仁汤加减；湿热痹阻，以四妙丸合宣痹汤加减；肝肾亏虚，以独活寄生汤加减；痰瘀互结，以当归没药丸合指迷茯苓丸加减。

（2）根据病变部位用药：颈椎骨赘压迫经络出现颈部活动不适、酸重、上肢麻木、肩背疼痛者，加用葛根、桂枝，以祛风通络、柔筋止痛；伴有眩晕、头痛者，加菊花、天麻，以祛风清热、平肝息风。

腰椎骨刺压迫三阳经出现下肢疼痛剧烈、麻木者，加用白芍、川牛膝、伸筋草，以柔肝舒筋、缓急止痛。

腰痛明显者，加用土鳖虫、川断，以补肝肾、强筋骨、活血止痛。

双膝关节疼痛不肿者，加全蝎、延胡索，以活血止痛。

伴有肿胀或积液者，加土茯苓、车前草，以清热利湿、消肿止痛。

足跟痛行走困难者，加两头尖、钻地风，以软坚散结、活血止痛。

2. 针灸治疗　针灸治疗通过刺激局部或全身穴位，可有效疏通全身或局部经络，起到祛风散寒、活血通络作用。

（1）腰椎关节可选用肾俞、大肠俞、关元俞、气海、委中、昆仑。

（2）腰骶关节可选用关元俞、小肠俞、膀胱俞、腰阳关、委中、昆仑。

（3）髋关节可选用环跳、居髎、阳陵泉、绝骨。

（4）膝关节可选用内膝眼、外膝眼、血海、梁丘、阴陵泉、阳陵泉、足三里、阿是穴。

针刺得气后，用提插捻转补泻法，留针 15~30 分钟，隔日 1 次，10 次为 1 个疗程。

3. 推拿按摩　传统认为，推拿按摩具有疏通经络、行气活血、舒筋缓急、调理关节、调节脏腑的作用。

现代研究证实，推拿按摩能促进局部血液循环，消退关节周围软组织炎症反应，降低关节内压、骨内压，缓解软骨组织降解，促进损伤软骨的代谢和修复。

主要方法：松解法、拨离手法、屈伸牵引法、整理法等。

四、康复护理与管理

（一）患者教育

1989 年，Smith 指出患者教育是帮助其学习并把与健康相关的行为融入日常生活的过程，能延缓疾病进展，改善医患关系，提高患者生活质量，降低患者医疗费用。教育内容包括疾病情况、关节功能、关节保护、姿势、心理等。让患者了解骨关节炎的发生发展是多因素的，除与遗传、年龄增长、雌激素减少等因素有关外，还与肥胖、外伤、过度使用、不良姿势等因素有关，建议患者应尽量减少或避免这些不利因素。不活动和过度活动均会对 OA 产生消极影响，应平衡关节休息和负重活动，避免长时间保持同一姿势，尽量减少登山和爬楼梯等使膝关节负荷增加的运动。另外，应该避免蹲坐。KOA 的疼痛和功能障碍在很大限度上也受心理因素影响，应教育患者保持良好心态。

（二）社区康复

由于医疗资源短缺，以医院为基础的康复花费较大，这就迫切需要利用社区资源进行社区康复。将简单有效易行的康复方案导入社区和家庭是国外先进而有效的做法。Lin 等把 106 例患者分成干预组和对照组，干预组利用公共游泳池进行水中运动训练，对照组进行每月健康教育和每季电话随访，随访 12 个月，结果显示，训练组平均依从性是 70%，明显缓解疼痛、改善躯体功能和日常生活活动能力。作者得出结论：利用社区资源进行水中训练可行。Hay 等进行一项多中心临床随机对照试验，随访 12 个月，结果显示，3 个月时社区物理治疗疗效明显，患者自我满意度提高和 NSAID 使用减少 15%，躯体功能明显改善，但 6 个月或 12 个月时，虽有功能改善但没有统计学意义。社区康复治疗引起了传统社区治疗模式的转变，尽管近年来我国政府加大了对这一领域的支持力度，但这一领域的相关研究仍很薄弱。

（三）家庭康复

家庭康复是国外比较常见的治疗方法。家庭康复可以缓解疼痛，改善躯体功能，提高生活质量。家庭康复主要包括肌力、ROM 锻炼，提高有氧活动能力等。Richards 等的 121 例多中心临床随机对照研究，比较了家庭进行股四头肌锻炼和 NSAID 的作用，发现股四头肌锻炼是有效的，疗效不差于 NSAID。各研究采用的训练方法不同，有直腿抬高训练加股四头肌等长收缩、股四头肌等张收缩，24 式杨氏简化太极拳，8 式太极拳。

（四）康复护理

由于本病有一定的致残率，且病程漫长，易反复，因此，临床上加强对老年骨关节炎患者的康复护理，对疾病的康复有很大作用。

（1）饮食护理：因骨关节炎患者多伴发不同程度的骨质疏松，所以饮食方面需选用含钙较高的食品，特别要提倡牛奶的饮用。

（2）减轻体重：1995 年，美国风湿病学会指南建议肥胖的髋、膝骨关节炎患者进行减肥。研究证明，减轻体重可明显改善膝骨关节炎的症状。

（3）指导运动方式：日常生活中，患者行、走、站、坐都要保持良好姿态，以减轻畸形的发生；同时要经常保持关节于功能位，视病情轻重进行适当的功能锻炼，以促进关节功能的恢复。避免关节负重运动,保持各个关节的生理活动度。

(4)健康指导:加强教育,积极学习相关骨关节炎的知识。一定保持良好的心理状态,保持精神愉快也是预防疾病复发的重要因素。

(5)有氧运动:步行、做游戏、骑自行车等有助于保持关节功能。

(6)保护关节:可戴保护关节的弹性套,如护膝等;避免穿高跟鞋,应穿软、有弹性的"运动鞋",用合适的鞋垫。

(7)大力推进康复医院的规范化建设和管理,提高康复医院建设标准,为疾病稳定期患者提供专业、综合的康复治疗,并具备相关疾病的一般诊疗、处置能力和急诊急救能力。加强与区域内老年病院、慢性病院和护理院等延续性医疗机构的分工合作。三级康复医院应当承担区域内康复专业人员的培训任务。

(安丙辰 穆晓红)

第二节 缺血性骨坏死

骨坏死有许多名称,应用较普遍的有骨坏死(osteonecrosis,ON)、缺血性骨坏死(ischemic osteonecrosis)、无菌性骨坏死(aseptic osteonecrosis)、骨梗死(bone infarction)等。

骨坏死发病年龄多在30~60岁,具体病因和发病机制尚不清楚。除系统性红斑狼疮患者外,男女发病比例约为7:3。骨坏死可累及全身许多部位的骨组织,发生在骨端关节面的称骨坏死,发生在长骨骨干及干骺端的称骨梗死。

骨坏死中以股骨头坏死(osteonecrosis of the femoral head,ONFH)最为常见,且对患者危害最重。除ONFH外,各部位坏死发生率高低依次为股骨髁、肱骨头、胫骨髁、腕部月骨、踝部距骨、足舟骨、跟骨。原北京市卫生局指定的严重急性呼吸综合征(SARS)患者骨坏死诊疗专家组对北京市部分应用大剂量皮质类固醇激素治疗后康复期SARS患者的调查显示,在176例骨坏死患者中,股骨头坏死为130例210髋,膝部(股骨髁、胫骨髁、髌骨)坏死为98例170膝,肱骨头坏死21例36肩,踝部坏死为16例26踝,腕部坏死为11例17腕;其中,37例为多灶性坏死,18例为股骨和胫骨骨梗死。骨坏死是一种致残率较高的疾病,早期发现可以降低致残率,改善患者生活质量。

一、概述

(一)定义

骨坏死(osteonecrosis,ON)指局部骨细胞与骨髓的死亡。骨坏死病因复杂,与糖皮质激素、酗酒、创伤、自身免疫性疾病、镰状细胞性贫血、移植术后及其他危险因素有关。发病机制可能与血供不足、脂肪代谢紊乱和脂肪栓塞、血管内凝血、血管生成受阻、髓内出血、骨内压升高、应力及遗传因素等相关。由于病因复杂、病理过程不确切,发病率尚未完全明确。

临床上对骨坏死存在不同的分类方法,如创伤性和非创伤性骨坏死,无菌性和有菌性骨坏死,儿童和成人骨坏死,股骨头、肱骨头、手舟骨骨坏死等。

(二)临床表现

患者通常发病隐匿,临床医师应该仔细询问患者病史,如创伤史、药物使用史(如糖皮质激素的使用）、系统性疾病、免疫性疾病。在塌陷前期,逐渐进展为关节疼痛,活动及负重时疼痛加重,休息后缓解。从开始出现症状到关节功能丧失的时间间隔差异很大,从几个月到几年不等。疾病晚期经常出现休息痛和 ROM 减少,导致严重的关节功能障碍。最初关节疼痛较轻,塌陷后出现剧烈疼痛。

（三）辅助检查

1. 影像学检查

（1）X 线检查:最初影像学检查应包括患侧肢体关节标准的正侧位 X 线片。股骨头坏死患者推荐拍摄双髋正位＋蛙式位片,后者可更清楚显示股骨头坏死区的改变。疾病早期 X 线片可能正常或表现为硬化和囊性变混合信号。对怀疑骨坏死的患者应进一步行 CT 或 MRI 检查。

（2）CT 检查:可以显示骨坏死的模式特点,证实诊断。CT 可以评估坏死灶的边界、面积、硬化带、病灶的修复状态及软骨下骨折情况。冠状位 CT 可以观察坏死骨有无塌陷,特别适用于术前评估。

（3）MRI 检查:是检测骨坏死的敏感技术,尤其是在早期阶段。此外,MRI 能详细准确地显示解剖结构,识别骨坏死范围,这是 X 线无法达到的。通常坏死在 T1 加权像上表现为低信号,而 T2 加权像为混杂信号,且多变异性,这取决于无血供的范围。然而,非增强 MRI 容易混淆水肿和骨坏死。必要时 MRI 与钆对比剂等对比增强联合使用,结合临床症状,可提高早期阶段的诊断准确率。

2. 核素扫描 通常在疾病早期阶段,由于坏死区周围血供增强,核素扫描表现为示踪剂积聚;缺血区表现为冷区（明显的缺损）。但是几周之内由于本地放射活性增强,平面核素扫描检测冷区的能力降低。这会妨碍骨坏死与示踪剂摄取增加的其他疾病之间的鉴别。因此,最近多数文献并不推荐用核素扫描替代 MRI 来诊断骨坏死。

3. 单光子发射计算机断层显像（SPECT） SPECT 能对检测组织的放射活性进行三维成像。序列成像能分辨出组织表面和组织内部的放射活性。因此,SPECT 能提供更好的影像学对比、更好的病灶检测及位置判断能力。

（四）诊断

骨坏死诊断主要基于病史上突然发作的疼痛,原发性没有明确的骨坏死病因,继发性有导致骨坏死的病因。疼痛通常为首发症状。股骨头坏死最常见的为腹股沟区疼痛,可放射至大腿前侧。患者常表现为忍痛步态,体格检查可发现相应的髋关节活动度减小,尤其是屈曲和内旋受限。影像学有助于诊断,但在早期,影像学特征不明显,晚期常合并骨关节炎表现。病史、症状、临床体征结合影像学检查不难诊断。

（五）药物治疗

应根据骨坏死的病变部位及程度,采用个体化、阶梯化的药物治疗方案。多适用于早期坏死面积较小的骨坏死者,对于缓解坏死部位疼痛,有一定疗效。但不能从根本上预防或阻止骨坏死的进展,因而绝大部分骨坏死患者仍需要行外科手术干预。

1. 口服或外用非甾体抗炎药 美国的统计数据表明,口服非甾体抗炎药（NSAID）是治疗骨坏死最常用的方法,比例为 65%。然而,口服 NSAID 增加了上消化道、肾、心血管疾病的风险。口服日常剂量 NSAID,上消化道出血的风险增加了 4 倍,选择性 COX-2 抑制剂使大血管事件的发生率增加了 1/3。除了 NSAID 口服治疗外,局部外用 NSAID 也是常用的治疗措施。文献研究表明，二者镇痛效果相当，后者并发症较少，但需注意皮肤过敏反应。

2. 镇痛药物　对 NSAID 治疗无效、禁忌或不耐受者，可选择对乙酰氨基酚、阿片类药物或复方制剂治疗。阿片类药物治疗骨坏死的有效性和安全性广受关注。研究表明，就镇痛效果而言，阿片类药物和 NSAID 疗效相当，但是服用阿片类药物者戒断反应的发生率是其他患者的 4 倍，而且发生严重并发症（骨折、心血管事件）的风险要高出 3 倍。

3. 双膦酸盐　双膦酸盐，如阿仑膦酸钠，可以阻止骨坏死修复阶段的骨吸收，已经成功用于治疗股骨头坏死。另一个双膦酸盐利塞膦酸钠，主要用于佩吉特病（Paget病）和骨质疏松的治疗。Corrado 等探讨了使用这种药物治疗膝关节骨坏死，并结合镇痛药物，患者疼痛和肿胀缓解。他们的治疗方案是，阿司匹林肠溶片 100mg/d，骨化三醇 0.5μg/d，肌内注射利塞膦酸钠 25mg。2 个月后，MRI 示骨髓水肿减轻和坏死灶减少。

4. 抗肿瘤坏死因子 -α 药物　研究表明，肿瘤坏死因子 -α（TNF-α）是白细胞介素 -1（IL-1）的调节剂。对于类风湿关节炎，可以采用抗肿瘤坏死因子 -α 药物治疗，如阿达木单抗。一个病例报道：54 岁男性，患有类风湿关节炎和左膝骨坏死，应用糖皮质激素和系统治疗失败，给予 40mg 阿达木单抗关节内注射，1 周后疼痛缓解，僵硬消失，ROM 改善。15 天后，给予第 2 次注射，1 个月后，MRI 显示骨坏死灶愈合。

尽管抗肿瘤坏死因子 -α 药物治疗骨坏死的作用机制还不明了，但它们可影响细胞因子，调节破骨细胞祖细胞。在这种情况下，还是难以确定 MRI 改变是否代表骨坏死灶的吸收，或骨水肿与退行性变有关。

（六）保留关节的手术

保留关节的手术包括钻孔减压、松质骨或皮质骨移植、肌骨瓣移植、吻合血管骨移植、人工材料植入、介入治疗及干细胞治疗等。最常用的方法是钻孔减压和各种植骨术。

（七）关节置换手术

对于疼痛严重，坏死灶面积较大，伴有塌陷和严重畸形的患者，常需要行关节置换或关节融合手术。

二、康复评定

骨坏死治疗的目标是早期诊断，治疗坏死病变，避免关节面塌陷和晚期骨关节炎，对于高危患者进行定期随访。为此，骨坏死的康复评定主要是对患者的疼痛情况、关节功能状况、日常生活活动能力和心理因素等进行全面评估。

（一）疼痛评定

疼痛强度可以通过量化的方法进行评定。分为视觉模拟评分法、口述描绘评分法、数字分级评分法和恒定疼痛强度的疼痛缓解视觉模拟评分法。评定工具是专用量表法或游动标尺法。

（二）运动功能评定

1. 关节活动度测量　ROM 指关节运动时所通过的运动弧或转动的角度。

ROM 分为主动关节活动度和被动关节活动度，前者由肌肉主动收缩产生，后者由外力产生、无肌肉的随意运动。

最常用测量和记录 ROM 的方法为中立位法（解剖 0° 位法），即将解剖学中立位时的肢体位置定为 0°。记录被测量者某关节主被动活动度情况，应注意两侧比较。

2. 肌力评定　包括 Lovett 分级法、百分数分级法、MRC 分级法。评定依据包括重力因素、肌肉（或肌群）收缩迹象、外加阻力、运动幅度。

评定者用手将患者所需评定的躯干或肢体固定，使之处于能够单纯完成某一动作的最佳位置，并避免相应关节的随意活动，减少协同肌、拮抗肌等的作用。根据患者具体情况，分别采用重力检查、肌肉收缩检查、抗阻检查和运动幅度。

记录评定结果。肌力按 0~5 级，以此为基础加 "+" 号或 "–"。若所测部位存在被动运动受限时，应记录可动范围的角度，然后再记录该活动范围时的肌力级别，如肘关节被动运动限制在 90° 时，其可动范围为 0°~90°，评定肌力为 3 级时，应记录为 0°~90°/3 级。除此之外，对存在的疼痛或肌肉收缩启动位置受限等因素也应有所记录。

3. 步态分析　步态是指人体在行走时的姿态。正常步态具有稳定性，用最小的能量消耗来取得最大的身体重心稳定。两侧下肢交替摆动，重复相同过程。有个体差异，随年龄、性别、职业不同。

当髋、膝、踝部发生骨坏死时，多呈跛行步态。跛行分为疼痛性跛行和短肢跛行。①疼痛性跛行：患肢不敢负重行走，轻轻落地，脚尖着地，然后迅速改为健肢负重，步态短促不稳。②短肢跛行：以足尖落地或健侧下肢屈膝跳跃状行走，一侧下肢缩短 3cm 以上则可出现跛行。

4. 平衡及协调功能评定

（1）平衡功能评定：临床上常用的平衡功能分为静态平衡、动态平衡和反应性平衡。骨坏死患者平衡评定的目的：①指导制订康复治疗计划；②监测平衡功能障碍康复训练的疗效；③跌倒风险的预测。骨坏死患者可应用伯格平衡量表来预测患者跌倒的危险性。

（2）协调功能评定：在进行协调功能评定时，患者的意识必须清晰，能够充分配合。着重评定 5 个方面的能力：①交替和交互运动；②协调运动；③精细运动；④固定或维持肢体；⑤维持平衡和姿势。功能分级为：①正常完成；②轻度残损：能完成活动，但较正常速度及技巧稍有差异；③中度残损：能完成活动，但动作慢，笨拙，不稳非常明显；④重度残损：仅能启动活动，不能完成；⑤不能活动。

5. 日常生活活动能力评定　临床常用的 ADL 评定方法是巴塞尔指数，包括 10 项内容，根据是否需要帮助及其帮助程度分为 0 分、5 分、10 分、15 分 4 个功能等级，总分为 100 分。得分越高，独立性越强，依赖性越小。

（三）精神心理功能评定

包括情绪评定、心理状态评定、疼痛评定、失用症评定等。

（四）社会功能评定

包括日常生活活动能力评定、社会生活能力评定、生活质量评定、职业能力评定等。

（五）综合评定量表

临床常用的髋关节综合评定量表是 Harris 评分。临床常用的膝关节综合评定量表是美国膝关节协会评分（KSS 评分）、美国特种外科医院评分（HSS 评分）、WOMAC 评分等。其他还有 AIMS2、SF-36、WHO-QOL-100 等。

三、康复治疗

（一）康复治疗原则与目标

骨坏死康复治疗的目标是早期诊断，治疗坏死病变，避免关节面塌陷和晚期骨关节炎，对于高危患者进行定期随访。

疾病早期，横断面影像学检查可能检测到无症状患者。对早期有症状的患者，通常采取非手术治疗或保留关节的措施。当关节面塌陷较大（>2mm）或关节面受累>50%时，保留关节的治疗措施的效果欠佳。疾病晚期时，为了缓解症状需要行关节置换术或关节融合术。治疗应个体化，根据每个关节骨坏死的分期进行相应治疗。

（二）康复治疗技术

1. 运动疗法　当发现骨坏死时，首先应避免负重。可以进行患肢踝泵、肌力及 ROM 练习，这些练习可以每组 20 次，每天 2~3 组。根据 X 线片复查结果，进行主动关节屈伸练习，每组 10~20 次，每天 1~2 组，争取保留关节正常活动。

2. 物理治疗　物理因子的应用，如超短波、短波、微波、红外线、脉冲电磁场、超声波、体位震波等，每次 10~30 分钟，每日 1~2 次。

3. 心理治疗　骨坏死的疼痛常引起患者焦虑、抑郁等心理因素的改变（可用 90 项症状自评量表进行评定），而焦虑、抑郁等反过来又会加剧患者的疼痛，但目前临床中常被忽略。

（三）中医药治疗

中医认为，骨坏死属"痹病"范畴，以肝肾亏虚为本，外加风寒湿入侵而成，其肝肾亏虚、风寒湿痹日久的特性均可引起关节形态及力学方面的变化。中医治疗骨痹，方法众多，多配合治疗，往往能取得较好疗效；主要分为内治和外治两大类，包括中药内服治疗、针灸治疗、针刀治疗、推拿按摩、熏蒸治疗、外敷治疗、中药离子导入疗法等。

四、康复护理与管理

（一）健康教育

对骨坏死患者进行健康教育，为他们提供疾病进展过程、危险因素、治疗、预后等方面的科普知识，有利于患者进行自我健康管理，并提高对医师建议的依从性。指导患者控制体重、参加合理的体育运动，加强病变关节周围肌肉力量训练，配合物理治疗、支具保护，辅助使用助行器械等。

（二）社区康复

20 世纪 80 年代，康复理念引入我国，与此同时社区康复得到重视并加以倡导。社区康复是"以社区为基础的康复（community-based rehabilitation）"的简称，指的是通过接受过相关培训的社区工作者来帮助患者减轻或消除身心障碍。据国外数据描述，医疗机构式康复的人均费用为 100 美元 /d，仅覆盖 20% 的康复对象，而社区康复服务的人均费用仅 9 美元 /d，却覆盖 80% 的康复对象。由此可见，对于慢性进展的骨坏死患者而言，大力发展社区康复服务可以很好地满足患者对长期康复医疗的需求。

（三）家庭康复

家庭康复是国外比较常见的慢性疾病治疗方法。骨坏死家庭康复的核心是加强病变关节周围肌肉群的强度，目的是防止组织粘连、肌肉萎缩、关节僵直，改善关节营养血供,重塑坏死骨。骨坏死患者日常生活不能自理,常表现为抑郁、悲哀、自卑等心理状态,性格也变得暴躁。家属应多给予爱心和理解,满足其心理需求,尽力消除患者的悲观情绪。家人说话时尽量面带微笑,柔声细语,措辞谨慎。要给患者以足够的信心和力量。

(四)康复护理

康复护理是康复医学不可分割的重要组成部分,随着康复医学的发展而发展。除包括一般基础护理内容外,还应用各科专门的护理技术,对骨坏死患者进行残余功能的恢复。

1. 观察患者的残疾情况以及康复训练过程中残疾程度的变化,并认真做好记录,向有关人员报告。康复训练是综合性的,如药物、理疗、针灸、运动、按摩或推拿等。护士要与各有关人员保持良好的人际关系,洞察和了解情况,提供信息,在综合治疗过程中起到协调作用,以便统一整个康复过程。

2. 预防继发性残疾和并发症。对骨坏死患者应预防关节挛缩、畸形的发生。因为关节挛缩可阻碍康复计划的进展。在护理时,要矫正患者姿势,亦可利用力学辅助器等。

3. 学习和掌握各有关功能训练技术,配合康复医师及其他康复技术人员对残疾者进行功能评价和功能训练。根据患者的不同性质和需要,不断学习,不断实践。

4. 训练患者进行"自我护理",让患者自己参与某种活动,并在其中发挥主动性、创造性,以便更完善、更理想地达到目标。一般护理通常是照顾患者,为患者进行日常生活料理,如喂饭、洗漱、更衣、移动等,称之为"替代护理"。康复护理的原则是在病情允许条件下,训练患者进行自理,即"自我护理"。对残疾者及其家属要进行必要的康复知识的宣传,通过耐心地引导、鼓励和帮助,使他们掌握"自我护理"的技巧,从而部分或全部地做到生活自理,以便适应新生活,重返社会。

5. 帮助患者进行心理护理。骨坏死患者有其特殊、复杂的心理活动,甚至会产生精神、心理障碍和行为异常。康复医护人员应理解患者、同情患者,时刻掌握康复对象的心理动态,及时耐心地做好心理护理工作,不允许有任何讥笑和讽刺的言行。

(郭万首)

第三节　骨质疏松症

骨质疏松症(osteoporosis,OP)是一种以骨量降低和骨组织微结构破坏为特征,导致骨脆性增加和易于骨折的代谢性骨病。OP 是一种与增龄相关的骨骼疾病。目前,我国 60岁以上人口已超过 2.6 亿(约占总人口的 18.9%),65 岁以上人口超过 2 亿(约占总人口的14.2%),是世界上老年人口绝对数最大的国家。早期流行病学调查显示,我国 50 岁以上人群骨质疏松症患病率女性为 20.7%,男性为 14.4%;60 岁以上人群骨质疏松症患病率明显增高,女性尤为突出。其中在 60~70 岁阶段,约 1/3 的女性和 1/5 的男性患有该疾病,女性骨质疏松症的发病率是男性的 6~8 倍。研究表明,骨质疏松症已成为我国面临的重要公共健康问题。

一、概述

（一）定义

骨质疏松症是一种以骨量降低和骨组织微结构破坏，导致骨脆性增加，易发生骨折为特征的代谢性骨病。骨骼系统是人体的重要器官，骨组织通过不断地代谢更新以维持其正常的功能形态，称骨重建。随着年龄的增长，中老年人由于骨骼成分的丢失，使骨重建逐渐处于负平衡状态，一方面由于破骨细胞的活性增加使骨量丢失增多，另一方面成骨细胞功能的衰减导致骨量形成减少，丢多补少是骨质疏松发生的细胞学基础。

OP 按病因分为原发性和继发性两大类。原发性骨质疏松症包括绝经后骨质疏松症（Ⅰ型）、老年骨质疏松症（Ⅱ型）和特发性骨质疏松症（包括青少年型）。绝经后骨质疏松症一般发生在女性绝经后 5~10 年内；老年骨质疏松症一般指 70 岁以后发生的骨质疏松；特发性骨质疏松症主要发生在青少年，病因尚未明确。继发性骨质疏松症指由任何影响骨代谢的疾病和 / 或药物及其他明确病因导致的骨质疏松。本指南主要针对原发性骨质疏松症。

（二）临床表现

1. 疼痛 骨质疏松症患者可出现腰背疼痛或全身骨痛。疼痛通常在翻身时、起坐时及长时间行走后出现，夜间或负重活动时疼痛加重，并可能伴有肌肉痉挛，甚至活动受限。

2. 脊柱变形 严重骨质疏松症患者，因椎体压缩性骨折，可出现身高变矮或驼背等脊柱畸形。多发性胸椎压缩性骨折可导致胸廓畸形，甚至影响心肺功能；严重的腰椎压缩性骨折可能会导致腹部脏器功能异常，引起便秘、腹痛、腹胀、食欲减退等不适。

3. 骨折 骨质疏松性骨折属于脆性骨折，通常指在日常生活中受到轻微外力时发生的骨折。骨折发生的常见部位为椎体（胸椎、腰椎）、髋部（股骨近端）、前臂远端和肱骨近端；其他部位如肋骨、跖骨、腓骨、骨盆等部位亦可发生骨折。骨质疏松性骨折发生后，再骨折的风险显著增加。

4. 并发症 驼背和胸廓畸形者常伴胸闷、气短、呼吸困难，甚至发绀等表现。肺活量、肺最大换气量和心排血量下降，极易并发上呼吸道感染。髋部骨折者常因感染、心血管病或慢性衰竭而死亡；幸存者生活自理能力下降或丧失，长期卧床加重骨丢失，使骨折极难愈合。

5. 心理状态 骨质疏松症患者因骨折后缺少与外界接触和交流，常常伴有恐惧、焦虑、抑郁、自信心丧失等心理问题，应当重视骨质疏松症患者的心理异常，并给予必要的治疗。

（三）辅助检查

1. 双能 X 射线吸收法（dual energy X-ray absorptiometry, DXA）检查 是目前公认的用于临床和科研中骨密度测量的方法，可用于骨质疏松症的诊断、骨折风险性预测和药物疗效评估，也是流行病学研究常用的骨骼评估方法。其主要测量部位是中轴骨，包括腰椎和股骨近端。

2. 其他骨密度检查

（1）定量 CT（quantitative computed tomography, QCT）：QCT 是在 CT 设备上，应用已知密

度的体模(phantom)和相应的测量分析软件测量骨密度的方法。

(2)外周骨定量 CT(peripheral quantitative computed tomography, pQCT):测量部位多为桡骨远端和胫骨。该部位测量结果主要反映的是皮质骨骨密度,可用于评估绝经后妇女髋部骨折的风险。因目前无诊断标准,尚不能用于骨质疏松症的诊断及临床药物疗效判断。

(3)定量超声(quantitative ultrasound, QUS):主要是感兴趣区(包括软组织、骨组织、骨髓组织)结构对声波的反射和吸收所造成超声信号的衰减结果,通常测量部位为跟骨。

(4)骨骼 X 线检查:多用于观察骨组织形态结构,是一种对骨质疏松进行定性和定位诊断的较好方法(对胸腰椎骨质疏松压缩性骨折部位及程度判定的首选方法),也是一种将骨质疏松症与其他疾病进行鉴别区分的方法。但 X 线显示骨质疏松时其骨质已丢失达 30%以上,且 X 线影像所示的骨质密度受投照条件和阅片者主观等因素的影响,不易量化评估,故 X 线影像不用于骨质疏松症的早期诊断。

3. 实验室检查　血钙、血磷、空腹尿钙、抗酒石酸酸性磷酸酶(TRACP)、羟脯氨酸(Hyp,HOP)、骨钙素(OCN,BGP)、血清碱性磷酸酶(ALP)、骨碱性磷酸酶(BALP)、甲状旁腺激素(PTH)、降钙素(CT)、雌激素等。

(四)诊断要点

OP 的诊断主要基于全面的病史采集、体格检查、骨密度测定、影像学检查及必要的生化测定。本指南的诊断标准遵循中华医学会骨质疏松和骨矿盐疾病分会的《原发性骨质疏松症诊疗指南(2017)》,参照了美国骨质疏松症基金会(NOF)和英国国家骨质疏松指南组发布的最新的骨质疏松症防治指南。

(五)药物治疗

目前,国内治疗骨质疏松症的药物主要分为三大类,即骨吸收抑制剂、骨形成促进剂、其他机制类药物。

1. 骨吸收抑制剂

(1)双膦酸盐类:是焦磷酸盐的稳定类似物,其特征为含有 P-C-P 基团;是目前临床上应用最为广泛的抗骨质疏松药物。双膦酸盐与骨骼羟磷灰石的亲和力高,能够特异性结合到骨重建活跃的骨表面,抑制破骨细胞功能,从而抑制骨吸收。

(2)降钙素类:是一种钙调节激素,能抑制破骨细胞的生物活性和减少破骨细胞的数量,进而阻止骨量丢失并增加骨量。此外,降钙素类药物的一大突出特点就是能明显缓解骨痛,对骨质疏松性骨折或骨骼变形所致慢性疼痛以及骨肿瘤等疾病引起的骨痛均有效。

(3)绝经期激素治疗(MHT)类药物:能抑制骨转换,减少骨丢失。临床研究已证明,MHT 包括雌激素补充疗法和雌、孕激素补充疗法。MHT 类药物能减少骨丢失,降低骨质疏松性椎体、非椎体及髋部骨折的风险,是防治绝经后骨质疏松症的有效措施。

(4)选择性雌激素受体调节剂(SERM):不是雌激素,而是与雌激素受体结合后,在不同靶组织导致受体空间构象发生不同改变,从而在不同组织发挥类似或拮抗雌激素的不同生物效应。

2. 骨形成促进剂

(1)甲状旁腺激素类似物(PTHa):是当前促骨形成的代表性药物。目前,国内已上市的特立帕肽是重组人甲状旁腺激素氨基端 1-34 活性片段（rh-PTH 1-34）。间断使用小剂量 PTHa 能刺激成骨细胞活性，促进骨形成，增加骨密度，改善骨质量，降低椎体和非椎体骨折发生的风险。

（2）氟化物：氟化物中的氟离子可直接刺激成骨细胞。体外研究显示，其对骨细胞有丝分裂有促进作用。研究还显示，其可以增加中轴骨骨量，但对外周骨的骨密度的作用尚存争议。接受氟化物治疗的患者中，40%~50% 会产生胃肠道不良反应。另外，氟化物可能产生外周疼痛综合征。最令人不安的是，有报道称，氟化物治疗后外周骨应力性骨折的发生率可能增加。因此，现临床上很少使用氟化物治疗骨质疏松症。

3. 其他机制类药物

（1）钙剂：钙的摄入、吸收和利用直接影响单位体积的骨量，是骨质疏松症防治的基础用药。我国推荐每日元素钙剂量为 800~1 000mg，钙剂日补充量不超过 2 500mg。目前常见的钙剂有碳酸钙、柠檬酸钙（枸橼酸钙）、乳酸钙、氨基酸螯合钙、葡萄糖酸钙等。

（2）活性维生素 D 及其类似物：目前国内应用最广泛的活性维生素 D 及其类似物是骨化三醇（1, 25- 二羟基维生素 D_3）和阿法骨化醇（1α- 羟基维生素 D_3）。其中，前者不再需要经过肝和肾的羟化酶羟化就有生物活性，而阿法骨化醇需要经 25- 羟化酶羟化为骨化三醇后才具有生物活性。

（3）维生素 K 类：四烯甲萘醌（menatetrenone）是维生素 K_2 的一种同型物，是 γ 羧化酶的辅酶，在 γ 羧基谷氨酸的形成过程中起着重要作用。γ 羧基谷氨酸是骨钙素发挥正常生理功能所必需的。动物实验和临床试验显示，四烯甲萘醌可促进骨形成，并有一定的抑制骨吸收的作用。

（4）NF-κB 受体激活蛋白配体（RANKL）抑制剂：地诺单抗（denosumab）是一种 RANKL 抑制剂，为特异性 RANKL 的完全人源化单克隆抗体，能够抑制 RANKL 与其受体 NF-κB 受体激活蛋白（RANK）的结合，减少破骨细胞形成、功能和存活，从而降低骨吸收、增加骨量、改善皮质骨或松质骨的强度。现已被美国食品药品监督管理局（FDA）批准治疗有较高骨折风险的绝经后骨质疏松症，目前国内尚未上市。

（六）手术治疗

对于骨质疏松性骨折且有持续疼痛及明显功能障碍者，可考虑手术治疗。手术方式的选择主要根据患者的年龄、骨折部位、预期目标、患者期望等多种因素而定。手术的目的是减轻或消除患者疼痛症状、改善关节功能、预防骨折后不良并发症（坠积性肺炎、压疮等）的发生以及提高患者生活质量。具体治疗可参照骨折部分。

二、康复评定

骨质疏松症的康复评定是骨质疏松症患者进行康复治疗的一个重要环节。骨质疏松症患者常由于骨质疏松导致的疼痛、骨折或担心骨折等原因而出现功能障碍、活动受限，严重影响患者的社会活动，从而导致生活质量下降。骨质疏松症的评定是一个全面系统的工作，涉及从骨结构、骨质量等基础问题到患者的症状、功能、生活质量等多层面的问题。我们只有进行全面的评估，对骨质疏松症的干预才更具有针对性、个体性和科学性。

（一）骨量和骨质量评定

骨量是诊断骨质疏松症的重要指标，也是影响骨折发生率的重要指标。目前，公认的骨量评定方法为双能 X 射线吸收法（DXA）。骨质量指的是骨骼生物力学性能的特性，主要包括骨转换率、矿化程度、微损伤的堆积、骨基质蛋白、骨结构和骨大小，但目前还没有适用于临床的评价骨质量的方法。

（二）疼痛评定

由于疼痛是骨质疏松症患者的主要症状之一，也是限制其功能活动的重要因素，所以对骨质疏松症患者进行适当的疼痛评定，对于疼痛干预和评价骨质疏松症疗效，制订康复目标和康复计划有重要意义。对于疼痛的描述是我们现在经常采用的方法，包括疼痛的强度、疼痛的特点、疼痛的影响（包括行为和情感的影响）、影响疼痛的因素、疼痛的时间、疼痛的部位等。对于疼痛的评定可参考目前国际公认可靠的麦吉尔疼痛问卷（MPQ）。

（三）骨折评定

骨折是骨质疏松症患者最常见的临床表现之一，并常导致严重后果。骨折的评定主要涉及骨折的部位、程度及骨折的影响（包括疼痛、运动功能、生活质量等）。收集这些资料，我们可以获知患者骨折的稳定程度，是否需要固定，能否承受运动产生的应力，运动对于骨折是否有益，而这些对于骨质疏松症骨折患者的功能康复具有指导意义。

（四）功能评定

康复工作的主要任务是恢复功能。对于功能的评估是骨质疏松症康复重要的、必不可少的内容。疼痛、骨折及心理因素、环境因素导致的功能障碍都是我们研究的对象。针对各个方面的功能问题，我们都有了较为统一的量表和标准。比如运用广泛的 Barthel 指数评定法，它不仅可运用于偏瘫的评估，对于骨质疏松症的评估也可借鉴。

（五）生活质量评定

提高生活质量是康复工作的最终目标之一。生活质量评定是骨质疏松症患者康复过程中的一个重要方面。生活质量评定是一个非常复杂的问题，不同的人对于生活满意度的认知和标准是不同的。本指南对生活质量的评定采用世界卫生组织生活质量测定量表简表。

（六）骨质疏松患病危险因素评定

骨质疏松患病危险因素的评估是有效预防骨质疏松发病、加重以及发生骨折的重要依据。其危险因素主要包括遗传与种族（白种人女性骨量丢失最快，其次为黑种人女性、白种人男性及黑种人男性，黄种人基本与白种人相似）、体重（体重大的人群的骨质疏松发生率及骨折发生率均低于轻体重人群）、性别、年龄、营养状况、运动、平衡能力、周围环境、视力、行为习惯、疾病与药物（高血压、脑卒中、眩晕等可能导致摔倒的疾病，以及激素等可能导致骨质疏松的药物）等。

三、康复治疗

（一）康复治疗原则与目标

OP 康复的总体原则是非药物与药物治疗相结合，必要时手术治疗（脆性骨折）。治疗应个体化，结合患者自身情况，如年龄、性别、体重、自身危险因素、病变部位及程度等选择合适的康复治疗方案。

OP 康复的目标是减轻或消除疼痛、控制病情、预防骨折及并发症、改善患者生活质量。

（二）康复治疗技术

1. 运动疗法　运动疗法简单实用，不仅可增强肌力与肌耐力，改善平衡、协调性与步行能力，还可改善骨密度、维持骨结构、降低跌倒与脆性骨折风险等，发挥综合防治作用。运动疗法需遵循个体化、循序渐进、长期坚持的原则。治疗性运动包括有氧运动（如慢跑、游泳）、抗阻运动（如负重练习）、冲击性运动（如体操、跳绳）、振动运动（如全身振动训练）等。美国运动医学会推荐的骨质疏松症预防运动方案是力量训练、健身跑和徒步走。我国传统健身方法太极拳等可增加髋部及腰椎骨密度，增强肌肉力量，改善韧带及肌肉、肌腱的柔韧性，提高本体感觉，加强平衡能力，降低跌倒风险。运动锻炼要注意少做躯干屈曲、旋转动作，骨质疏松性骨折早期应在保证骨折断端稳定的前提下，加强骨折邻近关节被动运动（如关节屈伸等）及骨折周围肌肉的等长收缩训练等，以预防关节挛缩、肌肉萎缩及失用性骨质疏松；后期应以主动运动、渐进性抗阻运动及平衡协调与核心肌力训练为主。从运动的安全性和有效性角度考虑，运动强度一般选择中等强度为宜。运动时应达到最大摄氧量的60%~70% 或最大心率的 50%~70%。这不仅能有效地增加骨密度、预防和延缓骨量丢失，还能使身体得到全面锻炼、增进健康、增强体质。

2. 物理治疗　物理治疗简称理疗，是利用电、光、声、磁、热等物理因子以促进病后机体康复、延缓衰老的治疗方法，是骨质疏松症康复治疗的重要内容。脉冲电磁场、体外冲击波、全身振动、紫外线、日光浴等物理治疗可增加骨量、改善骨代谢，减少骨质疏松症的发生。超短波、微波、TENS、中频脉冲、蜡疗等治疗可减轻疼痛。对骨质疏松性骨折或骨折延迟愈合，可选择低强度脉冲超声波、体外冲击波等治疗以促进骨折愈合。神经肌肉电刺激、针灸等治疗可增强肌力，促进神经修复，改善肢体功能。联合治疗方式与治疗剂量需依据患者病情与自身耐受程度选择。

3. 心理治疗及作业疗法　骨质疏松症对患者的生活质量和生命造成很大的威胁。由于骨质疏松导致微骨折、骨关节退行性改变，甚至骨折等，造成患者长期慢性疼痛或关节活动障碍，对患者的心理健康状况产生很大不利影响。通过心理疏导以增强患者自信心，消除焦虑、抑郁等不良情绪，既有利于维持人体免疫和康复功能，同时也有利于患者积极参加锻炼，增强身体平衡力和灵活性，减少跌倒及骨折的发生。作业疗法以针对骨质疏松症患者的康复宣教为主，包括指导患者正确的姿势，改变不良生活习惯，提高生活安全性。作业疗法还可分散患者注意力，减少对疼痛的关注，缓解由骨质疏松症引起的焦虑、抑郁等不良情绪。

4. 康复医学工程　行动不便者可选用拐杖、助行架等辅助器具，以提高行动能力，减少跌倒发生。此外，可进行适当的环境改造，如将楼梯改为坡道、浴室增加扶手等以增加安全性。骨质疏松性骨折患者可佩戴矫形器、支具，以缓解疼痛、矫正姿势、预防再次骨折等。总之，骨质疏松症是慢性病，涉及骨骼、肌肉等多种组织、器官，需要综合防治。在常规药物、手术等治疗的同时，积极、规范、综合的康复治疗除可改善骨强度、降低骨折发生外，还可促进患者生活、工作能力的恢复。

（三）传统康复治疗技术

中医认为，骨质疏松症属"痿证"范畴，病变在骨，其本在肾。其病机主要为：肾阳虚衰，不能充骨生髓，致使骨松不健；肾阴亏损，精失所藏，不能养髓；正虚而卫外不固，外邪乘虚而入，气血痹阻，骨失所养，髓虚骨疏；先天禀赋不足，致使肾脏素虚，骨失所养，不能充骨生髓。中医治疗骨痿，方法众多，主要分为内治法与外治法两大类，多配合治疗，往往能取得较好疗效。

1. 内治法治疗 内治法治疗骨质疏松症主要包括中药汤剂内服法和中成药内服法。中药汤剂内服主要根据辨证施治选方取药，其中肾虚精亏证，治以补肾填精，常选左归丸加淫羊藿、鹿衔草；正虚邪侵者，治以扶正固本，可选用鹿角胶丸加减；先天不足者，治以填精养血、助阳益气，方用龟鹿二仙汤加减。治疗骨质疏松症的中成药主要有骨疏康颗粒、仙灵骨葆胶囊、骨松宝颗粒、骨愈灵胶囊、金天格胶囊、强骨胶囊、补骨丸、骨康口服液等。其中，仙灵骨葆胶囊、强骨胶囊和金天格胶囊是经国家药品监督管理局批准的用于治疗骨质疏松症的中成药。与口服中药汤剂相比，中成药服用方便，且对肝肾功能毒副作用小，易被患者接受，便于长期服用。

2. 外治法治疗 外治法治疗骨质疏松症主要包括针刺疗法、灸法、中药熏蒸法、捏脊疗法、穴位贴敷疗法、温针、电针、耳穴、穴位注射等。其中，有研究表明，针刺疗法可通过提高护骨素的表达水平及蛋白质的合成水平，抑制破骨细胞的骨吸收，减少骨量的丢失，同时能使绝经后骨质疏松的骨形成增加，可使血骨钙素水平进一步升高，能促进骨形成。针刺常用的穴位有脾俞、肾俞、百会、大椎、至阳、腰阳关、命门等。其他外治法在改善骨质疏松症引起的疼痛，以及骨质疏松症患者的生活质量上，均有确切疗效。

四、三级预防与康复护理

（一）一级预防

一级预防为病因预防，是在骨质疏松症尚未发生之前，通过减少和控制骨质疏松症的危险因素，增加保护因素来提高骨峰值和减缓其后骨量流失速度来预防骨质疏松症及其骨折。一级预防是最基本、最经济、最有效的手段。一级预防需要人群尽量在儿童期、青春期、孕乳期、成人期获得理想的峰值骨量；绝经期、绝经期后的妇女和老年人应该减少骨量丢失，减少骨质疏松症的发病率。具体措施包括：①合理膳食；②适量运动；③培养良好的生活习惯，戒烟限酒，同时减少碳酸饮料及咖啡的摄入。

（二）二级预防

二级预防为"三早"预防，即早发现、早诊断和早治疗。对高危人群进行风险评估以及风险预测，加强对骨质疏松症易患人群的健康指导，尽早对低骨量人群进行控制，进而减少骨质疏松性骨折的发生，是二级预防的重要内容。二级预防的主要方法分为普查、筛检、定期健康检查。临床上评估骨质疏松症风险的方法较多，国际骨质疏松基金会（IOF）《骨质疏松症风险一分钟问卷》可作为初筛工具。如果发现自己是高危人群，应该及时去医院进行双能X射线吸收法骨密度检查，以利于骨质疏松症的早期防治。同时，应当建立健全骨质疏松症防控体系，建立以疾病预防控制机构、基层医疗卫生服务机构、综合医疗机构、骨质疏松症专科门诊和健康管理门诊为主干梯队的骨质疏松症防控体系，明确各级机构工作职责，配置相应人员及基础设备。

（三）三级预防

三级预防为临床预防，需要根据临床危险因素的评估与骨密度测定相结合，制订具体防治方案。预防对象为骨质疏松症患者或已经发生脆性骨折的患者，重点是综合治疗和预防骨折及再骨折。通过药物干预和康复治疗，积极治疗和护理严重的骨质疏松性骨折引起的残疾和死亡，促进功能恢复，降低病死率，提高生活质量，延长寿命。主要措施包括：①在医师指导下选择适当的药物治疗，减缓骨量继续丢失，并降低骨折风险。

②预防跌倒是骨质疏松症三级预防很重要的一点，鉴于骨质疏松性骨折的严重后果，预防其发生更为重要。主要方法：创造合适的生活与居住环境，避免因居家环境因素引起跌倒，积极治疗帕金森病、脑血管病变，以及下肢肌肉、骨与关节的病变，或发作性晕厥、眩晕症等。

（四）康复护理

骨质疏松症患者的康复护理是控制病情、改善预后、提高生活质量的重要举措。

1. 疼痛护理　疼痛时可能出现情绪烦躁，指导并教会患者使用非药物止痛的方法，如心理镇痛法、转移注意法、自我鼓励法等。遵医嘱予口服药物治疗，并观察治疗后的效果。

2. 心理护理　患者在接受治疗的时候会产生较多疑惑。针对此种情况，护理人员应当让患者充分了解到产生骨质疏松的原因和病情发展因素，从而指导患者予以有效的预防、治疗及康复等综合性措施，增强患者战胜疾病的信心，促使患者能够积极配合临床各项诊疗活动。

3. 生活护理　指导患者合理摄入营养、养成良好的饮食习惯及生活习惯，积极避免骨折及骨质疏松症高危因素，同时指导患者进行合理适度的运动锻炼，提高运动及平衡能力防跌倒。

4. 骨折护理　手术后在护理人员协助下适当进行运动训练，早期可以推拿按摩、活血舒筋，促进患者恢复，逐渐进行简单的运动训练，如指导患者保持平衡，进行膝关节、踝关节被动训练，预防下肢深静脉血栓；帮助患者翻身变换体位，避免压疮发生；帮助患者拍背排痰，预防坠积性肺炎发生等。

（柳根哲）

第四节　滑膜皱襞综合征

滑膜皱襞综合征（synovial plica syndrome，SPS）是由于先天性滑膜皱襞发育异常，或因外伤、炎症等因素造成滑膜皱襞过度增生、肥厚，在关节活动时产生撞击、夹挤，而导致疼痛、弹响、打软腿和交锁等症状和体征的一组综合征。滑膜皱襞是一种常见的胚胎残迹，最常见于膝关节，通常位于膝关节的髌上、髌内侧、髌下或外侧间隔室。中国人正常髌上滑膜皱襞的出现率为94%，髌下为100%，髌内侧皱襞为39%，多数不产生临床症状，故也可称其为正常滑膜的折叠。滑膜皱襞综合征的发病率报道不一。随着关节镜技术的开展以及对此病的不断认识，近年来发病率呈上升趋势。针对有急性膝部疼痛的儿童、青少年和年轻成人的小型关节镜病例系列研究显示，滑膜皱襞综合征的发生率估计为8%~45%，其中髌内侧皱襞（medial patellar plica，MPP）最为常见。

一、概述

（一）定义

膝关节滑膜皱襞是胚胎时期存在的滑膜隔，胎儿后期开始退化，称膝关节发育中的残留组织。按部位分为髌上、髌下、髌内侧皱襞。膝关节滑膜皱襞常因剧烈运动、创伤、炎症等引起膝关节疼痛和一系列功能障碍，称膝关节滑膜皱襞综合征。

SPS可发生于直接创伤（如对膝部的直接击打或扭伤）之后，或发生于膝关节反复运动引起皱襞损伤和炎症并随之形成纤维化后。

（二）临床表现

1. 膝关节疼痛及内侧压痛 关节疼痛，特别是膝关节内侧压痛是 SPS 最常见的临床表现，通常在活动时或久坐后加重。

2. 屈膝弹响感 患者常感觉屈膝弹响，也有报告为关节假性交锁或打软腿。

3. 肌肉萎缩 部分病程较长的患者有不同程度的股四头肌萎缩。关节疼痛和活动能力下降可以导致受累关节周围肌肉萎缩、关节无力。

4. 膝关节肿胀 由于反复刺激导致膝关节滑膜炎症积液增加造成关节膨大。

（三）辅助检查

1. 影像学检查

（1）X 线及 CT 检查：对于 SPS 的诊断作用有限，但可排除关节内其他骨性改变。

（2）MRI 检查：能够证实皱襞的存在，但一些研究发现它们并不能可靠预测手术中哪些为病理性皱襞。

（3）动态超声：在一项病例系列研究中，88 例临床表现提示髌内侧皱襞综合征的患者接受髌骨内侧和外侧动态超声诊断，结果发现此诊断法与关节镜诊断相比，敏感性、特异性和诊断准确性分别为 90%、83% 和 88%。

2. 实验室检查 SPS 患者血常规、蛋白电泳、免疫复合物及血清补体等指标一般在正常范围内。若患者同时有滑膜炎症，可出现 CRP 和 ESR 轻度增高。

3. 激发试验

（1）MPP 挤压试验：患者仰卧，检查者通过拇指在髌股关节下方及内侧面施加压力，将 MPP 嵌入髌骨内侧关节面与股骨内侧髁之间，同时将患者膝关节从 0° 被动屈曲至 90°。膝关节伸展时疼痛，而屈曲至 90° 时疼痛缓解，即表示 MPP 挤压试验阳性。在一项纳入 7 项研究（492 个膝关节）的 Meta 分析中，其对于 MPP 综合征的敏感性为 90%，特异性为 89%，阳性预测值为 79%。

（2）伸膝试验（Hughston 试验）：患者仰卧，膝关节屈曲 90°，检查者一手在髌骨外侧施加压力使其向内移动，同时内旋患者小腿，然后慢慢将患者膝关节伸直。若在屈膝 45°~60° 时患者再现疼痛和弹响，则试验为阳性。

4. 关节镜检查 关节镜诊断为滑膜皱襞综合征的金标准。

（四）诊断要点

SPS 主要基于临床特征，仅应在排除其他可导致膝部疼痛的病因后才能作出该诊断。其临床表现及体格检查表现多样且不具有特异性，没有单一的临床试验或操作能够确诊病理性皱襞，影像学检查主要用来排除其他病变，局部封闭试验有助于鉴别诊断，关节镜为诊断金标准。

（五）临床治疗

1. 药物治疗 应根据 SPS 患者病变程度及病情长短，内外结合，进行个体化、阶梯化的药物治疗。

（1）非甾体抗炎药：非甾体抗炎药（NSAID）是 SPS 患者缓解疼痛、改善关节功能最常用的药物。包括局部外用药物和全身应用药物。

1）局部外用药物：在使用口服药物前，建议先选择局部外用药物，可使用各种 NSAID 的凝胶贴膏、乳胶剂、膏剂、贴剂等，如氟比洛芬凝胶贴膏。局部外用药物可迅速、有效缓解关节的轻、中度疼痛,且其胃肠道不良反应轻微,但需注意局部皮肤不良反应的发生。对中、重度疼痛可联合使用局部外用药物与口服 NSAID。

2)全身应用药物:根据给药途径可分为口服药物、针剂以及栓剂,最为常用的是口服药物。

用药原则:①用药前进行危险因素评估,关注潜在内科疾病风险;②根据患者个体情况,剂量个体化;③尽量使用最低有效剂量,避免过量用药及同类药物重复或叠加使用;④用药 3 个月后,根据病情选择相应的实验室检查。

(2)镇痛药物:对 NSAID 治疗无效或不耐受者,可使用非 NSAID、阿片类镇痛剂、对乙酰氨基酚与阿片类药物的复方制剂。但需要强调的是,阿片类药物的不良反应和成瘾性发生率相对较高,建议谨慎采用。

(3)关节腔注射药物:可有效缓解疼痛,改善关节功能。但该方法是侵入性治疗,可能会增加感染风险,必须严格无菌操作及规范操作。

1)糖皮质激素:在滑膜皱襞综合征早期注射皮质类固醇带来的获益最大。但其获益与结局的证据有限,不应常规注射皮质类固醇。在尝试注射皮质类固醇前,先尝试 2~4 周的保守治疗。

2)局部麻醉类药物:如利多卡因,起效迅速,能够有效缓解疼痛,安全性较高,可减少镇痛药物用量,配合糖皮质激素进行局部封闭治疗对于早期 SPS 患者有效,但其无法消除滑膜皱襞的病理性结构,容易复发。建议根据患者个体情况应用。

3)玻璃酸钠及医用几丁糖:注射治疗旨在通过药物局部治疗,在关节内形成保护膜,促进自身修复,改善滑液黏性指数,降低炎症和免疫反应。可改善关节功能,缓解疼痛,安全性较高。但无法根除病因,治疗作用有限。

2. 手术治疗 对病变严重、且有持续疼痛及明显功能障碍者,可考虑手术治疗。手术方式主要为关节镜下纤维化皱襞的完全切除。手术的目的是减轻或消除患者疼痛症状、改善关节功能。约 90% 的患者接受手术治疗可得到显著改善。

对疼痛同时伴有机械症状的膝关节 SPS 患者,关节镜兼具诊断和治疗作用,能够直观评估皱襞的病理改变,消除皱襞产生的弓弦样张力带作用,避免屈伸活动时反复摩擦及切割对应面软骨;患者术后疗效良好,术后远期可避免该症状复发。如存在游离体、半月板撕裂移位、髌骨轨迹不良、滑膜病变、软骨面不适合等,可同时进行关节镜下摘除游离体、清理半月板碎片及增生的滑膜等。值得注意的是,手术切除后,皱襞可能重新长出,但通常不会再度引起症状。

二、康复评定

SPS 的治疗目的是控制疼痛和其他伴随症状,减轻功能障碍,指导患者及其家人了解该疾病和治疗情况。为此,SPS 的康复评定主要是对患者的疼痛情况、关节运动功能状况、日常生活活动能力和心理因素等进行全面评估。

(一)疼痛评定

常用评定方法:视觉模拟评分法、数字分级评分法、语言分级评分法、Wong-Baker 面部表情量表。

(二)运动功能评定

1. 关节活动度测量 最常用测量和记录 ROM 的方法为中立位法(解剖 0° 位法),即将解剖学中立位时的肢体位置定为 0°，当被测量者某关节出现非正常过伸情况时，要进行标记。

2. 肌力评定　进行肌力检查时，要取标准体位，受检肌肉做标准的测试动作。固定受检查肌肉附着肢体的近端，放松不受检查的肌肉，首先在承受重力的情况下观察该肌肉完成测试动作的能力，然后根据测试结果决定是否由检查者施加阻力或助力，并尽可能达到最大运动范围，进一步判断该肌肉的收缩力量。

3. 平衡及协调功能评定

（1）平衡功能评定：临床上常用的平衡功能评定方法包括平衡反应评定、伯格平衡量表和应用仪器进行不同体位的动态和静态平衡功能评定等。可应用伯格平衡量表来预测患者跌倒的危险性。

（2）协调功能评定：在进行协调功能评定时，患者的意识必须清晰，能够充分配合。另外，患者肢体的肌力必须 4 级以上，否则评定无意义。临床上常用的评定动作有指鼻试验、指指试验、轮替试验、还原试验、示指对指试验、拇指对指试验、握拳试验、跟 - 膝 - 胫试验、旋转试验、拍地试验、拍手试验、画圆试验等。

（三）综合评定量表

临床常用的综合评定量表有 WOMAC（Western Ontario and McMaster Universities）评分、关节炎影响测量量表 -2（Arthritis Impact Measurement Scales 2，AIMS2）等。

（四）日常生活活动能力和生活质量评定

日常生活活动能力评定常用的量表为改良 Barthel 指数。生活质量评定常用量表是 SF-36、WHO-QOL-100 等。

三、康复治疗

（一）康复治疗原则与目标

SPS 康复的目标是减轻或消除疼痛，加强伸膝肌（股四头肌）肌力，减少可导致过度膝外翻的机械性因素，以及尽可能使患者膝关节功能恢复到较高水平，改善生活质量。

SPS 康复的总体原则是非药物与药物治疗相结合，必要时手术治疗。治疗应个体化，结合患者自身情况，如年龄、性别、体重、自身危险因素、病变部位及程度等选择合适的康复方案。

（二）康复治疗技术

1. 运动疗法　SPS 多为反复刺激导致，在急性期内需调整活动方式及活动量，患者需要避免可引起疼痛的活动。大多数跑步者需减少跑步量，有严重症状或体征（如跛行）的跑步者应取消所有跑步活动。症状不太严重的患者可调整其训练计划，即减少训练总里程及避免跑上坡或台阶。在不引起疼痛的情况下，运动员可通过使用固定型自行车（斜躺位或直立位）、上身运动自行车，或通过游泳、水中跑步或其他活动来维持有氧适能。一旦初始疼痛缓解，患者应该在医师指导下进行股四头肌、髋内收肌（如大收肌）、腓肠肌、腘绳肌群的治疗性拉伸训练，一日 1 次或一日 2 次。观察性研究结果提示，临床诊断为滑膜皱襞综合征的患者中，有 40%~78% 在开始拉伸训练后的 3~6 个月内，功能可恢复至患病前水平且无疼痛。

2. 物理治疗　由于 SPS 较为表浅，物理治疗容易取得较好临床效果。

（1）冰敷：尽管目前还缺少正式研究证实，但大多数专家认为冰敷膝关节内侧是滑膜皱襞综合征急性期治疗的一个关键方法。膝关节皱襞是一种表浅结构，每次冰敷仅需持续10~15分钟，一日3~4次。

（2）短波/超短波疗法：急性期以后，短波/超短波治疗的热效应使患部的表层和深层组织均匀受热，能增强血管通透性，改善微循环，调节内分泌，加强组织机体的新陈代谢，降低感觉神经的兴奋性，从而达到消炎、止痛、解痉，促进血液循环和组织修复的治疗目的。

（3）中频电疗法：临床常用的有干扰电疗法、调制中频电疗法和等幅中频（音频）电疗法等。

（4）TENS：近来研究发现，TENS可以有效解除关节炎所致股四头肌关节源性肌肉抑制，缓解关节疼痛的同时改善关节功能。

3. 心理治疗　SPS的疼痛及弹响常引起患者焦虑、抑郁等心理因素的改变（可用90项症状自评量表进行评定），而焦虑、抑郁等反过来又会加剧患者的疼痛，因此建议临床过程中加强护理关怀，尤其是一些应用药物不能有效止痛的患者，特别要注意心理因素的影响。

4. 康复医学工程　研究已证实，伴有膝关节外翻畸形者，SPS的发生率明显增加，因为外翻膝往往会增加MPP张力，是易感性体征。此外，踝和髋的异常可导致膝关节活动时外翻成角，可能促发疼痛和咔哒音。这些异常情况包括髋外展肌群无力或内收肌群紧张，此外，平足、胫后肌功能障碍、先天性跗骨融合等也可导致该病发生。因此，可以应用相应的支具治疗。支具可以改善膝关节力线，矫正膝关节畸形，减轻膝关节内外侧间室的负荷，从而缓解膝关节疼痛症状，是预防SPS的有效方法。

（三）传统康复治疗技术

中医认为，本病属"痹病"范畴，以肝肾亏虚为本，外加风寒湿入侵而成，其肝肾亏虚、风寒湿痹日久的特性均可引起关节形态及力学方面的变化。中医治疗骨痹，方法众多，多配合治疗，往往能取得较好疗效；主要分为内治和外治两大类，包括中药内服治疗、针灸治疗、针刀治疗、推拿按摩、熏蒸治疗、外敷治疗、中药离子导入疗法等。

四、康复护理与管理

（一）患者教育

患者教育是帮助其学习并把与健康相关的行为融入日常生活的过程。良好的患者教育能延缓疾病进展，改善医患关系，提高患者生活质量，降低患者医疗费用。SPS教育内容包括疾病的起因、关节功能、预防及治疗方法、心理等。让患者了解SPS的发生多数是由于过度使用或外伤导致膝关节内滑膜皱襞增厚纤维化，进而在膝关节活动中被撞击或卡压，从而出现临床症状；同时，下肢力线异常，特别是与膝关节外翻畸形相关的结构异常是SPS的高危因素，故应尽量减少或避免这些不利因素。过度活动会对SPS产生消极影响，应平衡关节休息和负重活动。在SPS急性期，可采取活动调整、冰敷和短期应用NSAID的方法，一旦最初的疼痛缓解，建议在康复医师指导下进行相关肌肉的拉伸及肌力训练。同时，寻找导致SPS的机械因素并加以纠正。SPS的疼痛和功能障碍在很大程度上也受心理因素影响，其中一部分患者会表现为抑郁症，因此医师对抑郁症的认识和治疗也非常重要。高度重视和猜疑的临床表现是医师诊断抑郁症的重要依据，绝大多数患者的抑郁症可以通过与医师交流、支持性治疗以及使用抗抑郁药物得到缓解。

（二）社区康复

由于医疗资源短缺，以医院为基础的康复花费较大，这就迫切需要利用社区资源进行社区康复。将简单有效易行的康复方案导入社区和家庭是国外先进而有效的做法。在急性期疼痛缓解之后，滑膜皱襞综合征患者可以在理疗师指导下进行股四头肌、髋内收肌（如大收肌）、腓肠肌、腘绳肌群的治疗性拉伸训练，一日1次或一日2次。观察性研究结果提示，临床诊断为滑膜皱襞综合征的患者中，有40%~78%在开始拉伸训练后的3~6个月内，功能可恢复至患病前水平且无疼痛。

（三）家庭康复

家庭康复可以缓解疼痛，改善躯体功能，提高生活质量。家庭康复主要包括肌力、ROM锻炼，提高有氧活动能力等。一项病例系列研究纳入63例临床诊断为滑膜皱襞综合征的患者，发现经过膝关节伸展训练加上股四头肌、髋内收肌（如大收肌）、腓肠肌、腘绳肌群拉伸训练后，86%的患者在3个月内功能恢复至正常。

（林　进）

第五节　髋关节置换术后

人工髋关节置换术作为晚期髋关节疾病治疗的主要手段，能够有效缓解疼痛，重建髋关节功能，改善患者生活功能。随着我国人口老龄化的加重和患者对生活质量要求的提高，人工髋关节置换的手术量在我国正处于快速上升阶段。同时，患者对术后疗效要求的提高，社会对降低医疗费用及住院时长的要求，使得关节外科医师在提高手术技巧的基础上，更要全面处理围手术期各项事宜，而良好的术后康复是提高患者疗效、减少并发症和住院时长的重要措施。

一、概述

（一）定义

人工髋关节置换术后康复是指为了减少人工髋关节置换术后并发症，提高术后患者关节功能及整体活动能力，控制住院日及医疗费用所采取的一系列措施。

髋关节置换术后患者所面临的诸如疼痛、肌肉无力及活动受限等问题，通过科学的康复指导，能够得到更好的处理及改善。既往研究显示，患者可以在术后3~6个月恢复最大功能，而科学的术后康复是获得最大功能的重要保障。

（二）手术方式

不同的手术入路，其术后康复的进程和康复要点略有不同。目前而言，尚无明确证据证明某一特定手术入路在术后康复的速度和效果上具有明显优势，前入路手术在术后康复中可能具有一定优势，但仍有待进一步研究证据支持。相对于手术入路，更重要的是术中合理的创伤控制和良好的手术技巧。患者术后康复的要点也因入路不同而不同，如对于采用后入路的患者，应避免髋关节过度屈曲、内旋和内收，应注重髋关节外展及后伸肌群的锻炼。而采用前入路的患者，则应注重屈髋功能的锻炼。采用半髋关节置换术的患者，目前多为全身合并症较多的老年患者，应更加注重术后全身状况的评估和合并症的管理。目前而言，生物型固定和骨水泥固定方式均可以做到早期下地，但针对术中情况，如合并术中骨折或术中截骨的患者，应适当延迟负重，康复训练应更加循序渐进。

140

（三）术中创伤控制

术中合理控制创伤程度，对加快术后康复进程，提高康复疗效具有重要意义。目前而言，在条件允许情况下，尽可能选用小切口，以减小对周围肌肉及软组织的损伤，对术后恢复具有一定积极作用。术前恰当的手术入路选择和切口设计，术中避免不必要的延长切口，机械牵拉软组织时尽可能选择肌肉间隙，避免损伤软组织，同时做到在手术视野暴露充分的前提下，避免过度暴露，均有利于术后康复。合适的手术器械选择和正确的使用方法，能够减少组织损伤，如选择宽度合适的尖撬，使用时放置到位，避免反复盲目放置。术中良好的止血不仅能减少术中失血，同时也能减少术后的隐形失血及引流量；合理使用止血药物，如术中静脉和局部联合使用氨甲环酸，能够进一步减少失血。

人工髋关节置换术相较于一般外科手术而言，其自身特点在于植入了具有运动功能要求的人工假体。术中选择大小合适的假体，假体大小安放位置合理，对患者术后获得满意功能，减少术后脱位的发生，具有重要意义。使用大直径股骨头假体，运用导航或定位器，提高假体放置的准确性，有助于减小脱位风险。术中充分测试假体活动度，做到术中各方向活动稳定，无脱位，可以减少术后康复活动中对脱位的担忧，避免过度限制患者活动。

（四）药物治疗

包括止痛、抗栓、抗感染治疗用药物。

对外科手术而言，疼痛管理是术后管理的重要组成部分。髋关节置换术后的疼痛管理与患者的满意度密切相关，同时良好的疼痛管理和恰当的止痛药物选择，在提高患者术后康复训练积极性、增加 ROM 上具有明确作用，更进一步有助于减少住院时间，降低再住院率和医疗费用。围手术期的疼痛管理具体又包括合适的麻醉方式选择，联合神经阻滞减轻术后疼痛，关节腔周围注射，术后静脉及口服止痛药物等。来自 Cochrane Library 数据库的研究，通过纳入 51 个随机对照试验发现，外周神经阻滞（腰大肌间沟阻滞、股神经阻滞、髂筋膜间室阻滞、闭孔神经阻滞或股外侧皮神经阻滞）可有效减轻术后疼痛，减少术后住院时间，提高患者对术后疼痛控制的满意程度。联合运用局麻药、NSAID 及阿片类止痛药等药物，在髋关节囊周围进行局部注射，同样能够有效减轻术后疼痛。术后使用口服或静脉止痛药，及时阻滞疼痛通路的激活，同样有助于患者术后疼痛的减轻。

二、康复评定

如何对患者术后功能的恢复进行量化和客观评估，有赖于选择合理的评估体系。目前，使用较为广泛的髋关节功能评分是 Harris 评分，该评分通过疼痛、步态、日常功能、畸形及活动度等指标，对髋关节置换术后的功能进行定量评估，为康复指导和临床疗效评估提供循证医学证据。此外，还有 WOMAC 评分、UCLA 活动度评分等，均可用于术后康复功能的评估。随着行髋关节置换人群数量的增大，部分患者相对较为年轻，回归社会活动的意愿较为强烈，目前的评定体系也逐渐开始完善，如评估术后驾车或特殊体育运动的恢复等。

三、康复治疗

（一）康复原则及目标

人工髋关节置换术后康复的主要内容包括患者教育、术后疼痛管理、术后功能锻炼、辅助工具的使用、力量专项训练及其他活动。

需要指出的是,人工髋关节术后康复绝不应是患者或某位医师一个人的战斗,而应该是由一个配合密切的团队完成。这其中应该包括骨科医师、专业的理疗师、物理康复师、镇痛麻醉师、护士以及其他辅助人员。

(二)康复治疗方法

1. 运动疗法　正确的术后功能锻炼是巩固手术成果的重要一环。术后功能锻炼主要在于恢复患者行走能力及日常生活活动能力,预防关节脱位。对于髋关节功能的恢复,可按照时间分为3个时间段:急性治疗期(术后第1~4天),早期柔韧性锻炼及力量强化锻炼(术后第2~8周),后期强化训练及功能恢复(第8~14周)。

(1)急性治疗期:在急性治疗期,需要让患者早期活动,锻炼肌肉力量,达到工具辅助下行走100m、出入卫生间等基本生活能力要求。早期活动不仅能够增强患者信心,也有助于防止卧床并发症的发生。在此阶段,需要让患者了解和掌握锻炼相关知识与技能要领,避免髋关节置换术后的活动禁忌,防止脱位。目前,在我国大多数医院,该阶段为患者在院期间,正确的护理、耐心细致的康复讲解,配合康复科专业医师的技术指导,对提高康复疗效具有重要意义。康复应做到个体化,对术中创伤较大、身体虚弱的患者,可适当延迟康复进程;出现康复后不适应时,积极向主管医师反映。

(2)早期柔韧性锻炼及力量强化锻炼:在早期柔韧性锻炼及力量强化锻炼阶段,患者需要达到正常步态,达到基本生活自理,并逐渐增加ROM,达到工具辅助下连续上下4级台阶至一层楼的要求。在此阶段,适度运用止痛药物,有助于缓解功能锻炼时疼痛的出现,增加功能锻炼的舒适程度,增强患者功能锻炼的信心。功能锻炼需适度,避免久坐或长时间行走,可减少关节肿胀的发生。在该阶段,在不稳定情况下,不可轻易脱离助步器或强行双腿交替连续上下楼梯,防止摔倒发生。

(3)后期强化训练及功能恢复:在后期强化训练及功能恢复期间,患者需达到正常步态行走,连续上下台阶,逐步回归社会生活,并逐步恢复特殊的功能性活动。在此阶段,患者需返回主诊医师处复查,由主诊医师评估最终活动范围,并进行更剧烈运动的可行性分析及指导。

(4)力量专项训练:由于患者术前存在肌肉相对无力、术中对肌肉的创伤,力量专项训练在术后显得尤其重要。正确掌握力量训练的方法和技巧,能够恢复患肢肌肉力量,提高患者术后关节活动能力。术后尽早开始踝关节的背伸和跖屈,小腿绷紧5~10秒后放松,可早期恢复下肢肌肉泵的作用。仰卧位绷紧大腿,可锻炼大腿前方股四头肌的力量。仰卧位进行屈伸膝关节(保持足底位于床面),适用于膝关节屈伸活动好、肌肉力量相对较强的患者。可根据实际情况进行锻炼。也可以应用吊带辅助进行此运动。有精力、体力的患者应重点锻炼主动压膝运动,以达到迅速恢复股四头肌力量的目的。站立外展运动可增强髋关节外展肌的力量,同时可增强阔筋膜张肌的肌力,进而提高膝关节外侧稳定性,减少膝关节术后疼痛的发生。阻抗外展运动需仰卧位,屈髋屈膝,将带有弹力的带子捆绑于双膝关节部位,做抗阻力的外展运动,可增强髋关节外旋肌及外展肌的力量。仰卧提腰运动则需要患者仰卧位,屈髋屈膝,双脚着床支撑,主动做提臀动作使髋部及腰部向前挺起,坚持5~15秒后再放松。反复练习可增强臀肌及腰部肌肉力量。

2. 物理治疗　术后采用一定的物理治疗,可有效减少并发症的发生,促进人工关节置换术后功能的早期恢复。如采用冰袋冷敷局部伤口,可以缓解疼痛,减轻水肿。而弹力袜或足底泵等的使用,可有效减少术后下肢深静脉血栓的发生。随着新技术在临床不断运用,一系列促进患者术后康复的物理治疗技术也逐渐开始临床试验和运用。部分研究表明,术后神经肌肉电刺激或脉冲电磁场运动等,可以缓解术后创面水肿、术后疼痛,促进骨及伤口的愈合,提高术后功能等。但其临床有效性及卫生经济效益在广泛推广前仍有待进一步研究。

3. 作业疗法 随着髋关节置换技术的进步和人们对围手术期生活质量要求的提高,患者已经不满足于简单的行走和疼痛的控制,尤其随着时间推移,患者更希望能够完成更多个人及社会活动。随着汽车的普及,开车已经成为不少患者日常生活工作不可缺失的技能,术后何时能够重返驾驶位是不少患者关心的话题。传统上,医师要求患者在术后4~6周再尝试开车。而科学的对照研究指出,左侧髋关节置换患者术后驾驶反应时间在任何时间点的测试都优于术前,右侧髋关节置换患者在术后1周的测试中比术前差,但是在后续测试中都优于术前。故行右侧髋关节置换的患者应等到术后4~6周再开始开车。左侧置换患者则可较早恢复驾驶。当然这一结论仍受到患者所驾驶车辆种类及能否安全上下车的影响。术后性生活也逐渐受到人们的关注,目前认为髋关节置换术后性生活的质量将有显著提高。为保护髋关节,降低术后脱位风险,提高舒适度,一般建议患者在术后1~3个月恢复性生活。早期建议患者采取仰卧位,恢复更佳后,男性患者可采用俯卧位。随着时间的推移,更多样化和不同强度的运动开始回到患者的日常生活,整体而言,低强度的有氧运动多不受到影响,如快步走、游泳、徒步旅行、椭圆机练习、骑自行车等,但对于部分对髋关节周围肌力或活动度要求过高的活动,如举重、滑雪、滑冰、轮滑等,则不建议参加。此外,对于部分高强度运动,如身体接触性运动、棒球等需要身体转动的运动,也不建议参加。

（三）术后预防脱位及负重

术后康复需要特别重视的主要是预防关节脱位及负重,在此单独提出以进一步说明。

1. 预防脱位 对于关节脱位的预防,需要术者正确的教育和指导。术后正确限制部分髋关节活动及动作,可以预防关节术后脱位,尤其在术后6周,部分脱位风险高的患者时间需延长至12周。不同的手术入路,脱位的模式各不相同,预防措施也有所不同。对于后外侧入路,脱位主要在患者髋关节屈曲内收内旋时发生,典型的脱位姿势如弯腰系鞋带,髋关节内收内旋时从矮凳子或马桶上起立。预防后外侧入路术后关节脱位的要点,即避免患者屈曲内收内旋,避免患髋过度屈曲。采用直接前方入路或前外侧入路的患者,则应避免髋关节过伸,避免髋关节极度外展外旋的动作。临床工作中也有部分限制性工具,如楔形枕、高马桶坐垫等,但其对预防关节脱位的有效性尚无直接证据。

2. 术后负重 对于术后负重,传统意义上,水泥型髋关节假体术后即可完全负重,而非水泥性假体建议等待骨长入后负重。然而目前大量研究表明,非水泥型假体的骨长入并不会受到即刻负重的影响,延迟负重并无益处。而出现术中骨折或行粗隆截骨的患者需早期限制负重,等待骨折愈合,患者可采取足尖点地的方式循序渐进地增加负重,也可采取踩体重秤的形式量化负重。同时,患者应避免完全不负重的情况。完全不负重的情况下,患者悬垂患肢,通过假体的应力与完全负重相似。不管是即刻下地负重,还是部分限制负重,患者均需在家属或专业人员陪同下进行,避免摔倒。

（四）康复医学工程

由于髋关节置换术中对关节囊的切除,外展肌力减弱,术后肢体长度改变及ROM改变,使得关节置换术后患者需要辅助工具以重建平衡和恢复步态。常用的辅助负重工具包括行走辅助工具及固定支具。

1. 行走辅助工具 行走辅助工具是患者术后康复的常规用品,主要包括拐杖、助行器和手杖。三者各有优缺点,但均能一定程度上起到帮助患者保持平衡,增强患者活动的信心、安全性和活动能力的功效。患者的一般状态、配合度、力量、整体活动能力及负重要求,是选择工具时需要考虑的因素;结合 3 种辅助工具的各自优缺点,应在医师推荐及指导下合理使用。手杖是最常用的辅助工具,其轻便的特点尤其突出,同时可有助于保持平衡,减少假体应力,补充外展肌力量,同时患者能够获得更加真实的地面反馈。但手杖对患者上肢功能要求高,老年体弱患者难以达到正确的使用要求。使用手杖,应用患肢对侧上肢持杖拄地,肘关节屈曲 15°~20°,保持肩关节位于中立。双拐优势在于可完全支撑体重,辅助上下楼,提高行动能力;缺点在于使用难度大,不易掌握,部分患者使用不当,可导致臂丛神经麻痹。双拐多适用于具有较好的灵活性及操控能力的年轻患者。正确使用拐杖应注意拐杖的高度,高度合适的拐杖应使其顶端距腋窝 2~3cm。持拐站立时,肘关节应屈曲 15°。助行器因其良好的稳定性,常应用于关节术后的最初阶段,相较于手杖和双拐,更适用于虚弱或平衡性不好的患者。助行器的高度调节与手杖相似。

2. 外展支具 外展支具常用于髋翻修术后。翻修创伤大,部分患者骨量丢失,外展肌无力更明显,或合并其他易脱位因素,使得翻修术后更需关注脱位风险。为降低脱位风险,可考虑佩戴外展支具,多运用于下床后 6~12 周,但其确切疗效尚无定论。外展支具需根据患者的身高、体重、腰围、腿围及手术方式等量身定做。防止后脱位时,支具应限制为外展 15°,允许 70° 前屈;防止前脱位时,屈曲度设定为 40°~70°。外展支具应在患者下床后佩戴 6~12 周。

四、患者教育

良好的患者教育不仅可以向患者传达术后相关知识和注意事项,更能与患者建立良好的医患互信,缓解患者焦虑情绪。术后手术团队尤其是术者与患者的沟通可以降低患者的顾虑,解释术中基本情况,增强患者术后康复信心。术后向患者强调康复相关活动注意事项,配合术前教育,可以防止髋关节置换术后早期脱位的发生。通过鼓励患者早期活动,可以预防深静脉血栓和肺栓塞。术后有效的交流,可以尽早发现患者不适,及时处理潜在并发症。人工髋关节置换术后康复,是全方位的系统工程,需控制疼痛及并发症,科学合理锻炼,才能提高患者术后功能及满意度,才能把人工髋关节置换术的福祉带给每一位深受髋关节疾病折磨的患者。

(周一新)

第六节 膝关节置换术后

全膝置换术(total knee arthroplasty,TKA)又称全膝关节表面置换术,已经成为公认的治疗膝关节终末期骨关节病的最有效手段。在国内,TKA 的手术量逐年增加,2011 年以后的年增长率均在 20%~30%;2017 年全国的 TKA 手术量,据保守估计,约为 20 万台(翁习生数据)。

一、概述

TKA 的唯一目的是恢复膝关节功能,让患者回归正常生活。衡量关节功能是否恢复的客观指标是膝关节的关节活动度(ROM)、肌肉力量以及步态的控制能力(平衡功能)。截至目前,针对 TKA 后关节功能评价的量表很多,但基本上都是医师针对患者膝关节功能的判断和打分,不同程度地忽视了患者的主观感受。2012 年,由瑞士圣加仑医院关节外科、奥地利因斯布鲁克医学院心理系联合制定了"forgotten joint score, FJS",中文译成"人工关节被遗忘指数",评价患者自身对 TKA 关节舒适程度的感受。FJS 是人工关节更高层次的功能评价模式,理想状态是患者"感觉不到关节异常,就跟自己的关节一样",即所谓的"Forgotten Knee"。然而,临床研究结果显示,TKA 后,能真正获得 Forgotten Knee 的患者,只占 40%~60%。

影响 Forgotten Knee 的关键因素是什么?患者的选择、假体类型、手术技术、术后康复,还是什么其他因素?目前并没有满意的答案。这方面的研究,尤其是结合临床的深入研究,还很少。根据著者的临床经验和体会,认为康复是影响 TKA 疗效的重要因素,有时甚至是决定性因素。遗憾的是,尽管都强调 TKA 康复的重要性,但在康复治疗方案,尤其是方案细节的落实上仍然缺乏统一的认识和把握。

膝单髁置换术(unicompartmental knee arthroplasty, UKA)属于创伤比较小的手术,加之手术前病变累及范围有限,所以只要适应证符合、手术操作正确,均能获得满意的术后疗效。单纯髌股关节置换,目前仍处于探索阶段,病例和临床积累均较少,相关康复文献也很少。

本节所有的康复内容,主要针对 TKA 展开。

膝关节假体的基本分类与康复

TKA 假体,按是否保留交叉韧带和假体的设计特点,大致分为后稳定型(切除前后交叉韧带,由假体的 cam-post 系统保持前后向稳定, posterior stability, PS)、后交叉韧带保留型(仅切除前交叉韧带,保留后交叉韧带, cruciate retaining, CR)、交叉韧带替代型(切除前后交叉韧带,通过垫片的深碟型设计代替交叉韧带功能, cruciate substituted, CS)和铰链型(假体的股骨部件与胫骨部件之间借助铰链结构维持关节稳定, rotational hinge knee, RHK/RK)。TKA 时,所采取的下肢力线判断方法主要有两种范式(paradigm):机械轴对线(mechanical axial, MA)和运动学对线(kinematic alignment, KA)。目前的主流范式为机械轴对线。

假体选择的不同,对 TKA 后康复有一定的影响。PS 假体,由于切除了前后交叉韧带,软组织张力相对比较松,ROM 恢复相对容易;CR 假体,由于保留了后交叉韧带,且软组织张力比较紧,术后需要较长时间使用沙袋压腿、软组织牵伸等康复方法促进患者获得理想的膝关节的 ROM(尤其是伸直 0°);CS 假体介于前两者之间;使用 RK 很少遗留屈伸活动受限。

目前,尚无研究报道指出手术时选择 MA 或 KA 对线范式,对术后康复方法的选择上会有什么影响。

二、康复评定

膝关节置换康复基本理念与原则

毫无疑问,康复对于 TKA 功能恢复极为重要已是共识,但事实是针对康复基本理念和原则的理解仍然比较混乱,体现在实操层面细节的落实上也缺乏统一性。比如,如何正确理解所谓的 ERAS(enhanced recovery after surgery)? 什么叫 TKA 后早期康复、超早期康复、无痛康复、强化康复(accelerated/aggressive rehabilitation)、快速康复(fast track recovery protocols)、个体化康复(individual rehabilitation)? 这些都导致在一线做具体康复操作的治疗师和康复工作者产生困惑。著者认为,对以下原则的深刻理解和灵活掌握,对膝关节功能康复的实施极为重要。

1. TKA 后第 1 周,膝关节内积血、周围软组织肿胀、炎症反应重,ROM 练习不能激进(3~6 周内不用 CPM)。

2. 软组织损伤的修复和瘢痕的形成,一般都在 3 周内完成,纤维粘连导致的关节僵硬也主要形成于这一时期,3 周内是康复治疗的黄金时间。因此,3 周内应该通过康复治疗获得足够的膝关节的 ROM,一般应达到 0°~90°;

3. TKA 后康复,不可能做到完全无痛。通过口服、肌内注射、静脉使用镇痛剂,加上周围神经阻滞,可以有效控制疼痛;但要认真关注个体差异这一问题。关键是在手法操作时要在理解膝关节运动学和软组织愈合规律的基础上,做到"微创"操作,每次让患者放松肌肉,微痛则止。不适当的手法操作或激进的康复方案会造成二次损伤,关节出血、肿胀、疼痛加重和患者的心理抵触。

4. 对于依从性差、精神心理层面存在问题的患者,要付出耐心,建立医患信任,重点盯住。

5. 不要机械地进行超早、早期、快速、强化 ROM 康复,先从简单易行的步骤开始,让患者看到成绩,建立良性互动。

6. TKA 后康复是一项长期甚至终身的工作,强化肌力训练和平衡的控制始终是重点。临床研究表明,康复训练之于 TKA 关节功能的改善,在 1 年左右时会出现平台期,而增加肌力和平衡能力的训练强度是走出平台期进一步改善关节功能的有效措施。

7. 对于特殊的 TKA 后康复,比如感染翻修、沙尔科关节等,要区别对待。

8. 术前康复,主要是指肌肉力量和 ROM 的改善,能促进 TKA 后功能康复。

三、康复治疗

TKA 后康复相关的临床研究报道很多,针对康复方法及其疗效已经获得了一些有循证医学证据支持的共识,见表 5-6-1。

表 5-6-1　TKA 后康复的循证医学证据

证据等级	内容	备注/说明
LeverⅡ	早期多学科联合康复可改善膝关节功能	
LeverⅡ	初次 TKA 后 24 小时内开始康复可减轻疼痛、增加关节活动度(ROM)、改善股四头肌和腘绳肌肌力,减少住院时间	
LeverⅡ	早活动可减少住院时间,改善患者生活质量(QOL)	指术后当天或第 2 天床旁坐立/下地行走
LeverⅡ	早开始水疗并不能更好地改善关节功能	术后第 1 周与第 2 周开始水疗相比
LeverⅡ	初次 TKA 后物理治疗(PT)在 3 个月时明显改善膝关节功能和 ROM,但在 12 个月变化并不明显(笔者注:进入平台期)	PT 指自宅简易训练,包括肌力强化、ROM、牵伸

续表

证据等级	内容	备注/说明
LeverⅡ	TKA后进行持续被动运动(CPM)并不能改善关节功能,或许有可能减少以下情况的发生:膝关节僵硬需麻醉下手法松解	手法松解是指TKA后关节僵硬,需要麻醉下手法松解
LeverⅡ	经皮电刺激可减轻疼痛,减少阿片类镇痛药的服用量	
LeverⅡ	TKA后1个月内使用肌内效贴可减轻下肢水肿	
LeverⅡ	与传统康复方案相比,TKA后10天再增加多学科合作康复模式,并不更有利于关节功能和QOL的改善	采用术前,术后2个月、4个月、12个月4个时点进行功能评价
LeverⅡ	基于互联网的远程康复与传统康复模式一样可以改善膝关节功能和患者的QOL	
LeverⅡ	功率自行车训练并不能改善TKA患者的QOL	
LeverⅡ	TKA后水中抗阻训练可改善客观的膝关节功能评价,但患者的主观感受和评价无变化	
LeverⅡ	伴或不伴神经肌肉电刺激的渐进性肌肉强化训练均可改善TKA后膝关节功能	2~3次/w肌力强化,持续6周
LeverⅠ	单侧TKA后,与指导下自宅康复相比,住院+居家康复的模式并不会更有利于关节功能康复	随访1年
LeverⅡ	居家康复与住院康复有同样效果	
LeverⅡ	在改善膝关节疼痛、僵硬和整个功能方面,远程居家康复模式与治疗师上门指导康复模式相比,效果相同	
LeverⅡ	增加平衡功能训练能更好地促进膝关节功能康复	
LeverⅡ	增加平衡功能训练可提高步速	
LeverⅡ	在肌力、疼痛和整个膝关节功能改善方面,等速训练与普通PT训练相比,效果相似	
LeverⅠ	与单纯指导下康复训练相比,增加渐进性肌力强化训练,并不能更好地改善膝关节功能	82例患者随机分2组,康复治疗7周,随访26周
LeverⅡ	单侧初次TKA后,康复治疗中增加经皮电刺激无助于疼痛和关节功能的改善	
LeverⅡ	初次TKA后,康复治疗中增加神经肌肉电刺激无助于关节功能的改善	
LeverⅡ	TKA后,高强度和低强度康复训练远期效果相同,但高强度训练导致痛性肌肉保护,甚至加重出血、水肿,执行度会打折扣	
LeverⅡ	电脑控制的冷疗能减轻TKA后疼痛,有利于改善膝关节的ROM	
LeverⅡ	TKA后进行CPM无明显作用,有增加水肿和出血的可能	

(曲铁兵)

参考文献

1. Exercise prescription for older adults with osteoarthritis pain: consensus practice recommendations.A supplement to the AGS Clinical Practice Guidelines on the management of chronic pain in older adults[J].J Am Geriatr Soc, 2001, 49(6): 808-823.

2. An YS, Park S, Jung JY, et al.Clinical characteristics and role of whole-body bone scan in multifocal osteonecrosis[J].BMC Musculoskelet Disord, 2019, 20(1): 23.

3. Bade MJ, Struessel T, Dayton M, et al.Early high-intensity versus low-intensity rehabilitation after total knee arthroplasty: A randomized controlled trial[J].Arthritis Care Res(Hoboken), 2017, 69(9): 1360-1368.

4. Bannuru RR, Osani MC, Vaysbrot EE, et al.OARSI guidelines for the non-surgical management of knee, hip, and polyarticular osteoarthritis[J].Osteoarthritis Cartilage, 2019, 27(11): 1578-1589.

5. Beaudreuil J.Orthoses for osteoarthritis: A narrative review[J].Ann Phys Rehabil Med, 2017, 60(2): 102-106.

6. Behrend H, Giesinger K, Giesinger JM, et al.The "forgotten joint" as the ultimate goal in joint arthroplasty: validation of a new patient-reported outcome measure[J].J Arthroplasty, 2012, 27(3): 430-436.

7. Bellary SS, Lynch G, Housman B, et al.Medial plica syndrome: a review of the literature[J].Clin Anat, 2012, 25(4): 423-428.

8. Bily W, Franz C, Trimmel L, et al.Effects of leg-press training with moderate vibration on muscle strength, pain, and function after total knee arthroplasty: A randomized controlled trial[J].Arch Phys Med Rehabil, 2016, 97(6): 857-865.

9. Boese CK, Weis M, Phillips T, et al.The efficacy of continuous passive motion after total knee arthroplasty: a comparison of three protocols[J].J Arthroplasty, 2014, 29(6): 1158-1162.

10. Buhagiar MA, Naylor JM, Harris IA, et al.Effect of inpatient rehabilitation vs a monitored home-based program on mobility in patients with total knee arthroplasty: The HIHO randomized clinical trial[J].Jama, 2017, 317(10): 1037-1046.

11. Camacho PM, Petak SM, Binkley N, et al.AMERICAN ASSOCIATION OF CLINICAL ENDOCRINOLOGISTS AND AMERICAN COLLEGE OF ENDOCRINOLOGY CLINICAL PRACTICE GUIDELINES FOR THE DIAGNOSIS AND TREATMENT OF POSTMENOPAUSAL OSTEOPOROSIS-2016[J].Endocr Pract, 2016, 22(Suppl 4): 1-42.

12. Camanho GL.Treatment of pathological synovial plicae of the knee[J].Clinics(Sao Paulo), 2010, 65(3): 247-250.

13. Chaudhry H, Bhandari M.Cochrane in CORR(®): Continuous passive motion following total knee arthroplasty in people with arthritis(review)[J].Clin Orthop Relat Res, 2015, 473(11): 3348-3354.

14. Compston J, Cooper A, Cooper C, et al.UK clinical guideline for the prevention and treatment of osteoporosis[J].Arch Osteoporos, 2017, 12(1): 43.

15. Cui L, Zhuang Q, Lin J, et al.Multicentric epidemiologic study on six thousand three hundred and ninety five cases of femoral head osteonecrosis in China[J].Int Orthop, 2016, 40(2): 267-276.

16. Disilvestro KJ, Santoro AJ, Tjoumakaris FP, et al.When can I drive after orthopaedic surgery? A systematic review[J].Clin Orthop Relat Res, 2016, 474(12): 2557-2570.

17. Domínguez-Navarro F, Igual-Camacho C, Silvestre-Muñoz A, et al.Effects of balance and proprioceptive

training on total hip and knee replacement rehabilitation: A systematic review and meta-analysis[J].Gait Posture, 2018, 62: 68-74.

18. Donec V, Kriščiūnas A.The effectiveness of Kinesio Taping® after total knee replacement in early postoperative rehabilitation period.A randomized controlled trial[J].Eur J Phys Rehabil Med, 2014, 50(4): 363-371.

19. Eymard F, Charles-Nelson A, Katsahian S, et al.Predictive factors of "Forgotten Knee" acquisition after total knee arthroplasty: long-term follow-up of a large prospective cohort[J].J Arthroplasty, 2017, 32(2): 413-418.

20. Gagala J, Tarczyńska M, G awęda K.Clinical and radiological outcomes of treatment of avascular necrosis of the femoral head using autologous osteochondral transfer(mosaicplasty): preliminary report[J].Int Orthop, 2013, 37(7): 1239-1244.

21. Geenen R, Overman CL, Christensen R, et al.EULAR recommendations for the health professional's approach to pain management in inflammatory arthritis and osteoarthritis[J].Ann Rheum Dis, 2018, 77(6): 797-807.

22. Guay J, Johnson RL, Kopp S.Nerve blocks or no nerve blocks for pain control after elective hip replacement (arthroplasty)surgery in adults[J].Cochrane Database Syst Rev, 2017, 10(10): CD011608.

23. Guerra ML, Singh PJ, Taylor NF.Early mobilization of patients who have had a hip or knee joint replacement reduces length of stay in hospital: a systematic review[J].Clin Rehabil, 2015, 29(9): 844-854.

24. Harris WH.Traumatic arthritis of the hip after dislocation and acetabular fractures: treatment by mold arthroplasty.An end-result study using a new method of result evaluation[J].J Bone Joint Surg Am, 1969, 51(4): 737-755.

25. Hiyama Y, Wada O, Nakakita S, et al.Joint awareness after total knee arthroplasty is affected by pain and quadriceps strength[J].Orthop Traumatol Surg Res, 2016, 102(4): 435-439.

26. Hochberg MC.Reply: To PMID 22563589[J].Arthritis Care Res(Hoboken), 2013, 65(2): 327-328.

27. Howrad Balshem, Mark Helfanda, Holger J. Schunemann, et al.GRADE 指南: Ⅲ. 证据质量分级[J]. 中国循证医学杂志, 2011, 11(4): 451-455.

28. Jakobsen TL, Kehlet H, Husted H, et al.Early progressive strength training to enhance recovery after fast-track total knee arthroplasty: a randomized controlled trial[J].Arthritis Care Res(Hoboken), 2014, 66(12): 1856-1866.

29. Jäppinen AM, Hämäläinen H, Kettunen T, et al.Postoperative patient education in physiotherapy after hip arthroplasty: Patients' perspective[J].Musculoskeletal Care, 2017, 15(2): 150-157.

30. Jevsevar DS.Treatment of osteoarthritis of the knee: evidence-based guideline, 2nd edition[J].J Am Acad Orthop Surg, 2013, 21(9): 571-576.

31. Jiang SH, Xiang J, Gao XM, et al.The comparison of telerehabilitation and face-to-face rehabilitation after total knee arthroplasty: A systematic review and meta-analysis[J].J Telemed Telecare, 2018, 24(4): 257-262.

32. Joshi RN, White PB, Murray-Weir M, et al.Prospective randomized trial of the efficacy of continuous passive motion post total knee arthroplasty: Experience of the hospital for special surgery[J].J Arthroplasty, 2015, 30(12): 2364-2369.

33. Kauppila AM, Kyllönen E, Ohtonen P, et al.Multidisciplinary rehabilitation after primary total knee arthroplasty: a randomized controlled study of its effects on functional capacity and quality of life[J].Clin Rehabil, 2010, 24(5): 398-411.

34. Kent M, Khanduja V.Synovial plicae around the knee[J].Knee, 2010, 17(2): 97-102.

35. Khan F, Ng L, Gonzalez S, et al.Multidisciplinary rehabilitation programmes following joint replacement at the

hip and knee in chronic arthropathy[J].Cochrane Database Syst Rev, 2008(2): CD004957.

36. Kim SJ, Jeong JH, Cheon YM, et al.MPP test in the diagnosis of medial patellar plica syndrome[J]. Arthroscopy, 2004, 20(10): 1101-1103.

37. Labraca NS, Castro-Sánchez AM, Matarán-Peñarrocha GA, et al.Benefits of starting rehabilitation within 24 hours of primary total knee arthroplasty: randomized clinical trial[J].Clin Rehabil, 2011, 25(6): 557-566.

38. Li J, Song Y.Transcutaneous electrical nerve stimulation for postoperative pain control after total knee arthroplasty: A meta-analysis of randomized controlled trials[J].Medicine(Baltimore), 2017, 96(37): e8036.

39. Liao CD, Lin LF, Huang YC, et al.Functional outcomes of outpatient balance training following total knee replacement in patients with knee osteoarthritis: a randomized controlled trial[J].Clin Rehabil, 2015, 29(9): 855-867.

40. Liebs TR, Herzberg W, Rüther W, et al.Ergometer cycling after hip or knee replacement surgery: a randomized controlled trial[J].J Bone Joint Surg Am, 2010, 92(4): 814-822.

41. Liebs TR, Herzberg W, Rüther W, et al.Multicenter randomized controlled trial comparing early versus late aquatic therapy after total hip or knee arthroplasty[J].Arch Phys Med Rehabil, 2012, 93(2): 192-199.

42. Mahomed NN, Davis AM, Hawker G, et al.Inpatient compared with home-based rehabilitation following primary unilateral total hip or knee replacement: a randomized controlled trial[J].J Bone Joint Surg Am, 2008, 90(8): 1673-1680.

43. Minns Lowe CJ, Barker KL, Dewey M, et al.Effectiveness of physiotherapy exercise after knee arthroplasty for osteoarthritis: systematic review and meta-analysis of randomised controlled trials[J].BMJ, 2007, 335(7624): 812.

44. Pepper AM, Mercuri JJ, Behery OA, et al.Total hip and knee arthroplasty perioperative pain management: What should be in the cocktail[J].JBJS Rev, 2018, 6(12): e5.

45. Petterson SC, Mizner RL, Stevens JE, et al.Improved function from progressive strengthening interventions after total knee arthroplasty: a randomized clinical trial with an imbedded prospective cohort[J].Arthritis Rheum, 2009, 61(2): 174-183.

46. Pierce TP, Elmallah RK, Jauregui JJ, et al.A current review of non-vascularized bone grafting in osteonecrosis of the femoral head[J].Curr Rev Musculoskelet Med, 2015, 8(3): 240-245.

47. Piva SR, Gil AB, Almeida GJ, et al.A balance exercise program appears to improve function for patients with total knee arthroplasty: a randomized clinical trial[J].Phys Ther, 2010, 90(6): 880-894.

48. Rakel BA, Zimmerman BM, Geasland K, et al.Transcutaneous electrical nerve stimulation for the control of pain during rehabilitation after total knee arthroplasty: A randomized, blinded, placebo-controlled trial[J]. Pain, 2014, 155(12): 2599-2611.

49. Rausch Osthoff AK, Niedermann K, Braun J, et al.2018 EULAR recommendations for physical activity in people with inflammatory arthritis and osteoarthritis[J].Ann Rheum Dis, 2018, 77(9): 1251-1260.

50. Rillo O, Riera H, Acosta C, et al.PANLAR consensus recommendations for the management in osteoarthritis of hand, hip, and knee[J].J Clin Rheumatol, 2016, 22(7): 345-354.

51. Ross JA, Greenwood AC, Sasser P, et al.Periarticular injections in knee and hip arthroplasty: where and what to inject[J].J Arthroplasty, 2017, 32(9S): 77-80.

52. Rossini M, Adami S, Bertoldo F, et al.Guidelines for the diagnosis, prevention and management of osteoporosis [J].Reumatismo, 2016, 68(1): 1-39.

53. Rowan FE, Benjamin B, Pietrak JR, et al.Prevention of dislocation after total hip arthroplasty[J].J

Arthroplasty, 2018, 33（5）: 1316-1324.

54. Russell TG, Buttrum P, Wootton R, et al.Internet-based outpatient telerehabilitation for patients following total knee arthroplasty: a randomized controlled trial［J］.J Bone Joint Surg Am, 2011, 93（2）: 113-120.

55. Sadoghi P, Hasenhütl S, Gruber G, et al.Impact of a new cryotherapy device on early rehabilitation after primary total knee arthroplasty（TKA）: a prospective randomised controlled trial［J］.Int Orthop, 2018, 42（6）: 1265-1273.

56. Skoffer B, Dalgas U, Mechlenburg I.Progressive resistance training before and after total hip and knee arthroplasty: a systematic review［J］.Clin Rehabil, 2015, 29（1）: 14-29.

57. Smith TO, Jepson P, Beswick A, et al.Assistive devices, hip precautions, environmental modifications and training to prevent dislocation and improve function after hip arthroplasty［J］.Cochrane Database Syst Rev, 2016, 7（7）: CD010815.

58. Stevens-Lapsley JE, Balter JE, Wolfe P, et al.Early neuromuscular electrical stimulation to improve quadriceps muscle strength after total knee arthroplasty: a randomized controlled trial［J］.Phys Ther, 2012, 92（2）: 210-226.

59. Stubbings N, Smith T.Diagnostic test accuracy of clinical and radiological assessments for medial patella plica syndrome: a systematic review and meta-analysis［J］.Knee, 2014, 21（2）: 486-490.

60. Sun W, Shi Z, Gao F, et al.The pathogenesis of multifocal osteonecrosis［J］.Sci Rep, 2016, 6: 29576.

61. Valtonen A, Pöyhönen T, Sipilä S, et al.Effects of aquatic resistance training on mobility limitation and lower-limb impairments after knee replacement［J］.Arch Phys Med Rehabil, 2010, 91（6）: 833-839.

62. Villa JC, Husain S, Van Der List JP, et al.Treatment of pre-collapse stages of osteonecrosis of the femoral head: a systematic review of randomized control trials［J］.HSS J, 2016, 12（3）: 261-271.

63. Zeng C, Li H, Yang T, et al.Electrical stimulation for pain relief in knee osteoarthritis: systematic review and network meta-analysis［J］.Osteoarthritis Cartilage, 2015, 23（2）: 189-202.

64. Zhang Z, Wang C, Yang P, et al.Comparison of early rehabilitation effects of total hip arthroplasty with direct anterior approach versus posterior approach［J］.Chinese Journal of Reparative & Reconstructive, 2018, 32（3）: 329-333.

65. Zhang ZH, Shen B, Yang J, et al.Risk factors for venous thromboembolism of total hip arthroplasty and total knee arthroplasty: a systematic review of evidences in ten years［J］.BMC Musculoskelet Disord, 2015, 16: 24.

66. 白璧辉, 谢兴文, 李鼎鹏, 等.我国近5年来骨质疏松症流行病学研究现状［J］.中国骨质疏松杂志, 2018, 24（2）: 253-258.

67.《中国老年骨质疏松症诊疗指南》（2018）工作组, 中国老年学和老年医学学会骨质疏松分会.中国老年骨质疏松症诊疗指南（2018）［J］.中国骨质疏松杂志, 2018, 24（12）: 1541-1567.

68. 王临虹, 夏维波, 林华.骨质疏松症防治［M］.北京: 北京大学出版社, 2017.

69. 杨霖, 杨永红, 何成奇.骨质疏松症的康复评定［J］.中国康复医学杂志, 2006, 21（12）: 1140-1142.

70. 中华医学会骨质疏松和骨矿盐疾病分会.原发性骨质疏松症诊疗指南（2017）［J］.中华骨质疏松和骨矿盐疾病杂志, 2017, 10（5）: 413-444.

71. 中华医学会风湿病学分会.骨关节炎诊断及治疗指南［J］.中华风湿病学杂志, 2010, 14（6）: 416-419.

72. 中华医学会骨科学分会关节外科学组.骨关节炎诊疗指南（2018年版）［J］.中华骨科杂志, 2018, 38（12）: 705-715.

73. 中华中医药学会骨伤科分会膝痹病（膝骨关节炎）临床诊疗指南制定工作组.中医骨伤科临床诊疗指南·膝痹病（膝骨关节炎）［J］.康复学报, 2019, 29（3）: 1-7.

第六章　骨与关节感染性疾病

第一节　骨与关节化脓性感染

随着近年来假体关节手术的广泛开展，假体关节周围感染的发病率明显增加，已成为影响手术成功的重要并发症，所以多国均专门针对假体关节感染制定了相应的诊治指南。在临床实践中，我们可以根据实际碰到的具体问题，参照合适的指南来指导临床诊治。以下将分别对骨髓炎、化脓性关节炎、骨关节内植入物与关节假体感染等3种不同情况进行论述。

一、概述

1. 定义　骨与关节感染是指病原菌侵入骨组织或关节造成的感染。

2. 常见分类　按感染部位分为骨髓炎、关节炎、植入物感染；据细菌感染的种类分为特异性或非特异性感染，特异性感染主要指结核性或非结核性分枝杆菌感染；按感染入侵的途径分为血行播散、邻近接触性或直接种植；根据病程可分为急性、亚急性和慢性感染。其他还包括糖尿病足感染、术后/创伤后感染、脊椎骨髓炎等特殊类型。

3. 病因

（1）植入物在围手术期极易受外源性感染，在体内留存期间易发生血源性感染。

（2）侵入性技术、脊椎手术、镇痛治疗使得椎间盘炎发病率增加。

（3）抗生素的不恰当使用增加耐药发生率。

（4）外科医师对处理骨骼肌肉感染不够熟练，使得疾病不能得到及时有效的控制。

近年来，骨与关节感染的临床实践在不断更新，但由于骨与关节感染治疗失败率及复发率高，使得临床医师仍然对治疗策略感到困惑。

（一）骨髓炎

1. 流行病学　随着社会、经济及医疗技术的进步，血源性骨髓炎的发病率在减少，仅占骨髓炎的20%，多见于儿童。但由于交通事故及置换手术的增加，接触性骨髓炎发病率在增加，占骨髓炎的80%，多见于成人。

2. 分类　国际上对骨髓炎的分类标准：Waldvogel分类法根据发病机制及起病时间将骨髓炎分为血源性、邻近接触性、慢性骨髓炎。这将有助于推测感染病原菌并选择合适的抗生素进行经验性治疗。Cierny-Mader分类法根据骨受感染部位坏死的解剖学程度、患者的机体状态及疾病对全身/局部功能的影响将骨髓炎分为髓、表面、局部和弥漫性，这种分类可随治疗而动态变化；这种分类体系目前在临床最常被使用，因为它有助于对长骨骨髓炎患者制定治疗方案并评估预后，同时可帮助医师决定患者是否适合手术、选择更合适的手术方法。

3. 病原学　病原菌分离对疾病的诊断及选择合适有效的治疗至关重要。资料显示，金黄色葡萄球菌是骨与关节感染最常见的致病菌，约占39.8%，其中37.8%为耐甲氧西林金黄色葡萄球菌（MRSA）；其他常见的病原菌有肠杆菌科细菌、凝固酶阴性葡萄球菌和链球菌（咬伤、压疮、糖尿病足感染）。而铜绿假单胞菌是院内感染的主要致病菌。真菌感染少见。

4. 临床表现　骨与关节感染的症状比较复杂，同时受发病时间、发病机制、影响部位及局部血供等多种因素影响。表现以骨组织的炎性改变为主，同时伴有因化脓性微生物所致的骨破坏。

血源性骨髓炎主要见于儿童，邻近接触性骨髓炎多见于成人。儿童血源性急性骨髓炎症状以全身性为主，表现为发热、烦躁不安、嗜睡，同时伴有局部压痛、发热和肿胀。但脊椎、髋关节及骨盆骨髓炎除了疼痛，缺少特异性的症状和体征。受累骨骼周围的关节活动受限。亚急性骨髓炎患者可能仅表现为局部骨痛数周，无发热及全身症状。慢性骨髓炎仅伴有感染部位的慢性疼痛，可有轻度发热，常出现骨缺损、骨吸收、骨硬化和窦道形成。病情可稳定或进展缓慢。

5. 实验室检查　急性患者治疗前先检查 WBC 计数、ESR 和 CRP。ESR 和 CRP 升高，但无特异性。血白细胞计数和分类对诊断有特异性。慢性患者的 WBC 计数通常不超过 15×10^9/L，淋巴细胞通常正常。

在接受有效治疗后 WBC 计数、ESR 和 CRP 可下降，但在每次清创手术后可升高。上述指标恢复正常是治疗有效的标志。

6. 影像学检查　骨髓炎的确诊需要多种影像学检查予以辅助。急性骨髓炎的影像学改变可准确反映骨破坏的过程，但要比患者的临床表现滞后 2 周。早期表现为软组织肿胀、骨膜增厚或抬高和局灶性骨质疏松。在骨影像学改变前至少已有 50%~70% 的骨基质被破坏。慢性骨髓炎的影像学表现较细微，通常为非特异性表现。CT 和 MRI 分辨率高，对诊断意义更大。锝-99m 标记的双膦酸盐敏感性高，在临床表现的 2 天内就可表现为阳性。三相骨显像用于骨髓炎的诊断准确性超过 90%。镓扫描显示同位素摄取增加，准确性达 60%~80%。放射性或特异性抗体标记的白细胞扫描敏感性及特异性高（A-Ⅰ）。FDG-PET 联合 CT 扫描对诊断意义大。

7. 诊断　①急性血源性骨髓炎起病急，通常伴有受累骨骼局部疼痛或压痛，全身症状包括发热、寒战。慢性骨髓炎起病隐袭，症状较轻，包括轻度全身症状、长期受累骨骼及周围的疼痛及压痛、窦道形成。只有上述情况方可怀疑骨髓炎（A-Ⅲ）。②详细询问病史、仔细体检之后，进行影像学和血液学检查，包括全血细胞计数（CBC）及分类、CRP、ESR 以助诊断（A-Ⅲ）。③ MRI 是早期确诊骨髓炎的最早手段（A-Ⅰ）。④必须在抗微生物治疗前进行血及脓肿液培养、骨组织标本活检（A-Ⅲ）。⑤窦道内分泌物拭子培养对确定病原菌准确性不高。外科或经皮骨活检培养更有意义（A-Ⅱ）。组织病理学检查可提高诊断敏感性（B-Ⅱ）。

8. 药物治疗

（1）治疗原则：急性骨髓炎应立即给予合适的抗生素限制细菌、骨坏死和骨破坏（A-Ⅰ）；当急性骨髓炎有脓肿形成或影像学提示骨坏死、患者对抗感染治疗无效，则需要考虑外科手术（A-Ⅱ）。慢性骨髓炎需要多学科团队合作（A-Ⅲ），外科干预包括彻底清除坏死组织、固定骨骼、清理死腔、重建软组织；根据分离微生物选择合适的抗生素，足量、足疗程治疗是必需的。同时改善患者营养状态、戒烟、控制血糖、恢复血流（A-Ⅲ）。根据 Cierny-Mader 分类选择外科治疗手段和抗生素治疗时间，建议在最近一次清创治疗后抗生素治疗 4~6 周。

铜绿假单胞菌感染建议抗生素治疗 2~4 周,脊椎骨髓炎的抗感染治疗需 6~12 周(B-Ⅲ)。根据疾病进展及患者情况选择合适的治疗(A-Ⅰ)。定期检测 ESR、CRP 以便及时了解评估治疗效果(A-Ⅲ)。

(2)抗微生物治疗:经验性抗微生物治疗必须在获取血或脓肿液培养及骨组织标本之后进行。社区获得性骨髓炎建议选用奈夫西林或头孢唑啉(A-Ⅰ);在不确定革兰氏染色的情况下,建议头孢曲松可联合奈夫西林或头孢唑啉(C-Ⅲ)。在医疗相关或医院获得性骨髓炎及在抗葡萄球菌治疗无效的情况下,可考虑万古霉素或替考拉宁以覆盖 MRSA(C-Ⅲ)。根据革兰氏染色、药物敏感试验及骨渗透程度选择明确的抗生素治疗(A-Ⅱ)。甲氧西林敏感金黄色葡萄球菌(MSSA)所致骨髓炎应选择奈夫西林或头孢唑啉(A-Ⅰ);万古霉素或替考拉宁是 MRSA 所致骨髓炎的一线治疗药物(B-Ⅱ);万古霉素的谷浓度需达到 15~20μg/ml(B-Ⅲ)。抗生素局部治疗可作为慢性骨髓炎全身治疗的辅助手段(B-Ⅱ)。

(3)高压氧治疗:对难治性骨髓炎有效。有研究显示,高压氧治疗与外科处理、抗生素联合治疗的有效率高达85%(B-Ⅲ)。

9. 手术治疗

骨髓炎的外科治疗:包括对所有坏死组织清创、骨骼固定、处理死腔及覆盖软组织。①清创:慢性骨髓炎必须外科治疗方可痊愈,清创不彻底是其容易复发的原因。通过清创去除感染及坏死的骨骼及软组织,具体可参照清创指南(A-Ⅲ)。②骨骼固定:是否需要固定视情况而定,70% 以上的骨皮质仍完整,则不易发生医源性骨折,无须固定。当感染仍存在的情况下,外固定是最大程度保存局部血供的优选方法。③处理死腔:填塞清创去除死骨之后产生的潜在死腔是外科治疗成功的关键。骨骼重建包含了一系列复杂的技术,如封闭式冲洗吸引、临时给予含聚甲基丙烯酸甲酯(PMMA)的抗生素、自体骨移植、移植的游离腓骨或髂骨的血管吻合、骨代用品以及混合抗生素载体的局部治疗。软组织缺损可通过皮肤移植、局部带肌皮瓣或游离皮瓣血管吻合治疗。④覆盖软组织:充分的软组织覆盖是限制骨髓炎所必需的。小的软组织缺损可通过断层厚皮移植,大的缺损、软组织包膜不完整、局部带肌皮瓣、吻合血管的游离肌瓣可放 1~2 层。含抗生素的丙烯酸珠可以用来消毒和暂时保持死腔。这些珠子通常在 2~4 周内被取出,然后用松质骨移植代替。微球中最常用的抗生素是万古霉素、妥布霉素和庆大霉素。

(二)化脓性关节炎

1. 流行病学　有以下情况的患者为高危人群:退行性骨关节炎、药物滥用、酗酒、糖尿病、关节内注射或针灸、皮肤溃疡、年龄≥80 岁、人类免疫缺陷病毒(HIV)感染、低收入、关节置换术。

2. 病原学　最常见的为金黄色葡萄球菌和链球菌,占 60%~90%。研究显示,4.5%~64% 的化脓性关节炎患者培养阴性,这给抗生素选择带来困难。美国和欧洲的调查显示,社区获得性 MRSA(CA-MRSA)感染在逐渐增加,但我国报道少见。

3. 临床表现　相关症状包括热感、压痛、关节活动受限,并在 2 周内快速进展。可有发热等全身症状。常见于大关节,如膝关节或髋关节占60%,通常为单关节感染,约22%的患者出现多关节感染。淋病双球菌、脑膜炎球菌是主要致病菌。

4. 实验室检查　①关节液分析:可疑患者在抗生素治疗前即行关节液分析,包括革兰氏染色和培养(A-Ⅱ)、WBC 计数和分类(A-Ⅱ)、PCR(C-Ⅲ)、真菌试验(B-Ⅲ)、结晶偏振显微镜分析（A-Ⅱ）。②血液学分析：尿酸（UA）分析对鉴别痛风或化脓性关节炎意义不大（B-Ⅱ）。在抗感染治疗前行血培养对抗感染有指导意义（A-Ⅱ）。血 WBC 计数、CBC、ESR、CRP 需检测（A-Ⅱ），但上述指标不高并不能排除化脓性关节炎。ESR 和 CRP 升高则需和其他可导致 CRP 升高的关节病变鉴别，如肿瘤和类风湿关节炎。③组织活检和培养：冲洗液或刮除物可行活检及培养（A-Ⅲ）。

5. 影像学检查　骨平片对诊断意义不大。MRI 可明确化脓性关节炎周围骨髓、皮肤及软组织有无感染，并可决定是否需要手术（B-Ⅱ）。骨扫描可作为诊断的辅助手段（B-Ⅲ）。

6. 诊断　结合临床表现、实验室检查及影像学表现可诊断。

7. 药物治疗

（1）抗微生物治疗原则：可疑患者，在行关节液和血培养后给予经验性抗感染治疗，随后根据培养结果选择合适的抗感染药物（A-Ⅱ）。疗程 4~6 周，至少静脉用药 2 周，之后若病情好转可改口服抗生素（C-Ⅲ）。经验性治疗的药物选择：在无高危因素时，可给予头孢唑啉钠、氨苄西林 / 舒巴坦或奈夫西林；有 MRSA 感染高危因素，则给予万古霉素或替考拉宁；革兰氏阴性菌或淋球菌感染高危患者，予头孢曲松。

（2）早期关节穿刺，经 24~48 小时重复穿刺及抗感染治疗无效时，考虑外科治疗（A-Ⅲ）。

（3）监测 ESR、CRP 作为急性感染治疗有效的标志并决定是否停药（C-Ⅲ）。

8. 手术治疗

（1）确诊后立即给予充分引流（A-Ⅱ）。

（2）大多数化脓性关节炎患者有 3 种可能的方法：针吸、关节镜或开放手术引流。如果每次抽吸的滑液量、细胞计数和多形核白细胞百分比均减少，则联合使用抗菌治疗和抽吸可能有效。如果积液持续超过 7 天是应进行关节镜检查或开放引流的证据。与开放手术相比，关节镜是一种侵入性更小的技术，并且提供了比针吸更好的冲洗和可视化（A-Ⅱ）。

（三）骨关节内植入物与关节假体感染

1. 流行病学　因社会进步、技术发展，骨关节植入物和关节假体手术开展增加，与此相关的感染也在增加，虽然总的发病率不高，但一旦发生感染，危害大，死亡率高，由此产生巨大的经济负担。调查发现，关节置换相关的原发性感染发病率，髋关节为 1.7%，膝关节为 2.5%；上述两关节继发性感染分别为 3.2%、5.6%。高危因素：假体部位术前即有感染、类风湿关节炎、免疫功能低下、糖尿病患者在围手术期血糖控制不佳、营养不良、长期导尿、极端年龄低温、外科医师经验不足。

2. 分类　根据临床表现在术后出现的时间分为早期、迟发型、晚期。术后 3 个月出现首发症状或体征为早期，也有学者提出是 4~6 周；术后 3 个月 ~2 年内出现者为迟发型；手术 2 年后出现者为晚期。

3. 病原学　最常见的是凝固酶阴性葡萄球菌（30%~43%）和金黄色葡萄球菌（12%~23%），其他依次为混合菌群（10%~11%）、链球菌（9%~10%）/ 革兰氏阴性菌（3%~6%）、肠球菌（3%~7%）和厌氧菌（2%~4%）；明确感染但病原菌检查阴性的占 11%。金黄色葡萄球菌是假体相关性感染的主要致病菌。

4. 临床表现　关节周围疼痛、肿胀、积液、红或发热，存在与置换关节相通的窦道。关节假体周围出现窦道、持续伤口需怀疑人工关节假体周围感染，关节假体内急性或慢性疼痛（B-Ⅲ）。

5. 实验室检查　CRP 和 ESR 升高，但无特异性。血白细胞计数和分类对诊断有特异性。降钙素在诊断中的意义尚不确定。ESR 和 CRP 升高，对假体周围关节感染（人工关节假体周围感染）的敏感性和特异性高（A-Ⅲ）。滑液白细胞计数和分类可简单、快速、准确地和无菌性疾病鉴别。在无其他潜在关节炎的情况下，滑液白细胞计数 $>1.7 \times 10^3/L$、中性粒细胞百分数 $>65\%$，对膝关节假体感染诊断的敏感性分别为 94%、97%，特异性分别为 88%、98%（A-Ⅱ）。

术前冲洗液培养敏感性为 82%~94%，特异性为 94%~97%。组织病理学检查的敏感性和特异性分别超过 80% 和 90%（A-Ⅱ）。有全身症状者建议行血培养（B-Ⅲ）。

分子生物学：PCR 有助于快速准确确定微生物，但也有学者认为不能作为人工关节假体周围感染的筛查检查，无法提供药物敏感试验信息。

6. 影像学检查 平片显示假体松动或脱位、骨水泥接口处有透亮区、骨侵蚀或骨膜下骨的生长，但需 3~6 个月方可发现异常，故意义不大。CT 较平片分辨更清晰，但对金属会出现伪影。MRI 只能对植入物安全性作出评估。骨同位素扫描敏感性高，但缺少特异性。

7. 诊断 暂时没有理想的临床或实验室指标。须结合实验室检查、组织病理学检查、微生物检查和影像学诊断。

8. 药物治疗

（1）抗微生物治疗：①经验性治疗：无 MRSA 危险因素的，建议阿莫西林或头孢曲松 ± 利福平；有 MRSA 危险因素的，建议万古霉素、替考拉宁、利奈唑胺或达托霉素 ± 利福平，随后可根据细菌培养及药物敏感试验结果给予针对性治疗。②抑制性抗生素治疗：当不宜行外科手术时可使用，但长期效果不确切。③局部抗生素治疗：将抗生素与聚甲基丙烯酸甲酯结合，是人工关节假体周围感染治疗的常用方法，局部抗生素浓度高，可减少全身副作用。目前尚未被广泛认可。

（2）疗程：①美国感染性疾病学会（IDSA）人工关节假体周围感染指南提出外科术后抗生素治疗疗程——若植入物持续存在（DAIR/ 一阶段置换），建议氟喹诺酮类药物和利福平联合治疗 3~6 个月，2~6 周静脉用药之后改口服，若因对利福平不耐受或耐药，建议静脉用药 4~6 周。②若假体去除（永久去除或二阶段置换），建议抗感染治疗 4~6 周。③若残留骨或软组织未受影响，需短期内截肢；若残留被感染骨和 / 或死骨、骨水泥，则需延长时间。

9. 人工关节假体周围感染的诊治分析

（1）主要治疗手段：在不移除假体的基础上清创，一期 / 二期置换假体以延长时间，抗生素靶向治疗，永久去除植入物，截肢，关节固定术，以及长期抗生素治疗。若植入物固定良好、移植 30 天内无窦道、出现症状在术后 3 周内，推荐清创、抗感染和假体保留方案。感染部位或假体血供不足使得治疗变得困难。

（2）外科治疗：保留性清创、一期 / 二期置换假体。若术前已明确病原体且无严重的全身表现，可在术前抗感染治疗 2~3 周，术后 4~6 周。被诊断为人工关节假体周围感染的患者，假体植入后约 30 天内或感染症状出现后少于 3 周，可选择假体保留策略。对于不符合这些标准但不能接受替代手术策略或风险较高的患者，也可以考虑清创和保留策略，但感染复发的可能性更大。截肢应该是最后的选择，但可能是适当的。除紧急情况外，建议截肢前转介有人工关节假体周围感染管理专业经验的中心。

（3）术中对麻醉周围组织标本进行病理组织学检查是一种非常可靠的诊断方法：如果

由于外科医师的临床怀疑而怀疑是否存在感染，并且其结果将影响到管理，如在决定翻修关节成形术和二期置换之间进行选择时，应在可行的情况下，在翻修假体手术时实施。在手术清创或移除假体时，应至少提交3份、5份或6份最理想的假体周围、术中组织样本或取出的假体进行有氧和无氧培养，以最大限度提高微生物诊断的机会。在收集术中培养标本前至少2周不进行抗菌治疗可提高机体的恢复率。与假体相通的窦道的存在是人工关节假体周围感染的明确证据。根据主治病理学家的定义，在手术清创或移除假体时，假体周围组织的组织病理学检查显示急性炎症的存在是人工关节假体周围感染的高度提示证据。在没有其他已知病因的情况下出现脓疡是人工关节假体周围感染的明确证据。2种或2种以上的术中培养或术前滴入与术中培养产生相同生物（根据常见实验室检测，包括属和种鉴定或常见抗生素图难以区分），可视为人工关节假体周围感染的明确证据。单个组织活检标本或滑膜液中毒性微生物（如金黄色葡萄球菌）的生长也可能代表人工关节假体周围感染。一种多组织培养或单一滴入培养产生的微生物是一种常见污染物（如凝固酶阴性葡萄球菌、痤疮丙酸杆菌），不一定被认为是明确的人工关节假体周围感染的证据，应在其他可用证据的背景下进行评估。即使不符合上述标准，人工关节假体周围感染的存在也是可能的；临床医师应在查阅所有术前和术中可用信息（B-Ⅲ）后，运用临床经验判断是否为本病。

二、康复评定

骨与关节感染性疾病的治疗目的是控制感染，同时减轻疼痛和其他伴随症状、减少遗留的功能障碍、指导患者及其家人了解该疾病和治疗情况。为此，骨与关节感染性疾病的康复评定主要是对患者的感染部位及程度、疼痛情况、关节运动功能状况、日常生活活动能力和心理因素等进行全面评估。

（一）疼痛评定

常用评定方法：视觉模拟评分法、数字分级评分法、语言分级评分法、Wong-Baker面部表情量表。

（二）运动功能评定

1. 关节活动度测量　最常用测量和记录ROM的方法为中立位法（解剖0°位法），即将解剖学中立位时的肢体位置定为0°。当被测量者某关节出现非正常过伸情况时，要进行标记。

2. 肌力评定　进行肌力检查时，要取标准体位，受检肌肉做标准的测试动作。固定受检查肌肉附着肢体的近端，放松不受检查的肌肉，首先在承受重力的情况下观察该肌肉完成测试动作的能力，然后根据测试结果决定是否由检查者施加阻力或助力，并尽可能达到最大运动范围，进一步判断该肌肉的收缩力量。

3. 关节功能评定

（1）膝关节评分

1）Lysholm膝关节评分：由瑞典学者于1982年提出，属于问卷式他评量表。量表从跛行、支撑、交锁、疼痛、不稳定、肿胀、上楼梯和下蹲8项条目对患者功能进行评估。总分0~100分，其中疼痛和不稳定所占分值较高。Lysholm评分强调患者对于症状的主观感觉，它结合数字式的评分和患者日常活动级别，能对患者功能障碍的程度作出划分。

2）奎森功能演算指数：1987年提出的评估膝骨关节炎患者病情和关节功能的评分工具。量表包括疼痛或不适、最长步行距离、日常生活功能障碍三大部分，共10个问题，测量时间约需3~5分钟。该量表被广泛应用于慢性膝骨关节炎患者，亦可用于随访病情，简单易行，重复性好。但奎森功能演算指数不足之处在于无法区分两侧膝关节病患轻重程度。

3）WOMAC评分：1988年提出的WOMAC评分是针对下肢骨关节炎的自评量表。该量表共24项条目，在OA及RA的文献中使用频率相对较高。最初的WOMAC由视觉模拟评分法和0~4分五级尺度两个版本组成，两者的度量属性相似。目前，VAS使用较广泛。评分范围从0~100mm，数值越大表示症状越重，约需5~10分钟完成测量。WOMAC总分48分为重度。WOMAC指数的有效性体现在能反映出患者治疗前后的变化。该量表多用于评估慢性中老年KOA患者。

4）美国膝关节协会评分：由美国于1989年研制的综合性他评量表。量表由膝关节评分（4项）和活动功能评分（3项）构成，总分0~100分；分值越高表明状态越好，填写量表时间约需7分钟。该量表组内相关系数（ICC）为0.80~0.89。该量表被广泛运用于KOA患者全膝关节置换手术前后评分。

5）膝关节损伤和骨关节炎结果评分：1998年在WOMAC评分基础上提出的以患者自我评估管理为主要方式的膝关节损伤及骨关节病疗效问卷，用于大范围评估各种可能造成或加重KOA的膝损伤。量表由膝关节症状、活动功能、生活状态等5个维度构成，共42项条目，测量时间约需10~15分钟。由于它的可靠、有效性，该评分工具在与膝关节相关的临床实践和研究中被誉为最适用的健康评价系统。

6）日本膝骨关节炎功能评估量表：由日本学者于2002年研发而制定的评估量表。该表根据亚洲人的生理特点、生活方式、环境特征制定，从疼痛、僵硬、生活状态等方面对KOA患者的功能进行评价；每项参照量表限定值的大小进行量化，最后算出总分（0~100分）。该量表使用方便（评定时间5~8分钟），更适用于亚洲人群，在日本经多年研究应用，受到康复医学科、骨科等学术界的一致推崇。

（2）髋关节评分

1）Harris评分：由Harris在1969年提出的评分标准，可以适用于各种髋关节疾病的疗效评价。在北美广泛采用。内容包括疼痛、功能、畸形和ROM四方面。评分比较重视术后疼痛和关节功能的变化。活动度的权重较小。体现出作者宁可要一个不动而不痛的髋关节，也不要一个活动而疼痛的髋关节的观点。

2）Mayo评分：Mayo评分由Kavanagh和Fitzgerald于1985年提出。在传统的髋关节评分标准中加入了影像学的评价指标。Mayo评分标准重视评估患者完成日常生活的能力，而非简单地测量髋关节活动度。

（3）肩关节评分

Constant肩关节评分（又称Constant-Murley肩关节评分量表）：Constant肩关节评分是欧洲肩肘关节外科学会（European Society for Shoulder and Elbow Surgery，ESSES）所统一采用的肩关节评分方法。对左侧肩关节和右侧肩关节分别单独作出评分。主要包括过去4周内与患者肩关节相关的8个方面的问题。其中，主观部分评分包括疼痛程度评分和对日常生活影响的评分，合计35分；客观部分评分包括肩关节活动度的评分和力量的评分，合计65分。这8个问题包括疼痛（最高15分）、对日常生活的影响程度（最高10分）、手上抬能够达到的高度（最高 10 分）、上肢外展的肌力（最高 25 分）、上肢能够前举的度数（最高 10 分）、上肢外展的度数（最高 10 分）、上肢外旋的程度（最高 10 分）、上肢内旋所能达到的程度（最高 10 分）。

（4）踝关节评分

AOFAS 评分：1994 年美国足踝外科医师协会（AOFAS）制定并推荐了踝与后足功能评分系统（AOFAS ankle hind foot scale），同期制定的量表还有 AOFAS 跗趾跖趾 - 趾间关节量表、AOFAS 足趾跖趾 - 趾间关节量表、AOFAS 中足量表。AOFAS 踝 - 后足量表包括患者自填和医师检查共 9 个项目，指标有疼痛、功能和自主活动、支撑情况、最大步行距离（街区）、地面步行、反常步态、前后活动（屈曲加伸展）、后足活动（内翻加外翻）、踝 - 后足稳定性（前后及内翻 - 外翻）、足部力线。此评分满分 100 分，不需要转换，直接相加即可。此评分方法目前应用最广泛。

（三）日常生活活动能力和生活质量评定

日常生活活动能力评定常用的量表为改良 Barthel 指数。生活质量评定常用的量表是 SF-36、WHO-QOL-100 等。

三、康复治疗

（一）康复治疗原则与目标

骨与关节感染性疾病康复的目标首先是消除感染，在此基础上，减轻或消除疼痛、矫正畸形，改善或恢复关节功能，改善生活质量。

骨与关节感染性疾病康复的总体原则是手术与药物治疗相结合。强调早期诊断和积极治疗。X 线片和骨培养是诊断的主要依据。当骨髓炎的诊断模棱两可时，进行放射性核素扫描、计算机断层扫描或磁共振成像或有助于判断感染的程度。药物治疗包括改善宿主缺陷、初始抗生素选择和根据培养结果调整抗生素。手术治疗包括清除坏死的骨和组织，获得适当的培养物，处理死腔，必要时获得骨稳定性。

（二）康复治疗技术

1. 运动疗法　早期的物理治疗和强化运动对患者的康复至关重要，感染逐渐消退，应预防畸形，恢复功能。肌肉强化训练，采用等距运动方案和主动运动范围，应一开始就进行，随后在医师或康复师的指导下进行。持续和被动运动可防止粘连形成并促进更好地获得营养，从而快速愈合。

2. 物理治疗　物理治疗对于骨与关节感染性疾病本身缺乏依据，但是对于疾病后期遗留的疼痛和关节活动受限有帮助。

（1）短波 / 超短波疗法：短波 / 超短波治疗的热效应使患部的表层和深层组织均匀受热，能增强血管通透性，改善微循环，调节内分泌，加强组织机体的新陈代谢，降低感觉神经的兴奋性，从而达到消炎、止痛、解痉，促进血液循环和组织修复的治疗目的。

（2）中频电疗法：临床常用的有干扰电疗法、调制中频电疗法和等幅中频（音频）电疗法等。

（3）TENS：近来研究发现，TENS 可以有效解除关节炎所致的股四头肌关节源性肌肉抑制，缓解关节疼痛的同时改善关节功能。

（4）超声波疗法：有研究表明，小剂量超声波（连续式 0.1~0.4W/cm²、脉冲式 0.4~1W/cm²）多次投射可以促进骨骼生长，骨痂形成；中等剂量（3W/cm² 以下 5 分钟）超声波作用时可见骨髓充血,温度上升7℃,但未见到骨质的破坏,故可用于骨髓炎的治疗。

（5）激光疗法:激光针治疗尤其适用于浅表疼痛点的治疗。

（6）蜡疗及红外线热疗:对于瘢痕肥厚、关节挛缩有辅助治疗效果。

3. 心理治疗　骨与关节感染性疾病的疼痛和肢体活动障碍常引起患者焦虑、抑郁等心理因素的改变(可用90项症状自评量表进行评定),而焦虑、抑郁等反过来又会加剧患者的疼痛。本类疾病往往病程较长,建议临床过程中加强护理关怀,尤其是一些应用药物不能有效止痛的患者,特别要注意心理因素的影响。

4. 康复医学工程

（1）免负荷支具:对于存在骨缺损或畸形愈合的患者,免负荷支具可以减少患处负重,从而改善患者行走能力。同时,可以延缓继发骨关节炎的产生。

（2）鞋垫:对于存在腿部肢体短缩的患者,矫形鞋垫可以均衡下肢受力,改善行走步态,延缓继发性关节炎的出现。

5. 传统康复治疗技术　中医认为,骨与关节感染性疾病属中医附骨疽和无头疽范畴。正气内虚,毒邪侵袭,正不胜邪,邪毒深窜,入骨成疽。或是疔毒疮疖,余毒未尽,热毒深蕴于内,热毒注骨发为本病。或是跌打金创,皮破骨露,疮口脓毒炽盛,入骨成疽。中医治疗,初期用消法,清热解毒、活血通络;中期脓已成而未溃者,用托里透脓法;脓已溃或转入慢性期者,以气血双补为主。外治以去腐生新为主。

（1）中药治疗:正虚邪侵,以仙方活命饮、五味消毒饮加减。余毒流注,以犀角地黄汤、黄连解毒汤加减。脓已成而未溃,以托里消毒饮加减。后期气血两虚,以八珍汤、十全大补汤加减。

（2）外用药治疗:初起用金黄膏、玉露膏外敷,脓肿切开引流后药线引流,或生肌膏、白玉膏创面用药。窦道形成者,用千金散、八二丹药线。

四、康复护理与管理

（一）患者教育

骨与关节感染性疾病的病程较长,有复发的可能性。因此,健康教育可以让患者了解此类疾病,加强个人卫生,避免复发。早期发现,及时治疗。适当进行功能锻炼,尽快恢复功能,避免不恰当运动造成的损伤。加强营养,纠正贫血,增强机体抵抗力。

（二）社区康复

由于医疗资源短缺,以医院为基础的康复花费较大,这就迫切需要利用社区资源进行社区康复。将简单有效易行的康复方案导入社区和家庭是国外先进而有效的做法。包括常规伤口换药、理疗、医疗运动锻炼的指导等工作,可以下沉到社区医院完成。

（三）家庭康复

骨与关节感染性疾病普遍病程较长,医院治疗后需要继续长时间的康复治疗,所以家庭康复十分重要。包括关节及肢体的主被动活动锻炼,以恢复肌力、ROM 及日常生活活动能力。加强个人卫生护理,避免再次感染的发生。

（四）康复护理

由于本病有较高致残率,且病程漫长,易反复。因此,临床上加强对骨与关节感染性疾病患者的康复护理,对疾病的康复有很大作用。

（刘向春）

第二节　膝关节结核

膝关节结核临床十分常见,国内外资料表明发病率仅次于脊柱结核,占全身骨关节结核的第 2 位;其发病率高,可能与膝关节有丰富的骨松质及较多的滑膜有关。儿童和青少年患者多见,无明显性别差异,单侧发病居多。膝关节结核是一种继发性结核病,常继发于肺结核、结核性胸膜炎、淋巴结结核或其他原发结核病,经血液循环传播,可表现为滑膜结核、膝关节周围松质骨结核和全膝关节结核。开放性损伤直接感染结核者少见。

一、概述

(一) 定义

骨关节结核是指结核分枝杆菌侵入骨或关节面形成肺外继发性感染,是最大的肺外继发性疾病,占结核病发病率的 5%~10%。脊柱结核占骨关节结核的 50%,髋关节结核和膝关节结核分别占骨关节结核的 15%。骨关节结核主要因患者外伤、营养不良、抵抗力下降等,激活潜伏的结核菌引起感染,破坏骨与关节,导致关节僵直、活动受限、畸形。

(二) 临床表现

1. 全身表现　起病缓慢,有低热、盗汗、乏力、疲倦、食欲不振、消瘦、贫血、ESR 增高。儿童有夜啼表现。

2. 局部表现　膝关节位置表浅,因此肿胀和积液十分明显。检查时发现膝眼饱满,髌上囊肿大,浮髌试验阳性,关节活动受限,早期膝关节穿刺可获得比较清亮的液体,随着病程进展,抽出液逐渐变混,有纤维素混杂在内,最终变为脓性,至后期形成寒性脓肿,脓肿破溃可见窦道形成。较晚期的膝关节结核,滑膜可以显著肿胀和增厚。关节持续的积液和失用性肌萎缩,使膝部呈梭形肿胀。由于疼痛、膝关节半屈曲状,日久即发生屈曲挛缩。或因韧带的毁损而产生病理性脱位。病变静止或愈合后成为纤维性强直;儿童结核骨骺损伤后骨生长受到抑制,可造成两下肢不等长。

(三) 辅助检查

1. 实验室检查　患者一般会有轻度贫血,多发病灶或长期合并继发感染者,可有较严重贫血。白细胞计数一般正常,少数病例白细胞计数可增高,混合感染者白细胞计数可明显增加。在病变活动期绝大多数 ESR 加速,CRP 升高,病变静止或治愈者 ESR 及 CRP 将逐渐趋于正常,这对治疗效果的随诊有重要意义,脓肿破溃形成窦道后 ESR 及 CRP 也可正常,合并感染则 CRP 明显升高。除儿童及老年患者免疫水平较低者以外,多数结核菌素试验呈阳性或强阳性。γ 干扰素释放试验阳性。

2. X 线表现

(1) 单纯滑膜结核:X 线片可表现为髌上囊扩大或髌上、髌下和膝后滑膜囊的增生肥厚,病程较长的有时可见因脂肪垫水肿及炎性细胞的浸润而使髌下脂肪垫透明阴影消失。另外,股骨远端及胫骨近端可出现普遍的骨质疏松。关节间隙可因较多的关节积液或滑膜增生肥厚而扩大或狭窄。腘后三角组织脂肪内的淋巴结肿大,在 X 线片上看到有结节状密度增高影。

(2) 单纯骨结核:早期膝关节周围软组织层次不清,晚期则主要表现为肿胀。骨骼改变为中心型和边缘型结核两种,常见于股骨远端和胫骨近端,髌骨结核少见。中心型病变多见于股骨和胫骨的干骺端或骨骺,早期显示骨稀疏模糊,后期则因病灶渗出、骨坏死及干酪病灶中的钙沉积,X线片可呈磨砂玻璃样改变。以后死骨游离,死骨吸收后形成骨空洞。如有干酪样物栓塞动脉时,可出现大块致密死骨。中心型结核的特点是不受骺板限制,病灶可跨越骨骺及干骺端的偏心型破坏。边缘型主要表现在骨质边缘区虫蚀样溶骨破坏,一般无死骨。髌骨中心型结核的松质骨可大部分破坏,仅留骨外壳,有的还稍有膨胀,很似骨巨细胞瘤。

（3）全关节结核:早期来自滑膜结核的全关节结核除了有滑膜结核的X线特点外,还可在骨质边缘见到小而局限的溶骨破坏;来自单纯骨结核者,则可见到滑膜肿胀及附近骨质的接触性破坏。早期的全关节结核软骨下骨板大部分保持完整,关节间隙正常或稍窄。

晚期全关节结核除上述早期改变外,可见骨破坏明显增加,软骨下骨破坏消失,关节间隙狭窄或消失,严重者可有骨性强直。畸形还可见病理性脱位,膝关节屈曲及内外翻,儿童患者可见股骨和胫骨的发育障碍,长期的混合感染可见到骨质增生硬化性改变,存在时间较长的冷脓肿可发生钙化。

3. MRI检查　具有早期诊断价值和鉴别诊断意义,并具有良好的软组织分辨和任意切面成像能力。选用适当的脉冲序列,MRI对软组织的显示优于CT,可清楚显示软骨、肌腱、韧带、滑膜等周围软组织受累情况。MRI能准确显示病灶范围和软组织异常,寒性脓肿的部位、大小,增强后可更准确显示软组织。单纯滑膜结核伴滑膜增生MRI,在T1WI上呈较为均一中低信号表现,在T2WI上呈中高低信号混杂表现。骨质的破坏以及骨髓水肿等改变在脂肪抑制序列可清晰显示,骨质破坏可见关节液及滑膜侵入,骨髓水肿可见骨髓内部的局限性或弥漫性高信号。T1WI强化后,由于脓肿内部为无血液供应的脓液部分,因此为低信号改变。而肿瘤引起的软组织肿块由于内部血流丰富,T1WI强化后呈高信号改变。因此,MRI可用于骨结核与骨肿瘤的鉴别诊断。

4. 骨显像检查　在骨质破坏区域可显示核素浓集,在脓肿可表现为边缘核素浓集,对于结核早期诊断有重要价值。常用骨骼显像剂为^{99}锝-亚甲基二磷酸盐(^{99}Tc-MDP)。^{99}TC骨扫描显像出现骨病灶的阳性征象早于X线检查,但由于各种原因引起的骨代谢性变化,也可出现假阳性,在手和足的部位也易出现假阳性,而且有时阴性骨扫描并不能排除结核的诊断,所以对结核诊断的特异性较差。

5. 关节镜检查　对于诊断困难的滑膜结核,可进行膝关节镜检查,可镜下直观地观察滑膜增生水肿情况、软骨侵蚀情况,并可以取材进行病理检查,既有利于明确诊断,也是早期滑膜结核及全关节结核的治疗措施。

（四）诊断要点

膝关节结核的诊断应结合结核接触史、结核病史、临床症状、实验室及影像学检查综合作出。全关节结核多数诊断相对容易,单纯滑膜结核早期诊断则往往比较困难,有时需要进行关节镜检、关节滑膜病理检查或腹股沟淋巴结活检等,甚至有时病理检查也难以给出明确诊断,需要综合结核接触史、结核病史、临床症状、实验室及影像学检查,并除外类风湿、强直性脊柱炎等其他诊断,必要时进行诊断性治疗,综合作出诊断。

（五）临床治疗

1. 药物治疗

（1）抗结核药物:坚持"早期、规律、全程、适量、联用"的用药原则,且使用抗结核药物时应注意副作用。由于结核耐药菌株的增加，单一用抗结核药物并长期应用更易致耐药菌株产生，因此在用药过程中应密切观察疗效，合理用药。合理的联合用药，可使较小的剂量便达到有效的血浓度，并且毒性低、不良反应少。一般全身抗结核药物的使用时间为 1~2年。根据初治或复发病例选择合适的化疗方案，可根据关节取材或窦道取材进行的结核分枝杆菌分型、培养、药物敏感试验进行个体化抗结核治疗。有窦道形成者，同时加用抗生素治疗，早期可使用广谱抗生素，根据窦道分泌物的细菌培养和药物敏感试验结果选择敏感抗生素治疗，但是多数结核窦道的细菌培养结果是阴性的。

（2）镇痛药物：对 NSAID 治疗无效或不耐受者，可使用非 NSAID、阿片类镇痛剂、对乙酰氨基酚与阿片类药物的复方制剂。但需要强调的是，阿片类药物的不良反应和成瘾性发生率相对较高，建议谨慎采用。

（3）关节腔注射抗结核药物：在髌上囊内侧或外侧，也可在髌股关节间隙处穿刺，抽出结核性渗液，注入无菌生理盐水，反复几次，待抽出的生理盐水清亮后，再注入异烟肼200mg（儿童 100mg），每周 1~2 次，3 个月为 1 个疗程。链霉素也可行关节内注射，每次 1g，每周 1~2 次，3 个月为 1 个疗程；但此药对关节刺激性大，一般少用；如若用时，可加入 1%利多卡因溶液 4ml 共同注入关节腔内。异烟肼和链霉素亦可合用，每次异烟肼 100~200mg、链霉素 0.5~1g，每周 1~2 次。

2. 手术治疗 结核是一种感染性疾病，抗结核药物治疗是治愈的根本，手术的目的为清除干酪样坏死物质、脓液、死骨及炎性硬化骨等无血运的影响药物进入的坏死组织，使药物能够到达病灶，使感染治愈。

结核病灶手术的时机非常重要，未经过系统抗结核治疗或抗结核治疗效果差，如结核耐药，可导致切口不愈合，形成医源性窦道。因此，术前应有效化疗 2~4 周，并进行全身支持治疗，纠正贫血，使全身结核中毒症状减轻，ESR＜60mm/h 或呈下降趋势，血红蛋白＞100g/L。如果 ESR 居高不下或呈上升趋势，低热、盗汗等全身中毒症状改善不明显，抗结核治疗无效，应怀疑结核耐药，术前或术中取标本进行结核分枝杆菌培养、药物敏感试验和耐药基因检测，根据检测结果尽早制定个体化治疗方案，并谨慎选择手术时机和手术方案。对于合并巨大脓肿者，术前可穿刺引流，以减轻症状，改善化疗效果。

（1）单纯滑膜结核：滑膜结核关节肿胀严重、滑膜增生明显，或诊断不明确，可行关节镜检、滑膜清除术，病变组织行病理检查，术后膝关节制动。

（2）单纯骨端结核：骨端结核如脓肿较大、死骨或窦道形成，应积极手术清除病灶；对于病灶即将破溃到关节者，为挽救关节，应尽早手术治疗。手术方式可选择病灶清除及植骨，我们的经验是如果抗结核治疗有效，病灶内植骨是安全的，植骨材料可选用自体髂骨、异体松质骨、人工骨等，或混合使用；我们通常将链霉素、异烟肼等抗结核药物与植骨材料混合植入病灶，提高局部抗结核药物浓度，而且目前带缓释药物的人工骨正处于探索阶段。对于缺损较大的病灶，或者关节面需要支撑，应考虑结构植骨，可取大块自体髂骨块植入。

（3）全关节结核：病变发展，局部有脓肿、窦道或混合感染。非手术疗法无效应及时进行病灶清除，挽救关节功能。根据病变范围及技术能力，可进行切开手术或关节镜下病灶清除术；对于软骨广泛破坏的全关节结核，术后关节功能多预后不好，术后处理目前还有争议。传统的治疗方法是一期病灶清除、关节加压融合于功能位，认为关节融合有利于结核治愈，并未考虑后期关节功能重建问题。但关节融合后给患者生活带来很大不便，目前在一些大型医疗单位已经逐渐较少使用。目前多数学者主张分期治疗，一期进行彻底关节病灶清理术，术后支具或石膏固定制动 6~8 周后进行功能锻炼，结核静止后进行关节置换改善关节功能。由于这种治疗方案治疗周期长，患者较为痛苦，后期关节功能重建手术较为困难，关节功能较差，并且随着对结核病和结核杆菌的基础和临床研究的逐渐深入，人们发现结核分枝杆菌对内植物的黏附力较普通细菌差，形成的蛋白膜较薄，特别是随着脊柱结核治疗的发展，人们对在病灶内放置内植物或植骨安全性有越来越肯定的认识，目前有部分学者或医疗单位尝试对活动期关节结核进行一期病灶清除关节重建术，多数获得了较好的近期和中期临床效果。我院自 2006 年对活动期髋膝关节结核在个体化有效抗结核治疗的基础上，进行一期病灶清除关节重建 40 余例，1~6 年的临床随访效果良好，但此类手术还需要多中心、大样本的临床研究，才能进一步临床推广。

适应证选择：活动期膝关节结核一期关节置换手术目前应掌握较严格的适应证。①没有除结核以外的关节置换禁忌证；②全膝关节结核，关节软骨完全破坏，关节功能丧失，需要进行关节置换者；③抗结核治疗有效，全身结核中毒症状减轻，ESR、CRP 呈明显下降趋势。如果局部有窦道形成，应先进行病灶清除，待窦道愈合 3~6 个月后可考虑关节置换。对于合并巨大脓肿者，往往 ESR、CRP 居高不下，可先穿刺抽脓，再行关节置换，但有时为保险起见，我们也采用先病灶清理，1~2 个月后再进行关节置换。

术前准备：完善的术前准备是这一手术成功的关键。首先，患者应在医师督导下抗结核治疗 3~4 周，可选用 4~5 联药物；每周复查 ESR、CRP、血常规、肝肾功能等，若 ESR、CRP 呈明显下降趋势，证明抗结核治疗有效；同时纠正贫血，使血红蛋白 10g/L 以上；如果出现白细胞计数降低，可调整抗结核用药，并使用促升白药物，使白细胞计数在 4.0×10^9/L 以上；肝肾功能变化者，予以加强保肝治疗。另一方面，完善术前各项检查，对于继发肺结核，应仔细评估手术对肺结核的影响，膝关节应进行 X 线、CT 及重建及 MRI 检查，了解股骨胫骨软骨及骨质破坏情况，半月板、交叉韧带等关节内结构破坏情况，重点评估骨缺损和内外侧副韧带对关节稳定性的影响，以选择合适的关节假体，分析术中可能遇到的困难及处理预案。

手术方式：手术入路采用常规膝关节前正中入路。根据骨质破坏情况和韧带（内外侧副韧带）破坏毁损及挛缩情况，选用普通关节假体、半限制（LCCK）关节假体或铰链式关节假体。骨质缺损较多，或者内外侧副韧带松弛，一般需采用半限制性假体。术中一定要清创彻底，对于骨缺损，可使用截下的自体骨植骨。手术中，可于切口关闭前，在术野内放 2~4 支链霉素粉。手术结束不放置冲洗管，只放置引流管就可以了。

术后处理：术后引流管 24~48 小时可予以拔除，手术当天可使用静脉抗结核治疗，第 2 天需标准 4~5 联抗结核治疗，并予以预防感染及对症治疗，伤口一般 12~16 天愈合良好。术后 2~3 天早期下地活动。

并发症的处理：由于解剖原因，伤口并发症较髋关节多，约 10%。另一个主要并发症是关节僵硬，由于膝关节结核患者病程迁延，关节周围软组织韧带挛缩，术后关节功能有不同程度受限。因此，术后早期功能锻炼非常重要。

病变静止，关节不稳或有严重畸形，行走困难。治疗的主要目的是纠正畸形、改善关节功能。以往多做关节融合术，随着关节假体研究的进展和关节置换技术的逐渐提高，目前关节融合术已经较少使用。可根据情况使用半限制关节假体或铰链式关节假体进行关节置换。

二、康复评定

膝关节结核的治疗目的是控制结核的发展、并发症的发生和其他伴随症状,减少功能障碍,指导患者及其家人了解该疾病和治疗情况。为此,膝关节结核的康复评定主要是对患者的疼痛情况、关节运动功能状况、日常生活活动能力和心理因素等进行全面评估。

(一)疼痛评定

常用评定方法:视觉模拟评分法、数字分级评分法、语言分级评分法、Wong-Baker 面部表情量表。

(二)运动功能评定

1. 关节活动度测量　最常用测量和记录 ROM 的方法为中立位法(解剖 0° 位法),即将解剖学中立位时的肢体位置定为 0°。当被测量者某关节出现非正常过伸情况时,要进行标记。

2. 肌力评定　进行肌力检查时,要取标准体位,受检肌肉做标准的测试动作。固定受检查肌肉附着肢体的近端,放松不受检查的肌肉,首先在承受重力的情况下观察该肌肉完成测试动作的能力,然后根据测试结果决定是否由检查者施加阻力或助力,并尽可能达到最大运动范围,进一步判断该肌肉的收缩力量。

3. 平衡及协调功能评定

(1)平衡功能评定:临床上常用的平衡功能评定方法包括平衡反应评定、伯格平衡量表和应用仪器进行不同体位的动态和静态平衡功能评定等。膝关节结核患者可应用伯格平衡量表来预测患者跌倒的危险性。

(2)协调功能评定:在进行协调功能评定时,患者的意识必须清晰,能够充分配合。另外,患者肢体的肌力必须 4 级以上,否则评定无意义。临床上常用的评定动作有指鼻试验、指指试验、轮替试验、还原试验、示指对指试验、拇指对指试验、握拳试验、跟 - 膝 - 胫试验、旋转试验、拍地试验、拍手试验、画圆试验等。

(三)综合评定量表

临床常用的综合评定量表有 WOMAC(Western Ontario and McMaster Universities)评分、关节炎影响测量量表 -2(Arthritis Impact Measurement Scales 2, AIMS2)等。

(四)日常生活活动能力和生活质量评定

日常生活活动能力评定常用的量表为改良 Barthel 指数。生活质量评定常用的量表是 SF-36、WHO-QOL-100 等。

三、康复治疗

(一)康复治疗原则与目标

膝关节结核康复的目标是减轻或消除疼痛,控制病情、控制感染发展,改善或恢复关节功能,改善生活质量。

膝关节结核的总体原则是非药物与药物治疗相结合,必要时手术治疗。治疗应个体化,结合患者自身情况,如年龄、性别、体重、自身危险因素、病变部位及程度等,选择合适的康复方案。

（二）康复治疗技术

1. 运动疗法　国内外的骨结核诊疗指南都将制动作为关节结核的基础治疗方法，无论是否采取药物、手术等治疗，均需要减少运动。运动必须根据患者的具体情况进行调整，以任务为导向，适当运动。训练时首先是缓解疼痛、提高功能，然后是改善患者的整体健康状况，使患者在没有疼痛和疲劳感的情况下生活和工作。训练应当从防止关节挛缩的伸展运动开始；逐渐过渡到增加肌肉耐力和收缩速度的肌力训练，完成功能活动；再到有氧运动，提高患者整体健康状况。在运动训练的开始，要密切关注症状是否加重，调整运动量以适合患者体能，并设法增加训练的趣味性，提高患者依从性。每一次训练都应当包括热身、有氧运动和放松的完整过程。

2. 物理治疗　膝关节结核是全关节疾病，现在研究表明软骨下骨的破坏与膝关节疼痛密切相关，因此要求物理因子作用深度要深，治疗效果才能更好。

（1）短波／超短波疗法：短波／超短波治疗的热效应使患部的表层和深层组织均匀受热，能增强血管通透性，改善微循环，调节内分泌，加强组织机体的新陈代谢，降低感觉神经的兴奋性，从而达到消炎、止痛、解痉，促进血液循环和组织修复的治疗目的。

（2）中频电疗法：临床常用的有干扰电疗法、调制中频电疗法和等幅中频（音频）电疗法等。

（3）TENS：近来研究发现，TENS可以有效解除膝关节结核所致的股四头肌关节源性肌肉抑制，缓解关节疼痛的同时改善关节功能。

（4）超声波疗法：有研究表明，小剂量超声波（连续式 $0.1\sim0.4W/cm^2$、脉冲式 $0.4\sim1W/cm^2$）多次投射可以促进结核的恢复；中等剂量（$3W/cm^2$ 以下 5 分钟）超声波作用时有利于结核病变的改善。

（5）激光疗法：激光针治疗尤其适用于结核疼痛点的治疗。

3. 心理治疗　关节结核的疼痛常引起患者焦虑、抑郁等心理因素的改变（可用 90 项症状自评量表进行评定），而焦虑、抑郁等反过来又会加剧患者的疼痛，但目前临床中常被忽略。Helminen 等研究结核疼痛与心理因素影响的关系，发现疼痛不仅是生物性因素所致，还与患者心理方面密切相关，建议临床过程中加强护理关怀，尤其是一些应用药物不能有效止痛的患者，特别要注意心理因素的影响。

四、康复护理与管理

（一）患者教育

1989 年，Smith 指出患者教育是帮助其学习并把与健康相关的行为融入日常生活的过程，能延缓疾病进展，改善医患关系，提高患者生活质量，降低患者医疗费用。膝关节结核的疼痛和功能障碍在很大限度上也受心理因素影响，其中一部分患者会表现为抑郁症，因此医师对抑郁症的认识和治疗也非常重要。高度重视和猜疑的临床表现是医师诊断抑郁症的重要依据，绝大多数患者的抑郁症可以通过与医师交流、支持性治疗以及使用抗抑郁药物得到缓解。

（二）社区康复

由于医疗资源短缺，以医院为基础的康复花费较大，这就迫切需要利用社区资源进行社区康复。将简单有效易行的康复方案导入社区和家庭是国外先进而有效的做法。社区康复治疗引起了传统社区治疗模式的转变，尽管近年来我国政府加大了对这一领域的支持力度,但这一领域的相关研究仍很薄弱。

(三)家庭康复

家庭康复是国外比较常见的关节结核治疗方法。家庭康复可以缓解疼痛,改善躯体功能,提高生活质量。家庭康复主要包括肌力、ROM锻炼,提高有氧活动能力等。各研究采用训练方法不同:有直腿抬高训练加股四头肌等长收缩、股四头肌等张收缩,24式杨氏简化太极拳,8式太极拳等。

(马远征)

第三节 髋关节结核

一、概述

髋关节结核是临床常见病变,国内外资料表明发病率仅次于脊柱结核、膝关节结核,在骨关节结核中居第3位,患者多数为儿童和青壮年。髋关节结核多数为单侧发病,近年随着耐药结核的泛滥,也有个别双侧同时发病,或者髋关节合并膝关节、踝关节等多关节结核,或合并下腰段或骶髂关节结核。

(一)定义

髋关节结核是一种继发性结核病,常继发于肺结核、结核性胸膜炎、淋巴结结核或其他原发结核病,经血液循环或淋巴传播。髋臼周围的髂骨结核、股骨大转子结核侵犯髋关节,或骶髂关节结核或下腰段脊柱结核流注性脓肿侵犯髋关节,均可导致髋关节结核。

髋关节是由髋臼和股骨头构成的全身最大的杵臼关节,结构稳定灵活,是全身位置最深的关节。髋关节结核中,单纯滑膜结核和单纯骨结核均少见,由于髋关节位置较深,症状不明显,患者就诊时,大都表现为全髋关节结核。髋关节结核的早期诊断困难,尤其是儿童患者。全髋关节结核可根据结核病变对关节软骨破坏程度不同而分为早期和晚期。

由于髋关节下方关节囊较薄弱,脓液多向下积聚,部分脓肿可穿破关节囊向后汇集在臀部、大腿上外侧或向下沿内收肌流注,甚至可以流注到膝上部位;脓肿也可向内侧越过耻骨或突破髋臼内壁侵犯盆腔,形成盆腔脓肿并可沿耻骨肌向下流注。脓肿溃破后形成窦道,多数窦道在臀部、大腿上外侧或大腿内侧。

髋关节内表现为圆韧带的滑膜水肿、充血、肥厚,晚期圆韧带可破坏消失。髋臼、股骨头或关节囊破坏严重者,股骨头可发生脱位,或向上方移位。由于脓肿及炎性刺激,髋关节结核周围的肌肉可严重挛缩,导致髋关节僵直,下肢可屈曲内收畸形。晚期关节可发生纤维性或骨性强直,髋关节常固定在屈曲、内收和外旋位。

儿童可发生单纯滑膜结核,病变沿软骨周围侵犯股骨头及髋臼骨质形成全髋关节结核,常发生关节脱位或半脱位,若侵犯骨骺将对以后骨骼的生长发育有一定影响。

(二)临床表现

1. 症状 本病多见于儿童和青壮年。部分患者有低热、盗汗、乏力、疲倦、食欲不振、消瘦、贫血、ESR增高。儿童有夜啼表现。

167

多数髋关节结核患者起病缓慢，全身结核中毒症状不显著。小儿可出现髋部不适，行走困难及跛行。最初的症状是髋部轻痛，休息减轻。疼痛是髋关节结核最早出现的症状。部分患者不诉髋部疼痛，而较多地反映膝关节内侧疼痛，这是因为髋关节和膝关节都是同一闭孔神经支配，尤其是儿童患者，这也是容易误诊的原因之一，所以当患儿诉说膝痛时，应注意检查同侧髋关节以免漏诊。成人髋关节结核疼痛常十分剧烈，日夜不能平卧，患肢多屈髋屈膝位以缓解疼痛，跛行明显。

2. 体征　髋关节周围肌肉丰富，轻微肿胀不易被察觉。检查时可让患者仰卧，两下肢伸直并拢，仔细观察两侧股骨三角，病侧有时可见轻度隆起，局部有压痛。除股骨三角外，大粗隆、大腿根、大腿外上方和膝关节均应仔细检查是否有肿胀。多数患者腹股沟下方可触及寒性脓肿。早期病变多以伸髋和内旋受限较多。早期髋畸形，托马斯征阳性。晚期髋关节结核，合并病理性脱位的则大粗隆升高，患肢短缩，且在屈曲、内收位。

（三）辅助检查

1. 实验室检查　患者一般会有轻度贫血，多发病灶或长期合并继发感染者，可有较严重贫血。白细胞计数一般正常，少数病例白细胞计数可增高，混合感染者白细胞计数可明显增高。在病变活动期，绝大多数 ESR 加速，CRP 升高；病变静止或治愈者，ESR 及 CRP 将逐渐趋于正常，这对治疗效果的评估有重要意义。脓肿破溃形成窦道后，ESR 及 CRP 也可正常。除儿童及老年患者免疫水平较低者以外，多数结核菌素试验呈阳性或强阳性。γ 干扰素释放试验阳性，结核菌素试验呈阳性结果。结核菌素试验在儿童患者诊断意义更可靠，成人患者阴性不支持结核诊断，阳性结果可供诊断参考。

2. 影像学检查

（1）X 线检查：应拍摄包括双髋关节的骨盆正位片、双髋侧位片、腰椎正侧位片，仔细对比两侧髋关节，注意有无下腰椎或骶髂关节病变。单纯滑膜结核，X 线片多无明显发现，仅可表现为患侧髋臼与股骨头骨质疏松、骨小梁变细、骨皮质变薄等，患侧髋关节周围肿胀，关节间隙可稍宽或稍窄。CT 检查有以下特点：①能准确显示骨质改变（破坏、增生、硬化）和病灶边界；②能显示病灶轻微骨破坏、死骨和钙化，有助于早期诊断；③大部分软组织异常，CT 能明确显示，效果优于 X 线片，但不及 MRI；④三维重建后能显示髋臼和股骨头破坏程度。

（2）MRI 检查：MRI 检查具有早期诊断价值和鉴别诊断意义，并具有良好的软组织分辨和任意切面成像能力。选用适当的脉冲序列，MRI 对软组织的显示优于 CT，可清楚显示软骨、肌腱、韧带、滑膜等周围软组织受累情况；能准确显示病灶范围和软组织异常，寒性脓肿的部位、大小。

3. 髋关节穿刺、滑膜切取活检，可涂片查菌或做结核菌培养　髋关节穿刺可有前方、外侧和后方 3 个途径。我们多选用前方途径，进针点在腹股沟中点下 2cm，再向外 2.5cm（股动脉搏动外侧），与皮肤垂直进针，可局部麻醉。外侧进针点在大转子上缘平行于股骨颈。关节穿刺液常规送实验室做关节炎生化常规检查、普通细菌培养加药物敏感试验、结核菌培养加药物敏感试验，但结核菌培养困难，专科医院方可开展。

（四）诊断和鉴别诊断

单纯滑膜结核诊断困难，应根据结核接触史、发病史、症状、体征、影像及实验室检查综合作出，必要时可进行关节穿刺行关节液检查及组织活检，或关节镜检查和取材病理检查，有时可进行试验性抗结核治疗。影像学表现典型的成人全髋关节结核诊断相对容易，但应与下列疾病作鉴别。

1. 化脓性关节炎 目前较少见，一般为急性发病，患者高热、寒战，患部剧痛，局部可红肿热，白细胞及中性分类增多，X线片表现以骨质硬化为主，或同时有骨质破坏与硬化，MRI表现为髋关节及周围广泛水肿。对慢性低毒性化脓性感染，或已用抗生素而尚未控制的化脓性关节炎，有时不易与关节结核作鉴别，需做穿刺、脓液细菌培养或滑膜活检等进行鉴别。

2. 类风湿关节炎 多数双侧发病，有其他关节病病史，X线片所见和髋关节滑膜结核类似，即关节肿胀，局部骨质疏松。晚期类风湿关节炎也可有软骨或软骨下骨破坏，关节间隙狭窄，但多数骨质破坏较轻，没有明显脓肿，也很少发生关节脱位。晨僵、小关节受累是主要鉴别点。

3. 儿童股骨头缺血性坏死 又称莱格－佩尔特斯病（Legg-Perthes病），多见于3~9岁儿童，男性多于女性。患儿一般情况良好，体温正常，ESR不快。患髋活动有轻度或中度受限，局部无肿胀。X线片可见股骨头骨骺致密、变扁，关节间隙增宽，股骨头与髋臼底之间的距离增加（两侧对比），以后股骨头骨骺呈"碎裂"状，股骨颈增粗，骺板近端有囊性变，随着病情的发展，股骨头出现变形，有时可发生半脱位。但一般没有脓肿形成，髋臼破坏很少发生。

4. 成年股骨头缺血性坏死 多见于长期大量饮酒，或使用激素，外伤性髋关节脱位或股骨颈骨折之后。根据不同分期有不同X线表现，晚期有股骨头塌陷，MRI表现为股骨头内骨坏死及股骨近端骨髓水肿，诊断相对容易。当出现关节内积液时，需与关节结核相鉴别。股骨头缺血性坏死一般没有明显髋臼骨质破坏，有长期饮酒、使用激素或髋部创伤病史，ESR、CRP多正常，无结核中毒症状。

5. 骨关节炎 患者多为老年人，可见于一侧或双侧。临床上患髋疼痛，活动受限，但ESR不快。X线片示髋臼及股骨头明显增生，边缘硬化，关节间隙狭窄，髋臼内或股骨头内常有囊性变，但一般没有骨质明显破坏及脓肿形成。

6. 暂时性滑膜炎 多见于8岁以下儿童，诉髋部或膝内侧疼痛，跛行。髋关节活动受限，髋前方稍饱满，很少有全身症状。做皮牵引，同时给予NSAID、休息限制活动等治疗，3~4周后即愈。

（五）临床治疗

1. 药物治疗

（1）抗结核药物：坚持"早期、规律、全程、适量、联用"的用药原则，且使用抗结核药物时应注意副作用。由于结核耐药菌株的增加，单一用抗结核药物并长期应用更易致耐药菌株产生，因此在用药过程中应密切观察疗效，合理用药。合理的联合用药，可使较小的剂量便达到有效的血浓度，并且毒性低、不良反应少。一般全身抗结核药物的使用时间为1~2年。根据初治或复发病例选择合适的化疗方案，可根据关节取材或窦道取材进行的结核分枝杆菌分型、培养、药物敏感试验进行个体化抗结核治疗。有窦道形成者，同时加用抗生素治疗，早期可使用广谱抗生素，根据窦道分泌物的细菌鉴定培养和药物敏感试验结果选择敏感抗生素治疗，但是多数结核窦道的细菌培养结果是阴性的。

（2）镇痛药物：对NSAID治疗无效或不耐受者，可使用非NSAID、阿片类镇痛剂、对乙酰氨基酚与阿片类药物的复方制剂。但需要强调的是，阿片类药物的不良反应和成瘾性发生率相对较高,建议谨慎采用。

（3）关节腔注射抗结核药物:髋关节穿刺抽出结核性渗液,注入无菌生理盐水,反复几次,待抽出的生理盐水清亮后,再注入异烟肼 200mg(儿童 100mg),每周 1~2 次,3 个月为 1个疗程。链霉素也可行关节内注射,每次 1g,每周 1~2 次,3 个月为 1 个疗程;但此药对关节刺激性大,一般少用;如若用时,可加入 1% 利多卡因溶液 4ml 共同注入关节腔内。异烟肼和链霉素亦可合用,每次异烟肼 100~200mg、链霉素 0.5~1g,每周 1~2 次。

2. **手术治疗** 结核是一种感染性疾病,抗结核药物治疗是治愈的根本,手术的目的为清除干酪样坏死物质、脓液、死骨及炎性硬化骨等无血运的影响药物进入的坏死组织,使药物能够到达病灶,使感染治愈。

结核病灶手术的时机非常重要,未经过系统抗结核治疗或抗结核治疗效果差,如结核耐药,可导致切口不愈合,形成医源性窦道。因此,术前应有效化疗 2~4 周,并进行全身支持治疗,纠正贫血,使全身结核中毒症状减轻,ESR<60mm/h 或呈下降趋势,血红蛋白>100g/L。如果 ESR 居高不下或呈上升趋势,低热、盗汗等全身中毒症状改善不明显,抗结核治疗无效,应怀疑结核耐药,术前或术中取标本进行结核分枝杆菌培养、药物敏感试验和耐药基因检测,根据检测结果尽早制定个体化治疗方案,并谨慎选择手术时机和手术方案。对于合并巨大脓肿者,术前可穿刺引流,以减轻症状,改善化疗效果。

1)滑膜切除术:经非手术治疗无明显好转或进行性加重,或诊断困难的单纯滑膜结核,可进行关节镜检及镜下滑膜切除活检术。

2)单纯骨结核治疗:对于骨病灶范围小又无明确死骨形成的患者,可以采取保守治疗。如果有明确死骨形成、脓肿较大或有窦道形成,应考虑手术治疗。对髋臼前缘结核、股骨头结核或股骨颈结核,可采用前方途径手术。髋臼后缘结核可采用后方途径手术。由于病变未侵入关节内,故手术时不可将关节囊切开,若误切,应立即缝合。手术清除脓肿和骨病灶后,如骨病灶范围小,可不必植骨;若范围较大,无混合感染,可自同侧髂骨取松质骨,进行植骨。术后卧床 3~4 周后,开始下地活动。对植骨者,术后卧床时间延长至 2~3 个月,待植骨愈合后才能下地活动。

3)早期全关节结核治疗:为了挽救关节功能,对病变尚在活动期的早期全关节结核患者,如无手术禁忌证,应及时进行病灶清除术。对尚无明显脓肿,或脓肿位于髋关节前方者,可采用前方途径;若脓肿位于髋关节后方,可采用后方途径。为彻底清除病灶,手术中可将股骨头脱位,以彻底清除关节前方和后方的病灶。病灶清除范围包括:①清除寒性脓肿;②切除全部肥厚水肿的滑膜组织;③切除残留的圆韧带;④刮除一切骨病灶;⑤切除游离坏死的软骨面,直至正常骨质。手术能否成功,关键在于病灶清除是否彻底,切勿遗漏隐匿的病灶或脓肿,否则病变很快复发,并发展为晚期全关节结核,使关节功能完全丧失。

术后可行下肢皮牵引,或髋人字石膏固定或支具固定 4~6 周。病变稳定后,进行关节功能锻炼。

4)晚期全关节结核治疗:髋关节成形术是治疗晚期髋关节结核的有效方法。晚期全髋关节结核有两种情况,一是活动期全髋关节结核,病灶活动,有脓肿、死骨、窦道等,治疗目的主要是结核病灶清除;二是静止期全髋关节结核,患者遗留关节疼痛、畸形或关节强直,治疗的目的主要是畸形矫正和关节功能重建。

术后处理:术后引流管 24~48 小时可予以拔除,手术当天可使用静脉抗结核治疗,第 2天需标准 4~5 联抗结核治疗,并予以预防感染及对症治疗,伤口一般 12~16 天愈合良好。术后 2~3 天早期下地活动。

二、康复评定

髋关节结核的治疗目的是控制结核的发展、并发症的发生和其他伴随症状,减少功能障碍,指导患者及其家人了解该疾病和治疗情况。为此,髋关节结核的康复评定主要是对患者的疼痛情况、关节运动功能状况、日常生活活动能力和心理因素等进行全面评估。

(一)疼痛评定

常用评定方法:视觉模拟评分法、数字分级评分法、语言分级评分法、Wong-Baker 面部表情量表。

(二)运动功能评定

1. 关节活动度测量 最常用测量和记录 ROM 的方法为中立位法(解剖 0° 位法),即将解剖学中立位时的肢体位置定为 0°。当被测量者某关节出现非正常过伸情况时,要进行标记。

2. 肌力评定 包括术前和术后肌力的评估,进行肌力检查时,要取标准体位,受检肌肉做标准的测试动作。固定受检查肌肉附着肢体的近端,放松不受检查的肌肉,首先在承受重力的情况下观察该肌肉完成测试动作的能力,然后根据测试结果决定是否由检查者施加阻力或助力,并尽可能达到最大运动范围,进一步判断该肌肉的收缩力量。

3. 平衡及协调功能评定

(1)平衡功能评定:临床上常用的平衡功能评定方法包括平衡反应评定、伯格平衡量表和应用仪器进行不同体位的动态和静态平衡功能评定等。

(2)协调功能评定:在进行协调功能评定时,患者的意识必须清晰,能够充分配合。另外,患者肢体的肌力必须 4 级以上,否则评定无意义。

(三)综合评定量表

临床常用的综合评定量表有 WOMAC(Western Ontario and McMaster Universities)评分、关节炎影响测量量表 -2(Arthritis Impact Measurement Scales 2,AIMS2)等。

(四)日常生活活动能力和生活质量评定

日常生活活动能力评定常用的量表为改良 Barthel 指数。生活质量评定常用的量表是 SF-36、WHO-QOL-100 等。

三、康复治疗

(一)康复治疗原则与目标

髋关节结核康复的目标是减轻或消除疼痛,控制病情、控制感染发展,改善或恢复关节功能,改善生活质量。

髋关节结核的总体原则是非药物与药物治疗相结合,必要时手术治疗。治疗应个体化,结合患者自身情况,如年龄、性别、体重、自身危险因素、病变部位及程度等,选择合适的康复方案。

(二)康复治疗技术

1. 支持疗法 为增强患者全身抵抗力,改善营养不良,可增加高蛋白、高维生素饮食,少量多次输新鲜血以纠正贫血。

2. 运动疗法 国内外的骨结核诊疗指南都将制动作为关节结核的基础治疗方法,无论是否采取药物、手术等治疗,均需要减少运动。运动必须根据患者的具体情况进行调整,以任务为导向,适当运动。训练时首先是缓解疼痛、提高功能,然后是改善患者整体健康状况,使患者在没有疼痛和疲劳感的情况下生活和工作。训练应当从防止关节挛缩的伸展运动开始;逐渐过渡到增加肌肉耐力和收缩速度的肌力训练,完成功能活动;再到有氧运动,提高患者整体健康状况。在运动训练的开始要密切关注症状是否加重,调整运动量以适合患者体能,并设法增加训练的趣味性,提高患者依从性。每一次训练都应当包括热身、有氧运动和放松的完整过程。使患者学会深呼吸和咳嗽,预防术后卧床引起肺部并发症。术后康复流程:术后1天,消肿止痛,必要时冰疗。足踝主动活动,股四头肌等长收缩练习。第2~6天练习翻身,坐起、移动、坐床边等,尝试站立。术后7~12天扶拐行走,尝试上下楼等。术后3周加强肌力练习、步态练习,注意不要交叉双腿,髋关节避免屈髋内收,防止关节脱位。术后3个月可散步,加强功能锻炼,重归社会。

3. 物理治疗 髋关节结核是全关节疾病,现在研究表明软骨下骨的破坏与髋关节疼痛密切相关,因此要求物理因子作用深度要深,治疗效果才能更好。

(1)短波/超短波疗法:短波/超短波治疗的热效应使患部的表层和深层组织均匀受热,能增强血管通透性,改善微循环,调节内分泌,加强组织机体的新陈代谢,降低感觉神经的兴奋性,从而达到消炎、止痛、解痉,促进血液循环和组织修复的治疗目的。

(2)中频电疗法:临床常用的有干扰电疗法、调制中频电疗法和等幅中频(音频)电疗法等。

4. 心理治疗 关节结核的疼痛常引起患者焦虑、抑郁等心理因素的改变(可用90项症状自评量表进行评定),而焦虑、抑郁等反过来又会加剧患者的疼痛,但目前临床中常被忽略。Helminen等研究结核疼痛与心理因素影响的关系,发现疼痛不仅是生物性因素所致,还与患者心理方面密切相关,建议临床过程中加强护理关怀,尤其是一些应用药物不能有效止痛的患者,特别要注意心理因素的影响。治疗期间医患沟通,使患者了解疾病及预后有重要意义。

四、康复护理与管理

(一)患者教育

髋关节结核的疼痛和功能障碍在很大限度上也受心理因素影响,其中一部分患者会表现为抑郁症,因此医师对抑郁症的认识和治疗也非常重要。高度重视和猜疑的临床表现是医师诊断抑郁症的重要依据,绝大多数患者的抑郁症可以通过与医师交流、支持性治疗以及使用抗抑郁药物得到缓解。

(二)社区康复

由于医疗资源短缺,以医院为基础的康复花费较大,这就迫切需要利用社区资源进行社区康复。将简单有效易行的康复方案导入社区和家庭是国外先进而有效的做法。社区康复治疗引起了传统社区治疗模式的转变,尽管近年来我国政府加大了对这一领域的支持力度,但这一领域的相关研究仍很薄弱。

(三)家庭康复

家庭康复是国外比较常见的关节结核治疗方法。家庭康复可以缓解疼痛,改善躯体功能,提高生活质量。家庭康复主要包括肌力、ROM锻炼,提高有氧活动能力等。

(马远征)

第四节　关节融合术后

关节融合术是一种比较复杂的使病变关节得到坚强骨性强直的手术方式。一般通过清除病灶、关节融合、骨植入、矫正关节畸形等一系列复杂步骤，解除患者病痛，获得相对稳定的关节。临床中最为常见的有踝关节融合、腕关节融合、肘关节融合、髋关节融合、跖趾关节融合等。1879 年，奥地利医师 Eduard Alber 首次报道了此种病例，他在随访平均 12.3 年的踝关节融合术后患者的研究中发现，大约 2/3 的踝关节融合术后患者病情均有所缓解，生活质量有所提高。虽仍可能存在一定问题，如关节遗留的轻微疼痛、关节活动受限等，但对于踝关节发生明显疼痛和严重畸形的患者来说，关节融合术可作为一种较为理想的选择方法。在关节融合术后，患者虽会丧失 ROM 及一定程度的功能，但能明显缓解患者的疼痛症状，增加关节稳定性，恢复人体正常生物力线，改善患者生活质量及日常生活活动能力，且基本不影响关节外观。

一、概述

（一）定义

关节融合术也可称为关节固定手术，是指通过各种手段将关节软骨完全去除后，利用某些器械将关节固定在功能位，从而达到骨性完全融合目的的一种手术方法。但因关节融合后将会导致患者关节强直、关节活动度完全丧失以及关节功能一定程度上的不足，目前临床上已较少应用。一般仅在各种因素如创伤性关节炎、关节结核、化脓性慢性关节感染、类风湿关节炎等造成的关节严重疼痛伴有明显功能障碍甚至关节畸形者，在其他手术方式无法解决的情况下，最终不得不考虑为患者施行关节融合。有研究发现，第 1 跖趾关节融合术后患者满意度可达 90% 以上；在第 1 跖趾关节骨量严重缺损时，可取自体髂骨植入以恢复跖列长度，术后效果良好，且对患者术后日常生活活动能力无过大影响。

（二）手术适应证

随着现代医学的进步及人工关节置换技术的发展，关节融合术的适应证已发生了相应的一些变化，目前多用于跖趾、掌指、跟距等对患者正常活动无过大影响的小关节。较为常见的主要有以下情况：

1. 由于关节外伤、退行性改变、肿瘤等某些原因发生的对应关节面不相称、严重软骨损伤，严重影响关节功能活动，或造成顽固性关节疼痛，影响日常生活与工作，经非手术治疗无效，而又不适合行关节置换或关节成形来保留关节活动度者，宜施行关节融合术。如成人足舟骨特发性坏死，即 Müller-Weiss 病，在经保守治疗后无效仍持续存在严重疼痛的患者，可考虑施行关节融合来缓解症状。

2. 关节结核、严重类风湿或化脓性关节炎后期遗留明显关节疼痛，或关节面已遭到严重破坏，其他手术方式已不能保留关节功能，或已造成关节严重畸形者，可在清除病灶后行关节融合术，同时矫正畸形。

3. 因某些神经病变或损伤而引起关节严重不稳定，导致周围肌肉组织瘫痪，肢体功能受到影响，其他治疗方式不能有效维持关节稳定及恢复关节功能，施行关节融合术可改善肢体功能活动，改善患者生活质量。比如，脊髓前角灰质炎患者，若出现三角肌瘫痪等后遗症,表现为上肢不能上举,可对肩关节实行关节融合,固定于功能位,借肩胛骨与胸锁关节的滑动来改善上肢部分功能。

4. 先天或后天性畸形,如马蹄足患者经支具固定、手术矫正等其他方法治疗无效,为预防畸形进一步发展,可在畸形矫正后施行关节融合术。

(三)手术禁忌证

包括一般择期手术的禁忌证,如严重心脏疾病、感染性疾病、出血性疾病、恶性肿瘤等全身性疾病或不能耐受麻醉等。另外,有下列情况也应视为关节融合手术的禁忌证。

1. 相邻关节已有骨性强直者,不适宜再施行关节融合术。如髋关节融合后,其活动可由正常的腰椎及膝关节来代偿,以适应工作与日常活动的需要。但若下腰椎或膝关节已经僵硬,髋关节融合将会给患者造成极大困难。

2. 两侧肢体的相同关节中,如一侧已有强直者,对侧不宜再施行关节融合术。如髋关节两侧均融合,起、卧、行、坐等活动均会有很大困难。

3. 此外,小儿关节软骨较丰富,在关节融合后不易形成骨性融合,反而容易损伤骨骺,影响小儿生长发育;同时,小儿因处于肢体生长发育阶段以及通过肌肉的持续作用,已融合的关节也可能再次发生变形。因此,年龄在12岁以下的小儿,不宜施行关节融合术。

(四)关节融合方法

1. 外固定支架固定 1951年,Hoffman外固定器被最早报道。2005年,Dimiteris等经过改良使用了Llizarov器械。它通过调整器械的位置来修整前足和后足的位置,从而达到良好的融合效果。另外,环形外固定支架对于关节骨折内固定失败、关节存在畸形及急性关节感染等情况的患者来说,也是一大选择。

2. 髓内钉固定 髓内钉进行关节融合的优势在于它更加符合生物力学原理。逆行性髓内钉使踝关节融合更加稳定,并最大程度减少软组织损伤,避免伤口不愈合。同时,应用髓内钉和外固定支架能更好地结合两者优点,缩短外固定时间,减少术后并发症。

3. 骨螺钉固定 骨螺钉固定具有切口小、稳定性高、保留关节正常形态以及维持肢体正常长度的优点。对于踝关节融合来说,是首选方法。

4. 关节镜下微创融合技术 关节镜下微创融合具有创伤小、愈合快、可早期负重等特点,可降低切开植骨融合术后伤口感染、不愈合或延迟愈合等情况的风险;是现在发展的趋势所在,但具有一定局限性,仅适用于畸形程度较轻的患者。

5. 钢板固定 钢板固定存在创伤大、软组织剥离多等缺点,但具有稳定性高、更好地矫正畸形的优点,可用于严重关节骨缺损或畸形的修复和重建。

(五)并发症

关节融合术后患者可因个人体质因素、病情轻重程度、医师操作技术以及术后护理情况等,发生一些常见并发症,如切口感染、切口不愈合、神经或血管损伤、压疮、深静脉血栓形成、肺部感染,甚至肺栓塞及急性心肌梗死等。而通过进行及时有效的术后康复训练,可降低各种并发症发生的风险。因此,临床中必须重视对关节融合术后患者的术后康复,尽可能预防各种并发症的发生。

二、康复评定

(一)肌力评定

肌力评定是测定患者在主动运动时肌肉和肌群产生的最大收缩力量。肌力评定是对神经、肌肉功能状态的一种检查方法，也是评定神经、肌肉损害程度和范围的一种重要手段。对于关节融合术后患者，不同阶段进行肌力评定可判断患者术后恢复情况。

1. 徒手肌力测定法　徒手肌力测定是根据受检肌肉和肌群的功能，让受试者处于不同的检查体位，然后嘱其分别在去除重力、抗重力和抗阻力的条件下做一定的动作，按照动作的活动范围及抗重力和抗阻力的情况将肌力进行分级。目前，最普遍的方法为 MRC 肌力分级法。

2. 器械肌力测定　当肌力超过 3 级时，为进一步作准确的定量评定，可采用器械进行肌力测定。常用检查方法有握力测定、捏力测定、背肌力测定、四肢肌群肌力测定和等速肌力测定。器械肌力测定可获得精确数据，但测定肌力时要注意安全，特别是等速肌力测定，旋转角度要预先设定，运动以恒速进行。

（二）平衡功能评定

全国高等医学院校统编教材《康复医学》中对平衡概念的基本描述是：平衡是指身体所处的一种姿态以及在运动或受到外力作用时能自动调整并维持姿势的一种能力。平衡包括静态平衡和动态平衡两种形式。所谓平衡功能评定就是指依照特定的方法或程序对人体的平衡功能进行定量或 / 和定性的描述和分析的过程。常用的人体平衡测试法有传统主观观察法、量表法和压力平板测试法等。

（三）上下肢协调功能评定

常用以下几种方法：

1. 指鼻试验　受试者用自己的示指，先接触自己的鼻尖，再去接触检查者的示指。检查者通过改变自己示指的位置，来评定受试者在不同平面内完成该试验的能力。

2. 指对指试验　检查者与受试者相对而坐，将示指放在受试者面前，让其用示指去接触检查者的示指。检查者通过改变示指的位置，来评定受试者对方向、距离改变的应变能力。

3. 轮替试验　受试者双手张开，一手向上，一手向下，交替转动；也可以一侧手在对侧手背上交替转动。

4. 跟 - 膝 - 胫试验　受试者仰卧，抬起一侧下肢，先将足跟放在对侧下肢的膝盖上，再沿着胫骨前缘向下推移。

（四）步态分析

步态是指人行走时的姿势，是人体结构与运动调节系统、行为及心理活动在行走时的外在表现，是诸多独立性功能的基本要素之一。步态分析是利用力学的概念和已掌握的人体解剖、生理学知识对人体行走功能状态进行对比分析的一种生物力学研究方法。下肢关节融合的患者进行行走训练时需测评步幅、步宽、频率等一般步态，同时还应仔细观察患者站立及摆动时的步态。

（五）日常生活活动能力评定

日常生活活动（ADL）是人们为了维持生存及适应环境而每天必须反复进行的、最基本的、最具有共性的活动，反映了人们在家庭（或医疗机构内）和在社区中最基本的能力，因而在康复医学中是最基本和最重要的内容。常用的标准化评定方法是改良 Barthel 指数。为了了解关节融合术后患者日常生活的能力，必须进行 ADL 评定。

三、康复治疗

（一）康复目标及原则

关节融合术后康复的目的在于缓解或消除患者痛苦，纠正畸形，改善患者生活质量。主要原则是在不影响关节骨性愈合的前提下，及早进行肌肉收缩锻炼及相邻关节功能锻炼，防止肌肉萎缩、相邻关节周围挛缩畸形和失用性骨质疏松等术后并发症。

（二）康复治疗技术

1. 运动疗法　运动疗法是骨科康复训练中的一种基本疗法，通过某些运动方式，徒手、利用器械或患者自身力量，使患者获得全身或局部的运动及感觉功能恢复的训练方式。运动疗法具有积极的防治作用，可预防手术后瘢痕粘连的形成，改善局部甚至全身血液循环，改善术后患肢肿胀情况，重建关节运动功能，预防术后活动量减少或长期卧床引起的失用性肌肉萎缩，增加肌肉代偿能力，增强肌力，同时改善关节畸形后可实现患者的正常站立行走活动，恢复正常生物力线，防止关节进一步变形，从而间接减轻关节负荷、改善患者日常活动质量。一般包括主动运动、被动运动，可分为等张训练、等长训练及等速训练，遵循个体化原则，循序渐进、量力而行。

（1）主动运动：主要是关于肌力的训练，防治因术后长时间卧床或少负重导致的失用性肌肉萎缩，促进神经系统损害后的肌力恢复，维持肌肉病变时的肌肉舒缩功能，通过选择性增强肌肉力量，调整肌力平衡，增强关节稳定性。如膝关节融合患者，术后即可嘱患者尽早进行踝泵运动——取仰卧位，踝关节主动进行背伸、跖屈活动。

（2）被动运动：是指利用外力固定关节近端和活动关节远端，根据患者病情需要进行关节各方向的运动。可牵伸挛缩的肌肉、关节囊、肌腱、韧带，改善关节周围组织的血液和淋巴循环，恢复或维持关节活动功能。关节融合术后患者可利用器械或依靠治疗师进行合适的锻炼来增加相邻关节、肢体的活动代偿能力。

2. 物理治疗

（1）红外线治疗：改善照射部位血液循环，消炎、消肿、止痛；减少术后伤口及创面渗出，促进瘀血吸收；加速伤口愈合，减轻组织粘连及瘢痕形成，促进瘢痕软化，减轻瘢痕挛缩等。关节融合术后早期可通过红外线治疗促进伤口愈合，预防伤口感染等并发症的发生。

（2）中频脉冲电治疗：具有抗炎止痛作用，可促进局部组织血液循环和淋巴回流，并且直接刺激成骨细胞分化增生，加速钙盐向关节融合处沉积，促进骨痂生成，促进骨性愈合。同时可引起骨骼肌收缩，锻炼肌肉，防治肌肉萎缩。

（3）低频脉冲电治疗：对失神经支配的肌肉进行合适的刺激，可引起肌肉收缩，改善血液循环和营养代谢，进而可以延缓肌肉萎缩，防止肌肉纤维化和挛缩粘连。

3. 中医治疗

（1）中药治疗：关节融合术后患者可依据三期辨证用药原则进行治疗。术后初期，由于筋骨脉络损伤，血离经脉，瘀积不散，气血凝滞，经络受阻，故以活血化瘀、消肿止痛为主，可选用和营止痛汤、复元活血汤等加减治疗。中期，肿胀逐渐消退，疼痛明显减轻，但瘀肿虽消而未尽，骨尚未连接，故治宜接骨续筋为主，可选用新伤续断汤、桃红四物汤等加减治疗。后期，瘀血去除，筋骨已连接，但尚未坚强，并常有气血虚弱，筋肉萎缩，肢体乏力，关节僵凝，故应补益肝肾、疏通筋络，使筋骨强劲，关节滑利，可选用六味地黄汤、八珍汤、虎潜丸、肢伤三号方等加减治疗。同时，还应注意适当补益脾胃。

（2）理筋推拿：理筋推拿时，手法直接作用于人体，由外及里，深达至骨，调畅气机运行，尤其背部各穴位为脏腑气血输注之处，经揉、按、捏、拿等法推拿后可通经活络，行气活血，加快血液循环，促进患肢康复。关节融合术后，因手术创伤致局部出血、水肿、炎症反应及伤口修复所形成的瘢痕组织均可引起局部软组织粘连。中医学认为，粘连为风寒侵袭人体局部，寒凝瘀阻，气机不达，筋肉紧张痉挛，气血日久不通所致。而通过适当的手法，可有效松解局部粘连，改善机体活动能力。

（3）针灸治疗：针灸治疗就是通过针刺或艾灸腧穴，以疏通经络气血，调节脏腑阴阳，达到治疗疾病的目的。灸法是中医治疗疾病的传统方法之一。在艾灸时，诸经及所灸之处的穴位受到温热刺激，畅通气血，祛瘀通络，改善局部微循环，有助于患肢康复。如膝关节可选取血海、梁丘、内外膝眼、阴陵泉、阳陵泉等穴位，若患者病久渐虚，可配伍足三里、三阴交等补正益气，增强机体免疫力；踝关节可选取昆仑、申脉、照海、解溪、太溪等穴位，必要时可采用温针灸疗法，起到温通经络、加速气血运行、缓解病情的效果。

4. 心理疗法　本病病程长，患者长期活动困难，丧失部分甚至全部自理能力，同时背负一定的经济压力和生活负担，使得很多患者逐渐产生悲伤、焦虑、抑郁、恐惧等心理障碍，消极对待治疗，会影响患者的术后康复及治疗效果。因此，一定要重视患者的心理康复指导工作，予以必要的心理干预。要细致地做好患者的思想工作，耐心向患者介绍疾病的性质及治疗方案，告知患者只要积极诊断、积极治疗，就可以控制病情进展，帮助其树立战胜疾病的坚定信念，坚持治疗，争取最佳治疗效果。

四、康复护理与管理

（一）健康教育

制订规范而有计划的健康教育。患者入院后热情接待，妥善安置，主动介绍主管医师及责任护士等相关工作人员、病区环境、医院内各项规章制度，消除患者及家属焦虑、紧张或恐惧心理，向患者详细交代术前术后相关注意事项，指导患者做好各项术前检查、积极等待手术，术后及时制订完整的功能训练方案，可先进行简单的肌肉收缩功能训练，如股四头肌收缩锻炼，然后逐渐开始关节被动或主动功能锻炼。

（二）康复护理

1. 饮食护理　中医历来有食性与药性相同之说。食物的正确选择不仅可减少药物对人体的损害，还可补精益气，提高治疗效果，所以必须建立合理的饮食结构。根据患者不同证型给予辨证指导。应辨证施膳、因人施膳、因时施膳、因地施膳等。多食用含钙、磷、维生素 D 丰富的食物，如牛奶、奶制品、大豆、豆制品、虾皮、蘑菇、鱼、蛋类、瘦肉、鱼肉、新鲜水果、蔬菜等。

2. 围手术期护理　术前可指导患者适当进行被动功能锻炼，做好术前相关检查及准备工作，术后密切观察患肢血液循环、感觉情况，及时对症处理，预防静脉血栓、伤口感染、肌肉萎缩、骨坏死等并发症。

3. 良好的习惯及运动方式　养成良好的生活习惯，不抽烟不喝酒，早睡早起，劳逸结合，积极进行适当的有氧锻炼，如慢跑、散步、打太极等，增强身体素质，提高身体耐受力及抵抗力。

4. 健康指导　乐观积极向上的精神状态，在一定程度上可通过神经系统的作用发挥于身体各个系统，提高消除病理组织的能力，促进组织修复，为关节的康复提供良好基础。

（孙永强）

参 考 文 献

1. Cao HH, Lu WZ, Tang KL.Isolated talonavicular arthrodesis and talonavicular-cuneiform arthrodesis for the Müller-Weiss disease［J］.J Orthop Surg Res, 2017, 12（1）: 83.

2. Della Valle C, Parvizi J, Bauer TW, et al.American Academy of Orthopaedic Surgeons clinical practice guideline on: the diagnosis of periprosthetic joint infections of the hip and knee［J］.J Bone Joint Surg Am, 2011, 93（14）: 1355-1357.

3. Desandis B, Pino A, Levine DS, et al.Functional outcomes following first metatarsophalangeal arthrodesis［J］. Foot Ankle Int, 2016, 37（7）: 715-721.

4. Esposito S, Leone S, Bassetti M, et al.Italian guidelines for the diagnosis and infectious disease management of osteomyelitis and prosthetic joint infections in adults［J］.Infection, 2009, 37（6）: 478-496.

5. Gharehdaghi M, Rahimi H, Mousavian A.Anterior ankle arthrodesis with molded plate: technique and outcomes ［J］.Arch Bone Jt Surg, 2014, 2（3）: 203-209.

6. Korean Society for Chemotherapy, Korean Society of Infectious Diseases, Korean Orthopaedic Association. Clinical guidelines for the antimicrobial treatment of bone and joint infections in Korea［J］.Infect Chemother, 2014, 46（2）: 125-138.

7. Minassian AM, Osmon DR, Berendt AR.Clinical guidelines in the management of prosthetic joint infection［J］.J Antimicrob Chemother, 2014, 69（Suppl 1）: 29-35.

8. Osmon DR, Berbari EF, Berendt AR, et al.Diagnosis and management of prosthetic joint infection: clinical practice guidelines by the Infectious Diseases Society of America［J］.Clin Infect Dis, 2013, 56（1）: e1-25.

9. Prissel MA, Simpson GA, Sutphen SA, et al.Ankle arthrodesis: A retrospective analysis comparing single column, locked anterior plating to crossed lag screw technique［J］.J Foot Ankle Surg, 2017, 56（3）: 453-456.

10. Yasui Y, Vig KS, Murawski CD, et al.Open versus arthroscopic ankle arthrodesis: A comparison of subsequent procedures in a large database［J］.J Foot Ankle Surg, 2016, 55（4）: 777-781.

11. 曾正国.现代实用结核病学［M］.北京:科学技术文献出版社, 2003.

12. 冯会成, 黄迅悟, 孙继桐.关节镜对各期膝关节结核的诊断与治疗价值［J］.中国骨肿瘤骨病, 2011, 10 （2）: 136-139.

13. 郭林, 杨柳, 戴刚, 等.关节镜技术在青少年膝关节结核诊治中的初步应用［J］.中华骨科杂志, 2008, 28 （7）: 582-586.

14. 何家荣.实用结核病学［M］.北京:科学技术文献出版社, 2000.

15. 马跃, 潘诗农, 吴振华, 等.儿童四肢关节结核 MR 影像特征分析［J］.中国医学影像技术, 2010, 26（2）: 316-318.

16. 彭伟, 马远征, 黄迅悟, 等.关节镜下滑膜切除术治疗膝滑膜结核的临床分析［J］.军事医学科学院院 刊, 2006, 30（1）: 60-61, 94.

17. 彭卫生, 王英年, 肖成志.新编结核病学［M］.北京:中国医药科技出版社, 1994.

18. 胥少汀, 葛宝丰, 徐印坎.实用骨科学［M］.3 版.北京:人民军医出版社, 2005.

19. 严碧涯, 端木宏瑾.结核病学［M］.北京:北京出版社, 2003.

20. 于志勇, 李金戈, 尹红义, 等.活动期髋、膝关节结核一期人工关节置换术的远期疗效观察［J］.中国骨 与关节损伤杂志, 2010, 25（6）: 535-536.

第七章　骨与关节肿瘤

第一节　良性骨肿瘤

良性骨肿瘤按照肿瘤组织细胞类型可分为成骨性、成软骨性、结缔组织源性和血管源性肿瘤,常见的有骨软骨瘤、骨瘤、骨样骨瘤、成骨细胞瘤、成软骨细胞瘤、骨巨细胞瘤、血管瘤样骨缺损、内生软骨瘤和骨纤维结构发育不良等。由于良性骨肿瘤通常呈现隐匿性发展且多没有显著临床症状,难以及时发现和确诊,因此各个肿瘤类型的发病率难以统计。骨巨细胞瘤虽然是良性骨肿瘤的一种,但可以呈现局部侵袭的生长方式,因此纳入原发恶性骨肿瘤章节进行讨论。

一、常见良性骨肿瘤概述

(一)骨样骨瘤

1. 定义　骨样骨瘤(osteoid osteoma)是一种常见良性骨肿瘤,多为单发,好发于长管状骨的皮质,皮质显著增厚,可导致严重的夜间疼痛。X 线特征可见病变中心能透射线的瘤巢。多认为瘤巢是疼痛原因,将瘤巢完全切除可缓解疼痛。位于脊柱的骨样骨瘤可导致疼痛性脊柱侧弯。

骨样骨瘤发病率位于良性骨肿瘤的第 3 位,约占所有良性骨肿瘤的 11%,所有原发骨肿瘤的 3%。好发年龄为 10~30 岁,常见于儿童和青少年。男女发病比例约 3∶1。

2. 临床表现

(1)疼痛:疼痛是骨样骨瘤最常见的症状,表现为夜间加重的持续性疼痛,应用 NSAID 可缓解。患者通常经历数周甚至数月的疼痛才得以确诊。

(2)肿块:肿瘤发生于较表浅部位时,可见肿瘤周围硬化带形成的局部隆起。

(3)其他症状:骨样骨瘤位于脊柱时,可导致儿童疼痛性脊柱侧弯。部分患者可因合并神经症状而被误诊为椎间盘突出症。

3. 辅助检查

(1)X 线:特征性 X 线表现为增厚硬化的皮质骨包绕 1 个直径约 1~2cm 的透亮瘤巢,形成特征性"牛眼征"。

(2)ECT:发射计算机断层显像(ECT)是重要的检查方式,病灶部位可见放射性物质浓聚,形成特征性双密度影,有助于确定进一步检查的具体部位。

(3)CT:CT 是显示瘤巢的最佳检查,不仅可以确认病灶的存在,还可以明确病变的范围、大小。表现为边界清晰的低密度区被周围高密度硬化骨带包绕。

(4)MRI:MRI 的诊断价值不如 CT,通常表现为骨髓和软组织的水肿。

4. 诊断要点

(1)肿瘤常见于儿童和青少年,多累及长管状骨,位于脊柱可导致疼痛性脊柱侧弯。

(2)临床表现以夜间持续性疼痛为主,使用 NSAID 可缓解,局部可触及肿块,根据肿瘤部位不同可有不同临床表现。

（3）影像学表现为周围反应性增生的硬化骨质包绕中央瘤巢，形成"牛眼征"。全身骨扫描可鉴别肿瘤是单发还是多发。

（4）病理活检提示瘤巢由骨样组织或未成熟骨样组织构成，可见微小骨小梁和不规则小岛。

（二）骨软骨瘤

1. 定义　骨软骨瘤是发病率最高的良性骨肿瘤，约占良性骨肿瘤的 30%，原发骨肿瘤的 17%。最常见部位是股骨和胫骨的干骺端以及骨隆起处，其次为肱骨近端、桡骨远端，偶可累及椎体后方附件。肿瘤由纤维组织包膜、软骨帽和骨性基底组成，常由干骺端一侧的骨皮质向骨表面生长。

骨软骨瘤好发年龄为 10~30 岁，分为单发性和多发性骨软骨瘤，前者约占 90%，后者具有遗传倾向。骨软骨瘤存在恶变可能。通常软骨帽厚度在儿童超过 3cm、成人超过 1cm，需要考虑有恶变可能。

2. 临床症状

（1）疼痛：由于肿瘤生长缓慢，疼痛轻微，甚至无症状。

（2）肿块：肿瘤生长部位可触及包块，质硬、无压痛，活动性差，表面光滑，边界清楚。若肿瘤部位邻近关节，则可能引起关节活动受限。

（3）神经症状：脊柱骨软骨瘤较少见，主要累及附件区域，极少数情况肿瘤可突入椎管，压迫脊髓和神经根，导致相应压迫症状。

（4）畸形：位于前臂、小腿、掌骨等处的骨软骨瘤可对周围邻近骨骼造成压迫，导致骨缺损和畸形。多发性骨软骨瘤往往合并骨骼畸形。

3. 影像学检查

（1）X 线：X 线表现为从干骺端一侧皮质向骨表面生长的突起，可见干骺端骨皮质与肿瘤皮质相延续，软骨帽和包膜通常不显影。

（2）CT：CT 能明确显示肿瘤与所在骨骼骨皮质和骨松质之间的连续性，软骨帽表现为软组织密度影。

（3）MRI：MRI 可见肿瘤内部与相邻干骺端骨髓信号相同，还能明确软骨帽厚度，了解肿瘤是否发生恶变。

（4）ECT：ECT 即全身骨扫描，可用于检查身体其他骨组织部位有无肿瘤，可用于鉴别单发或多发性骨软骨瘤。

4. 诊断要点

（1）肿瘤好发于 10~30 岁，多见于股骨、胫骨干骺端和肱骨近端。

（2）肿瘤以局部肿块为主要临床表现，疼痛轻微，可有骨骼畸形或骨缺损。

（3）影像学检查表现具有特异性，肿瘤从干骺端一侧皮质向骨表面突起，由纤维组织薄膜、软骨帽和骨性基底构成，骨皮质和骨松质与所在骨骼相延续。

（三）软骨瘤

1. 定义　软骨瘤是常见良性骨肿瘤之一，约占良性骨肿瘤的 12%~14%。软骨瘤为软骨源性，由松质骨和透明软骨构成。根据肿瘤位置不同可分为：①内生软骨瘤，肿瘤多位于骨干中心；②骨膜软骨瘤，肿瘤位于骨表面并向外呈偏心型突出。内生软骨瘤最常见，约占全部软骨瘤的 90%。多发性软骨瘤具有恶变为软骨肉瘤的可能。

内生软骨瘤可见于任何年龄阶段，约59%的肿瘤发生于10~39岁，发病无性别差异。约65%的病变位于手和足的小管状骨。长骨内生软骨瘤常见于肱骨近端、股骨近端和远端以及胫骨近端。扁骨或颅面骨的内生软骨瘤十分少见。

2. 临床表现　内生软骨瘤患者通常无明显症状，或因病变部位的无痛性肿胀而就诊。肿瘤部位可发生病理性骨折。患者常于X线、CT等检查时偶然发现肿瘤。患者一般没有全身症状，若长管状骨病变出现疼痛症状，应给予高度重视，因为内生软骨肉瘤存在一定恶变可能。

3. 影像学检查

（1）X线：内生软骨瘤最具特征性的表现为局限性分叶形椭圆形影，边缘清晰。病灶多位于骨骼中心，肿瘤周围可有薄层硬化骨带包绕。长骨内生软骨瘤还可见不同程度的溶骨性病变，其中可有斑点状钙化影或低密度间隔。有时可见肿瘤合并病理性骨折。

（2）CT：内生软骨瘤的CT表现与X线基本一致。但CT可以更加准确地评估内侧骨皮质扇形缺损程度，对骨硬化带范围和骨皮质厚度的评估优于X线，还可以发现隐匿性骨折。

（3）MRI：表现为T1像上分叶状低信号区，T2像上呈现高信号。MRI可以清晰显示分叶状软骨组织之间狭窄的低信号分隔区。T2像可以评估内侧骨皮质的缺损，但显示效果不如CT。

4. 诊断要点

（1）肿瘤好发年龄为10~39岁，以手足部小管状骨和长骨多见，长骨好发于肱骨、股骨和胫骨。

（2）患者通常没有疼痛症状，以局部无痛性肿胀为主。

（3）影像学检查可见局限性分叶状肿瘤病灶，周围有薄层反应性硬化骨包绕。

（4）病理活检可见透明软骨呈分叶状，软骨细胞均匀成堆，核大小均匀，染色较浅。

（四）成骨细胞瘤

1. 定义　成骨细胞是一种较少见的特殊类型良性骨肿瘤，约占良性骨肿瘤的3%，占原发骨肿瘤的1%。成骨细胞瘤虽然是良性骨肿瘤，却呈现侵袭性和恶变可能。

成骨细胞瘤好发年龄为10~30岁，男女发病比例约2∶1。肿瘤可见于长管状骨，但更倾向于累及脊柱，病变组织多位于脊柱后方，最先累及椎弓根。肿瘤由大量新生成的类骨质和由肥大性成骨细胞产生的不成熟松质骨构成。

2. 临床表现

（1）疼痛：肿瘤部位呈现局限性钝痛，患者症状往往持续数周或数月才能确诊。疼痛极少影响睡眠，但和骨样骨瘤不同，该疾病疼痛症状使用NSAID效果不佳。肿瘤部位可有压痛，位于表浅位置者可有肿胀。

（2）神经压迫症状：位于脊柱的成骨细胞瘤可能会压迫脊髓和神经根出现上肢和/或下肢无力、麻木，甚至运动感觉障碍等。

（3）脊柱侧弯：腰椎或胸椎肋骨交界处的肿瘤，可造成患者脊柱侧弯。

3. 影像学检查

（1）X线：肿瘤病变在X线片上呈圆形或椭圆形溶骨性膨胀改变，边界清晰，根据病变进展程度，表现为透亮区或斑块状钙化区。部分肿瘤周围可见大量反应性硬化骨质。少数肿瘤穿透或破坏骨皮质，应考虑肿瘤恶变。

（2）CT：CT是成骨细胞瘤最重要的检查方式，有助于诊断的确立，以及显示肿瘤的位置和范围、病变内部钙化和骨化、骨皮质破坏及软组织范围等情况。

（3）MRI：病变早期 MRI 表现为无钙化骨化的病灶。随着肿瘤进展，病灶内出现钙化，表现为斑点状、索条状、团块状或不规则低信号区，并逐渐扩大。病灶周围反应性增生骨则表现为环状低信号带。病灶相邻髓腔和软组织内出现充血水肿区。骨膜反应不明显，周围软组织轻度肿胀。

4. 诊断要点

（1）好发于青年，脊柱病变约占 40%~50%，椎弓根最先受累。

（2）神经症状出现较早，压迫神经不同导致不同的神经症状。

（3）X 线片示边界清楚、大小不等的骨质破坏，伴不同程度的骨化，边缘骨质膨胀变薄。

（4）病理活检可见瘤组织中有大量成骨细胞、骨样组织和血管纤维组织。

（五）成软骨细胞瘤

1. 定义　成软骨细胞瘤是一种软骨母细胞源性、好发于青少年长骨骨骺的良性软骨性肿瘤，约占良性骨肿瘤的 9%，约占原发骨肿瘤的 1%~2%。病理表现以未成熟的软骨母细胞为主，内有多核巨细胞散在分布。肿瘤可呈局部侵袭性生长，但极少转移。

肿瘤好发年龄段为 10~30 岁，以生长发育期晚期的青少年多见。肿瘤累及部位常见为长管状骨的骨骺、突起或粗隆部，以股骨、肱骨近端、胫骨近端多见，其他部位如手、足也是常见部位，较少见于颅面骨。

2. 临床表现

（1）疼痛：疼痛是成软骨细胞瘤最主要的症状，但出现较晚且程度较轻，往往持续数周至数月才得以确诊。

（2）关节症状：当肿瘤侵犯长骨干骺端时，可出现局部肿胀、压痛，造成邻近关节活动受限甚至出现跛行。体格检查还可见关节肿胀、肌肉萎缩，极少数情况下可触及肿瘤。

3. 影像学检查

（1）X 线：特征性 X 线表现为位于长骨骨骺或干骺端边界清晰、偏心性的溶骨性病变，外周包绕硬化骨带，直径一般在 3~6cm。病变中心可见不同程度的绒毛状钙化影。周围皮质侵蚀或变薄，但肿瘤组织罕见突破皮质。少数患者可有病理性骨折。

（2）MRI：可显示肿瘤周围的软组织水肿，肿瘤因其内部成分混杂而呈现高低信号混杂表现。

（3）CT：CT 表现与 X 线基本一致，能更好地显示肿瘤内部的钙化区和周围的骨硬化区。

4. 诊断要点

（1）肿瘤好发于青少年，常累及长骨骨骺或干骺端。

（2）临床表现可有疼痛、关节肿胀、活动受限等。

（3）影像学检查表现为骨骺或干骺端偏心性溶骨性病变，病灶内可见不同程度钙化影。

（4）病理活检可见不成熟的软骨母细胞，呈多边形，体积较大，细胞核位于中央且深染，胞浆透亮，呈"铺路石"样排列。

二、药物治疗

（一）镇痛药物

良性骨肿瘤患者比较显著的临床表现是肿瘤局部疼痛，如骨样骨瘤夜间加重的持续性疼痛。使用镇痛药物可以缓解患者的疼痛症状，提高患者的舒适感，进而改善患者的生活质量。常用镇痛药物：

NSAID：具有一定的镇痛效果，如骨样骨瘤服用 NSAID 可以获得满意的症状缓解。可选择口服药物，或局部外用药物如凝膏贴膏、贴剂等。

非 NSAID：如果使用 NSAID 效果较差或无效，可考虑弱阿片类药物，如可待因等。此类药物一般和 NSAID 联合使用，镇痛效果更佳。但要注意阿片类药物具有一定成瘾性，不良反应较多，应谨慎使用。

（二）消除水肿药物

良性骨肿瘤随着病情发展，肿瘤体积增大，会对周围组织产生刺激，影响周围血液循环系统，可导致患者肢体局部肿胀、水肿。使用消肿药物可以促进血液循环，消除肿瘤部位和肿瘤远端肢体的水肿。常用药物为马栗种子提取物，如威利坦、迈之灵等。

三、手术治疗

手术治疗是良性骨肿瘤重要的治疗方式。当肿瘤体积较大压迫周围血管神经、影响关节功能，以及存在恶变可能时，需考虑手术治疗。手术方式包括肿瘤病灶内刮除术、肿瘤边缘或广泛切除术、肿瘤射频消融术等。手术方式的选择应根据肿瘤的外科手术分期，并结合患者年龄、一般情况等综合考虑。手术治疗的目的在于去除肿瘤组织，解除周围组织压迫，缓解疼痛、水肿、关节活动障碍等症状，改善患者生活质量。

（一）肿瘤囊内刮除术

肿瘤病灶内刮除术适用于外科手术分期为 1 期的良性骨肿瘤。手术切开肿瘤周围反应性增生骨质，然后将内部的病灶彻底刮除至肉眼下没有肿瘤组织。通常手术对骨质破坏不大，一般不需要内固定物或骨移植物填充。但该手术方式的缺陷是无法准确判断肿瘤是否真正刮除干净。

（二）肿瘤边缘 / 广泛切除术

肿瘤边缘 / 广泛切除术指将肿瘤组织连同周围反应性增生骨质一同切除，必要时可切除周围部分正常骨质，适用于外科手术分期为 2~3 期的良性骨肿瘤。该手术方式可以确保肿瘤组织被完整切除，但通常对骨骼本身结构破坏较大，需要联合骨科内固定物或骨增强材料填充缺损来维持病变部位的稳定性。

（三）肿瘤射频消融术

对于肿瘤位置较深、解剖结构复杂，如位于椎体或骨盆的良性肿瘤，以及一般状况较差不能耐受开放手术的患者，可以考虑 CT 引导下的肿瘤射频消融术，即将射频电极放置于肿瘤内部，电极发出高频交流电，产生的热量可使一定范围内的肿瘤组织产生热损伤，使肿瘤细胞凋亡坏死。手术多采用经皮穿刺方式，创伤更小，对患者来说更易耐受。在 CT、超声等引导下进行穿刺，则可使穿刺过程更加准确，降低损伤重要结构的风险。

四、康复评定

（一）良性骨肿瘤外科分期

1980 年，Enneking WF 提出了一套以肿瘤病理分级（G）、肿瘤解剖定位（T）、局部或远处转移（M）为标准的肌肉骨骼软组织肿瘤分期系统，即 GTM 外科分期系统（表 7-1-1）。该系统综合考虑肿瘤组织学分级和肿瘤位置、局部和远处转移情况，能较好地反映肿瘤的一般情况,可以为肿瘤的临床治疗提供指导。

表 7-1-1　良性骨肿瘤的 Enneking 外科分期

分期	组织学分级	解剖部位	远处转移	临床进程	治疗措施
1	G_0	T_0	M_0	隐匿性静止性,自愈倾向	病灶内手术
2	G_0	T_0	M_0	进行性发展,呈膨胀性生长	边缘切除手术或联合辅助治疗
3	G_0	T_1~T_2	M_0~M_1	侵袭性	广泛切除手术或联合辅助治疗

其中,G 为肿瘤组织学分级,包括 G_0(良性)、G_1(低度恶性)、G_2(高度恶性);T 为肿瘤解剖定位,包括 T_0(病变局限于囊内)、T_2(病变位于间室内)、T_3(病变位于间室外);M 为局部和远处转移情况,包括 M_0(无局部和远处转移)、M_1(有局部和远处转移)。

良性骨肿瘤组织学分级一般为 G_0,即肿瘤细胞呈良性细胞学表现,分化较好,好发于青少年,影像学检查表现为边界清晰,无局部或远处转移。

治疗措施中,病灶内手术指在病灶内进行肿瘤刮除术或次全刮除术;边缘切除手术是指在病灶整体切除,可能保留周围反应性增生的组织;广泛切除手术指将病灶整体连同周围反应性组织以及部分正常骨质一并切除。

（二）疼痛评定

常用评定方法:视觉模拟评分法、数字分级评分法、Wong-Baker 面部表情量表。

（三）运动功能评定

1. 肌力检查

（1）徒手肌力评定(manual muscle test, MMT):临床最常用的一种肌力检查方法。临床医师徒手测定受试者在主动运动时肌肉或肌群的收缩力,是用于疾病、外伤、失用等因素导致肌力减弱范围与程度评估的主要方法,具有使用广泛、简单实用的优点。目前,国际上普遍应用的是 1916 年由美国哈佛大学矫形外科学教授 Lovett 提出的肌力分级方法。肌力检查分为 6 级（0~5 级）。

（2）简单器械的肌力测试:指应用一部分简单器械,如握力器等,来评估患者肌力的方式。要求患者肢体进行主动运动,因此适用于肌力 3 级以上的患者。

2. 关节活动度　关节活动度(ROM)又称关节活动范围,是指关节活动时可达到的最大范围,是衡量一个关节运动量的尺度,可分为主动关节活动度和被动关节活动度。最常用测量和记录 ROM 的方法为中立位法（解剖 0° 位法）,即将解剖学中立位时的肢体位置定为 0°,记录患者各个方向活动的度数。当被测量者某关节出现非正常活动情况时,要进行标记。脊柱的活动度评定方法与上述方式相同。

五、康复治疗

（一）康复治疗原则和目的

良性骨肿瘤康复的目标是切除病灶,缓解或消除疼痛和神经症状,恢复骨和关节正常功能,改善患者生活质量。

良性骨肿瘤康复的主要原则是以手术治疗为主,联合对症支持治疗或其他辅助治疗的综合治疗。

（二）康复治疗技术

1. 心理康复治疗　良性骨肿瘤虽然属于良性肿瘤,仍然会导致患者出现疼痛、关节活动受限、行走困难等症状,严重者影响睡眠和日常工作学习,给患者带来不小的打击。加上对疾病的认识不深,认为只要称之为"肿瘤"的疾病就一定是很严重的疾病,从而产生怀疑、沮丧、恐惧、消极等不良情绪,给患者带来巨大的心理负担,同时也会对患者疾病的及时诊断治疗带来阻碍。医务人员包括医师、护士要向患者及患者家属进行疾病知识的宣教,让他们了解疾病的发生、发展及治疗的相关知识。一来可以缓解患者及家属的紧张情绪,有助于他们缓解心理压力,同时可以提升患者及家属对疾病治疗的积极性,建立一个有助于恢复的环境和氛围。因此,心理康复治疗是良性骨肿瘤康复的重要组成部分。

2. 外固定支具治疗　骨肿瘤突出于骨质的部分可压迫周围肌肉及软组织,造成疼痛。同时,骨肿瘤会破坏骨骼正常结构,降低骨强度,容易导致病理性骨折,因此需要外固定支具固定肿瘤肢体,以避免病理性骨折,还能减轻患者疼痛。骨肿瘤术后需要使用外固定支具保护制动手术肢体,避免其过早承重而出现的假体松动甚至脱落等并发症。

3. 物理治疗　良性骨肿瘤患者可采用物理治疗来实现镇痛效果。常用的物理治疗有:

（1）电刺激镇痛疗法:常用方法为经皮电刺激,即应用一定频率、一定波宽的低频脉冲电流作用于体表,刺激感觉神经达到镇痛的效果。常用于术后切口疼痛、神经痛、关节痛、截肢后残端痛和幻痛等。其他还包括深部脑刺激、经皮脊髓电刺激、干扰电疗等多种方法。

（2）热疗:热疗缓解肌肉紧张性,提高痛觉阈值;可以扩张毛细血管,增加血液循环,减少肿瘤局部或肿瘤术后局部炎症反应,抑制疼痛。常用方法有电光浴、热敷或蜡浴等。

六、康复护理与管理

（一）患者教育

良性骨肿瘤很少转变为恶性,也很少出现他处转移。但多数患者对肿瘤的称呼较为避讳,认为既然是肿瘤则一定是恶性,从而产生恐惧、伤心、沮丧等负面情绪,进而对治疗失去信心,对正常生活工作造成较大影响。因此,医务人员应尽可能详细全面地向患者及家属宣教,介绍常见的良性骨肿瘤及其症状体征,以及治疗方式和预后等知识,减弱或打消患者及家属对良性骨肿瘤的恐惧感,增强其对治疗的信心,有助于帮助患者尽快从手术中恢复,回归正常生活和工作。

（二）康复护理

医务人员及家属应在医院和家庭中加强对良性骨肿瘤患者的护理,保持健康饮食和规律作息,减少患者的焦虑情绪和恐惧心理,尽可能为患者的恢复创造有利条件。

（董　健）

第二节　原发恶性骨肿瘤

恶性骨肿瘤通常进展快,预后差。据统计,美国于 2016 年有 3 300 人确诊,而其中有 1 490 人死于恶性骨肿瘤。而在人口基数更大的我国,2015 年原发恶性骨肿瘤预计发病患者为 2.8 万人,预计死亡患者为 2 万人。原发恶性骨肿瘤临床表现较为多样,最常见的 3 种骨肿瘤分别为骨肉瘤、软骨肉瘤和尤文肉瘤。其他种类的骨肿瘤较为少见，包括骨巨细胞瘤、脊索瘤、纤维肉瘤、高级别未分化多形性肉瘤等，约占原发性骨肿瘤的1%~5%。骨巨细胞瘤具有良性和恶性两种类型，虽然良性较为常见，但其具有局部侵袭性，并且可以导致明显骨质破坏。

一、常见原发恶性骨肿瘤概述

（一）骨肉瘤

1. 定义　骨肉瘤是儿童和年轻成人发病率最高的原发恶性骨肿瘤，好发于四肢长骨，尤以股骨远端、胫骨近端或肱骨近端多见。骨肉瘤是由间质细胞分化而来的一种梭形细胞肿瘤，可产生骨样基质或不成熟骨。

骨肉瘤按照组织学分型可分为髓内型、表面型和骨外型。其中，最常见的是高度恶性髓内型骨肉瘤，约占全部骨肉瘤的80%。骨肉瘤可通过血行播散，最常见的转移部位为肺。

2. 临床表现

（1）疼痛：早期症状多为不同程度的疼痛。肿瘤组织侵蚀骨皮质，对骨膜神经末梢造成刺激，从而导致疼痛。早期可呈间歇性，数周后变为持续性，疼痛程度可有所增强。下肢疼痛可导致跛行。

（2）肿块：肿胀是骨肉瘤常见的早期症状之一。可在疼痛部位触及肿块，具有显著压痛，质地较韧，可有不同硬度。肿块增长迅速者，肿块可高出体表。肿块表面皮温升高和浅表静脉扩张，可有不同程度的压痛。

（3）关节活动受限：肿瘤靠近关节可因肿胀或肿瘤组织破坏导致关节活动障碍和肌肉萎缩。

（4）全身症状：诊断明确时，患者通常全身状况较差，表现为发热、乏力、食欲减退、体重下降、贫血等恶病质表现。骨肉瘤肺转移患者全身状况进一步恶化。

3. 辅助检查

（1）影像学检查

1）X线：一般表现为骨质破坏、不规则形状的新生骨。长管状骨病变多发生在干骺端，边缘不清，骨小梁破坏。肿瘤组织密度增高，穿破骨皮质后，肿瘤将骨膜顶起，造成该病具有特征性的X线征象——Codman三角。部分晚期患者可见病理性骨折。

2）CT：可见肿瘤部位骨皮质不规则破坏，骨髓内浸润，以及日光样或放射状骨膜反应。溶骨性骨破坏可见骨松质斑片状缺损，骨皮质表面或全层虫蚀样斑片状破坏。CT多用于显示肿瘤坏死囊腔、瘤骨及骨质破坏的细节，以及肿瘤在髓腔中的蔓延程度。

3）MRI：可见骨质被肿瘤浸润后信号增高，骨皮质变薄、中断或缺失。T1WI上多表现为不均匀低信号，T2WI表现为不均匀高信号。MRI能清晰显示肿瘤范围及是否侵犯骺板和关节，但具体的MRI表现取决于肿瘤组织中细胞类型和肿瘤有无出血和坏死。

4）ECT：全身骨扫描可发现原发病灶以及全身其他部位的转移病灶。

（2）实验室检查：重要的实验室检查包括碱性磷酸酶（ALP）和乳酸脱氢酶（LDH）。约一半以上的患者有碱性磷酸酶和乳酸脱氢酶水平升高，合并远处转移则二者水平可有更为显著的升高。但这两个指标缺乏特异性，也可见于其他疾病，如肝胆疾病、溶血性贫血等。ALP和LDH的水平升高可作为影响骨肉瘤的预后因素，在骨肉瘤治疗后随访过程中也可作为评价指标之一。

4. 诊断要点　骨肉瘤需根据患者病史、症状、体征、X线表现及实验室检查作出初步诊断,当病灶和影像学提示为骨肉瘤可能时,常采用穿刺活检来确定诊断。诊断要点遵循《中国临床肿瘤学会(CSCO)经典型骨肉瘤诊疗指南 2020》,参照美国国立综合癌症网络(NCCN)骨肿瘤诊疗指南(2018 年第 3 版)及欧洲肿瘤内科学会(ESMO)(2018 年)制定的标准。诊断要点如下:

(1)患者年龄通常在 10~30 岁,表现为病变部疼痛、肿胀,疼痛可有间歇性转变为持续性并加重。

(2)X线和CT等影像学检查表现为局部骨质破坏和反应性骨硬化带。

(3)实验室检查可见患者碱性磷酸酶(ALP)和乳酸脱氢酶(LDH)指标异常。

(4)对于可疑骨肉瘤患者可进行组织活检以明确诊断。

(二)软骨肉瘤

1. 定义　软骨肉瘤是软骨源性恶性肿瘤,发病率仅次于骨肉瘤,占原发恶性骨肿瘤的10%~15%。好发于成人和老年人,男性略多于女性。好发部位为骨盆,其次是股骨近端、肱骨近端和肋骨。在发生于骨盆的恶性骨肿瘤中,软骨肉瘤占比最高,约20% 以上。

软骨肉瘤可分为原发性(中央型)和继发性(周围型)。该疾病的特点是肿瘤细胞产生软骨,有透明软骨的分化,常出现黏液样变、钙化和骨化。

2. 临床表现

(1)疼痛:原发性软骨肉瘤以钝性疼痛为主,可由间歇性加重进展为持续性。继发性软骨肉瘤多病程缓慢,疼痛不明显。

(2)肿块:软骨肉瘤患者早期常感觉患处不适,数日或数周后局部可出现肿胀和肿块。原发性软骨肉瘤肿块多无压痛,周围皮肤可伴红热现象。继发性软骨肉瘤肿块不明显,周围皮肤无红热现象。

(3)关节活动受限:软骨肉瘤邻近关节者可出现关节肿胀、活动障碍等。

(4)其他症状:发生于胸腔和骨盆等位置的继发性软骨肉瘤,病程隐匿,很难及时发现治疗,通常肿瘤增大至压迫内脏或血管神经产生相应症状时才被发现。

3. 辅助检查

(1)影像学检查

1)X 线:表现为肿瘤部位溶骨性骨皮质破坏,边界多不清晰;瘤软骨呈环形、半环形或点状钙化;可见斑片状骨化影和软组织肿块影,偶可见骨膜反应。

2)CT:表现为骨质破坏、软组织肿块和钙化、骨化影。CT 的显示效果优于 X 线,能更好地显示肿瘤的钙化和肿瘤穿破皮质侵犯周围软组织的特征。

3)MRI:可显示肿瘤的髓内浸润程度和骨外侵犯范围。但 MRI 上肿瘤钙化、骨化特征显示不如 CT。

(2)实验室检查:目前尚无特异性实验室检查。较有意义的检查为血液中碱性磷酸酶和乳酸脱氢酶的水平,二者升高,提示可能存在成骨性肉瘤发生。但上述指标特异性不高。

4. 诊断要点　软骨肉瘤根据患者病史、症状、体征、X线表现及实验室检查可作出初步诊断,而病理学检查可明确诊断。诊断要点遵循中国医师协会骨科医师分会骨肿瘤专业委员会发布的《软骨肉瘤临床循证诊疗指南(2018 年)》,并结合美国国立综合癌症网络(NCCN)骨肿瘤指南(2018 年第 3 版)制定的标准。以下是软骨肉瘤诊断要点:

(1)肿瘤发生于骨盆和四肢长管状骨(以股骨、胫骨和肱骨常见)。

（2）原发性软骨肉瘤常发生在青少年，表现为疼痛和肿块；继发性软骨肉瘤多见于成年人，合并软骨良性病变。

（3）X线表现为恶性骨肿瘤影像，呈溶骨性骨皮质破坏，边界多不清晰，符合软骨肉瘤表现。

（4）病理学检查可以明确诊断。

（三）脊索瘤

1. 定义　脊索瘤起源于胚胎残留的脊索组织，好发于老年人。脊索瘤好发于骶尾椎，其次为颅底处蝶枕部，最后是脊柱。病理特征：肿瘤呈小叶型生长类型，具有气泡样细胞核黏液基质。

脊索瘤根据组织学类型可分为经典型、软骨型和去分化型。其中，经典型最为常见，软骨型和去分化型次之。

2. 临床表现　脊索瘤根据肿瘤部位不同而有不同临床表现。

（1）颅内脊索瘤：颅内脊索瘤多为良性，肿瘤生长缓慢，病程一般较长。头痛是最常见的症状，呈持续性钝痛，一天中无显著变化，常见症状有复视、视物模糊或视力下降等，可见鼻塞、耳鸣、眩晕、面部麻木或轻度偏瘫、吞咽困难、舌肌萎缩、声嘶、饮水呛咳、走路不稳等。

（2）骶骨和脊柱脊索瘤：通常表现为局限性深部痛或神经根受压导致的症状，患者可出现骶尾区疼痛，有时放射至臀部。约半数患者出现尿失禁。可有坐骨神经痛和骶骨疼痛，常伴有严重便秘。骶尾部肿块很常见，肛门指检可扪及。

3. 辅助检查

（1）影像学检查

1）X线：表现为位于中轴骨的单腔性、中心性、溶骨性破坏，可伴有软组织肿块和散在钙化斑，骨皮质变薄呈膨胀性病变，通常无骨膜反应。

2）CT：表现为肿瘤部位溶骨性、膨胀性骨质破坏，少数可见反应性骨硬化区，可见软组织肿块，与周围正常骨质界限不清，病灶内可见骨质碎片及斑片状钙化灶。

3）MRI：脊索瘤在MRI上多为不均匀信号，肿瘤内部可见出血、囊变、钙化及残存骨组织。MRI可避免CT检查中出现的颅骨伪影，能更准确地显示肿瘤位置及对周围组织侵犯情况。

（2）实验室检查：目前尚无特异性实验室检查指标，多依靠影像学检查。

（3）穿刺活检：影像学检查后应进行活检，以明确肿瘤诊断及组织学亚型。可根据肿瘤位置的不同，采取合适的活检方式。

4. 诊断要点　成年患者有长期头痛病史并出现一侧展神经麻痹者，应考虑脊索瘤的可能。但脊索瘤需结合患者症状、体征，并借助X线、CT和MRI等影像学检查，来进行综合诊断。脊索瘤诊断要点参考美国国立综合癌症网络（NCCN）骨肿瘤指南（2018年第3版）制定的标准。诊断要点为：

（1）患者多为老年人，根据肿瘤部位可有头痛、复视或骶尾部疼痛、坐骨神经痛、小便失禁等。

（2）X线和CT检查表现为单腔性、中心性、溶骨性中轴骨的破坏病灶，与周围组织分界不清。

（3）组织病理活检可明确诊断。

（四）尤文肉瘤

1. **定义** 尤文肉瘤是小圆形细胞低分化的恶性骨肿瘤，占所有原发性骨肿瘤的 6%~8%，是儿童和青少年最常见的原发性恶性肿瘤之一。可发生于全身任何骨骼，但最常见部位为骨盆，其次为股骨和胸壁。发生在长骨的尤文肉瘤最常侵犯骨干。

2. **临床表现**

（1）疼痛：最常见的临床症状。约有 2/3 的患者可出现间歇性疼痛。疼痛程度不一，初发时不严重，但迅速进展成持续性疼痛。根据部位不同，局部疼痛范围将随肿瘤的扩散而蔓延扩大。如肿瘤原发部位位于骨盆，由于可能压迫坐骨神经造成疼痛沿下肢放射；位于脊柱，则可产生下肢放射痛、无力和感觉异常。

（2）肿块：疼痛部位常见肿块。肿块生长迅速，表面可呈红肿热痛样炎症表现，压痛明显，表面可见静脉怒张。发生于骨盆的肿瘤，肿块可向盆腔内生长，体格检查可在下腹部或肛门指诊时触及肿块。

（3）肿瘤压迫症状：根据肿瘤生长位置不同，随着肿瘤体积增大，对周围组织造成压迫而产生相应症状。肿瘤位于骨盆，则可能造成盆腔脏器的压迫，甚至影响髋关节活动。肿瘤侵犯长骨邻近关节，患者可能出现跛行。肿瘤位于脊柱，则可能对脊髓和神经根造成压迫，导致下肢放射痛、麻木无力等症状。

（4）全身症状：通常伴有全身症状，如发热、乏力、食欲下降及贫血等。患者发热体温可达 39~40℃。

3. **辅助检查**

（1）影像学检查

1）X 线：X 线检查能特征性显示尤文肉瘤改变，是首选影像学检查方式。表现为溶骨性骨质破坏、骨密度增高及骨皮质增厚，可见一侧骨膜下骨质的破坏和吸收，骨膜反应可呈层状、葱皮样或 Codman 三角。位于桡骨和掌骨的肿瘤病灶可见"日光照射样"骨膜反应。

2）CT：CT 表现和 X 线基本一致，但 CT 能发现 X 线检查阴性的早期病变。长管状骨病灶可见边界不清的溶骨性骨质破坏，骨表面皮质可见蝶形凹陷改变，对应区域可见局限于骨膜下的软组织肿块，骨质和髓腔被软组织替代。

3）MRI：MRI 检查可以判断骨骼内外肿瘤侵犯的范围，尤其是能够显示骨骺是否受累。但对于尤文肉瘤，MRI 检查缺乏特异性，骨皮质信号不连续，软组织肿块边界清晰。

4）PET/CT：PET/CT 与常规影像学检查结合是对尤文肉瘤进行肿瘤分期和再评估过程中的重要工具，具有较理想的灵敏度和特异度。

（2）实验室检查：主要为血液检查，但尤文肉瘤目前没有特异性血液检查。通常尤文肉瘤患者可见 ESR、CRP 升高，伴乳酸脱氢酶水平异常。虽然这些指标不具备特异性，但有研究表明，血清乳酸脱氢酶在肿瘤预后中具有重要作用，可作为一种判断和评估的方式。

（3）细胞遗传学检查：尤文肉瘤具有显著的遗传易感性，强烈建议患者通过活检以明确细胞遗传学和分子生物学检测。

4. **诊断要点** 尤文肉瘤需结合患者症状、体征，并借助 X 线、CT 和 MRI 等影像学检查，来进行综合诊断。诊断要点遵循美国国立综合癌症网络（NCCN）骨肿瘤指南（2018 年第 3 版），并参考中国医师协会骨科医师分会骨肿瘤专业委员会发布的《尤文肉瘤肿瘤家族（ESFT）临床循证诊疗指南（2018）》制定的标准。诊断要点如下：

（1）出现特异性临床表现时，应怀疑尤文肉瘤可能。全面仔细的病史问诊及体格检查，有助于尤文肉瘤的诊断。

（2）对怀疑肿瘤部位行 X 线、CT 和 MRI 检查，符合尤文肉瘤影像学特点。

（3）患者需进行胸部 CT、骨扫描或 PET/CT，确定有无远处转移。

（4）基于 ESFT 有显著遗传易感性，进行细胞遗传学或分子生物学检测符合尤文肉瘤特征。

（5）实验室检查提示血沉、CRP 升高，伴乳酸脱氢酶水平异常。

（五）骨巨细胞瘤

1. 定义　骨巨细胞瘤（giant cell tumor of bone，GCT）是一种局部呈侵袭性生长的原发性骨肿瘤，其发病率约占所有原发良性骨肿瘤的 23.96%，占原发性骨肿瘤的 11.61%，高于国外文献报道及指南。极少数病例可转化为高度恶性骨肉瘤，预后较差。骨巨细胞瘤呈局部侵袭生长，病理组织学特点为含多核巨细胞，散在分布圆形、椭圆形或纺锤形的单核基质细胞。

骨巨细胞瘤好发于青壮年，发病高峰期为 20~40 岁。四肢骨中，骨巨细胞瘤好发于长骨骨端，一般为单发病灶，最常见部位为股骨远端、胫骨近端、桡骨远端和肱骨近端，其中约有 50%~60% 的病灶位于膝关节周围，较少侵犯骨干。中轴骨中，骨巨细胞瘤好发于椎体和骨盆髋臼。多发性骨巨细胞瘤发病率较低，约占所有骨巨细胞瘤的 1%。

2. 临床表现　骨巨细胞瘤的临床表现与发病部位、肿瘤大小、是否合并病理性骨折等因素有关。主要表现为疼痛、局部肿胀或肿块、关节活动障碍等，部分患者可合并病理性骨折。

（1）疼痛：疼痛是促使患者就医的主要原因。肿瘤体积较大者，疼痛多为酸痛或钝痛，偶可见剧痛及夜间痛。

（2）肿胀或肿块：表现为肿瘤局部肿胀，可能与骨性膨胀有关。当病变穿破骨皮质侵犯周围软组织时，局部肿块较为明显，压之有乒乓球样感觉，可伴有压痛及皮温升高。

（3）关节活动障碍：四肢骨中约有 50%~60% 的肿瘤发生在膝关节周围。肿瘤体积增大对关节造成压迫，可出现关节活动受限。

（4）压迫症状：肿瘤随着体积增大，对周围组织结构造成压迫产生相应症状。例如，骨盆发生肿瘤可压迫骶丛神经引发剧痛，压迫直肠导致排便功能异常等。

3. 辅助检查

（1）影像学检查

1）X 线：是骨巨细胞瘤诊断的临床常规检查。表现为长骨骨端偏心性溶骨性破坏，多呈膨胀性改变，边界清楚，无硬化边缘，具有向关节骨骺方向生长的倾向并可侵犯软骨下骨质。当肿瘤突破骨皮质侵犯周围软组织时，可见骨膜被掀起并形成软组织肿块。骨巨细胞瘤一般无骨膜反应。

2）CT：能更好地显示肿瘤病变的具体部位、膨胀程度、内部结构和侵犯范围，以及与周围组织间的关系等。表现为偏侧性膨胀性骨质破坏或单纯性溶骨性破坏。必要时可进行增强 CT 检查，观察肿瘤的具体边界、侵犯范围和血运等情况。

3）MRI：可清晰显示肿瘤周围软组织肿块、关节软骨下骨质破坏、关节腔及周围骨髓组织的受累情况。表现为病变内液化、坏死、出血形成的高低混杂信号、液 - 液平面及含铁血黄素沉积形成的低信号等。

（2）病理活检

1）穿刺活检：穿刺活检为骨巨细胞瘤的推荐活检方法。由于穿刺活检能取得的组织较少，有时难以进行准确的病理学诊断，可能需要再次穿刺活检。对于复杂部位肿瘤如中轴骨等处，可采用CT引导下穿刺，以提高穿刺成功率。

2）切开活检：穿刺活检难以获得理想结果时，可采取切开活检。

4. 诊断要点　骨巨细胞瘤需结合患者症状、体征，并借助X线、CT和MRI等影像学检查，以及组织病理学活检等，来进行综合诊断。诊断要点遵循中华医学会骨科学分会骨肿瘤学组发布的《中国骨巨细胞瘤临床诊疗指南（2018年版）》，参照美国国立综合癌症网络（NCCN）骨肿瘤指南（2018年第3版）。诊断要点如下：

（1）临床上表现为关节疼痛红肿，肿瘤接近关节腔时，出现肿胀、疼痛和功能障碍。

（2）X线表现为病灶位于干骺端，呈偏心性、溶骨性、膨胀性骨破坏，边界清楚，有时呈肥皂泡样改变，多有明显包壳。

（3）病理检查发现肿瘤由稠密的、大小一致的单核细胞群组成，大量多核巨细胞分布于各部，基质中有梭形成纤维细胞样和圆形组织细胞样细胞分布。

二、放射治疗

不同的原发恶性骨肿瘤对放射治疗（简称放疗）的敏感程度不同。

骨肉瘤对放疗不敏感，单纯使用放疗效果较差，但可作为一种综合治疗手段。有以下情况的患者可考虑放射治疗：①因内科疾病不可进行外科手术治疗者；②发生于骶骨、骨盆等解剖位置复杂，难以安全地进行手术切除的骨肉瘤；③手术切缘阳性的骨肉瘤。

对于软骨肉瘤，放射治疗不作为优先考虑的治疗方式。对于手术切缘阳性、晚期或肿瘤无法切除者，为了缓解症状时，可考虑进行放疗。单纯质子束放疗或质子束联合光子束放疗在低度恶性的颅底及颈椎软骨肉瘤患者的治疗中，可获得满意的肿瘤局部控制效果。

脊索瘤的治疗中，放疗多作为辅助治疗或针对无法手术切除的患者。放疗与手术联合应用，可以改善手术患者的肿瘤局部控制情况和无病生存期。

对于尤文肉瘤来说，放射治疗是重要的局部控制的方法。但目前尚没有比较手术治疗和放疗的随机试验。对于肿瘤部位可进行手术广泛切除的患者，可采用传统化疗方式；对于肿瘤部位难以手术广泛切除者，可采取适形放疗。

骨巨细胞瘤：对于手术切缘外科手术边缘阳性、肿瘤不可切除、进展期或复发肿瘤，可采用放疗，或外科手术治疗联合放疗的方式，以改善局部控制率及无病生存率。放疗适用于反复复发、无法手术，或者难以达到彻底切除的骨巨细胞瘤。立体定向放疗和三维适形放疗等，对不能完全切除的骨巨细胞瘤能够获得良好的局部控制，而且诱发肿瘤肉瘤样变的发生率也在逐步降低。

（一）高能质子束或碳离子束放疗

质子具有优越的物理特性，使恶性骨肿瘤放射治疗效果基本达到了放射治疗的理想目标。高能质子束联合手术治疗能实现62%~81%的肿瘤局部控制率。

（二）调强放射治疗

调强放射治疗（intensity modulated radiation therapy，IMRT）可以在放射野与放射区形状一致的情况下，针对放射区域的实际外形、重要器官结构与放射区的具体解剖关系，对放射束强度进行调节。

（三）立体定向放射治疗技术

立体定向肿瘤内近距离照射，即采用立体定向放射治疗（stereotatic radiotherapy，SRT），将放射性核素置入脊索瘤内，使肿瘤局部产生大剂量放射效应（100~400Gy），而周围正常组织受照量极小，能获得满意的局部控制率，并能降低肿瘤复发率。

三、化学治疗

不同原发恶性肿瘤对化学治疗（简称化疗）的敏感程度不同。

骨肉瘤对化疗敏感。20 世纪 70 年代，化学治疗开始应用于骨肉瘤的综合治疗，即术前化疗 - 外科手术治疗 - 术后化疗的综合治疗模式，称新辅助化疗。新辅助化疗具有以下优势：①可为外科手术方案设计提供足够的时间；②可使部分肿瘤细胞死亡，使肿瘤与周围组织有明显分界，有利于外科手术治疗；③可以降低术后肿瘤复发率。

软骨肉瘤对化疗的反应较差。目前，化疗在软骨肉瘤治疗中的作用尚不明确，因此尚无相关化疗方案指南。

对于脊索瘤来说，除了高度恶性去分化型脊索瘤的潜在去分化部分外，绝大部分脊索瘤对化疗不敏感，治疗效果较差。

尤文肉瘤对化疗高度敏感，建议在实施局部控制手段之前进行 12 周以上的规范化疗。研究表明，新辅助化疗有助于提高总生存率和手术方式的制订。

化疗的总体原则为：如果肿瘤对化疗有反应，即肿瘤进展停滞或症状缓解，则对可切除病灶采取手术切除，对不可手术治疗的肿瘤继续化疗或采取根治性放疗。手术切除后的化疗需要对手术切缘进行病理学评估，若为阳性，则继续化疗，然后放疗；若手术切缘为阴性，则术后继续辅助化疗。如果肿瘤对化疗反应不佳，即初始化疗效果欠佳，则考虑对原发病灶行放疗和 / 或手术治疗。

四、手术治疗

外科手术治疗是原发恶性骨肿瘤常用的治疗方式，在恶性骨肿瘤的治疗中具有重要地位。一般多采用以手术治疗为主、放化疗为辅的综合治疗方式。

（一）肿瘤刮除术

肿瘤刮除术多用于骨巨细胞瘤的手术治疗，适用于 Campanacci I、II 级以及软组织肿块可以切除的 III 级骨巨细胞瘤。有学者认为，只要肿瘤呈偏心性生长，即刮除肿瘤后对侧仍有骨皮质者，可采取肿瘤刮除术。该手术的关键在于要按照无瘤原则充分暴露病变部位。在彻底刮除肿瘤组织的基础上，应用化学或物理措施处理瘤腔壁，可进一步减少肿瘤组织残存以降低术后复发率。肿瘤刮除术后的囊性骨缺损可用自体骨、异体骨、人工骨或骨水泥等材料填充。其中，骨水泥填充可达到即时支撑的效果，有利于患者早期下地活动。必要时可选择螺钉内固定或钢板螺钉内固定。

对于脊柱骨巨细胞瘤，不建议单独应用肿瘤刮除术，但对位于颈椎的病灶推荐使用瘤内刮除或椎体次全切，大部分胸腰椎病灶推荐采取整块切除。对于骨盆骨巨细胞瘤，若发生在髂骨区和耻骨区，采取刮除术可获得良好的肿瘤控制和理想的术后肢体功能，但位于髋臼区的肿瘤刮除术后复发率高，建议行整块切除术。

（二）瘤段切除术

单纯瘤段切除术适用于切除后对肢体或组织功能影响较低部位的骨巨细胞瘤，如发生于腓骨近段、髂骨翼等处的骨巨细胞瘤。瘤段切除修复重建术适用于肿瘤反复复发、骨质破坏严重、软组织肿块巨大、刮除后骨质强度明显降低、难以保留关节完整结构的骨巨细胞瘤。瘤段切除修复重建术可以选择肿瘤假体、异体骨或者复合肿瘤假体修复肿瘤性骨缺损。鉴于患者生存期长，术后并发症尤其是远期并发症发生率高，可造成患者肢体功能不理想，甚至丧失肢体。特别强调，对于肢体骨巨细胞瘤应严格遵循手术适应证，慎重选择瘤段切除修复重建术。

（三）人工关节置换术

对于好发于关节处的恶性骨肿瘤，如髋关节、膝关节和肩关节处的肿瘤，关节周围肌肉等软组织保留较多，可采用肿瘤广泛切除后人工假体植入的方式，可以实现肿瘤切除以及关节功能重建。目前，常用的假体有常规肿瘤型关节假体、个体化定制假体以及组合式假体等，适用于不同体积、侵犯范围的肿瘤患者。人工关节置换术后，患者可快速恢复关节功能，减少住院时间，避免长期卧床，有利于患者尽早回归正常工作和生活。近年来，随着 3D 打印技术的发展和普及，出现越来越多的个体化定制假体，即根据患者肿瘤大小和侵犯范围设计假体，而不再采用传统的制式假体，有助于手术进行与术后功能恢复，更有助于精准医疗和个体化医疗的实现。

但通常人工关节假体价格较为昂贵，难以普及，且恶性骨肿瘤患者通常为年龄较小，生存期长，术后可能出现关节假体感染、松动等并发症，可能需要再次手术治疗。对于儿童患者，还需考虑其自身生长发育导致的肢体延长，从而选择合适的手术方案和假体。

（四）关节融合术

若肿瘤侵犯关节，肿瘤广泛切除后关节周围软组织或肌肉等不足以维持关节活动的情况下，可以考虑采取关节融合术。关节融合术能有效缓解疼痛，常见于踝关节。关节融合术后关节活动功能丧失，会对患者的日常生活造成影响，目前已很少应用，应慎重考虑。

（五）自体和/或异体骨关节移植

对于肿瘤广泛切除术后骨质缺损较多的情况，可采取自体和/或同种异体骨关节移植术。自体骨关节移植多来源于腓骨，包括带血管蒂或不带血管蒂等，常用于肱骨、桡骨恶性骨肿瘤切除后的肢体重建。同种异体骨移植即采用低温保存的同种异体骨，根据患者术中实际缺损情况选择合适长度移植。自体骨关节移植具有骨传导、骨诱导的特性，且无免疫排斥反应，但来源较少，且需二次手术增加创伤。同种异体骨移植来源可能较多，但移植物不具有骨诱导特性，且容易出现免疫排斥反应。手术医师应根据患者肿瘤类型、缺损范围合理选择手术方案。

（六）瘤段骨灭活再植入

瘤段骨灭活再植入包括两种方式。一为体外灭活再植，即术中将瘤段骨切断取出，在体外采用酒精、放疗、冷冻、煮沸等方法将肿瘤细胞灭活后，再植于原处并联合内固定。二是体内原位灭活，即不切除去除肿瘤骨，利用微波、放疗等方式直接作用于肿瘤瘤段骨，使其内部肿瘤细胞死亡。该方式的优势在于，可以避免自体或同种异体骨移植的缺陷，即不用考虑来源、排异反应等。但经过灭活的骨段再植入，容易发生骨愈合不良、骨不连甚至病理性骨折等并发症，术后需要加强护理，避免上述并发症出现。

（七）截肢手术

对于肿瘤解剖位置不佳而无法通过保肢术获得充足手术切缘、对化疗有效但肿瘤侵犯重要血管神经以及对于化疗无效的患者，可考虑采用截肢术。截肢术的优势在于能最大限度切除原发病灶,手术难度较低,经济花费较少,并且能在术后快速进行化疗或联合其他辅助治疗手段来控制肿瘤进展。常见截肢手术包括经骨离断术和经关节离断术。

虽然有研究表明,保肢术和截肢术在患者术后生存率和复发率之间没有显著差异,但截肢术会丧失部分肢体功能,更可能对患者心理生理方面造成严重影响,因此要严格把握手术适应证。

五、康复评定

(一)骨关节肿瘤分期分级评定

骨关节肿瘤的诊疗过程中,非常重要的是对骨肿瘤进行准确的分期分级。常用的分期分级方式有美国癌症联合委员会(AJCC)提出的 TNMG 分级以及临床常用的 Enneking 外科分期系统等。

1. 美国癌症联合委员会骨肿瘤 TNMG 分期系统(AJCC-TNMG system) 美国癌症联合委员会认为,恶性肿瘤的分级除了参考肿瘤的组织学分级,还应该将肿瘤的大小纳入考虑范围。随着影像学检查技术的发展,对肿瘤大小的检测越来越准确,AJCC 对原有的恶性肿瘤分级标准进行了改良,即 TNMG 分期(表 7-2-1)。

原发肿瘤(T)

● 四肢骨、躯干骨、颅骨和面骨

T_X 原发肿瘤无法评估

T_0 无原发肿瘤证据

T_1 肿瘤最大径 $\leq 8cm$

T_2 肿瘤最大径 $>8cm$

T_3 原发骨肿瘤部位的非连续性肿瘤

● 脊椎

T_X 原发肿瘤无法评估

T_0 无原发肿瘤证据

T_1 肿瘤局限于 1 个椎骨段或 2 个相邻的椎骨段

T_2 肿瘤局限于 3 个相邻的椎骨段

T_3 肿瘤局限于 4 个或更多椎骨段,或任何不相邻的椎骨段

T_4 扩展到椎管或大血管

T_{4a} 扩展到椎管

T_{4b} 有大血管受侵或大血管内瘤栓的证据

● 骨盆

T_X 原发肿瘤无法评估

T_0 无原发肿瘤证据

T_1 肿瘤局限于 1 个骨盆段且无骨外侵扰

T_{1a} 肿瘤最大径 $\leq 8cm$

T_{1b} 肿瘤最大径 $>8cm$

T_2 肿瘤局限于 1 个骨盆段并有骨外侵犯
　　或是局限于 2 个骨盆段而无骨外侵犯

T_{2a} 肿瘤最大径 $\leq 8cm$

T_{2b} 肿瘤最大径＞8cm

T_3 肿瘤跨越 2 个骨盆段并有骨外侵犯

T_{3a} 肿瘤最大径≤ 8cm

T_{4b} 肿瘤最大径＞8cm

T_4 肿瘤跨越 3 个骨盆段或穿过骶髂关节

T_{4a} 肿瘤累及骶髂关节并扩展至骶神经孔内侧

T_{4b} 肿瘤包绕髂外血管或盆腔大血管中存在肉眼可见的瘤栓

区域淋巴结（N）

N_X 区域淋巴结无法评估

N_0 无区域淋巴结转移

N_1 有区域淋巴结转移

远处转移（M）

M_0 无远处转移

M_1 有远处转移

M_{1a} 肺部转移

M_{1b} 骨或其他远隔部位

组织学分级（G）

G_X 分级无法评估

G_1 分化良好 - 低级别

G_2 中度分化 - 高级别

G_3 分化不良 - 高级别

分期分组

表 7-2-1　肿瘤 TNM 分期

分期	原发肿瘤	区域淋巴结	远处转移	组织学分级
ⅠA 期	T_1	N_0	M_0	G_1, G_X
ⅠB 期	T_2	N_0	M_0	G_1, G_X
	T_3	N_0	M_0	G_1, G_X
ⅡA 期	T_1	N_0	M_0	G_2, G_3
ⅡB 期	T_2	N_0	M_0	G_2, G_3
Ⅲ期	T_3	N_0	M_0	G_2, G_3
ⅣA 期	任何 T	N_0	M_{1a}	任何 G
ⅣB 期	任何 T	N_1	任何 M	任何 G
	任何 T	任何 N	M_{1b}	任何 G

　　2. 肌肉骨骼肿瘤的外科分期系统（Surgical Staging System，SSS）　1980 年，Enneking WF 提出了一套以肿瘤病理分级（G）、肿瘤解剖定位（T）、局部或远处转移（M）为标准的肌肉骨骼软组织肿瘤分期系统（表 7-2-2），即 GTM 外科分期系统。该系统综合考虑肿瘤组织学分级和肿瘤大小、位置深浅、局部和远处转移情况，能较好地反映肿瘤的一般情况，可以为肿瘤的临床治疗提供指导。

表 7-2-2　肌肉骨骼恶性肿瘤外科分期系统

分期	分级	部位	治疗方式
ⅠA	低级别(G_1)	间室内(T_1)	广泛局部切除
ⅠB	低级别(G_1)	间室外(T_2)	截肢术
ⅡA	高级别(G_2)	间室内(T_1)	根治性整块切除
ⅡB	高级别(G_2)	间室外(T_2)	根治性截肢
Ⅲ	任何级别(G)+区域或远处转移	任何(T)	根治性切除或姑息性手术联合辅助治疗

（二）疼痛评定

常用评定方法：视觉模拟评分法、数字分级评分法、Wong-Baker 面部表情量表。

（三）运动功能评定

1. 肌力评定

（1）徒手肌力评定（manual muscle test，MMT）：临床最常用的一种肌力检查方法。临床医师徒手测定受试者在主动运动时肌肉或肌群的收缩力，是用于疾病、外伤、失用等因素导致的肌力减弱的范围与程度评估的主要方法，具有使用广泛、简单实用的优点。目前，国际上普遍应用的是 1916 年由美国哈佛大学矫形外科学教授 Lovett 提出的肌力分级方法。

（2）简单器械的肌力测试：指应用一部分简单器械，如握力器等，来评估患者肌力的方式。要求患者肢体进行主动运动，因此适用于肌力 3 级以上的患者。

2. 关节活动度评定　最常用测量和记录关节活动度的方法为中立位法（解剖 0°位法），即将解剖学中立位时的肢体位置定为 0°，记录患者各个方向活动的度数。当被测量者某关节出现非正常活动情况时，要进行标记。脊柱的活动度评定方法与上述方式相同。

（四）日常生活活动能力和生活质量评定

1. 卡诺夫斯凯计分　卡诺夫斯凯计分（Kanofsky performance score，KPS）得分越高，健康状况越好，患者对手术、放疗、化疗等治疗方式的耐受程度就越高，因而也就有可能接受更加充分的治疗。一般认为，卡诺夫斯凯计分 80 分以上为非依赖级，即生活自理级；50~70 分为半依赖级，即生活半自理；50 分以下为依赖级，即生活需要别人帮助。卡诺夫斯凯计分大于 80 分者，术后状态较好，存活期较长。

2. 肿瘤患者生活质量核心量表　肿瘤患者生活质量核心量表是由欧洲癌症研究与治疗组织开发，面向广大癌症患者的量表。该量表由 5 个功能子量表（躯体、角色、认知、情绪和社会功能）、3 个症状子量表（疲劳、疼痛、恶心呕吐）、1 个总体健康状况子量表和一些单一条目构成。

3. 肿瘤治疗功能评价系统的一般量表　肿瘤治疗功能评价系统的系列量表是由美国芝加哥 Rush-Presbyterian 医学中心研制出的癌症治疗功能评价系统。其中的 G 表是一个测量肿瘤患者生活质量共性部分的量表。

（五）患者心理行为评定

肿瘤患者通常会出现心理上的不稳定，导致怀疑、沮丧、害怕、恐惧等负面情绪，因此需要对肿瘤患者的心理行为进行评定。常用评定方法有抑郁自评量表、焦虑自评量表等。

1. 抑郁自评量表　抑郁自评量表（self-rating depression scale，SDS）是一个包含 20 个项

目、分为 4 级评分的自评量表,由 Zung 于 1965 年编制的抑郁量表发展而来。使用简便,并能直观地反映抑郁患者的主观感受及其在治疗中的变化。

2. 焦虑自评量表 焦虑自评量表(self-rating anxiety scale, SAS)由 Zung 于 1971 年制定,并不断进行改进。目前常用的是包含 20 个项目的自评量表。

六、康复治疗

(一)康复治疗目的和原则

原发恶性骨肿瘤康复治疗的目的:彻底消除原发病灶,缓解疼痛等症状,保存或重建肢体功能,监测肿瘤远处转移,改善患者生活质量,延长患者生存期。

原发恶性骨肿瘤康复治疗的原则:采取以手术治疗为主,联合放疗、化疗、生物治疗、物理治疗等多种手段的综合治疗方式。

(二)康复治疗技术

1. 心理康复治疗 恶性骨肿瘤进展较快,恶性程度较高,预后较差。患者出现剧烈的疼痛、严重的骨和关节破坏,会造成活动困难甚至病理性骨折,对患者的睡眠和日常工作学习带来极其严重的影响。恶性骨肿瘤发展较快,患者容易出现食欲不振、呕吐、体重下降、消瘦等一般情况恶化和其他系统的不适。加上对恶性肿瘤疾病的认知,认为恶性骨肿瘤就是"没救了,人要没了",从而产生严重的怀疑、沮丧、恐惧、消极、害怕死亡等不良情绪,惶惶不可终日,给患者带来巨大的心理负担,同时也会对患者疾病的及时诊断治疗带来阻碍。患者家属通常欠缺对恶性骨肿瘤疾病的认知,认为得了恶性骨肿瘤就不用治疗了,或者去寻找偏方、土方治疗,大大延误了正确诊治的时机。

医务人员包括医师、护士要向患者及患者家属进行疾病知识的宣教,让他们了解疾病的发生、发展及治疗的相关知识。一来可以缓解患者及家属的紧张情绪,有助于他们缓解心理压力,同时可以提升患者及家属对疾病治疗的积极性,建立一个有助于恢复的环境和氛围。因此,心理康复治疗是恶性骨肿瘤康复的重要组成部分。

2. 支具治疗 恶性骨肿瘤会破坏骨骼正常结构,降低骨强度,容易导致病理性骨折,因此需要外固定支具固定肿瘤肢体,以避免病理性骨折,同时能减轻患者疼痛。恶性骨肿瘤术后需要使用外固定支具保护制动手术肢体,避免其过早承重而出现假体松动甚至脱落等并发症。

3. 辅助设备 好发于四肢长骨的原发恶性骨肿瘤,会影响患者的日常行为能力,如行走、慢跑或上肢提重物、精细动作等。此时可采用适当的辅助设备,如手杖、拐杖、助行器,来维持日常行走功能。采用上肢固定支具也可辅助完成日常工作。使用适当的辅助设备有助于骨肿瘤患者保持一定的正常行为能力。

4. 物理治疗 物理治疗指以保存、恢复和重建患者肌肉、肢体功能,增加耐受力为目的的康复训练措施。通常物理治疗师在治疗(放疗\化疗\手术)前即需要和临床医师和患者沟通,评估目前患者身体功能状态,并根据患者病情进展程度与耐受情况,制订术后康复治疗计划。同时要注意进行宣教,使患者及家属明白治疗后康复的重要性。

(三)传统康复治疗技术

中医学中,恶性骨肿瘤归属"骨疽""上石疽"范畴。恶性骨肿瘤的发生并不是一蹴而就,通常是虚邪入体,久积于内,失于调理所致。中医学认为"肾为先天之本""肾充骨髓",提示恶性骨肿瘤与脾肾亏虚有关。恶性骨肿瘤多为质地较韧的组织,不易移动,疼痛多为夜间加重,患者多精神状态、食欲较差,体重下降较快、消瘦等。目前临床证据表明,对辨证清楚的恶性骨肿瘤,中医药治疗也具有一定疗效,可采取具有补肾强骨、健脾补肾、疏肝活血等功效的药物治疗。根据不同辨证分型采取不同的药方治疗。

肾虚骨瘘:六味地黄丸、左归丸、右归丸、黄芪、人参、续断等。

脾肾两虚:四神散合补中益气汤,巴戟天、淫羊藿、远志、山楂、神曲等。

邪毒郁结:蜂房、全蝎、水蛭、三棱、莪术、郁金等。

血亏毒积:四珍汤,黄精、天花粉、大黄、枳实、二冬等。

(四) 疼痛管理

疼痛是多数骨关节肿瘤最早出现也是最显著的症状之一。疼痛会给患者带来极大的不适感,严重影响患者骨关节活动能力与睡眠,进而影响患者的社会活动与心理状态。疼痛管理对于骨肿瘤患者非常重要,包括疼痛评估、镇痛治疗等方面。但相关的 Meta 分析结果显示,大部分骨肿瘤患者疼痛管理不足,甚至没有接受疼痛管理。因此,加强骨肿瘤患者的疼痛管理有助于减轻患者痛苦,改善患者心理生理状态,增强自我管理能力,提高生活质量。

1. 疼痛评估　具有骨肿瘤病史的患者需要定期进行疼痛评估。患者一旦确诊骨肿瘤,需要由专业医师、医疗机构采用疼痛评估量表定期进行疼痛评估,并对疼痛导致的生活质量下降程度进行评定(详见"康复评定")。一般患者的疼痛症状不会一直保持不变,而是处在时时变化或者波动状态。因此,需要定期进行评定来预测患者病情进展或者治疗措施的效果,同时也可以指导镇痛药物或其他干预措施的实施。

2. 多模式镇痛　如果肿瘤患者疼痛症状影响日常生活和心理状态,需要在医疗机构或专业医师指导下进行多模式镇痛治疗,包括药物治疗、外科治疗、物理辅助治疗等。癌性疼痛一般以药物治疗为主,通过体格检查或其他影像学、组织病理学检查方式确定疼痛原因,给予合适的治疗。医师要注意记录患者治疗前的疼痛状态和类型,在治疗后也要定期随访观察,以明确药物治疗效果,有助于进行个体化调整。

(1)药物治疗

1)世界卫生组织(WHO)提出的癌性疼痛的药物治疗原则:①尽量使用口服药物,有利于长期使用;②按时按量服用药物,而不是疼痛无法忍受时再服用;③按阶梯给药,遵照WHO 推荐的癌性疼痛"三阶梯疗法";④用药注意剂量、频率的个体化,剂量从小到大,直到患者疼痛症状消失;⑤必要时可联合抗焦虑、抗抑郁和激素等辅助药物,提高镇痛治疗的效果。

2)WHO 推荐的癌性疼痛药物治疗的"三阶梯疗法":①第一阶梯,非阿片类镇痛药和辅助药物。主要为 NSAID,如阿司匹林、对乙酰氨基酚等。用于轻度癌性疼痛患者,必要时可联合辅助药物。②第二阶梯,弱阿片类镇痛药。用于当非阿片类镇痛药不能满意止痛时或中度癌性疼痛患者,主要药物有曲马多等。一般建议与第一阶梯药物合用。根据需要也可以使用辅助药。③第三阶梯,强阿片类镇痛药。用于治疗中度或重度癌性疼痛,当第一阶梯和第二阶梯药物疗效不佳时使用,主要药物为吗啡,也可酌情应用辅助药物。

(2)外科手术治疗:目的在于尽可能切除病灶,消除肿瘤对周围软组织及神经结构的压迫以达到镇痛目的。对于晚期骨肿瘤患者基础条件差或者肿瘤侵犯重要结构而无法手术切除,且药物效果较差时,可采取脊髓后正中后索点状切开术,将痛觉传导神经纤维切断,阻断痛觉向大脑皮质传输。但该术式会对脊髓造成破坏,容易引发运动和感觉障碍,应在其他治疗方式均无效的情况下使用。

七、康复护理与管理

(一)患者教育

患者教育是帮助其学习并把与健康相关的行为融入日常生活的过程,能延缓疾病进展,改善医患关系,提高患者生活质量,降低患者医疗费用。肿瘤对任何人来说都是最不愿意面对的疾病,骨肿瘤尤其是恶性骨肿瘤可对患者造成非常巨大的打击,严重影响日常工作和生活。肿瘤手术后生活能力下降,患者往往不能适应角色和身体的变化。因此,通过患者教育加强患者对骨肿瘤相关知识的了解尤为重要,可以帮助患者缓解心理压力,加快诊疗及康复进程,有助于改善患者心理健康,提高患者生活质量。在入院诊断之前,患者通常存有怀疑和恐惧的心理,因此医务人员应该谨慎地选择告知患者详细病情的时机。患者了解自己所患疾病后,应加强教育使患者了解骨肿瘤的治疗措施,并反复说明积极治疗的重要性,多鼓励、安慰、开导患者,增强其治疗信心。在诊疗过程中,要让患者明白骨肿瘤可能会导致哪些临床症状,如疼痛、关节活动受限、局部压痛、皮温升高等。应告诉患者术后康复的注意事项,若患者进行截肢术,还要告知其义肢装备及护理方式。通常患者截肢出院后,由于自我形象的改变,会产生自卑、厌恶的不适情绪,给生活造成很大影响,因此要指导家属去了解患者的思想动态,尽可能满足其合理要求,增强其对功能康复和回归正常工作生活的信心。

(二)家庭康复

骨肿瘤患者术后可在综合医院的康复病房或者专门的康复医院继续进行功能康复。但这些专业康复场所通常床位有限,且需要收取费用,给患者家庭带来不小的经济和精神压力。因此,在医疗场所度过观察期后,可将患者转至家中继续进行功能康复。家庭康复能使患者处在熟悉亲切的环境中,有利于减少患者的紧张情绪;患者家属掌握康复锻炼的基础知识,也有助于随时进行患者的护理。家庭康复训练主要包括肌力、ROM锻炼,提高有氧活动能力等。

(三)康复护理

由于骨肿瘤疾病对患者生理、心理方面影响很大,且疾病治疗需要长期放疗、化疗以及手术治疗,对患者身体状况要求较高,因此临床上加强对骨肿瘤患者的康复护理,对疾病的治疗和康复有很大作用。

(1)饮食护理:骨肿瘤患者因肿瘤本身及放化疗、手术治疗等造成机体消耗增加,对患者身体基础状况要求较高,所以饮食方面应注意加强营养,确保患者身体条件及功能状态符合放化疗及术后康复的要求。

(2)健康指导:加强教育,积极学习骨肿瘤相关知识。一定保持良好的心理状态,保持精神愉快也是加快康复、改善生活质量的重要措施。

(3)有氧运动:骨肿瘤患者在常规康复活动之外可适当进行有氧活动,以增强体力、强健体魄,更好地进行康复锻炼。

(4)义肢护理:指导患者注意义肢的装配和取下,注意进行义肢的保养。

(5)大力推进康复医院的规范化建设和管理,提高康复医院建设标准,为疾病稳定期患者提供专业、综合的康复治疗,并具备相关疾病的一般诊疗、处置能力和急诊急救能力。加强与区域内老年病院、慢性病院和护理院等延续性医疗机构的分工合作。三级康复医院应当承担区域内康复专业人员的培训任务。

（董　健）

第三节　骨转移瘤

一、概述

（一）定义

骨转移瘤由身体其他组织或器官的恶性肿瘤发生远处转移至骨骼所形成。骨骼是恶性肿瘤常见的转移部位，仅次于肺部和肝脏。大约有 70%~80% 的恶性肿瘤患者最终会出现骨转移，而骨转移瘤的概率是原发恶性骨肿瘤的 40 倍。因此，恶性肿瘤骨转移，即继发恶性骨肿瘤，是骨科医师常常面对的难题。

骨转移瘤常见原发肿瘤分别是乳腺癌、前列腺癌、肺癌和肾癌等，常见于 45 岁以上人群。其中，乳腺癌患者有 65%~75% 会发生骨转移，肺癌患者则有 30%~40% 发生骨转移。脊柱转移发生率要高于四肢骨，约占全部骨转移瘤的 40%~50%，其中 70% 位于胸椎，20% 位于腰椎，10% 位于颈椎节段。

骨转移瘤会导致显著的疼痛、病理性骨折、高钙血症、脊柱不稳和脊髓神经根压迫症状等。过去一般认为，恶性肿瘤出现骨转移是晚期象征，再进行手术治疗已无意义。但随着对肿瘤疾病的认知不断深入，手术技术、手术设备不断更新，使得骨转移瘤的治疗逐步发展，患者可获得满意的症状缓解和生活质量的提高，部分患者可有效延长生存时间。

（二）临床表现

1. 疼痛　疼痛是骨转移瘤患者最常见的症状，大多数情况下作为首发症状出现。疼痛多由早期的间歇性疼痛转变为持续性疼痛，夜间加重，休息和制动不能缓解，通常需要服用中枢性镇痛药物才能缓解或控制症状，严重影响患者的工作学习和生活。疼痛多呈局限性，恶化速度很快。

2. 病理性骨折　恶性肿瘤骨转移会对骨质造成破坏，包括溶骨性、成骨性和混合性破坏，但无论哪一种都会对骨质产生影响，破坏骨骼原本的生物力学结构，使骨强度下降，此时经受外伤极易发生病理性骨折。

3. 高钙血症　大部分骨转移病灶为溶骨性破坏，导致骨钙大量进入血液循环，且患者长期卧床可导致骨质流失。此外，肿瘤细胞本身也可以通过多种途径分泌具有甲状旁腺素样作用的分子，共同导致高钙血症。患者可出现嗜睡、精神淡漠、恶心、呕吐、腹泻等症状，严重者可影响多个器官功能，导致衰竭，危及生命。

4. 脊柱不稳　恶性肿瘤转移至脊柱，会破坏椎体正常结构，导致骨强度下降，容易发生病理性骨折。肿瘤组织侵犯椎体后方附件结构及周围韧带、肌肉等软组织，造成脊柱稳定性破坏，严重者可导致脊柱后凸畸形，患者日常生活受到严重影响。

5. 脊髓神经根压迫症状　恶性肿瘤转移至脊柱，可向椎管内或椎间孔内生长，压迫脊髓或神经根。发生病理性骨折或脊柱后凸畸形，也会对脊髓和神经根造成压迫。患者可出现脊柱部位的疼痛、四肢麻木无力、大小便失禁等，严重影响患者的日常行为能力和生活质量。

（三）辅助检查

1. 影像学检查

（1）X 线：大部分骨转移瘤可造成溶骨性破坏，X 线表现为虫蚀样或地图样骨破坏区，边界不规则且与周围组织分界不清，边缘没有或少量形成反应性骨硬化带，很少见骨膜反应。成骨性破坏可见点状、斑片状或齿状钙化，骨皮质增厚，骨小梁结构粗糙、紊乱，部分病例可见骨量增加。混合性破坏则包括溶骨性和成骨性破坏的表现。

（2）MRI：可以良好地显示肿瘤组织和周围软组织影像，对于骨转移瘤的诊断和判断转移瘤位置、大小、对周围组织侵犯情况等都具有很高的价值。MRI 是诊断脊柱转移性肿瘤的首选检查方式，除了可以显示脊柱骨质破坏，还可以显示脊髓和神经根受压情况；通常表现为 T1 像呈现低信号，根据破坏形式不同 T2 像可呈现高信号或低信号。

（3）CT：对骨转移瘤的诊断价值不如 MRI，但有助于判断骨质破坏的范围和严重程度。而且相比于 MRI，CT 更容易发现位于胸腹部的原发病灶。

（4）ECT：相比于 X 线，ECT 可提前发现病变，并且可以发现部分 X 线显示不佳的微小病变。因此，对于已知原发肿瘤的患者，ECT 可以检测是否存在骨转移；而对于已经发生骨转移的患者，ECT 也有利于发现全身其他骨转移部位。但需要注意骨的炎症、代谢性骨病、骨折修复过程也可以摄取放射性元素而显像，需结合临床或其他检查方式进行鉴别。

（5）PET/CT：正电子发射计算机体层显像仪（PET/CT）在骨转移瘤诊断方面有很高价值，它通过量化代谢活性的方式来检查肿瘤细胞。PET/CT 可用于寻找原发肿瘤以及全身其他部位的转移灶，其敏感度和特异度均优于 ECT，但劣势在于检查费用昂贵，普及程度较差。

2. 实验室检查 实验室检查可见血钙升高、碱性磷酸酶升高、骨髓病性贫血、酸性磷酸酶升高等。骨转移瘤常见肿瘤标志物如 CA19-9（糖类抗原 19-9）、CA12-5（癌抗原 12-5）、CEA（癌胚抗原）、AFP（甲胎蛋白）、PSA（前列腺特异性抗原）等指标异常。

3. 病理活检 病理活检是诊断骨转移瘤的重要手段。对于没有癌症病史但怀疑有骨转移的患者，应在术前进行活检以明确病变性质，如能明确病变性质，则可依据病理结果寻找原发病灶。对于确有癌症病史且合并多发骨质破坏，包括脊柱、长骨、骨盆等，则术前活检并非必要。对于确有癌症病史且合并单发骨质破坏的患者，术前应进行病理活检以明确转移瘤诊断。活检方式有穿刺活检、切开活检和切除活检，应根据患者肿瘤大小、位置等情况进行个体化选择。

（四）诊断要点

1. 继发恶性骨肿瘤好发于 40 岁及以上人群，好发部位为脊柱和近端肢体。大部分原发病灶部位未知的骨转移瘤可能来源于肺或肾，因此可通过对胸腹腔脏器的检查来寻找原发病灶。

2. 骨转移部位有局部疼痛、肿胀、病理性骨折等临床表现，应注意对甲状腺、乳腺、腹部和前列腺等肿瘤可能来源的部位进行详细的体格检查。

3. 实验室检查可见血钙升高、碱性磷酸酶升高、骨髓病性贫血、酸性磷酸酶升高等。由于原发肿瘤部位的不同，还可见 CEA（癌胚抗原）、AFP（甲胎蛋白）、PSA（前列腺特异性抗原）等指标异常。

4. 影像学检查是重要的诊断手段。骨转移瘤具有溶骨性、成骨性、混合性 3 种骨质破坏表现，同时应对胸腹腔脏器进行 CT 等检查以明确转移瘤来源，而 PET/CT 和 ECT 有助于确定全身其他部位是否存在转移性病灶。

5. 组织病理活检支持转移性肿瘤诊断,临床医师可根据病理结果进行原发病灶的寻找以及制订相应的治疗方案。

（五）放射治疗

放射治疗是骨转移瘤的重要治疗方式,能抑制或杀死肿瘤细胞,预防肿瘤继续侵犯和破坏骨质,增强成骨细胞的增殖分化能力,加快胶原蛋白合成,促进成骨作用,可以有效缓解患者的疼痛症状。对于脊柱转移瘤,可以通过肿瘤消减来缓解脊髓和神经根受压症状。多项研究表明,放射治疗可实现 60%~80% 的疼痛缓解,有 10%~90% 的脊柱转移瘤患者神经压迫症状得到改善。放射治疗是非侵入式治疗方式,副作用多为一过性或患者可以耐受,对于一般情况较差无法耐受手术、无脊髓神经根压迫症状或者存在神经症状但无手术指征的脊柱转移瘤患者,仍是十分重要的治疗方式。但应注意,放射治疗并不能获得长期控制骨转移瘤的效果。有研究表明,放射治疗后患者疼痛缓解持续时间远远低于生存时间。

骨转移瘤放射治疗指征:①不能耐受手术治疗,预期寿命小于 6 个月;②病理性骨折风险较低;③没有明确的脊柱不稳或脊髓神经功能障碍的征象;④骨盆肿瘤未侵犯髋臼且没有功能障碍;⑤原发肿瘤对放射治疗敏感。

常见的放射治疗方式包括常规放疗、立体定向放射治疗、调强放射治疗等。

1. 常规放射治疗 包括单次放疗和多次放疗。对于没有脊髓和神经根压迫的脊柱转移瘤患者,或已有显著神经功能障碍且预期寿命不足 6 个月的患者,可采取单次放疗,每次剂量 8Gy。目前研究认为,采取多次放疗以提高总放射剂量的方式,并不能显著增加症状缓解的持续时间和程度。单发转移瘤病灶,通常认为可采取手术治疗等方式处理,推荐分 10~13 次进行放疗,总剂量为 30~39Gy。若患者预期寿命在 6 个月以上,也可采取多次放疗,总剂量至少 30Gy。

2. 立体定向放射治疗 立体定向放射治疗(SRT)即采用立体定向技术,通过影像学技术引导,将放射性核素置入转移瘤病灶中,使大剂量放射效应(100~400Gy)作用于病灶内部,但放射范围被局限于肿瘤内部,治疗边缘放射量急剧下降,周围正常组织受照量极小,可降低正常软组织坏死概率,能有效缓解疼痛症状,获得满意的局部控制效果。目前已有的研究无法明确 SRT 相比于常规方式治疗是否会增加脊柱压缩性骨折风险,但对于单发性骨转移瘤,SRT 有可能实现治愈效果,而不仅仅是缓解症状。

3. 调强放射治疗 调强放射治疗是三维适形放射治疗的一种,要求辐射野内剂量强度按一定要求进行调节,简称调强放疗。它是在各处辐射野与肿瘤组织外形一致的情况下,针对靶区三维形状和要害器官与靶区的具体解剖关系对粒子束强度进行调节。调强放射治疗可用于脊柱转移瘤的治疗,能缓解疼痛症状,获得较好的局部控制率,能降低放射治疗相关的不良事件发生率。

（六）药物治疗

骨转移瘤的康复以手术治疗为主,联合放疗、介入治疗、药物治疗。其中,药物治疗是骨转移瘤康复治疗过程中重要的部分,可以减轻骨质破坏、改善疼痛及神经障碍,提高患者生活质量。常用药物有抑制骨吸收、镇痛、营养神经、改善肢体血液循环等药物。

1. 抑制骨吸收药物 大部分骨转移瘤表现为溶骨性病变,造成骨质破坏,骨强度降低,导致疼痛及病理性骨折。因此,抑制骨吸收药物可以延缓骨质吸收的程度和速度,减少上述情况的发生。常用药物为双膦酸盐。目前,药物已经发展到第三代,包括伊班膦酸钠、利塞膦酸钠、唑来膦酸钠等。

双膦酸盐常用于肿瘤导致的溶骨性病变和高钙血症,从而减少骨骼系统相关并发症如病理性骨折的发生。双膦酸盐可以显著抑制肿瘤细胞增殖,并通过各种途径促进肿瘤细胞死亡,抑制破骨细胞活性,从两方面来减少骨质吸收。同时,双膦酸盐可以通过激活 T 细胞活性来提升人体免疫系统的抗肿瘤作用。目前,药物已经发展至第三代,对前两代药物无效的患者,可应用第三代药物。一项双膦酸盐和安慰剂的对照试验结果表明,双膦酸盐可以降低病理性骨折的发生率,改善高钙血症。

双膦酸盐类药物有注射液和口服制剂。口服制剂吸收不佳,因此临床常用静脉注射液。患者一旦确诊恶性肿瘤骨转移,应立即使用双膦酸盐直至临床相关症状消失。

2. 镇痛药物　骨转移瘤通常是其他系统恶性肿瘤发展至晚期向骨骼转移而形成。约80% 的患者以疼痛为主诉,其中 50% 为重度疼痛,30% 为难以忍受的疼痛。疼痛给患者日常行为生活带来极大影响,严重降低患者生活质量。临床常用镇痛方式为三阶梯镇痛治疗和放射性药物治疗。

(1)三阶梯镇痛治疗:由 WHO 提出的针对癌性疼痛的药物方案。第一阶段为轻度疼痛,可采用非阿片类药物,如对乙酰氨基酚、布洛芬等 NSAID;对于术后疼痛,可采取局部麻醉药物浸润麻醉来发挥镇痛效果。第二阶段为中度疼痛,可给予弱阿片类药物,如可待因、曲马多等,必要时可联合 NSAID。第三阶梯为重度疼痛,给予阿片类药物,常用药物为吗啡、盐酸哌替啶等,必要时可联合 NSAID 和辅助止痛药。

(2)放射性药物治疗:放射性药物指含有放射性核素的一类特殊药物,用于机体内进行医学诊断或治疗,同时也能缓解疼痛。常用药物为铼 -186- 依替膦酸(^{186}Re-HEDP)、来昔决南钐(^{153}Sm-EDTMP)以及氯化锶(^{89}SrCl$_2$)等。这些药物可在骨转移部位积聚,浓度是周围正常骨组织的 2~25 倍,可集中放射肿瘤组织而避免周围组织受损。通常在 1 周后开始起效,镇痛效果可持续 3~12 个月。

3. 营养神经药物　脊柱转移性肿瘤患者,常见肿瘤组织破坏椎体皮质进入椎管或椎间孔,对脊髓和神经根造成压迫,神经元和神经纤维因缺血缺氧而逐渐变性坏死,造成疼痛、躯干四肢运动感觉功能障碍、大小便失禁等症状。使用营养神经药物可以对神经元起到保护和营养作用,一定程度上可以缓解疼痛、改善神经功能。常用的有神经生长因子、神经节苷脂类药物等。神经节苷脂类药物可以稳定生物膜、保护神经细胞,还可以加强神经生长因子的作用。

4. 改善肢体血液循环药物　骨转移瘤患者可出现肢体水肿。一方面,原发恶性肿瘤可导致恶病质、低蛋白血症,液体自血管内渗入组织间隙中造成四肢或全身水肿。另一方面,骨转移瘤体积增长较快,对四周血管造成压迫,导致血液循环受阻,出现肿瘤部位肢体远端水肿。除了对因治疗外,对症治疗也是重要部分,常用药物包括利尿剂如呋塞米、螺内酯等。威利坦、迈之灵等马栗种子提取物也是常用的消除水肿药物,可以通过降低血管通透性、增加静脉回流、增强血管弹性等方式缓解水肿症状。

(七)介入治疗

常用介入治疗方式有微波消融术、高强度超声、激光消融术、射频消融术等。这些方式具有一定的抗肿瘤作用,有助于缓解症状。通过和其他治疗方式联合应用,能有效缓解疼痛、重建运动功能,也适用于放疗反应性差的患者。有文献报道,冷冻消融术也可用于骨转移瘤的治疗。

1. 射频消融术 射频消融术是利用肿瘤细胞和正常组织细胞耐高温能力不同的现象，通过高温杀灭肿瘤细胞的治疗方式。常用于骨转移瘤或晚期肿瘤的治疗，具有良好的止痛效果。射频消融术也能作为手术治疗的补充。手术切除肿瘤组织无法获得满意的外科切缘，可用射频消融术对阳性区域进行处理。

2. 冷冻消融术 冷冻消融术又称冷冻疗法，是一种历史悠久但又年轻的治疗技术，原理是将液态制冷剂置入肿瘤组织内部，通过吸热蒸发使病灶内部温度下降，对肿瘤细胞造成杀伤。有研究认为，冷冻消融术比传统射频消融术更易操作，能减少患者痛苦，提高治疗有效性。

（八）手术治疗

手术治疗是继发恶性骨肿瘤重要的治疗手段。手术治疗的目的是尽量去除转移病灶、缓解疼痛症状、解除神经血管等重要组织的压迫、预防病理性骨折，尽可能恢复患者的日常行为能力，改善生活质量。骨转移瘤发生的部位不同，手术治疗方式也不同。

1. 脊柱转移性肿瘤 脊柱转移瘤的手术治疗指征：①原发肿瘤对放疗不敏感，已经出现神经功能损害，并呈加重趋势；②存在脊柱不稳；③疼痛难以控制，保守治疗效果较差；④接受放疗后肿瘤体积继续增大；⑤需要病理学活检来确立诊断；⑥患者预期寿命在 3~6 个月以上，一般条件较好。神经症状和脊柱不稳是最主要的手术指征。

（1）经皮椎体成形术/经皮椎体后凸成形术：均为微创手术，用于处理肿瘤导致的病理性骨折或者预防病理性骨折的发生。手术方式为 X 线或 CT 引导下将穿刺针植入肿瘤椎体内，通过穿刺通道向椎体内部注入聚甲基丙烯酸甲酯。聚甲基丙烯酸甲酯即所谓的骨水泥，在由液态向固态的转变过程中会散发热量，可以杀死部分肿瘤细胞和神经末梢，能有效地缓解疼痛。骨水泥凝固后强度较高，在肿瘤椎体内可起到支撑作用，维持椎体高度，增强稳定性，可预防骨折发生，以及避免椎体骨折导致的脊柱后凸畸形。

经皮椎体成形术和经皮椎体后凸成形术的区别在于，后者利用球囊的扩张能略微撑开椎体并形成一个球状空间，可使骨折椎体高度得到一定的恢复，同时椎体内的空间能更好地容纳骨水泥，避免骨水泥渗漏。

（2）椎板切除术：椎板切除椎管减压术适用于病变侵犯多个节段但患者一般情况较差不能耐受大手术的情况，此时患者可通过椎板切除扩大椎管容积，切除部分侵入椎管造成压迫的肿瘤组织。但是单纯的椎板切除术不能充分暴露病灶，同时破坏了脊柱后方韧带肌肉复合体，有导致或加重脊柱不稳的可能，术后神经功能改善率约为 30%~35%。因此，椎板切除术通常需要联合脊柱后路内固定术来减少脊柱不稳导致的神经功能障碍和疼痛。

（3）椎体次全切除术：椎体次全切除术是较为常用的处理肿瘤病变的手术方式，需要根据肿瘤位置来选择合适入路。部分研究表明，前路手术可以获得最佳的神经减压效果。由于脊柱转移瘤主要侵犯椎体骨，对于一般情况较好、预期寿命较长，且病变侵犯单个或连续 2 个节段的患者，首选脊柱前路手术。手术中要充分暴露，有利于彻底清除肿瘤组织，获得更好的减压效果。同样，椎体次全切除术需联合坚强内固定以维持手术节段的稳定性。

（4）全脊椎整块切除术：脊柱肿瘤部分切除或椎体分块切除术后，肿瘤局部仍存在较高的复发率。为了改善这种情况，日本学者 Tomita 在 20 世纪 90 年代提出了全脊椎整块切除术，适用于单个节段骨转移病灶、患者预后较好、Tomita 评分小于 3 分的患者。完整切除前方椎体、椎弓根以及后方附件，脊髓和神经根减压，采用人工椎体联合前后路或单纯后路内固定重建脊柱节段的结构和稳定性。手术入路可前后路联合或者单纯后放入路。

由于椎体的解剖结构复杂，前方有大动脉，后方椎管容纳脊髓和神经根，因此手术难度较大，风险较高，一直以来被称为脊柱肿瘤手术的"禁区"。为了攻克难关，国内外骨科医师不断对该手术进行改良。其中，复旦大学附属中山医院董健率先在国内开展全脊椎整块切除术，对手术方式和手术器械进行发明和改良，逐步完善该手术方式，使手术时间大大缩短，术中输血量减少，且患者得到了很好的症状缓解和神经功能改善，显著提高了生活质量。

2. 四肢长骨转移性肿瘤　四肢长骨为恶性肿瘤常见转移部位，尤其是股骨近端、肱骨近端最为常见。患者除疼痛之外，肿瘤部位容易发生病理性骨折，这也是造成骨转移瘤患者死亡的重要原因。

手术治疗目的：缓解疼痛，预防病理性骨折，重建长骨的连续性和完整性。

手术治疗指征：① Mirels 评分在 9 分及以上，影像学检查提示病灶占长骨直径 50% 以上且至少 2.5cm，或者合并股骨小转子骨质破坏；②无论患者一般情况如何，预计生存期在 12 周以上；③单发转移病灶，原发肿瘤已经切除或可被控制；④放疗效果差、持续性疼痛无缓解。

（1）单纯钢板螺钉内固定术：单纯钢板螺钉内固定术适用于肱骨近端、肱骨远端、尺桡骨、转子间区域等位置的体积不大的肿瘤，采取边缘或广泛性肿瘤切除，使用骨水泥等材料填充骨缺损部位，联合钢板螺钉内固定，可在切除肿瘤的同时提供较好的稳定性，可以预防或治疗病理性骨折。如果骨折内固定强度不足，可联合外固定架以固定病变部位。

（2）髓内钉技术：位于肱骨骨干、转子间区、转子下区、股骨干等处的转移性肿瘤，可采取开放或者闭合的髓内钉固定技术。髓内钉技术可以对抗骨折处的旋转应力，能防止手术部位旋转畸形。

（3）肿瘤节段切除术：对于肱骨干和尺桡骨处的转移瘤，造成骨质破坏范围较大，可采取肿瘤节段切除。肱骨干病变不超过 4cm，尺桡骨骨皮质缺损较大者，进行肿瘤切除并适当缩短肢体长度，联合坚强内固定提供稳定性。

（4）关节假体置换术：若转移性肿瘤侵犯破坏关节面、无法单纯使用钢板螺钉内固定时，可采取关节置换术。关节假体置换能保持肢体长度、重建关节结构和稳定性。肱骨近端肿瘤破坏肱骨头，可进行半肩关节置换术。肱骨远端破坏肘关节可行全肘关节置换术。股骨头和股骨颈处的肿瘤，可采用半髋关节置换术或全髋关节置换术。而对于胫骨近端或股骨远端肿瘤，严重破坏膝关节面的平整，可考虑全膝关节置换术。

关节假体置换术的手术技术已经较为成熟，但肿瘤手术仍需注意制订详细的术前计划，综合考虑肿瘤位置、大小、骨缺损范围等因素设计手术方案，选择合适的假体，减少术后肿瘤的复发率。

3. 骨盆转移性肿瘤　骨盆转移性肿瘤的手术目的：①尽可能切除肿瘤组织，重建骨盆结构并预防病理性骨折；②缓解疼痛；③改善患者生活质量，延长生存期；④手术确立诊断。

骶骨、坐骨支、耻骨处的转移性肿瘤通常采取放射治疗，位于髂骨的肿瘤大部分可采取肿瘤边缘或广泛切除术,由于肿瘤位置多在不负重区域,因此重建手术并不是必须。髋臼转移瘤则通常采用手术治疗,包括肿瘤切除旷置术、肿瘤切除人工假体置换术以及截肢术等。

二、康复评定

（一）骨转移瘤分期分型及评分标准

1. 脊柱转移瘤分型及评分系统 脊柱是恶性肿瘤发生骨转移的最常见部位,因此对脊柱转移瘤进行评分评定有助于临床医师判断患者预期寿命并制订合适的治疗方案。常见的分型评分系统有脊柱转移瘤解剖形态的 Tomita 分型和 WBB 分型（Weinstein-Boriani-Biagini 分型）,以及 Tomita 评分、Tokuhashi 评分。

（1）Tomita 分型:Tomita 于 2006 年提出了基于肿瘤局部进展情况和手术切除方式的分型系统,将脊柱转移瘤分为 7 种类型。

1 型:肿瘤局限于椎体。

2 型:肿瘤从椎体向椎弓侵犯。

3 型:肿瘤从椎体侵犯椎弓和椎板。

4 型:肿瘤长入椎管,但位于硬膜外。

5 型:肿瘤侵犯椎旁组织。

6 型:肿瘤累及相邻椎体。

7 型:多节段病变。

其中,1~3 型为椎体内型,可采取广泛或边缘性肿瘤切除。4~6 型为椎体外型,其中 4 型和 5 型一般不推荐广泛或边缘性肿瘤切除,除非肿瘤组织被纤维组织完整包裹,7 型为多发型。通常 3 型、4 型、5 型可采取全脊椎整块切除术（TES）。临床医师可依据 Tomita 分型采取相应治疗措施。

（2）WBB 分期系统:WBB 分期系统根据术前脊柱影像学检查结果来描述脊柱转移性肿瘤的侵袭范围,并据此拟定合理的肿瘤切除边界,有助于选择合适的手术方式。该分期系统将脊柱横断面以脊髓中央管为中心按顺时针方向分为 12 个扇形区域,将椎旁到蛛网膜下腔由外向内分为 5 个区域（A:骨质外软组织;B:椎体骨皮质;C:椎体骨松质;D:椎管内硬膜外;E:硬膜下）。需记录患者肿瘤侵犯的椎体、扇形区域以及累及的组织层次。

临床医师可根据患者 WBB 分期来指定手术方案。若肿瘤侵犯椎体的前中柱,可行椎体部分切除联合椎体重建、前路或后路内固定来提供稳定性。肿瘤侵犯椎体一侧包括椎弓和关节突关节者,可采取矢状位扇形半椎体切除术。对于累及椎板、关节突关节的肿瘤,进行椎体附件的切除手术。

虽然 WBB 分期可以非常准确地限定肿瘤切除的范围,但仍具有一定的局限性。如实行 WBB 分期要求患者进行 CT 或 MRI 等影像学检查,并且不适用于累及多个节段的肿瘤。

（3）Tomita 评分:Tomita 于 2006 年提出了脊柱转移瘤的 Tomita 评分系统（表 7-3-1）。该评分系统通过回顾性分析脊柱转移瘤患者,将原发肿瘤的部位、是否内脏转移以及骨转移数量作为 3 项预后因素,计算其在脊柱转移瘤患者预后中的风险比作为分值。Tomita 评分可以指导手术方式及治疗方案的制订。

表 7-3-1　脊柱转移瘤的 Tomita 评分

原发肿瘤	内脏器官转移	骨转移	评分
生长缓慢	无转移	单个或孤立病灶	1
中等生长	有转移，可控制	多发转移	2
生长快速	无转移，不可控制	/	4

生长缓慢：乳腺癌、甲状腺癌、前列腺癌等。中等生长：肾癌、卵巢癌、结肠癌。生长快速：肺癌、胃癌、食管癌、鼻咽癌、肝癌、胰腺癌以及软组织肉瘤等。

3 项指标分数的总和即为 Tomita 评分。临床医师可依据患者 Tomita 评分结果来评估患者预计生存期，选取合适的治疗和手术方案。

评分 2~3 分，患者预期寿命 2 年以上，治疗以长期局部控制为主，手术行肿瘤的广泛或边缘切除。

评分 4~6 分，患者预期寿命 1~2 年，治疗以中期局部控制为主，手术行肿瘤的边缘或囊内切除。

评分 7~8 分，患者预期寿命 6~12 个月，治疗上以缓解疼痛等症状为主，手术可采取姑息性手术。

评分 8~10 分，患者预期寿命 3 个月以内，不推荐进行手术治疗，以对症支持治疗为主。

（4）Tokuhashi 评分：Tokuhashi Y. 于 1990 年提出了脊柱转移瘤的 Tokuhashi 评分，包括 6 个方面——患者一般情况、脊柱外骨转移病灶数量、脊柱内骨转移病灶数量、重要内脏器官转移、原发肿瘤部位、脊髓功能受损程度。随后，Tokuhashi 于 2005 年提出了修正的 Tokuhashi 评分（表 7-3-2），进一步完善了该评分系统。

表 7-3-2　脊柱转移瘤的修正后 Tokuhashi 评分

	0	1	2
患者一般情况（Karnofsky 评分）	差	中	好
脊柱外骨转移病灶数量	>3	1~2	0
脊柱内骨转移病灶数量	>3	2	1
重要内脏器官转移	不能切除	可切除	无转移
原发肿瘤部位	肺、胃或来源不明	肝、肾、子宫	乳腺、直肠、甲状腺、前列腺、淋巴瘤
脊髓功能受损程度（Frankel 神经功能分级）	完全瘫痪	不完全瘫痪	正常

6 个方面分数总和即为 Tokuhashi 评分，总分为 15 分。评分 0~8 分，患者预期寿命不足 6 个月，建议采取对症支持治疗，以缓解症状减轻痛苦为主；评分 9~11 分，患者预期寿命为 6~12 个月，建议采取姑息切除手术；评分大于 12 分，预期寿命在 12 个月以上，建议行肿瘤边缘或广泛切除手术。

2. 四肢长骨转移瘤病理性骨折的 Mirels 评分（表 7-3-3）　四肢骨骼骨转移瘤好发于股骨近端、肱骨近端，而膝、肘关节以远发病率较低。病理骨折是长骨转移瘤的严重并发症。

表 7-3-3　长骨转移瘤病理性骨折的 Mirels 评分

变量	1	2	3
肿瘤位置	上肢	下肢	股骨转子周围
疼痛程度	轻微	中等	严重
骨质破坏类型	成骨性	混合型	溶骨性
骨质破坏大小	<1/3	1/3~2/3	>2/3

通常认为，Mirels 评分总分在 9 分以上时，建议实施预防性内固定手术，降低病理性骨折发生的风险。

3. 骨盆转移瘤的 Enneking 外科分区　Enneking 于 1978 年提出了骨盆肿瘤的外科手术分型，将骨盆分为 4 个区域，根据肿瘤的位置进行分型。I区为肿瘤侵犯髂骨，Ⅱ区肿瘤位于髋臼周围，Ⅲ区为耻骨、坐骨等处肿瘤，Ⅳ区为髂骨病变累及骶骨。临床根据肿瘤分区不同采用不同的治疗方法。

（二）疼痛评定

骨转移瘤患者多有疼痛症状，临床医师需要判断患者疼痛程度，选择合适的镇痛药物，更好地缓解症状，提高患者舒适感，改善生活质量。常用的疼痛症状评定方法包括视觉模拟评分法、数字分级评分法、Wong-Baker 面部表情量表等。详见原发恶性骨肿瘤章节。

（三）运动功能评定

运动功能评定主要包括肌力评定和脊柱 ROM 评定等，可通过患者体格检查完成。主要用于判断患者关节脊柱活动度和肌肉力量是否因患者病情或疼痛而下降。评定方法详见原发恶性骨肿瘤章节。

（四）日常生活活动能力和生活质量评定

恶性肿瘤骨转移患者通常疼痛较为剧烈，可合并病理性骨折、高钙血症等，患者的日常生活行为能力和生活质量受到严重影响，因此要重视患者的生活质量和日常行为能力，有助于临床医师判断疾病进展和治疗效果。常用评定方式有 Karnofsky 评分标准、肿瘤患者生活质量核心量表、肿瘤治疗功能评价系统的一般量表等。

（五）患者心理行为评定

恶性肿瘤骨转移患者通常以骨转移为首发症状，通过进一步检查发现原发病灶。这对患者来说是一种打击，可能导致患者心理出现障碍，造成怀疑、害怕、恐惧、沮丧、焦虑甚至抑郁等不良情绪或精神疾病。因此，对于骨转移瘤患者，应定期进行心理行为评定，了解患者心理状态，及时进行心理疏导和治疗。常用评定方法有抑郁自评量表和焦虑自评量表等，详见原发恶性骨肿瘤章节。

三、康复治疗

（一）康复治疗目的和原则

骨转移瘤治疗目的：延长患者寿命，缓解疼痛等症状，提高生活质量，预防或管理病理性骨折和神经压迫症状。

骨转移瘤治疗原则：以手术治疗为主，结合放疗、药物治疗、物理治疗等在内的综合治疗，同时应注重对原发灶的诊断和治疗，包括全身化疗和分子靶向治疗等。

（二）康复治疗技术

1. 心理治疗　其他系统原发的恶性肿瘤在晚期通常会出现骨转移，其中约有 50% 的患者可出现脊柱转移，其次为肋骨、胸骨及四肢长骨的骨骺。患者可出现剧烈的疼痛、严重的骨和关节破坏，脊柱转移瘤还会造成脊髓和神经根的压迫，导致病理性骨折、肢体感觉运动功能丧失等，连同原发肿瘤一起，对患者的日常工作学习带来极其严重的影响。通常认为，恶性肿瘤发生了骨转移尤其是脊柱转移，意味着肿瘤病情进入晚期，预后通常较差。加上对患者及家属对骨转移瘤的认知欠缺，认为发生了肿瘤骨转移就没有必要接受治疗了，"人很快就没了"，从而消极对待，错过了治疗的最佳时期。骨转移瘤会给患者带来巨大的心理负担及经济压力。

但随着疾病的研究深入以及医疗技术的发展，恶性肿瘤骨转移不再像过去一样不可治疗、不能处理。越来越多的医务工作者认识到，即使出现了骨转移，也是需要积极地去治疗，包括病理性骨折的复为固定、骨转移瘤病灶的切除和骨重建、神经压迫的接触等。联合原发肿瘤的治疗，可以大大缓解肿瘤骨转移患者的痛苦，提高生活质量。

医务人员包括医师、护士要向患者及患者家属进行疾病知识的宣教，让他们认识到骨转移瘤是可以治疗的，一来可以缓解患者及家属的紧张情绪，避免出现沮丧、恐惧、抑郁甚至厌世情绪，有助于他们缓解心理压力，同时可以提升患者及家属对疾病治疗的积极性，建立一个有助于恢复的环境和氛围。因此，心理康复治疗是骨转移瘤康复的重要组成部分。

2. 支具治疗　恶性肿瘤骨转移大部分是溶骨性病灶，会破坏骨骼正常结构，降低骨强度，容易导致病理性骨折，而发生在脊柱的病理性骨折还可造成脊髓和神经根的压迫，导致肢体出现感觉和运动功能的异常。制动和固定是防止骨折进一步发展的重要措施。因此，骨肿瘤患者通常需要外固定支具固定肿瘤肢体或躯干，以避免病理性骨折的发生，同时能减轻患者疼痛。骨转移瘤术后需要使用外固定支具保护制动手术肢体，避免其过早承重而出现假体松动甚至脱落等并发症。

3. 物理治疗　物理治疗指以保存、恢复和重建患者肌肉、肢体功能，增加耐受力为目的的康复训练措施。通常物理治疗师在治疗（放疗／化疗／手术）前即需要和临床医师和患者沟通，评估目前患者身体功能状态，并根据患者病情进展程度与耐受情况，制订术后康复治疗的计划。同时要注意进行宣教，使患者及家属明白治疗后康复的重要性。

（三）传统康复治疗

传统医学认为，骨转移瘤的致病机制可以总结为"正虚邪实"，其中前者主要指肾虚、阳虚，后者包括痰瘀、寒凝、癌毒等。有学者认为，早期接受补肾强骨治疗，可减少肿瘤的骨转移。"癌毒"盘踞体内会对内脏造成损伤，容易发生转移。"寒凝、痰瘀"指体内津液分布失常者常会伴有痰的瘀滞、留附，积聚在骨则成"骨岩"。故传统医学应补肾填髓以扶正，同时联合解毒抑癌、破瘀化痰、温阳散寒等诸多治法，来预防和治疗骨转移瘤。

四、康复护理与管理

（一）患者教育

传统观点认为，恶性肿瘤发生骨转移即是病情发展到了晚期，再进行各种治疗意义已经不大，容易使患者对治疗失去信心，不利于患者的恢复。随着对恶性肿瘤转移的认识深入和手术技术的发展，针对恶性肿瘤转移病灶的治疗手段越发成熟，能有效地缓解患者症状，减轻患者痛苦，提高生活质量，甚至可以延长患者生存时间。因此，医务人员要经常进行患者教育,告知其骨转移瘤的相关知识,包括什么是骨转移瘤、如何治疗和康复等,使患者对骨转移瘤有充分全面的认识。这样可以增强患者治疗的自信心,减轻因恶性肿瘤导致的沮丧、悲观情绪。

（二）家庭康复

骨肿瘤患者术后可在综合医院的康复病房或专门的康复医院继续进行功能康复。但这些专业康复场所通常床位有限,且需要收取费用,给患者家庭带来不小的经济和精力上的压力。因此,在医疗场所度过观察期后,可将患者转至家里继续进行功能康复。家庭康复能使患者处在熟悉亲切的环境中,有利于减轻患者的紧张情绪,而患者家属掌握康复锻炼的基础知识,也有助于随时进行患者的护理。家庭康复训练主要包括肌力、ROM 锻炼,提高有氧活动能力等。

（三）康复护理

康复护理应注意患者肿瘤原发病灶的护理。骨转移瘤患者通常合并恶性肿瘤的并发症,如恶病质、发热、呕吐腹泻、贫血等。康复护理中应针对原发病灶和转移病灶进行护理,包括:①注意饮食,加强营养,改善患者营养不良及贫血等;②注意患者在日常生活中的保护,避免摔伤或其他意外造成的病理性骨折;③多多陪伴患者,并经常与之沟通,了解患者的所思所想,尽可能远离或减轻负面思想和情绪,以增强其对治疗的信心。

（董　健）

第四节　滑膜软骨瘤病

原发性滑膜软骨瘤病(synovial chondromatosis,SC)又称滑膜软骨化生,是一种少见的良性关节病,是由滑膜软骨化生而引起。1900 年,Reichel 首次报道本病,原因不明。以滑膜上形成软骨结节为特征,这些软骨小体多呈砂粒状,多时可达数十个,可带蒂生长,向关节腔内突出,亦可脱落进入关节腔内,成为关节游离体(关节鼠),受关节滑液滋养而逐渐长大,后期软骨结节可发生钙化或骨化。男女比为 2:1,多发于 20~40 岁。此病好发于关节,尤以膝、髋、肘、肩关节多见,掌指和指间关节滑囊及腱鞘偶有发生,多为单侧发病。

一、概述

（一）定义

滑膜软骨瘤病为原因不明的滑膜内软骨化生所致的瘤样病变。男女比为 2:1,多发于20~40 岁;以膝关节、髋关节和肘关节多见。由于滑膜增生,滑膜细胞化生为软骨细胞,软骨沉积,形成骨化中心,并不断生长,形成肿瘤。肿瘤附着于滑膜上,呈带蒂状,一些肿瘤因缺血而脱落于关节腔内,形成游离体,又称“关节鼠”。

（二）临床表现

本病的病理改变以滑膜增生、滑膜内结缔组织向软骨和骨组织化生为特征。Milgram 根据病理将本病分为 3 期。在不同期,其影像学表现及临床表现不同。

Ⅰ期:滑膜软骨化生(滑膜增生、充血)且无游离体存在。

Ⅱ期:滑膜有活动性病变(滑膜增生、充血),同时存在游离体和悬垂体。

Ⅲ期:仅存在游离体(大量),无滑膜病变或滑膜病变趋向静止。

本病的早期（Ⅰ期、Ⅱ期）症状主要表现为受累关节的肿大与持续性慢性疼痛。待游离体产生后（Ⅲ期），因游离体的大小、数量、位置不同而异，主要表现为受累关节进行性疼痛、肿胀、活动受限等关节内紊乱症状，可伴有关节交锁症状，休息或改变位置后可自动解锁。游离体多时，受累关节周围可摸到结节样颗粒，关节常有少量积液，部分病例关节活动时可有摩擦感或弹响。

（三）辅助检查

1. 影像学检查

（1）X线：Ⅰ期无钙化显影，Ⅱ期、Ⅲ期可见关节内钙化游离体，大小约3~20mm，圆形、卵圆形或盘形，典型影像表现为中央高密度钙化核心，周围为软骨基质钙化形成致密环。但是，对于软骨小体形成并不充分或软骨小体非常小的患者，X线检查则可能为阴性，所以其诊断的敏感性并不高。

（2）MRI：软组织分辨率较高，可显示关节周围游离体包括软骨性游离体，具有较为明显的影像学特征，且对于滑膜增厚、滑膜囊或／及关节腔积液、周围软组织肿胀及其他改变，包括关节退行性变、骨髓水肿、韧带损伤、半月板损伤等显示均较好。但仍有部分患者仅仅表现为关节积液，因此对于反复出现膝关节交锁的患者，即使MRI检查为阴性，也并不能排除膝关节滑膜软骨瘤病可能。

（3）CT：对于游离体的大小、形态、数目、密度及与邻近关节之间的关系显示比X线片清晰，可见关节软骨变性，关节腔内少量积液，纤维组织增生以及滑膜增厚、钙化等表现，但是也很难发现没有钙化的软骨性游离体。

（4）超声：可表现为关节滑膜不均匀增厚，表面可有不规则结节形成，或关节滑膜内或其表面以蒂相连的类圆形结节，或可随探头加压而移动的游离结节。

2. 实验室检查

滑膜软骨瘤病患者血常规、蛋白电泳、免疫复合物及血清补体等指标一般在正常范围内。若患者同时有滑膜炎症，可出现CRP和ESR水平轻度增高。

（四）诊断要点

SC需根据患者病史、症状、体征、影像学表现及实验室检查作出临床诊断。

（五）临床治疗

1. 药物治疗

应根据SC患者病变的部位及病变程度，内外结合，进行个体化、阶梯化的药物治疗。

（1）非甾体抗炎药：非甾体抗炎药（NSAID）是SC患者缓解疼痛、改善关节功能最常用的药物。包括局部外用药物和全身应用药物。

1）局部外用药物：在使用口服药物前，建议先选择局部外用药物，可使用各种NSAID的凝胶贴膏、乳胶剂、膏剂、贴剂等，如氟比洛芬凝胶贴膏。局部外用药物可迅速、有效缓解关节的轻、中度疼痛，其胃肠道不良反应轻微，但需注意局部皮肤不良反应的发生。对中、重度疼痛可联合使用局部外用药物与口服NSAID。

2）全身应用药物：根据给药途径可分为口服药物、针剂以及栓剂，最为常用的是口服药物。

用药原则：①用药前进行危险因素评估，关注潜在内科疾病风险；②根据患者个体情况，剂量个体化；③尽量使用最低有效剂量，避免过量用药及同类药物重复或叠加使用；④用药3个月后，根据病情选择相应的实验室检查。

（2）镇痛药物：对NSAID治疗无效或不耐受者，可使用非NSAID、阿片类镇痛剂、对乙酰氨基酚与阿片类药物的复方制剂。但需要强调的是,阿片类药物的不良反应和成瘾性发生率相对较高,建议谨慎采用。

（3）关节腔注射药物：对于早期尚未明确诊断 SC 的患者,关节腔注射可有效缓解疼痛,改善关节功能。但该方法无法根治疾病,且属于侵入性治疗,可能会增加感染风险,不推荐使用。

2. **手术治疗** 对病变严重、且有持续疼痛及明显功能障碍者,可考虑手术治疗。手术方式的选择主要根据患者的年龄、受累关节、预期目标、患者期望及病情的程度等多种因素而定。SC 的外科手术治疗包括关节镜下清理术、关节切开清理术,适用于非手术治疗无效、影响正常生活的患者。手术的目的是减轻或消除患者疼痛症状、改善关节功能。

（1）关节镜清理术：关节镜兼具诊断和治疗的作用。对于早中期 SC 患者,关节镜可以将增生滑膜清理并送病理进一步明确诊断;对于已经存在游离体的患者,通过关节镜下摘除游离体、清理增生的滑膜等,能减轻临床症状。但关节镜在手术视野及清理范围方面有一定的局限性,存在清理不彻底、SC 远期复发的可能,必要时需要再次行关节镜手术。

（2）开放清理术：关节切开清理术能够彻底暴露关节腔,对于增生滑膜及游离体的处理更加彻底,因此对于部分弥漫性生长,特别是术前影像学病变提示位于关节囊较为深在部位的 SC 患者具有很大优势,能最大限度清理病变组织,但开放手术可能导致术后关节僵硬及功能障碍,需慎重选择。

二、康复评定

滑膜软骨瘤病的治疗目的是控制疼痛和其他伴随症状,减少功能障碍,指导患者及其家人了解该疾病和治疗情况。为此,滑膜软骨瘤病的康复评定主要是对患者的疼痛情况、关节运动功能状况、日常生活活动能力和心理因素等进行全面评估。

（一）疼痛评定

常用评定方法：视觉模拟评分法、数字分级评分法、语言分级评分法、Wong-Baker 面部表情量表。

（二）运动功能评定

1. **关节活动度测量** 最常用测量和记录 ROM 的方法为中立位法（解剖 0°位法）,即将解剖学中立位时的肢体位置定为 0°。当被测量者某关节出现非正常过伸情况时,要进行标记。

2. **肌力评定** 进行肌力检查时,要取标准体位,受检肌肉做标准的测试动作。固定受检查肌肉附着肢体的近端,放松不受检查的肌肉,首先在承受重力的情况下观察该肌肉完成测试动作的能力,然后根据测试结果决定是否由检查者施加阻力或助力,并尽可能达到最大运动范围,进一步判断该肌肉的收缩力量。

3. **平衡及协调功能评定**

（1）平衡功能评定：临床上常用的平衡功能评定方法包括平衡反应评定、伯格平衡量表和应用仪器进行不同体位的动态和静态平衡功能评定等。可应用伯格平衡量表来预测患者跌倒的危险性。

（2）协调功能评定：在进行协调功能评定时,患者的意识必须清晰,能够充分配合。另外,患者肢体的肌力必须 4 级以上,否则评定无意义。临床上常用的评定动作有指鼻试验、指指试验、轮替试验、还原试验、示指对指试验、拇指对指试验、握拳试验、跟 - 膝 - 胫试验、旋转试验、拍地试验、拍手试验、画圆试验等。

（三）综合评定量表

临床常用的综合评定量表有 WOMAC（Western Ontario and McMaster Universities）评分、关节炎影响测量量表 -2（Arthritis Impact Measurement Scales 2，AIMS2）等。

（四）日常生活活动能力和生活质量评定

日常生活活动能力评定常用的量表为改良 Barthel 指数。生活质量评定常用的量表是SF-36、WHO-QOL-100 等。

三、康复治疗

（一）康复治疗原则与目标

SC 康复的目标是减轻或消除疼痛，控制病情、改善或恢复关节功能，改善生活质量。

SC 康复的总体原则是非药物与药物治疗相结合，必要时手术治疗。治疗应个体化，结合患者自身情况，如年龄、性别、体重、自身危险因素、病变部位及程度等选择合适的康复方案。

（二）康复治疗技术

1. 运动疗法　目前，对于 SC 的治疗，国内外尚缺乏明确的指导性文件，但参考其他类似疾病的指南，运动疗法可以作为 SC 的基础治疗方法，无论是否采取药物、手术等治疗，均需要配合运动疗法。运动疗法必须根据患者的具体情况进行调整，以任务为导向，长期坚持。训练时首先是缓解疼痛、提高功能，然后是改善患者的整体健康状况，使患者在没有疼痛和疲劳感的情况下生活和工作。训练应当从防止关节挛缩的伸展运动开始；逐渐过渡到增加肌肉耐力和收缩速度的肌力训练，完成功能活动；再到有氧运动，提高患者的整体健康状况。在运动训练的开始要密切关注症状是否加重，调整运动量以适合患者体能，并设法增加训练的趣味性，提高患者依从性。每一次训练都应当包括热身、有氧运动和放松的完整过程。热身是为身体进行较高强度运动做准备。热身运动包括 ROM训练、伸展运动和不同肌群的肌力训练。一般情况下，热身运动通过升高躯体的体温、增加肌肉的柔韧性，使身体对接下来的运动进行充分准备，可以避免出现运动损伤。有氧运动部分要能高效增加心血管系统的适应能力、氧耐力和运动耐受性，可以采用负重或不负重形式，应用水中有氧运动和静态自行车等。当患者能够执行 70% 以上最大心率（中等强度）的有氧运动 10 分钟以上时，应当休息 3~5 分钟。同热身运动一样，低强度的放松动作要为有氧运动收尾。

2. 物理治疗　SC 为单关节疾病，主要累及负重大关节。现在研究表明，滑膜的增生、水肿等与受累关节疼痛密切相关，因此要求物理因子作用深度要深，治疗效果才能更好。

（1）短波 / 超短波疗法：短波 / 超短波治疗的热效应使患部的表层和深层组织均匀受热，能增强血管通透性，改善微循环，调节内分泌，加强组织机体的新陈代谢，降低感觉神经的兴奋性，从而达到消炎、止痛、解痉，促进血液循环和组织修复的治疗目的。

（2）中频电疗法：临床常用的有干扰电疗法、调制中频电疗法和等幅中频（音频）电疗法等。

（3）TENS：近来研究发现，TENS 可以有效解除关节炎所致的股四头肌关节源性肌肉抑制，缓解关节疼痛的同时改善关节功能。

（4）超声波疗法：有研究表明，小剂量超声波（连续式 $0.1~0.4\text{W/cm}^2$、脉冲式 $0.4~1\text{W/cm}^2$）多次投射可以促进骨骼生长，骨痂形成；中等剂量（3W/cm^2 以下 5 分钟）超声波作用时可见骨髓充血，温度上升 7℃，但未见到骨质的破坏，故可用于骨关节炎骨病变的治疗。

（5）激光疗法：激光针治疗尤其适用于骨关节炎浅表疼痛点的治疗。

3. 心理治疗　SC 的疼痛肿胀以及关节交锁常引起患者焦虑、抑郁等心理因素的改变（可用 90 项症状自评量表进行评定），而焦虑、抑郁等反过来又会加剧患者的疼痛，但目前临床中常被忽略。既往研究发现，疼痛不仅是生物性因素所致，还与患者心理方面密切相关，建议临床过程中加强护理关怀，尤其是一些应用药物不能有效止痛的患者，特别要注意心理因素的影响。

4. 康复医学工程　对于 SC 患者，采用相关的免负荷或矫形支具并无明显临床效果；对于存在关节游离体的患者，在活动中为避免突然交锁导致的摔倒而采用限制性支具有一定的保护作用。

（三）传统康复治疗技术

中医认为，本病属"痹病"范畴，以肝肾亏虚为本，外加风寒湿入侵而成，其肝肾亏虚、风寒湿痹日久的特性均可引起关节形态及力学方面的变化。中医治疗骨痹，方法众多，多配合治疗，往往能取得较好疗效；主要分为内治和外治两大类，包括中药内服治疗、针灸治疗、针刀治疗、推拿按摩、熏蒸治疗、外敷治疗、中药离子导入疗法等。

四、康复护理与管理

（一）患者教育

SC 患者教育内容包括疾病特点、关节功能、关节保护、姿势、心理等。让患者了解目前滑膜软骨瘤病的病因并未明确，可能与胚胎、创伤、感染和代谢等有关，更多学者倾向于外伤相关性，故应尽量减少或避免这些不利因素。此外，在整个疾病的演变过程中，以滑膜增生、滑膜内结缔组织向软骨和骨组织化生为特征，而当游离体形成则可能导致关节交锁，患者应当知晓疾病的特点，并在活动中注意避免此种情况的发生。对于疾病的治疗，应当了解不同治疗方式的优劣以及术后相关的康复进程，能够很好地和治疗医师配合。在疾病早期，一部分患者由于临床及影像学表现不典型，治疗效果不佳，会表现为抑郁症，因此医师对抑郁症的认识和治疗也非常重要。高度重视和猜疑的临床表现是医师诊断抑郁症的重要依据，绝大多数患者的抑郁症可以通过与医师交流、支持性治疗以及使用抗抑郁药物得到缓解。

（二）社区康复

对于 SC 患者的社区康复是目前国内外围手术期较为公认及推荐开展的项目。在医院治疗的基础上，利用社区资源进行社区康复，将简单有效易行的康复方案导入社区，利用不同社区的康复条件进行有针对性的训练，包括平衡训练、力量训练、关节灵活度及活动度训练等，可以获得很好的效果。在我国，这方面的支持及推广尚未得到足够重视，未来从以医院为中心，转变为以医院手术干预为主、社区康复治疗为辅的新模式将变为主流。

（三）家庭康复

家庭康复是 SC 治疗的有效补充。家庭康复可以缓解受累关节的疼痛，改善躯体功能，提高生活质量。家庭康复主要包括肌力、ROM 锻炼，提高有氧活动能力等。对于 SC 的家庭康复可以采用直腿抬高训练加股四头肌等长收缩、股四头肌等张收缩，24 式杨氏简化太极拳，8 式太极拳等。

（四）康复护理

由于本病起病隐匿，游离体于负重大关节内可造成关节面毁损、一定的致残率，且切除后易复发,因此,临床上加强对 SC 患者的康复护理,对疾病的康复有很大作用。

1. 减轻体重　肥胖患者更容易发生关节损伤,并由此导致 SC 潜在的发生率增高。

2. 指导运动方式　日常生活中,在出现受累关节症状后,患者要减少过度活动,减少关节交锁的发生,避免关节面磨损出现进一步破坏。视病情轻重进行适当非负重情况下的功能锻炼,以促进关节功能的恢复,保持各关节的生理活动度。

3. 围手术期康复　在关节镜及开放清理术后,积极进行肌力及关节全范围功能训练,维持关节良好的灵活性及力量,保持关节的活动度。

（林　进）

第五节　色素沉着绒毛结节性滑膜炎

腱鞘巨细胞瘤(tenosynovial giant cell tumor, TGCT)在组织学上称色素沉着绒毛结节性滑膜炎(pigmented villonodular synovitis, PVNS),是一种罕见的滑膜组织增生性病变。发病年龄多在 20~50 岁,男女受累概率相同,也有报道女性多于男性。PVNS 几乎只累及单关节,膝和足的滑膜结构最常受累,而肩、手和髋受累较少见。其特征是存在含多核巨细胞、巨噬细胞和含铁血黄素的富血供增生性滑膜。多核细胞呈破骨细胞的特性。关节附近或关节内的进行性结节性病变可限制关节功能,可能破坏邻近的骨。多数学者认为 PVNS 是一种炎症性过程,其他学者认为其是一种良性肿瘤。

一、概述

（一）定义

色素沉着绒毛结节性滑膜炎(PVNS)又名腱鞘巨细胞瘤(TGCT),其特征是存在含多核巨细胞、巨噬细胞和含铁血黄素的富血供增生性滑膜,多核细胞呈破骨细胞的特性。关节附近或关节内的进行性结节性病变可限制关节功能,可能破坏邻近的骨。部分学者认为其为良性病变恶性行为。

PVNS 通常分为两型:累及整个滑膜的弥漫型(占大多数),仅累及部分滑膜的局灶型(少数)。

（二）临床表现

1. 关节肿块　PVNS 患者的临床症状多为局部不适,且发作隐袭,关节肿块通常是无痛性或疼痛较轻,但局部肿胀相对明显。有的病灶较硬,皮温略高。其中以膝关节最为常见(66%~80%)。

2. 关节疼痛及压痛　关节疼痛症状不典型,多为隐痛,压痛不明显,病变累及关节软骨导致骨关节炎后出现负重活动后疼痛表现。

3. 关节活动受限　不典型。

4. 肌肉萎缩　部分患者病程较长,因长期失用出现股四头肌萎缩,关节无力。

（三）辅助检查

1. 影像学检查

(1)X 线:主要征象有软组织肿胀,密度增高、多发囊肿和骨质侵蚀,病变初期关节间隙改变者少,晚期较为多见。

（2）MRI：具有较特异性改变，在 T1 和 T2 图像上呈特征性信号缺失，这主要是由于滑膜中含大量含铁血黄素，该 MRI 信号是正确诊断的一个关键因素。MRI 对于临床诊断 PVNS 有很大价值。

（3）CT：有助于显示 PVNS 骨侵蚀和囊性改变，有助于穿刺活检定位。

（4）超声：可显示关节内渗出、回波不均的团块和增厚的滑膜，也可显示骨质侵蚀改变，但上述所见还可见于其他滑膜炎性疾病，因此无特异性。

2. 实验室检查　骨关节炎患者血常规、蛋白电泳、免疫复合物及血清补体等指标一般在正常范围内。若患者同时有滑膜炎症，可出现 CRP 和 ESR 轻度增高。

3. 关节穿刺检查　关节积液为渗出性，液体颜色多种多样，其中血性积液者占 75% 左右，黄色或棕色者约占 10%~25%，但不能仅根据积液的颜色确定诊断。

（四）诊断要点

PVNS 需根据患者病史、症状、体征、影像学表现及实验室检查作出临床诊断，但最终确诊需要依靠滑膜活检及病理证实。

（五）临床治疗

1. 药物治疗　PVNS 患者的有效治疗为手术滑膜切除术，药物治疗仅为缓解症状，一旦确诊应及时手术。

（1）非甾体抗炎药：非甾体抗炎药（NSAID）是 PVNS 患者缓解疼痛、改善关节功能最常用的药物。包括局部外用药物和全身应用药物。

1）局部外用药物：在使用口服药物前，建议先选择局部外用药物，可使用各种 NSAID 的凝胶贴膏、乳胶剂、膏剂、贴剂等，如氟比洛芬凝胶贴膏。局部外用药物可迅速、有效缓解关节的轻、中度疼痛，其胃肠道不良反应轻微，但需注意局部皮肤不良反应的发生。对中、重度疼痛可联合使用局部外用药物与口服 NSAID。

2）全身应用药物：根据给药途径可分为口服药物、针剂以及栓剂，最为常用的是口服药物。

用药原则：①用药前进行危险因素评估，关注潜在内科疾病风险；②根据患者个体情况，剂量个体化；③尽量使用最低有效剂量，避免过量用药及同类药物重复或叠加使用；④用药 3 个月后，根据病情选择相应的实验室检查。

（2）生物制剂：鉴于已证明 PVNS 中存在巨噬细胞和相关的促炎性细胞因子（如 TNF-α），一项引人关注的报道提出，对于难治性 TGCT 患者，使用 5mg/kg 的英夫利昔单抗（一种针对 TNF-α 的单克隆抗体）控制体征和症状；而对于由于易位 CSF1-COL6A3[t（1；2）（p13；q35）]导致 CSF1（又称集落刺激因子 1）基因过表达从而形成 PVNS 的患者，伊马替尼和其他多靶点酪氨酸激酶抑制剂（如舒尼替尼、索拉非尼、尼洛替尼）抑制 CSF1 受体（该受体发挥受体酪氨酸激酶的作用），提示这些药物理论上可能治疗复发性 PVNS，目前尚需有关该药的更多治疗经验。建议谨慎采用。

（3）关节腔注射药物：关节内注射短半衰期放射性同位素胶体，通过局部发射 β 粒子发挥其治疗作用。最常用的是 ^{90}Y（钇）。过去曾提倡在复发风险较高的患者中，术后关节腔内注射放射性同位素，但由于容易出现局部皮肤坏死、窦道以及潜在的全身性泄露等并发症，目前已基本放弃。

2. 手术治疗 + 关节外放疗　对于 PVNS 患者来说，手术滑膜切除为最佳治疗方案，手术方式的选择主要根据患者的年龄、受累关节、病变类型、患者期望及软骨破坏程度等多种因素而定。局灶性 PVNS 的最佳治疗方法是边缘性切除；弥漫性 PVNS 较难根除，最好通过完全或近全滑膜切除术进行治疗。在弥漫性 PVNS 患者中，有研究显示，辅以 35~50Gy 的放疗可降低局部复发率。

PVNS 的外科手术治疗包括关节镜下滑膜切除术，或开放式滑膜切除术，关节融合术及人工关节置换术。手术的目的是减轻或消除患者疼痛症状、改善关节功能和矫正畸形。

（1）开放滑膜切除术：对于弥漫性 PVNS，已明确证实膝关节开放性滑膜切除术是有益的，然而膝关节开放性滑膜切除术可能会导致严重并发症，其也和住院和康复时间延长有关，或许还会导致严重失血。若患者接受手术时，放射影像学尚未显示明显的退行性改变证据，那么手术缓解症状的效果更好。然而，手术本身不能延迟继发性退行性改变的恶化。对于此类患者，开放手术收益有限。

（2）关节镜清理术：关节镜兼具诊断和治疗的作用，由技术熟练的关节镜医师实施关节镜下滑膜切除术时，其结果与开放性滑膜切除术相当，但并发症发病率较低，费用也大为减少。关节镜下滑膜切除术可降低感染率。对局灶性 PVNS 治疗效果好，但弥漫性 PVNS 较难根除。与开放性滑膜切除术相比，关节镜下滑膜切除术虽然可能会带来同等程度的疼痛缓解，但疾病复发风险和影像学进展的风险都更高。

（3）关节融合术：实施关节融合术后会造成关节功能障碍，现已不作为终末期 PVNS 的常规治疗手段。但对于严重的慢性踝关节、或其他关节 PVNS 且非手术治疗无效者，融合术成功率高。

（4）人工关节置换术：终末期 PVNS 成熟且有效的治疗方法，应用日益广泛。

膝关节置换术：适用于严重的膝关节 PVNS 导致关节间隙狭窄、关节面破坏者，尤其伴有各种畸形时其远期疗效确切。全膝关节置换术后 15 年生存率为 88%~89%。

二、康复评定

PVNS 的治疗目的是切除病变滑膜，控制疼痛和其他伴随症状，减少功能障碍，指导患者及其家人了解该疾病和治疗情况。为此，PVNS 的康复评定主要是对患者的疼痛情况、关节运动功能状况、日常生活活动能力和心理因素等进行全面评估。

（一）疼痛评定

常用评定方法：视觉模拟评分法、数字分级评分法、语言分级评分法、Wong-Baker 面部表情量表。

（二）运动功能评定

1. 关节活动度测量　最常用测量和记录 ROM 的方法为中立位法（解剖 0° 位法），即将解剖学中立位时的肢体位置定为 0°。当被测量者某关节出现非正常过伸情况时，要进行标记。

2. 肌力评定　进行肌力检查时，要取标准体位，受检肌肉做标准的测试动作。固定受检查肌肉附着肢体的近端，放松不受检查的肌肉，首先在承受重力的情况下观察该肌肉完成测试动作的能力，然后根据测试结果决定是否由检查者施加阻力或助力，并尽可能达到最大运动范围，进一步判断该肌肉的收缩力量。

3. 平衡及协调功能评定

（1）平衡功能评定：临床上常用的平衡功能评定方法包括平衡反应评定、伯格平衡量表和应用仪器进行不同体位的动态和静态平衡功能评定等。可应用伯格平衡量表来预测患者跌倒的危险性。

（2）协调功能评定：在进行协调功能评定时，患者的意识必须清晰，能够充分配合。另外，患者肢体的肌力必须 4 级以上，否则评定无意义。临床上常用的评定动作有指鼻试验、指指试验、轮替试验、还原试验、示指对指试验、拇指对指试验、握拳试验、跟 - 膝 - 胫试验、旋转试验、拍地试验、拍手试验、画圆试验等。

（三）日常生活活动能力和生活质量评定

日常生活活动能力评定常用的量表为改良 Barthel 指数。生活质量评定常用的量表是 SF-36、WHO-QOL-100 等。

三、康复治疗

（一）康复治疗原则与目标

PVNS 康复的目标是减轻或消除疼痛，控制病情、改善或恢复关节功能，改善生活质量。

PVNS 康复的总体原则是以手术滑膜切除为主，辅以放疗等治疗。治疗应个体化，结合患者自身情况，如年龄、性别、体重、自身危险因素、病变部位及程度等选择合适的康复方案。

（二）康复治疗技术

1. 运动疗法　PVNS 由于起病隐匿，病程较长，无论是早期采用关节镜滑膜切除或开放手术滑膜切除，还是晚期关节面破坏需进行关节置换手术等治疗，均需要配合运动疗法。运动疗法必须根据患者的具体情况进行调整，以任务为导向，长期坚持。训练时首先是缓解疼痛、提高功能，然后是改善患者的整体健康状况，训练应当从防止关节挛缩的伸展运动开始；逐渐过渡到增加肌肉耐力和收缩速度的肌力训练，完成功能活动；再到有氧运动，提高患者的整体健康状况。在运动训练的开始要密切关注症状是否加重，调整运动量以适合患者体能，并设法增加训练的趣味性，提高患者依从性。其中，ROM 训练、伸展运动和不同肌群的肌力训练尤为重要。

2. 物理治疗　PVNS 一般为单关节受累，且其滑膜为侵袭性病变，物理治疗效果不佳，不做推荐。

3. 心理治疗　PVNS 的疼痛常引起患者焦虑、抑郁等心理因素的改变（可用 90 项症状自评量表进行评定），而焦虑、抑郁等反过来又会加剧患者的疼痛，但目前临床中常被忽略。建议临床过程中加强护理关怀，尤其是一些应用药物不能有效止痛的患者，特别要注意心理因素的影响。

4. 康复医学工程　PVNS 患者由于软骨侵蚀导致关节面破坏，出现类似终末期骨关节临床症状，可考虑免负荷支具治疗。支具可以减轻膝关节内侧间室或外侧间室的负荷，保护膝关节，从而缓解膝关节疼痛症状。

（三）传统康复治疗技术

中医认为，本病属"痹病"范畴，以肝肾亏虚为本，外加风寒湿入侵而成，其肝肾亏虚、风寒湿痹日久的特性均可引起关节形态及力学方面的变化。中医治疗骨痹，方法众多，多配合治疗，往往能取得较好疗效；主要分为内治和外治两大类，包括中药内服治疗、针灸治疗、针刀治疗、推拿按摩、熏蒸治疗、外敷治疗、中药离子导入疗法等。

四、康复护理与管理

（一）患者教育

PVNS 教育内容包括疾病、关节功能、关节保护、姿势、心理等。让患者了解 PVNS 的发病及病程变化,避免不利因素。在手术(开放或关节镜)治疗前后,通过适当的功能训练,尽可能维持关节的互动度及患肢肌力,减少由于手术创伤及疾病本身所致的关节功能障碍。PVNS的疼痛和功能障碍在很大程度上也受心理因素影响,其中一部分患者会表现为抑郁症,因此医师对抑郁症的认识和治疗也非常重要。高度重视和猜疑的临床表现是医师诊断抑郁症的重要依据,绝大多数患者的抑郁症可以通过与医师交流、支持性治疗以及使用抗抑郁药物得到缓解。

(二)社区康复

在医院治疗的基础上,利用社区资源进行社区康复,将简单有效易行的康复方案导入社区,利用不同社区的康复条件进行有针对性的训练,包括平衡训练、力量训练、关节灵活度及活动度训练等,可以获得很好的效果。在我国,这方面的支持及推广尚未得到足够重视,未来从以医院为中心,转变为以医院手术干预为主、社区康复治疗为辅的新模式将变为主流。

(三)家庭康复

家庭康复可以缓解疼痛,改善躯体功能,提高生活质量。家庭康复主要包括肌力、ROM锻炼,提高有氧活动能力等。采用训练方法可以有直腿抬高训练加股四头肌等长收缩、股四头肌等张收缩,24式杨氏简化太极拳,8式太极拳。

(四)康复护理

由于本病有一定的致残率,且病程漫长、易反复,因此临床上加强对PVNS患者的康复护理,对疾病的康复有很大作用。

1. 健康指导　加强教育,积极学习PVNS相关知识。一定保持良好的心理状态,保持精神愉快也是预防疾病复发的重要因素。

2. 有氧运动　步行、做游戏、骑自行车等有助于保持关节功能

3. 指导运动方式　日常生活中,患者行、走、站、坐都要保持良好的姿态,以减轻畸形的发生;同时要经常保持关节的全范围活动,视病情轻重进行适当的功能锻炼,以促进关节功能的恢复,保持各个关节的生理活动度。

4. 大力推进康复医院的规范化建设和管理,提高康复医院建设标准,为疾病稳定期患者提供专业、综合的康复治疗,并具备相关疾病的一般诊疗、处置能力和急诊急救能力。加强与区域内老年病院、慢性病院和护理院等延续性医疗机构的分工合作。三级康复医院应当承担区域内康复专业人员的培训任务。

(林　进)

第六节　截肢术后

一、概述

(一)定义

截肢是指通过身体的某一部位将肢体切除的手术。这里所说的某一部位,一般是指身体某处的1块或几块骨,或者是骨之间的间隙;所切除的肢体,既可以是手术部位以下的全部,也可以是一部分。关节离断是指通过关节间隙或其邻近部位进行的截肢手术。

　　肢体坏疽是实施截肢手术的绝对适应证,常见于外周血管病和糖尿病等引起的肢体远端坏死。临床上还有一些情况可能需要截肢,常见的包括:①肿瘤,尤其是恶性肿瘤;②严重创伤导致肢体毁损;③难以根治或威胁患者生命的感染;④先天性或后天性肢体畸形。总之,如果截肢能够挽救或延长患者生命、提高生活质量,或者截肢后安装假肢可以显著改善患者的功能与形象,均属于截肢的适应证。对于准备截肢的患者,首先需要考虑其生命安全,其次是截肢后的功能恢复以及身体外观的要求,此外还应该考虑患者的经济条件、生活与工作环境、生活习惯等因素。

　　(二)临床表现

　　人体不同部位截肢后结构与功能的丧失各不相同。下面简要介绍常见截肢部位的特点。

　　1. 下肢截肢

　　(1)足部截肢:截除单个足趾对站立和行走的影响很小。但是,第 1 趾截趾后会影响快速行走或奔跑。第 2 趾截趾后会引起第 1 趾外翻畸形。切除全部足趾后,患者下蹲、提踵、快走及弹跳均会受到影响。

　　经跖骨截肢,进一步影响了足的推进力而导致步态异常。

　　足趾切除和经跖骨截趾后一般只需在鞋内放置填充物而不需要假肢。

　　经跗跖关节或跗中关节的截肢,可以导致晚期马蹄足畸形,目前已经不再被推荐,而代之以功能较好的经踝部截肢。

　　一般情况下,截除足外侧的 2~3 个趾列后,足仍可保留较好的支撑功能。截除内侧的 2~3 个趾列后,足仍然可以保留一定的负重功能。

　　(2)踝部截肢:也称足后部截肢,包括 Syme、Boyd 和 Pirogoff 截肢。此部位截肢后残端具备完全负重能力,而且残端与地面之间有足够的空间安装假肢。

　　(3)小腿截肢:绝大多数医师和假肢专家建议理想的小腿截肢平面在肢体中 1/3。理论上,只要保留胫骨结节,就可以安装小腿假肢。如果技术条件允许,对于成年患者应该尽可能进行胫腓骨远端融合。

　　(4)膝部截肢:膝关节离断术的优越性在于术后安装假肢时残肢末端可以完全负重,患者行走的感觉更好。实际上,膝关节离断、保留部分股骨髁的大腿截肢和短于胫骨结节的小腿截肢,其假肢模式相同,可以统称经膝部截肢。

　　(5)大腿截肢:大腿截肢是指安装假肢时使用大腿接受腔,但需要以坐骨承重为主的经股骨截肢。大腿截肢应尽可能保留长度。

　　(6)髋部截肢:严格地说,应该将髋关节离断改称经髋部截肢,它包括的范围从经股骨头和髋臼之间的真正髋关节离断,到小粗隆以下一定距离内的经股骨截肢。这个一定距离很难数字化,其本质为不能安装大腿假肢(即需要使用骨盆接受腔)的经股骨上段截肢。

　　(7)半骨盆切除和经腰椎截肢:这类手术首先要考虑的是患者生存问题,而假肢的安装及康复均需要极高的技术要求。

　　2. 上肢截肢　　包括截指、腕部截肢、前臂截肢、肘部截肢、上臂截肢、肩部截肢等,除截指的部分情况外,均应该尽可能保留长度。

　　(1)手部截肢(截指):拇指和食指截指后手的主要功能受损。拇指截除后,手的握、捏功能均丧失。环、小指截掉后,手无法全力抓握。

（2）腕部截肢：包括腕关节离断和经腕骨截肢。腕部截肢后保留了前臂旋转功能，但安装假肢时难以与健肢达到对称，也没有空间安装肌电假肢的组件。

（3）前臂截肢：前臂截肢后残肢越短，对假肢的控制就越差。当残肢长度不足健侧肢体的35%时，假肢的悬吊和肘关节的活动均会受到影响。

（4）肘部截肢：肘关节离断后假肢的悬吊和人工关节的安装均比较困难，但通过上臂的旋转还可以控制假肢。

（5）上臂截肢：上臂截肢后同样是残肢越短，结果越差。当残肢长度不足健侧肢体的50%时，假肢接受腔往往不得不覆盖肩峰，会限制盂肱关节的活动。

（6）肩部截肢：肩部截肢包括经肱骨外科颈的截肢、经盂肱关节的离断和经肩胛胸壁间的截肢。一般只能安装装饰性假肢。

（三）辅助检查

1. 影像学检查 X线检查是截肢者必须进行的影像学检查，可以明确截肢部位，观察残肢情况。CT可用于进一步观察残肢的骨骼情况。彩色多普勒血流成像一般用于检查肢体的血管，还可用于检查神经残端有无瘤样变。MRI可以清楚地反映残肢软组织情况，对于不良残肢的处理有一定价值。

2. 实验室检查 如果截肢者残肢存在感染性疾患，可出现相关实验室检查异常。

（四）诊断要点

截肢者的康复诊断一般采用以下模式：

疾病诊断：××（部位，如左小腿）截肢术后。

残损诊断：××（部位，如左小腿）截肢后残端。

残疾诊断：自理障碍（上肢尤其是利手截肢、双下肢截肢）、行走障碍（下肢截肢）。

残障诊断：工作障碍、社交障碍……

（五）药物治疗

截肢者的药物治疗主要是针对截肢相关的疼痛。

1. 非甾体抗炎药 非甾体抗炎药（NSAID）是缓解肢体疼痛的常用药物。但对于截肢相关的疼痛，尤其是幻肢痛效果并不理想。

2. 镇痛药物 对NSAID治疗无效或不耐受者，可使用中枢性镇痛药物。但需要强调的是，其不良反应和成瘾性发生率相对较高，建议谨慎采用。

3. 神经妥乐平 神经妥乐平是牛痘免疫病毒疫苗接种家兔后的炎症皮肤提取物，是神经-免疫-内分泌系统的修复剂，具有神经修复、镇痛、自主神经调节、免疫功能调节的作用。其治疗幻肢痛的机制主要是：

（1）通过脊髓背角神经元的5-羟色胺3受体和α_2受体激活疼痛下行抑制系统。

（2）阻断缓激肽释放，抑制神经损伤后的炎症过程。

（3）活化Na^+-K^+泵，减弱神经细胞的过度兴奋。

（4）具有改善外周局部血液循环和神经营养作用，可能有利于神经损伤的修复。

神经妥乐平是截肢后幻肢痛治疗首选药物，临床实践中多数病例均取得良好疗效。

（六）手术治疗

现代下肢假肢技术已经可以较好地代偿下肢的负重和大多数运动功能。而上肢假肢，尽管只能代偿非常简单的手功能，对于截肢者、尤其是双上肢截肢者，也具有重要意义。要充分发挥假肢的作用，不但要求残肢与假肢很好对接，而且要求残肢能够充分控制假肢。

因此，现代假肢对于截肢者残肢的要求非常严格。

非理想残肢，主要是指截肢者治疗结束后，寻求安装假肢时残肢常常存在的、不适合现代假肢装配的问题。

1. 截肢部位不利于安装假肢　这个问题在下肢截肢中尤为突出。典型例子的就是，足部经跗中关节或跗跖关节的截肢，经常导致晚期残足马蹄畸形，难以安装假肢。临床上常常可以见到此类残端前部存在植皮瘢痕，最终只能选择再做踝部截肢。

2. 手术操作造成　包括长短、形状等问题。小腿截肢中最为常见的问题是残肢长度不理想，或者腓骨残端保留过长。短残肢会影响假肢的悬吊与控制，如果有必要，可以采取肢体延长技术予以矫正；也可以采用带锁具的硅胶套，但只能解决悬吊问题。小腿残肢过短时，还会出现腓骨残端外展畸形，有的医师会选择切除残余的腓骨，更好的选择是将腓骨残端置于内收位置、融合上胫腓联合，条件允许时融合胫腓骨残端最为理想。小腿残肢过长时，理论上会出现残端血液循环不良、容易破溃，如果确实影响假肢使用，可以在合适部位重新截肢。

传统的截肢手术不做肌肉固定与成形，其肌肉残端会向残肢近端回缩，最终形成一个圆锥状残肢。这种圆锥状残肢对于现代假肢来说是不理想的，但不是不能安装假肢，只是不宜使用现代假肢接受腔。

3. 残肢力线异常　包括骨畸形与关节畸形（关节挛缩）两种情况。

骨畸形一般见于外伤后骨折畸形愈合。无论上肢或下肢，检查时首先当然会注意到肢体外观有无异常，但在考虑治疗方案时应该把肢体的功能放在首位。力线异常的下肢负重后会导致晚期的关节退行性改变，但对于截肢者的残肢有时可以忽略这个问题，因为穿戴假肢后畸形的骨和相应的关节可能不需要负重。例如大腿假肢目前一般需要坐骨承重，即使股骨存在一定的畸形也没有明显影响。另外，还可以通过调整假肢的力线来校正肢体的力线。

关节挛缩是截肢者残肢的常见问题。如果残肢的某个关节僵直在非功能位，一般都需要矫正后才能安装假肢。但也存在例外情况。例如，小腿截肢后的极短残肢常短于胫骨结节，晚期会出现严重的膝关节屈曲挛缩，此时可不必矫正，直接将残肢置于屈膝位安装类似膝关节离断假肢。对于轻度关节挛缩，结合被动牵拉软组织和主动 ROM 练习，通常就可以达到满意的治疗效果。严重的关节挛缩需要手术治疗，方法包括软组织松解（延长）、截骨、利用外固定架、矫形器或石膏延长软组织矫形等。

4. 残肢皮肤瘢痕　无论上肢或下肢截肢，残肢在穿戴、使用假肢时的应力集中部位都应该尽量避免皮肤瘢痕的存在。瘢痕组织，无论是切口的线状瘢痕、植皮瘢痕还是皮瓣的瘢痕（主要是那些皮肤感觉差的皮瓣），都存在容易破溃的问题，与深部粘连时还会影响残肢与接受腔的全面接触。对于不良的瘢痕组织，可以使用皮肤扩张器或按摩使周围健康组织松弛后切除瘢痕，也可以通过局部皮瓣转移来改变瘢痕的位置。

5. 软组织臃肿　导致残肢与假肢接受腔无法紧密贴合，需要进行手术整形才能安装现代假肢接受腔。

6. 残肢疼痛　截肢者，如果残肢存在疼痛必然影响假肢的使用。残肢疼痛常常与神经有关。切断的神经断端与骨粘连或被瘢痕组织包裹粘连，或断端形成神经瘤，受到刺激时均会引起疼痛，甚至存在静息痛。对于与神经相关的残肢疼痛应该尽早探查、松解神经残端，切除神经瘤；否则持续的周围神经异常传入，会引起脊髓和大脑感觉皮质的变化，最终形成中枢性兴奋,导致手术后疼痛不能完全缓解。

神经断端或神经瘤切除后的主要处理方法为神经残端结扎。其他可选择的方法包括将神经残端与残肢肌肉的支配神经吻合、将神经残端包埋至静脉内等等,但后者的手术设计并非针对截肢相关的神经瘤。

7. 残肢合并损伤　目前,外伤仍然是截肢、尤其是青壮年截肢的主要原因。能导致截肢的损伤常常是高能量损伤,有时患者可能有颅脑损伤导致不能表述,有时医患双方均集中精力于截肢部位而忽略了相邻部位的损伤。例如,小腿截肢者时有直到安装假肢时才发现残肢有膝关节半月板、韧带的损伤,甚至胫骨平台骨折,需要专科医师处理后方可安装假肢。

二、康复评定

国际功能、残疾和健康分类(international classification of functioning, disability and health, ICF)提供了用于描述健康及其相关状态的统一的、标准化的术语与体系。

ICF 涉及两方面内容:一是身体的功能(function)与结构(structure),二是个人的个体活动(activities)和社会活动(participation)。由此,它可以系统地评价某一特定健康条件下的人的状态。同时,ICF 也列出了影响上述内容的环境因素。结合疾病诊断,这样就形成了一个个体健康状态的完整记录。

ICF 描述人体的功能及功能障碍。它将上述信息分为两部分:一是功能与残疾,二是环境因素。

根据 ICF 的理念,对截肢者的评价应该包括 3 个层次,即截肢者身体结构和相关功能的评价、与截肢相关的身体功能的评价和截肢者个人或社会生活的评价。

截肢者身体结构和相关功能的评价主要针对截肢后的残肢及受到截肢影响的身体其他部位。对于残肢的评价一般包括下列内容:残肢的形状、长度、周径、瘢痕、疼痛、感觉、肌力、ROM、负重能力及合并症等,基本上属于临床体格检查的内容。

与截肢相关的身体功能的评价,对于上肢截肢者主要是手或假手的功能评价,对于下肢截肢者主要包括平衡能力、行走能力的评价。

对截肢者个人或社会生活的评价,目前一般采用日常生活活动能力评定。由于目前的日常生活活动能力评定量表均非针对截肢者设计,因此实用性有限。

(一)截肢者的评价方法

1. 人体形态学和功能学测量　人体的形态学测量主要是指对人体的高度、体重等固有指标的测量。

身高和体重的测量相对比较简单。当患者双下肢均不完整时,可以用双上肢外展 90° 下两手中指尖之间的距离来近似地代替身高的数值。身高的测量在双下肢截肢患者的康复中具有重要意义。

对于肢体长度的测量,需要注意的是,测量时采取固定的标准并予以说明,要注意双侧对比。

肢体周径可以反映出肢体的肿胀情况和肌肉的萎缩程度。测量时一般先选取某一骨性标志,然后在距离此标志不同距离的位置分别测量。测量时要注意尺子在肢体表面收紧的程度,避免误差。

截肢主要损害了人体的运动系统,运动系统的主要功能是构成人体的基本轮廓,同时起支持、运动和保护的作用。在临床工作中,与人体运动功能相关的指标主要包括肌力、肌张力、ROM、感觉功能、步长等。

传统的肌力测量方法就是徒手肌力评定。它根据检查者的客观发现和主观感觉把肌力分为6级,在此不再赘述。这个方法虽然在临床上广泛应用,但其精确性却极其有限。要准确测定某块肌肉或某群肌肉的力量,就需要借助特殊仪器,如等速肌力测试仪,但是这类仪器的应用既不方便,又不能应用于所有肌肉。

肌张力是指肌肉在静息状态下的紧张度或人体的骨骼肌在被动拉长时通过牵张反射产生的收缩。临床上常用的肌张力测量方法同样是基于检查者的主观判断来制定标准的,如改良阿什沃思量表。

关节活动度是肢体功能的一项重要指标。在康复工作中,重视的是肢体的整体功能,因此对某一ROM的检查要求有时不如骨科专业要求的那样精细。例如,对于肩的活动,记录时往往不再区分盂肱关节或者肩胛骨与胸壁之间的活动,只需记录各个方向总的活动范围。患者关节的主动和被动活动范围经常存在差异,需要分别检查、记录。

常用的感觉功能检查主要是皮肤的痛觉或触觉。一般可以用叩诊锤的针尖或者类似的尖锐物体来检查,但对于手指等触觉比较精密的部位就需要检查两点辨别觉。

步长是指行走中两脚相邻着地点之间的纵向直线距离,通常用 m/步表示。决定步长的因素包括腿长、下肢力量、下肢关节活动度以及行走时采取的姿势、身体的协调性与平衡能力等。步长与身高成正比。左、右步长的不一致性则是反映步态不对称的敏感指标。

跨步长是指同一侧足跟前后连续两次着地点间的纵向直线距离,相当于左、右两个步长相加。

步宽是指左、右两足间的横向距离,通常以足跟中点为测量点。步宽愈窄,步行的稳定性愈差。

2. 截肢者常用的生理功能评定方法

(1)步态分析:是通过观察、测量获取有关步态的资料,通过定性或定量分析,以确定有无异常步态及其原因、性质和程度。

步行周期指行走过程中一侧足跟着地至该侧足跟再次着地时所经过的时间。每一个步行周期分为站立相和迈步相两个阶段。站立相又称支撑相,为足底与地面接触的时期;迈步相又称摆动相,指支撑腿离开地面向前摆动的阶段。步行周期以足跟着地开始,紧接着足放平,足底全面接触地面,进入站立中期,随后发生足跟离地、足趾离地。足趾离地的瞬间标志着站立相结束和迈步相开始,下肢向前摆动并依次经过摆动前、中、末期。

步态的定性分析是临床中常用的步态检查方法,但由于设备昂贵、数据解读等问题,限制了在工作中的应用。

通过目测观察进行分析步态不需要昂贵的设备。观察内容包括:①步态的总体情况,包括步行节奏、对称性、流畅性、身体重心的偏移、躯干在行走中的趋向性、上肢摆动、辅助器具的使用、行走中的神态表情等。②识别步行周期的时相与分期特点,如迈步相是否足拖地等。③观察身体各部位情况。目测观察结果具有一定的主观性,结果的准确性或可靠性与观察者的技术水平和临床经验有直接关系。

(2)行走能力的评定

1)6分钟步行试验(6 min walk test,6MWT):是测量6分钟的步行距离,是一种简便易行、安全有效、稳定可靠的方法。

　　6MWT 的绝对禁忌证包括不稳定型心绞痛、急性心肌梗死等。稳定型、劳力性心绞痛并非绝对禁忌证，但测试前应进行治疗，并准备急救用药。6MWT 的相对禁忌证包括静息状态下心率持续＞120 次/min，平时需要持续吸氧，高血压收缩压＞180mmHg、舒张压＞100mmHg。

　　测试场地可选择一个长 30m，平坦、封闭、地表坚硬、无干扰的走廊，起点应有鲜明的标记，地面或走廊墙面上每隔 3m 作一标记，折返点也应设一个标记，出发线应该用明亮的颜色条带标于地面上。

　　正式测试前技术人员应先测量受试者血压、脉搏、血氧饱和度，并向受试者讲明测试意义、方法及注意事项；其次准备好各种记录设备；然后告诉受试者可以开始步行，同时开始记录。技术人员在测试过程中每隔 30 秒可以鼓励受试者或者做必要的提醒，当剩下最后 15 秒时应提醒受试者。测试结束时测量并记录受试者的步行距离、总步数、脉率、血压和血氧饱和度等。

　　2）计时行走测验（timed walk test）：被广泛应用于临床。具体可以采取多种评价方法，包括短距离（10m、包括转身 180°）行走的速度、心血管系统耐力（在指定时间内以最快速度行走，2 分钟、6 分钟或 10 分钟）等。

　　3）计时起立与行走测验（timed up and go test，TUG）：起初是为老年人设计的，观察内容包括从扶手椅中站起、行走 3m、返回座椅，整个过程在地毯上完成，以秒计时，通常完成时间在 1~2 分钟，被认为在很多情况下都是快捷、可信和有效的工具。

　　（3）平衡功能测试：平衡是指在不同的环境和情况下维持身体姿势的能力。一个人的平衡功能正常时，能够保持体位、在随意运动中调整姿势、安全有效地对外来干扰作出反应。

　　平衡功能的评定包括静止状态下的平衡功能、运动状态下的平衡功能、动态支撑面的平衡功能和姿势反射。

　　平衡功能的常用评定方法包括主观评定和客观评定两大类，主观评定以观察法和量表法为主，客观评定主要是指平衡测试仪检查。

　　观察法是通过观察或检查患者的平衡反应情况，对其平衡功能作出判断的方法。量表法不需要特殊仪器和设备，评分简单，应用方便。目前，临床上常用平衡量表主要有伯格平衡量表（Berg balance scale）、Fugl-Meyer 平衡量表等。

　　通过平衡测试仪来评定平衡功能不仅可以定量评定平衡功能，还可以明确平衡功能损伤的类型，有助于制订治疗和康复措施、评价治疗和康复效果。

　　3. 截肢者的日常生活活动能力评定　日常生活活动（activities of daily living，ADL）是指人们为了维持独立的日常生活而每天必须反复进行的、最基本的、具有共性的一系列活动，包括衣、食、住、行和个人卫生等方面内容。随着人们对社会功能的日益重视，日常生活活动的概念逐渐扩展至人际交往、社区生活和社会活动等。

　　因年龄、性别、民族、职业、环境、地区和生活方式的差异，人们的日常生活活动的内容有所不同，但一般都包括以下几方面：①自理方面，包括进食、穿衣、个人卫生、如厕等；②行动能力，包括床上的体位转换、行走、交通工具的使用等；③家务劳动，包括购物、下厨、洗衣、打扫卫生、使用家用电器等；④交流方面，包括理解、表达、阅读、书写、打电话、使用电脑等；⑤其他如社会交往等。

　　ADL 评定主要通过各种标准化量表来进行。

Barthel 指数：是康复医疗机构应用最广的 ADL 评价方法。Barthel 指数包括日常生活活动的 10 项内容，总分为 100 分。60 分以上提示被检查者生活基本可以自理，60~40 分者生活需要帮助，40~20 分者生活需要大量帮助，20 分以下者生活完全需要帮助。

健康调查量表 36（SF-36）：是在 1988 年研制的医疗结果研究量表（medical outcomes study-short from，MOS-SF）的基础上发展而来，是国际上以健康作为重点的综合评定表，其优越性在于全面评估生活质量，内容包括 11 项内容 36 个问题，反映生理健康和心理健康两方面；生理功能、生理角色限制、躯体疼痛、总体健康、活力、社会功能、情感角色限制、心理健康等 8 个维度。

SF-36 可以采取自己填写、计算机问答、调查员访谈和电话询问等方式进行，适用于 14 岁以上有理解力、认知力的人群。中文版 SF-36 已在我国广泛应用。

4. 假肢效果评定　截肢者一旦安装假肢，就可以根据假肢的类型进行功能评价，同时进行日常生活活动能力和社会生活能力的评价。

（1）成年人的上肢假肢效果评定：一般从假手功能评定入手。上肢的主要功能集中表现在手的复杂精细动作。在目前的医学科技发展阶段，手的功能一旦永久性受损，就很难恢复到损害前的水平；而手的结构一旦缺失，即使装配最精密的假肢，也只能完成非常简单的手部动作。

遗憾的是，目前临床上使用的手功能评价，大多数都是着眼于手本身，而不是把手作为上肢功能的核心来综合评定上肢的整体功能。试想，如果没有肩、肘关节的活动，手再灵活，也很难发挥有效作用。其次，现有的评价方法大多是各自针对手的某种疾患或某种治疗方法，不具有普遍性。

1）Michigan 手功能问卷：很多学者强烈建议，把上肢作为一个功能单位来评价其整体功能，而不是分别评价肩关节或手这些单独部位。在这方面，Michigan 手功能问卷是首选工具，但它不是专门为截肢者设计的，而且更多地关注单侧手的功能。

2）肌电控制能力评价：肌电控制能力评价（assessment of capacity for myoelectric control，ACMC）是一个专门为肌电假肢设计的工具，主要评价截肢者对肌电假手的控制。它的 30 项评定内容涉及假手的抓握、释放、协调性等内容。由于测试相对复杂，要求评价者具备丰富的肌电假肢训练经验，接受 ACMC 课程培训并通过考试，这就限制了它在实际工作中的使用。

3）南安普顿手评价（SHAP）：可以用来评价单只假手功能。在测试中，另一只手只起辅助作用。它的局限性在于测试重点放在了手部的活动，基本上没有考虑前臂和上臂的配合。此评价分为两部分。第一部分是检验假手握持一些特定形状物体的能力，每种物体又分为轻、重两个等级，主要检验手的握力、捏力等。第二部分包括 14 项日常生活动作：捡硬币、解纽扣、切食物、翻书页、旋开瓶盖、用瓶子倒水、从盒子中倒物、拿起重物、拿起轻物体、拿起托盘、用钥匙、拉拉锁、拧螺钉、拧门把手。检测时对每个动作计时，再将所消耗的时间转化为得分。

SHAP 的优点是以手的功能为核心，比较全面地评价了手的常用功能；缺点是需要专用的器具，设备比较昂贵。

4）臂、肩与手残疾结果测量：臂、肩与手残疾结果测量（disabilities of the arm，shoulder and hand outcome measure）也不是专门为截肢者设计的。在所列出的 30 个项目中，如果某项活动患者在过去 1 周内并未进行，可以让其按想象的结果选择答案。

5）Trinity 截肢和假肢体验量表：Trinity 截肢和假肢体验量表（Trinity amputation and prosthesis experience scales）是专为上肢截肢者设计的、评价上肢截肢者与健康相关的生活质量的工具，内容涉及穿戴假肢对行为的限制和截肢者对假肢的满意程度。它包括 54 项内容：社会心理的调整适应、行为限制（包括功能、社会活动和运动）、对假肢（重量、功能和外观）的满意程度，此外还涉及疼痛和一般健康状况。

（2）儿童上肢截肢者的评价

1）肌电控制能力评价（ACMC）：可以用于评价儿童截肢者的手功能，用法同成人一致。

2）单侧肘下截肢者测验：单侧肘下截肢者测验（the unilateral below elbow test, UBET）最初的目的是对先天性单侧肘部以下缺损的儿童进行功能测试，在穿与不穿假肢的情况下测试其双手功能。它按 4 个年龄组（2~4 岁、5~7 岁、8~10 岁、11~21 岁）分别以能否完成任务和使用的方法两个尺度来评价。评价方法选择了对日常生活而言重要的双手动作，如 2~4 岁组的动作包括从塑料袋中拿出玩具、穿袜子、开罐子等，5~7 岁组包括削铅笔、扣扣子、系鞋带等，8~10 岁组包括打开创可贴、给健手戴手套、用尺子画线等，11~21 岁组包括使用刀叉、使用笤帚簸箕等。能否完成的评分从不能的 0 分到顺利完成的 4 分共 5 档，而完成的模式则按穿或不穿假肢时对患肢的使用方法来区分。

3）纽布伦斯威克大学假肢功能测试：纽布伦斯威克大学假肢功能测试（University of New Brunswick test of prosthetic function）是专门为单侧上肢截肢的儿童设计的。它测试的是使用假肢的技巧和自发性，选择的动作都是儿童在日常生活中可能遇到的。在 2~13 岁年龄段里按每 3 年一组分为 4 组。2~4 岁组的测试项目包括骑三轮车、用剪刀、开胶水瓶、给玩具娃娃脱衣服 - 梳头 - 铺床、敲鼓、穿袜子、擦手、组装螺母和螺栓、荡秋千等。5~7 岁组包括挤牙膏、松纽扣、系腰带、拧毛巾、钉钉子、系鞋带、转万花筒、给玩具上弦等。8~10 岁组包括拉拉锁、玩纸牌、给饼干涂果酱、打棒球、叠衣服、用纸杯接水、系围脖、打羽毛球、铺桌布等。11~13 岁组包括测量长度、用钻、将信装入信封、给手表上弦、削苹果皮、撑开雨伞、穿针、缝扣子、用刀叉切肉、洗盘子、扫地、切西红柿、胡萝卜擦丝、划火柴等。

4）上肢假肢功能指数（prosthetic upper extremity functional index）：用来评价儿童上肢截肢者的上肢功能。这是一个针对儿童和青少年单侧上肢截肢者设计的工具。它评价截肢者佩戴或者不戴假肢时双手的能力，显示出假肢的作用。它的学龄前版本（3~6 岁）包括 26 项测试，而学龄版本（7~18 岁）则包括 38 项，分别从用何种方法完成动作、使用假手的能力、假手的作用、不使用假手时的能力 4 个方面评分。

目前还没有儿童截肢者专用的生活质量评价工具。虽然在这方面有很多应用于非截肢者的评价方法，但这些方法对于截肢者的效度大多还不能确定。

（3）下肢假肢效果评价：其核心是下肢截肢者的行走能力评价。

1）截肢者步行能力预测（amputee mobility predictor, AMP）：是评价下肢截肢者步行能力的工具。它的 6 部分 21 项评价内容包括坐位平衡、移动、立位平衡、步态、上下台阶和使用的辅助具。它可以在截肢者安装假肢前、后的任何时间使用。它不仅可以显示出医学功能分级（medicare functional classification levels or K-levels）各级之间的差别，而且还和 6 分钟步行试验等功能测试结果强烈相关。AMP 评分系统简单，对环境和设备的要求也较少。

设计 AMP 的目的是评价下肢截肢者的运动能力，让医师、假肢技师和康复治疗师客观评价截肢者穿戴假肢后的步行能力。AMP 对单侧下肢截肢者穿 / 不穿假肢均可以进行评价；但是双侧截肢平面高于经胫骨截肢者一般就只能穿假肢进行评价。

AMP 测试的各个项目的难度是逐渐递增的。项目 1 和项目 2 测试患者的坐位平衡，项目 2 还测试了坐位的重心转移。如果患者不能完成项目 1 和项目 2，那么他们在当前阶段就不用考虑安装假肢。项目 3 到项目 7 专门检查患者完成相对简单的转移活动时保持平衡的能力。如果能安全完成这些测试，说明患者能在有限的条件下使用假肢。项目 8 到项目 13 是具有一定挑战性的站立平衡测试。要求患者具备单腿站立平衡并可以进行重心转移。完成上述测试就意味着患者具备在室内安全步行的能力。项目 14 到项目 20 评价步态和处理障碍的能力。项目 21 记录辅助具的使用情况。

2）运动能力指数（locomotor capabilities index, LCI）：是专为下肢截肢者设计的自测量表，用于测试下肢截肢者穿假肢的运动能力。它包括 2 个分量表（基础和高级）、14 项内容。每个项目从 0~4 分评为 5 级，得分高说明运动能力强。其测试的具体内容为：①从椅子站起；②站立时从地面捡起物品；③摔倒时从地面站起；④室内行走；⑤室外平整路面行走；⑥室外不平整路面行走（草地、碎石路、斜坡）；⑦恶劣天气行走（雨、雪、冰）；⑧上带扶手的楼梯；⑨下带扶手的楼梯；⑩上便道；⑪下便道；⑫不扶扶手上台阶；⑬不扶扶手下台阶；⑭携带物品行走。

3）截肢者动作评分（amputee activity score, AAS）：评价下肢截肢者穿假肢的功能。分为 8 个分量表，20 个项目。得分越高，功能越好。

4）假肢评价问卷（prosthesis evaluation questionnaire, PEQ）：是由截肢者自己完成的、针对其最近 4 周的假肢使用以及与截肢相关问题的调查，只适用于下肢截肢者。

被调查者凭感觉在问题下方、长 10cm 的线段上作出标记，调查者测量标记的位置就可以得出该问题的得分。

第一组问题是关于截肢者使用的假肢的情况。

第二组主要针对特殊的躯体感觉。

第三组是关于假肢给截肢者带来的社会和情感方面的问题。

第四组问题是关于截肢者的运动能力。

第五组所列问题针对截肢后对一些情况的满意程度。

第六组评价当假肢出现问题时，截肢者的日常活动能力。

第七组最后一组问题，关于假肢的性能或质量。

假肢评价问卷对于评价截肢者的变化非常有效，但它不能显示不同假肢组件之间的差异，也不与功能评价关联。

5）Attitude to Artificial Limb Questionnaire（AALQ）：专为下肢截肢者安装假肢后的生活质量而设计。10 个项目包括对假肢、行走功能、身体形象、其他人的看法等方面的满意程度。每个项目分为 5 级评分。

6）Amputation Related Body Image Scale（ARBIS）：评价截肢者过去 6 个月中与身体形象相关的生活质量。11 个项目包括假肢、残肢、其他人对截肢者的态度、社会活动等。

7）身体形象问卷（body image questionnaire, BIQ）：是从评价饮食失调者身体形象的问卷修改而成，可以在下肢截肢者安装假肢后使用，从身体形象方面评价生活质量。BIQ 包括身体外形、假肢外形、其他人的态度、截肢对社会活动的影响等 17 项内容，总得分从 17~102。得分低说明对身体形象满意。

8）Orthotics and Prosthetics National Outcomes Tool（OPOT）：评价与健康相关的生活质量、截肢者的满意度、功能等三方面内容。与健康相关的生活质量包括完整的 SF-12，身体功能和疼痛部分扩展为 35 项,其中 24 项来自 SF-36,另外 11 项为新添加的内容。满意度包括服务、假肢的外形与舒适性、行走能力、生活质量等 13 项内容。功能包括上下台阶、行走和使用辅助具 3 项内容。

（二）评定方法的选择

目前,尚未形成指南来指导如何选择上述评价方法。美国对伊拉克战争伤员所采取的评价方法包括使用下肢截肢者步行预测、6 分钟步行试验、定时起立与行走测试、平衡测试与步态分析评价行走功能,出、入院时分别采用功能独立性测试评价整体功能、SF-36 评价生活质量。

三、康复治疗

（一）康复治疗原则与目标

截肢康复的目的是帮助截肢者尽可能地恢复正常人的生活。这不仅需要康复医学与假肢专业,还需要心理学、社会学以及政府相关部门的大力支持与协助。

（二）康复治疗技术

1. 运动疗法　尽管在中国大陆,创伤仍然是截肢的首要原因。但是,糖尿病或外周血管病等疾病的截肢人数正在稳步上升。对于急诊创伤截肢,很难做到充分的术前准备,而对于可以择期截肢的患者来说,应该从生理和心理两方面做好充分准备。

截肢手术前的治疗是手术准备的一部分,可以提高全身功能和日常生活活动能力,为今后的假肢使用打好基础。

截肢者,尤其年老及慢性疾病患者,由于疼痛、长期卧床等原因,很容易造成关节挛缩,手术前应尽早预防和治疗关节活动受限。治疗前需要向患者讲明运动的目的,取得其配合。如果已经发生了关节挛缩,需要适度进行手法牵张训练,但要注意避免损伤骨骼、肌腱或韧带等组织。

为了手术后残肢更好地控制假肢,不但要进行患肢肌肉训练,同时要增强健侧肌力。下肢截肢者术后早期需要进行拄拐步行,因此有必要术前进行上肢肌力的训练。

截肢手术后,截肢者在身体状况允许的情况下应尽早接受康复治疗。其原则是:手术中没有累及的解剖结构,手术后可以立即开始活动;而手术中处理过的组织,要根据手术中处理的情况决定何时开始活动,一般要待其充分愈合才可以进行相应的主动活动。

2. 物理治疗　截肢者的残肢常有疼痛,需要物理治疗,包括短波/超短波疗法、中频电疗法、TENS、激光疗法等。

3. 心理治疗　截肢对截肢者精神上的打击十分严重,尤其是外伤截肢。对于这类截肢者,心理康复尤为重要。而择期截肢手术,即使术前做了各方面准备,一旦肢体真的失去了,有些患者还是一时无法接受。截肢者康复组的所有成员、截肢者的亲友都有责任通过各种方式帮助截肢者面对现实,使其认识到肢体失去后必然造成不同程度的残疾,但是只要热爱生活,直面现实,自强不息,积极康复,一定能够重返社会,恢复美好生活。

4. 康复医学工程

（1）假肢:假肢（limb prosthesis）是为弥补截肢者肢体缺损、代偿其失去肢体的功能而制造、装配的人工肢体。根据其作用分为两类:装饰性假肢与功能性假肢。装饰性假肢主要用来弥补截肢后人体外观的缺陷,此外还具有保持平衡的作用。功能性假肢除了具有上述作用外,更主要的作用是代偿失去肢体的生理功能,如下肢假肢具备支持与运动功能,上肢假肢的核心是假手的功能。

下肢假肢应该达到下列标准：长度合适，穿戴舒适，步态自然，轻便耐用，易于维护，外观近似健肢。尽管下肢假肢的发展已经相对较为成熟，个别功能甚至超过了人类的下肢，但是目前下肢假肢仍然只能代偿人类下肢的一部分功能。

对于上肢来说，由于其核心结构——手的功能过于精细复杂，目前的假肢最多只能达到辅助手的水平。

（2）矫形器或其他辅具：对于某些足部截趾的患者，只需在鞋内放置填充物而不是安装假肢；对于特殊的截肢者，需要假肢与矫形器等联合使用，要求康复工作组成员具备极高的理论水平与丰富的临床经验。

四、康复护理与管理

（一）患者教育

截肢康复的工作模式是康复工作组，由医师、护士、假肢技师（康复工程师）、物理治疗师、作业治疗师、心理医师、社会工作者等组成。

截肢康复工作组的成员应分工合作，最大限度地帮助截肢者恢复功能、重返社会。医师应该掌握假肢知识，全程负责截肢者的康复过程，包括制订截肢方案、实施手术、术后复查、制订康复计划、进行康复评价等等。护士在围手术期负责稳定患者情绪，术后应注意防止并发症，指导截肢者使用弹性绷带，帮助、指导其日常生活，并为康复组其他成员提供患者的情况。假肢技师应了解截肢者的截肢原因、残肢状况等与假肢装配有关的各种因素，对截肢者的康复计划提出建议，决定假肢处方中的工程技术部分，为截肢者装配假肢并进行维修，及时介绍假肢新技术。物理治疗师、作业治疗师帮助患者进行肢体功能训练与假肢使用训练。心理医师负责截肢者的心理评价和治疗。社会工作者帮助截肢者及其家庭与其工作单位、社会保障机构及其他相关机构取得联系，争取有关部门对截肢者的经济等支持，帮助截肢者维护合法权益。

（二）康复护理

手术前需要了解的内容包括患者的年龄、性别、既往病史、心理状态、对截肢的理解、体检结果、职业环境、家庭环境、家族构成、收入、业余爱好等。护理的重点是日常生活动作和心理。

截肢手术后，截肢者往往不能立即认识到截肢部位的变化，在运动中往往忽略了截去的肢体。在进行翻身转移的运动中要及时提醒截肢者注意安全。

截肢者手术后很容易发生关节挛缩。因此，应时刻注意保持残肢的正确位置。

（王安庆）

参考文献

1. Adelani MA, Wupperman RM, Holt GE.Benign synovial disorders[J].J Am Acad Orthop Surg, 2008, 16(5): 268-275.

2. Afonso PD, Isaac A, Villagrán JM.Chondroid tumors as incidental findings and differential diagnosis between enchondromas and low-grade chondrosarcomas[J].Semin Musculoskelet Radiol, 2019, 23(1): 3-18.

3. British Society of Rehabilitation Medicine.Amputee and Prosthetic Rehabilitation-Standards and Guidelines[M].2nd edition.London, British Society of Rehabilitation Medicine, 2003.

4. Balcin H, Erba P, Wettstein R, et al.A comparative study of two methods of surgical treatment for painful neuroma[J].J Bone Joint Surg Br, 2009, 91(6): 803-808.

5. Bennett MI, Eisenberg E, Ahmedzai SH, et al.Standards for the management of cancer-related pain across Europe-A position paper from the EFIC Task Force on Cancer Pain[J].Eur J Pain, 2019, 23(4): 660-668.

6. Bollen L, Dijkstra SPD, Bartels R, et al.Clinical management of spinal metastases-The Dutch national guideline [J].Eur J Cancer, 2018, 104: 81-90.

7. Bray F, Ferlay J, Soerjomataram I, et al.Global cancer statistics 2018: GLOBOCAN estimates of incidence and mortality worldwide for 36 cancers in 185 countries[J].CA Cancer J Clin, 2018, 68(6): 394-424.

8. Casali PG, Bielack S, Abecassis N, et al.Bone sarcomas: ESMO-PaedCan-EURACAN Clinical Practice Guidelines for diagnosis, treatment and follow-up[J].Ann Oncol, 2018, 29(Suppl 4): 79-95.

9. Croucher PI, Mcdonald MM, Martin TJ.Bone metastasis: the importance of the neighbourhood[J].Nat Rev Cancer, 2016, 16(6): 373-386.

10. Curtin C, Carroll I.Cutaneous neuroma physiology and its relationship to chronic pain[J].J Hand Surg Am, 2009, 34(7): 1334-1336.

11. Frontera WR.Delisa's Physical Medicine and Rehabilitation: Principles and Practice[M].5th edition. Philadelphia: Lippincott Williams and Wilkins, 2010.

12. Du ZY, Zang J, Tang XD, et al.Experts' agreement on therapy for bone metastases[J].Orthop Surg, 2010, 2(4): 241-253.

13. Ehrenstein V, Andersen SL, Qazi I, et al.Tenosynovial giant cell tumor: incidence, prevalence, patient characteristics, and recurrence.A registry-based cohort study in denmark[J].J Rheumatol, 2017, 44(10): 1476-1483.

14. Enneking WF, Spanier SS, Goodman MA.A system for the surgical staging of musculoskeletal sarcoma[J].Clin Orthop Relat Res, 1980(153): 106-120.

15. WHO Classification of Tumours Editorial Board.WHO Classification of Tumours of Soft Tissue and Bone[M].4th edition.Genève: World Health Organization, 2013.

16. Azar FM, Beaty JH.Campbell's Operative Orthopaedics[M].14th edition.Amsterdam: Elsevier, 2020.

17. Fuerst M, Zustin J, Lohmann C, et al.Synovial chondromatosis[J].Orthopade, 2009, 38(6): 511-519.

18. George M.Amputation Surgery and Lower Limb Prosthetics[M].Chicago: Blackwell Scientific Publications, 1988.

19. Gailey RS, Roach KE, Applegate EB, et al.The amputee mobility predictor: an instrument to assess determinants of the lower-limb amputee's ability to ambulate[J].Arch Phys Med Rehabil, 2002, 83(5): 613-627.

20. Hakim DN, Pelly T, Kulendran M, et al.Benign tumours of the bone: A review[J].J Bone Oncol, 2015, 4(2): 37-41.

21. Hamlin BR, Duffy GP, Trousdale RT, et al.Total knee arthroplasty in patients who have pigmented villonodular synovitis[J].J Bone Joint Surg Am, 1998, 80(1): 76-82.

22. Jacob R, Smith T, Prakasha B, et al.Yttrium90 synovectomy in the management of chronic knee arthritis: a single institution experience[J].Rheumatol Int, 2003, 23(5): 216-220.

23. Jahangier ZN, Jacobs JW, Lafeber FP, et al.Is radiation synovectomy for arthritis of the knee more effective than intraarticular treatment with glucocorticoids? Results of an eighteen-month, randomized, double-blind, placebo-

controlled, crossover trial[J].Arthritis Rheum, 2005, 52(11): 3391-3402.

24. Kirchhoff C, Buhmann S, Braunstein V, et al.Synovial chondromatosis of the long biceps tendon sheath in a child: a case report and review of the literature[J].J Shoulder Elbow Surg, 2008, 17(3): e6-e10.

25. Mcgregor AH, Doré CJ, Morris TP, et al.Function after spinal treatment, exercise and rehabilitation (FASTER): improving the functional outcome of spinal surgery[J].BMC Musculoskelet Disord, 2010, 11: 17.

26. Mollon B, Lee A, Busse JW, et al.The effect of surgical synovectomy and radiotherapy on the rate of recurrence of pigmented villonodular synovitis of the knee: an individual patient meta-analysis[J].Bone Joint J, 2015, 97-b(4): 550-557.

27. Printz C.National Comprehensive Cancer Network guidelines for small intestine cancers reflect new findings[J].Cancer, 2020, 126(2): 241.

28. Pet MA, Ko JH, Friedly JL, et al.Does targeted nerve implantation reduce neuroma pain in amputees?[J].Clin Orthop Relat Res, 2014, 472(10): 2991-3001.

29. Shields DW, Sohrabi S, Crane EO, et al.Radiofrequency ablation for osteoid osteoma-Recurrence rates and predictive factors[J].Surgeon, 2018, 16(3): 156-162.

30. Song MH, Yoo WJ, Cho TJ, et al.Clinical and radiological features and skeletal sequelae in childhood intra-/juxta-articular versus extra-articular osteoid osteoma[J].BMC Musculoskelet Disord, 2015, 16(1): 3.

31. Souza JM, Cheesborough JE, Ko JH, et al.Targeted muscle reinnervation: a novel approach to postamputation neuroma pain[J].Clin Orthop Relat Res, 2014, 472(10): 2984-2990.

32. Stokvis A, Coert JH, Van Neck JW.Insufficient pain relief after surgical neuroma treatment: Prognostic factors and central sensitisation[J].J Plast Reconstr Aesthet Surg, 2010, 63(9): 1538-1543.

33. Thakur NA, Daniels AH, Schiller J, et al.Benign tumors of the spine[J].J Am Acad Orthop Surg, 2012, 20(11): 715-724.

34. Tomasian A, Wallace AN, Jennings JW.Benign spine lesions: Advances in techniques for minimally invasive percutaneous treatment[J].AJNR Am J Neuroradiol, 2017, 38(5): 852-861.

35. Tomita K, Kawahara N, Murakami H, et al.Total en bloc spondylectomy for spinal tumors: improvement of the technique and its associated basic background[J].J Orthop Sci, 2006, 11(1): 3-12.

36. Von Moos R, Costa L, Gonzalez-Suarez E, et al.Management of bone health in solid tumours: From bisphosphonates to a monoclonal antibody[J].Cancer Treat Rev, 2019, 76: 57-67.

37. 崔寿昌, 赵辉三, 赵利, 等.要重视截肢理论和技术水平的提高[J].中华骨科杂志, 1997(3): 183-186.

38. 俞光荣.下肢截肢残肢延长术[J].国外医学: 骨科学分册, 2001(2): 115-117.

39. 恽晓平.康复评定学[M].北京: 华夏出版社, 2004.

40. 赵辉三.假肢与矫形器学[M].2版.北京: 华夏出版社, 2013.

41. 赵利, 王安庆, 刘克敏, 等.截肢常见并发症的预防及其处理[J].中国康复理论与实践, 2006, 12(12): 1045-1046.

42. 中国健康促进基金会骨病专项基金骨科康复专家委员会.骨科康复中国专家共识[J].中华医学杂志, 2018, 98(3): 164-170.

43. 中国医师协会骨科医师分会骨肿瘤专业委员会.骨肉瘤临床循证诊疗指南[J].中华骨与关节外科杂志, 2018, 11(4): 288-301.

44. 中国医师协会骨科医师分会骨肿瘤专业委员会.尤文肉瘤肿瘤家族(ESFT)临床循证诊疗指南[J].中华骨与关节外科杂志, 2018, 11(4): 260-275.

第八章　骨与关节损伤

第一节　锁骨骨折

锁骨骨折(fracture of the clavicle)是最常见的骨折之一,多发生在儿童及青壮年,发生率约占全身骨折的5%~10%左右,其中男女比例约为2:1。

一、概述

(一)定义

锁骨是肩带与躯干连接的骨性结构,呈S形,冠状面观察为细长的管状骨,近端与胸骨构成胸锁关节的部分较为宽大,远侧1/3较细。锁骨近侧向前凸,内侧端通过坚强的韧带组织与胸骨柄形成胸锁关节,并有胸锁乳突肌附着;远侧向后凹并呈扁平状凸向背侧,有利于肌肉和韧带的附着,其外侧端与肩峰形成肩锁关节,并有喙锁韧带固定锁骨,中部移行部位是锁骨的薄弱结构。锁骨的作用除参与上肢活动、维持肩关节的正常位置外,还能保护臂丛神经和锁骨下血管。

锁骨骨折由间接或直接暴力引起,以间接暴力为主。间接暴力产生骨折的受伤机制是侧方摔倒,肩部着地,力传导至锁骨;也可因手或肘部着地,暴力经肩部传导至锁骨,造成骨折。向后下移位的骨折片可压迫或刺伤锁骨下神经和血管。锁骨骨折一般按部位分为:①中1/3骨折,约占所有锁骨骨折中的75%~80%;②外1/3骨折,约占12%~15%;③内1/3骨折,仅占5%~6%。

(二)临床表现

1. 有外伤史。
2. 局部出现肿胀、疼痛、瘀斑,肩关节活动使疼痛加剧。
3. 肩关节活动受限。
4. 由于锁骨位于皮下,局部可见畸形并扪及骨折端,有局限性压痛及骨擦感。
5. 锁骨后方有臂丛神经及锁骨下血管经过,检查时应仔细检查上肢的神经功能及血供情况。

(三)辅助检查

X线:上胸部X线片为明确临床诊断首选的影像学检查。在X线片上可判断骨折部位、骨折类型、粉碎程度、移位方向等,有时需行应力X线片。

CT:当X线片难以作出诊断时,应行CT平扫及CT重建检查。

(四)诊断要点

锁骨骨折需根据患者外伤史、症状、体征、X线片作出临床诊断。

(五)药物治疗

应根据患者骨折的部位及损伤程度,内外结合,进行个体化、阶梯化的药物治疗。

1. 非甾体抗炎药　非甾体抗炎药(NSAID)是指一类不含糖皮质激素而具有抗炎、解热、镇痛作用的药物,包括局部外用药物和全身应用药物。

（1）局部外用药物:在使用口服药物前,建议先选择局部外用药物,尤其是老年人,可使用各种 NSAID 的凝胶贴膏、乳胶剂、膏剂、贴剂等,如氟比洛芬凝胶贴膏。局部外用药物可迅速、有效缓解轻、中度疼痛,胃肠道不良反应轻微,但需注意局部皮肤不良反应的发生,对于皮肤有破损的病例应禁用。对中、重度疼痛可联合使用局部外用药物与口服 NSAID。

（2）全身应用药物:根据给药途径可分为口服药物、针剂以及栓剂,最为常用的是口服药物。用药原则:①用药前进行危险因素评估,关注潜在内科疾病风险;②根据患者个体情况,剂量个体化;③尽量使用最低有效剂量,避免过量用药及同类药物重复或叠加使用;④用药 3 个月后,根据病情选择相应的实验室检查。

2. 镇痛药物　对 NSAID 治疗无效或不耐受者,可使用非 NSAID、阿片类镇痛剂、对乙酰氨基酚与阿片类药物的复方制剂。但需要强调的是,阿片类药物的不良反应和成瘾性发生率相对较高,建议谨慎采用。

3. 解痉肌松类药物　用于各种急慢性软组织扭伤、挫伤,运动后肌肉酸痛、肌肉疲劳引起的疼痛及中枢神经系统病变所致的肌肉痉挛及慢性筋膜炎等。

4. 抗骨质疏松药物　对于明确合并有骨质疏松的老年人,可适当加用抗骨质疏松药物。骨质疏松的用药要根据病情来定,骨折早期应选用基础药物加抗骨质吸收药物;中晚期继续使用基础药物加抗骨质吸收药物或选用促骨形成药物。严格按照说明书用药,如有不良反应及时停药或处理,或更换不同药物。基础治疗药物:普通维生素 D、钙制剂。促进钙吸收转化药物:活性维生素 D_3。抗骨质吸收药物:双膦酸盐、降钙素等。促骨形成药物:甲状旁腺激素（PTH）片段等。

（六）非手术治疗

儿童的青枝骨折、成年人无移位或经手法复位后位置满意的病例可保守治疗。

"8"字绷带、颈腕吊带、三角巾外固定:保守治疗的患者采用"8"字绷带、颈腕吊带、三角巾等外固定。治疗期间应密切观察上肢血运及神经情况。这些固定可以维持已复位的位置,使骨折局部获得相对的稳定,为愈合创造条件,还可以镇痛,解除肌肉痉挛,防止骨折的再移位而造成继发损伤。

（七）手术治疗

手术指征包括合并神经、血管损伤;开放性骨折;锁骨外侧端骨折,合并喙锁韧带断裂;复位后再移位,或存在骨折端刺破皮肤风险;锁骨骨折合并同侧肩胛颈骨折,形成"漂浮肩";患者不能耐受外固定;陈旧骨折不愈合。

切开复位时应根据骨折部位、骨折类型及移位情况选择钢板、锁定钢板、髓内针、克氏针等固定,使骨折端达到解剖复位或功能复位。

二、康复评定

骨折康复的目标是促进骨折肢体关节活动的恢复,保持肌肉力量,并恢复肢体日常生活及工作功能。为此,骨折的康复评定主要是对患者的疼痛情况、关节运动功能状况、运动康复安全性、骨折愈合程度及上肢功能等因素进行全面评估。

（一）疼痛评定

临床上通常采用视觉模拟评分法（VAS）。

（二）运动功能评定

1. 关节活动度测量　最常用测量和记录 ROM 的方法为中立位法（解剖 0° 位法），即将解剖学中立位时的肢体位置定为 0°。当被测量者某关节出现非正常过伸情况时，要进行标记。

2. 肌力评定　进行肌力检查时，要取标准体位，受检肌肉做标准的测试动作。固定受检查肌肉附着肢体的近端，放松不受检查的肌肉，首先在承受重力的情况下观察该肌肉完成测试动作的能力，然后根据测试结果决定是否由检查者施加阻力或助力，并尽可能达到最大运动范围，进一步判断该肌肉的收缩力量。

3. 肩关节功能评分　常用的肩关节功能评分为美国肩与肘外科协会评分系统（American Shoulder and Elbow Surgeons Form，ASES），是 1993 年美国肩与肘外科协会研究通过的肩关节功能评价标准。目前，评分方法采用基于患者的主观评分，包括疼痛（50%）和生活功能（50%）两部分，满分 100 分，分数越高表示肩关节功能越好。疼痛量表采用 VAS 评价。生活功能量表概括了 10 个日常生活中的活动项目，包括穿衣服、梳头、如厕等。Placzek 等通过统计分析发现，ASES 评分与年龄相关性低，可信度较高。

（三）综合评定量表

目前，国内上肢功能评定主要采用 Hudak 等研发的臂肩手障碍（disability of arm，shoulder and hand，DASH）调查表。他从 150 项日常生活活动中筛选出 30 项最能反映患者活动功能的指标，形成 DASH 调查表。它包括三部分，A 部分用于了解患者上肢功能活动情况，B 部分调查上肢不适症状，C 部分用于调查专业人员的上肢功能，对大部分患者仅用 DASH 调查表的 A、B 两部分即可。DASH 值计算方法是将 A、B 两部分所有数字相加，然后按以下公式计算：

$$DASH 值 =[A、B 两部分分值总和 -30（最低值）]/1.20$$

DASH 值为 0 时，表示上肢功能完全正常，DASH 值为 100 时，表明上肢功能极度受限。

（四）运动康复安全性及骨折愈合评定

对于骨折术后病例的康复，采用骨科运动康复安全性评定。

骨折愈合评定则应根据患者年龄、自身机体条件、骨折部位、骨折类型、软组织损伤程度、是否为开放骨折、使用内固定物的种类和数量，以及术后影像学复查骨痂生长情况等进行综合判断。

三、康复治疗

（一）康复治疗原则与目标

锁骨骨折康复的目标是恢复肩关节的 ROM，保持肌肉力量，恢复肢体日常生活及工作功能。

康复的总体原则是非药物与药物治疗相结合，必要时手术治疗。治疗应个体化，结合患者自身情况，如年龄、性别、体重、自身危险因素、损伤部位及程度等选择合适的康复方案，按阶段完成。

（二）康复治疗技术

1. 运动疗法

（1）关节活动及肌力训练：①早期康复：纤维骨痂形成期（第 0~4 周），肩关节固定于内收内旋屈肘 90° 位，患侧不持重。伤后 2 天内可逐步开始活动肘关节及腕、手部各关节，但不活动肩关节；3 天后可开始肘、腕部肌肉等长锻炼，并在健侧手辅助下，练习肘关节的主动屈伸，以维持肱二头肌力量。伤后 2 周，继续活动肘关节及腕、手部各关节，肩关节在不引起疼痛前提下做钟摆样练习；继续加强肘、腕部肌肉等长锻炼，开始三角肌等长锻炼。②中期康复：骨痂形成期（第 5~12 周），开始各方向主动活动，但肩外展角度应限制，加大肩关节钟摆锻炼幅度；继续肘关节及腕、手部各关节活动。在此基础上开始肩袖相关肌肉的训练并继续加强肘、腕部肌肉等长锻炼。但患侧应避免持重。③后期康复：骨折愈合期（第 12 周以后），肩、肘、腕各关节最大限度主动活动，进行肩胛带相关肌肉的等长锻炼及抗阻力锻炼，患肢由不持重逐步过渡到全负重。

（2）关节松动术（joint mobilization）：是指治疗医师在关节的生理运动或附属运动范围内完成的一种手法操作技术，以达到维持和改善关节活动度、缓解疼痛的目的，属于被动活动范畴。手法包括摆动、滚动、滑动、旋转和牵引。

（3）本体促进技术（proprioceptive neuromuscular facilitation，PNF）：全称本体感神经肌肉促进技术，为 20 世纪 40 年代美国 Herman Kabat 博士创立，它通过刺激人体组织的各种本体感受器，来激活和募集大量的运动单位参与运动，并促进神经肌肉的恢复，常用于骨关节疾病和软组织损伤的康复治疗，以增强肌力和恢复 ROM。本体促进技术包括 9 种技术，即节律性启动、节律性稳定、反复收缩、维持 - 放松、收缩 - 放松、维持 - 放松 - 主动运动、缓慢反转、慢反转 - 维持、缓慢反转 - 维持 - 放松。

2. 作业治疗　日常生活活动训练（activity of daily living training）简称 ADL 训练，属于骨科康复的作业治疗技术。生活自理是患者回归社会的重要前提，因此 ADL 训练是康复医学中非常重要的环节。其内容一般可分为以下几类：进食、穿衣、洗漱、家务劳动等。ADL 训练具有选择性、多样性及目的性强等特点，方法较多，其中主要是根据患者的喜好、职业及肢体功能恢复情况选择相应的作业治疗方式。

3. 物理治疗

（1）低频脉冲电磁疗：20 世纪 70 年代，Bassett 使用低频脉冲电磁场在治疗骨延迟愈合和骨不连患者过程中取得了满意的效果。研究表明，低频脉冲电磁场可加快血流速度，并促进成骨细胞再生及钙沉积，刺激骨组织多种物质的合成，参与骨代谢的重建耦联过程，影响骨密度，而且在骨折愈合过程中起重要调节作用。目前主要用于新鲜骨折、骨折延迟愈合、骨不连及软组织损伤等的辅助治疗。

（2）低强度脉冲超声：低强度脉冲超声（low intensity pulsed ultrasound，LIPUS）刺激骨痂形成并促进骨折愈合的研究已近 60 年。2000 年 2 月，美国食品药品监督管理局（FDA）已批准其在临床使用，目前主要用于新鲜骨折、骨折延迟愈合、骨不连及软组织损伤等的辅助治疗。

（3）经皮电刺激神经疗法：经皮电刺激神经疗法（TENS）是应用特定频率和波宽的低频脉冲电流作用于人体，刺激感觉神经，以减轻或消除疼痛的治疗方法。其频率为 1~150Hz 可调，波宽 0.04~0.3 毫秒，没有直流电成分，输出可达 30~150mA，产生持续的、不对称的平衡双相变形方波。可缓解各种急、慢性疼痛；促进血液循环及伤口愈合；促进骨折愈合。

（4）冷疗法：以低于体温的制冷物作用于机体，使组织或全身一过性降温以治疗疾病的方法称冷疗法，具有镇痛、解痉、消炎消肿、降低体温等作用，适用于急性创伤早期，是康复治疗常用的方法。主要制冷物质有冰袋、化学冰袋、冰帽等，疗法包括贴敷法、浸泡法等，可局部或全身使用。

4. 心理治疗　创伤骨折引起的疼痛常引起患者焦虑、抑郁等心理因素的改变,而焦虑、抑郁等反过来又会加剧疼痛,但目前临床中常被忽略。区分不同患者、不同的心理状态并开展相应的心理护理措施,可以有效消除患者对治疗的焦虑、抑郁、恐惧,减轻患者的心理障碍程度,促进患者早日康复,尽早回归社会。

（三）传统康复治疗技术

骨折与脱位属于中医骨伤科范畴。骨伤科疾病的疗法主要有药物、手法、固定、练功等,临床中根据病情针对性应用。

1. 药物疗法　药物疗法是治疗骨伤科疾病的一种重要方法,分为内治法和外治法。

（1）内治法:①按照损伤三期辨证用药:初期,一般在伤后1~2周,多采用活血化瘀、行气消瘀、清热凉血和开窍活血等方法;中期,约在3~6周,多采用和营止痛、接骨续筋等方法;后期,约7~8周后,此期瘀肿已消,但筋骨未坚实,功能尚未恢复,应以补气养血、补益肝肾、补益脾胃等方法。对上述分期治疗原则,必须灵活变通,而对特殊病例要仔细辨证,正确施治,不可拘泥规则或机械分期。②按照损伤部位辨证用药:损伤辨证虽然同属瘀血,但由于损伤部位不同,治疗的方药也不同。因此,选用主方后可根据损伤部位不同加入几味引经药,加强治疗效果,如上肢加续断、桂枝,下肢加牛膝、木瓜等。

（2）外治法:损伤外治法是对损伤局部的一种治疗方法,在骨伤科治疗中占有重要地位,常用的有敷贴药(如药膏、膏药、药散)、搽擦药(如油膏)、熏洗湿敷药、热熨药等。

2. 手法治疗　手法治疗在骨伤科治疗中占有重要地位,是骨伤科四大治疗方法之一,可分为正骨手法和理筋手法。正骨手法常用拔伸、旋转、屈伸、提按、端挤、分骨等手法。理筋手法以推拿按摩手法组成,有舒筋活络、解除痉挛、理顺筋络、松解粘连等作用,常用揉法、摩法、滚法、拿法、拨法、抖法等。现代研究证实,推拿按摩可以促进局部血液循环,消退关节周围软组织炎症,降低关节内压、骨内压,缓解软组织肿胀。

3. 固定　为了维持损伤整复后的良好位置,防止骨折、脱位再移位,保证损伤组织正常愈合,在复位后必须予以固定。外固定有夹板、石膏、绷带、牵引、支架等。

4. 练功　练功又称功能锻炼,古称导引。它是通过自身运动防治疾病,增进健康,促进肢体功能恢复的一种疗法。如四肢、腰部的前屈后伸,前臂的旋转等。练功疗法可以活血化瘀、消肿止痛,濡养患肢关节筋络,促进骨折愈合,防治肌肉萎缩,避免关节粘连和骨质疏松等。

（四）围手术期康复

1. 术前康复　①宣传教育:术前由主管医师、护士通过口头、书面及其他形式向患者及家属介绍围手术期处理相关事宜和有利于术后康复的建议。包括:告知患者麻醉和手术过程,减轻其恐惧、焦虑情绪,保证睡眠质量;告知患者手术方案、预期目标、可能发生的并发症及预期处理方案、预设出院标准等;鼓励患者术后早期进食、早期活动、吸氧,宣传疼痛控制及呼吸理疗等相关知识;告知患者随访时间安排及出院后关注的要点。②术前康复指导:术前有计划地进行功能训练,让患者适应并学会康复训练动作,如握拳、腕肘部肌肉训练等;气道准备,如术前雾化、咳嗽及排痰训练,改善心肺功能。③术前纠正营养不良、贫血。④术前禁食6小时、禁水和清流质食物2小时。对无糖尿病病史的患者,推荐术前2小时饮用400ml 12.5%的碳水化合物饮料。

2. 术中操作及护理　尽量减少手术创伤是快速康复的重要因素;术中监测患者体温,

通过手术室温度调节、加温毯、暖风机、输液加温装置等保持体温≥36℃,避免低体温;术中酌情放置手术区引流管。

3. 术后康复 ①早期开始康复训练:康复医师及治疗师及早介入术后功能训练。择期手术者可在术后当日开始。急症手术者在保证安全的情况下尽早开展康复训练,防止关节僵硬和肌肉挛缩。②超前、联合、多模式、个体化镇痛模式的疼痛管理。③肿胀常会影响伤口愈合,一般处理方法包括局部加压包扎、冰敷、制动、抬高患侧肢体,必要时给予消肿药物治疗。④静脉血栓栓塞的预防:手术操作尽量轻柔精细,避免静脉内膜损伤;规范使用止血带;术后抬高患肢,促进静脉回流;鼓励患者勤翻身,尽早功能锻炼、下床活动、做深呼吸及咳嗽动作;间歇充气压力泵利用机械原理促使肢体静脉血流加速;患侧肢体无法活动时,可在对侧肢体实施预防;使用药物预防如普通肝素、低分子肝素等。⑤预防术后感染。⑥在术后无漏、无感染证据的情况下早期拔除引流管。

四、康复护理与管理

(一)患者教育

家庭康复教育是在患者出院后延续相关康复知识的支持和指导,对于需要长期家庭康复的患者有重要意义。资料显示,骨科手术患者对术后康复知识的知晓率较低。患者教育是帮助其学习并把与健康相关的行为融入日常生活的过程,能延缓疾病进展,改善医患关系,提高患者生活质量,降低患者医疗费用。骨折后的患者教育内容包括正确的康复手法、活动方式、活动量及预防并发症和二次受伤等,且形式多样,包括患者宣传教育手册,利用互联网、微信、短信、健康讲堂等。

(二)社区康复

患者从医院回归社区和家庭,需要积极开展社区及家庭康复训练,因此建立健全社区康复机构非常重要。将简单有效易行的康复方案导入社区和家庭是国外先进而有效的做法。社区康复治疗引起了传统社区治疗模式的转变,尽管近年来我国政府加大了对这一领域的支持力度,但这一领域的相关研究仍很薄弱。

(三)家庭康复

家庭康复是国外比较常见的治疗方法,可以缓解疼痛,改善躯体功能,提高生活质量。家庭康复主要包括肌力、ROM锻炼,提高有氧活动能力等。家庭成员可协助参与,参与成员应对骨折及相关康复有一定的了解和认识,协助患者进行康复运动、预防并发症,对家庭环境做一定程度的改变,防止二次受伤等,并为患者提供更多的关心和鼓励。

(四)康复护理

骨折患者相对病程较长,恢复缓慢,较易出现并发症。因此,康复护理非常必要,能使患者积极配合治疗,有效预防并发症的发生,促进患者早日康复。①心理护理:消除患者焦虑、紧张情绪,关心体贴患者,促进康复。②饮食护理:饮食平衡有助于疾病的康复,而营养本身就是一种积极的治疗因素,能起到促进骨折愈合、缩短病程的作用。应让患者认识到骨折后含钙食物的重要性。根据骨折患者的代谢营养特点,鼓励患者多饮水,给予高蛋白、高糖、高维生素,含钙多的食物。③功能锻炼指导:早期合理的功能锻炼可促进患肢血液循环,消除肿胀,减少肌萎缩,保持肌肉力量,防止骨质疏松、关节僵硬和促进骨折愈合,是恢复患肢功能的保证。石膏或小夹板固定的病例,应密切观察外固定的松紧度及肢体末梢血运情况。④健康指导:加强教育,积极学习相关骨折及康复知识。一定保持良好的心理状态,保持精神愉快也是预防疾病复发的重要因素。⑤有氧运动:步行、做游戏、骑自行车等有助于保持关节功能。⑥大力推进康复医院的规范化建设和管理,提高康复医院建设标准,为疾病稳定期患者提供专业、综合的康复治疗,并具备相关疾病的一般诊疗、处置能力和急诊急救能力。

(徐执扬)

第二节　肩锁关节脱位

肩锁关节脱位十分常见,多见于青年,约占肩部外伤的 12% 左右。

一、概述

(一)定义

肩锁关节是由肩峰内侧缘与锁骨外侧端相连形成的关节,属于微动关节(滑液囊关节),部分关节内存在纤维软骨盘,其大小个体差异很大,关节面大体呈垂直方向。其稳定性由周围的韧带维持,包括:①关节囊及肩锁韧带;②喙突至锁骨的喙锁韧带(由斜方韧带及锥状韧带构成);③三角肌及斜方肌的腱性附着。肩锁关节功能上属微动关节,同时也是一个力的传递关节。因此,当发生肩锁关节脱位时,不仅会产生局部疼痛、异常活动等症状,而且会影响整个上肢力量。

外伤是引起肩锁关节脱位的主要原因,以直接暴力更多见,如肩部受到打击或跌倒时肩外侧着地,使关节囊及周围韧带断裂而发生脱位。少数为间接暴力所致,如当跌倒时,肘部或手伸直位触地产生的传导应力至肩锁关节而引起的脱位。

按 Allman 分型可将肩锁关节脱位分为 3 型:

Ⅰ型:肩锁关节囊及肩锁韧带部分撕裂,肩锁关节尚稳定,X 线片未发现明显移位。

Ⅱ型:肩锁关节囊及肩锁韧带全部断裂,喙锁韧带中的斜方韧带部分损伤,X 线片可见锁骨外端轻度向上抬起。

Ⅲ型:肩锁关节囊及周围韧带完全损伤或断裂,X 线片可见锁骨外端完全离开肩峰的相对关节面,上抬明显。

临床上,另一个常用的是 Rockwood 分型,把损伤分为 6 类。

(二)临床表现

1. 有外伤史。

2. 肩部疼痛、肿胀,肩部活动时疼痛加重。

3. 肩峰局部压痛明显,肩关节活动受限。

4. 对于Ⅱ、Ⅲ型,锁骨外侧端较健侧高起,用手按压此处,存在弹性感,琴键征阳性。

(三)辅助检查

X 线:双侧肩锁关节正位片可显示喙锁间隙增大,锁骨外端向上移位。诊断较困难时,需摄应力位 X 线片——嘱患者站位,两手提重物拍摄双侧肩锁关节正位 X 线片,双侧对比。

CT:可以更好地显示锁骨后移程度。

(四)诊断要点

肩锁关节脱位的诊断需根据患者外伤史、症状、体征、影像学检查作出。

（五）药物治疗

应根据患者的损伤部位及程度，内外结合，进行个体化、阶梯化的药物治疗。

1. 非甾体抗炎药　非甾体抗炎药（NSAID）是指一类不含糖皮质激素而具有抗炎、解热、镇痛作用的药物，包括局部外用药物和全身应用药物。

（1）局部外用药物：在使用口服药物前，建议先选择局部外用药物，尤其是老年人，可使用各种 NSAID 的凝胶贴膏、乳胶剂、膏剂、贴剂等，如氟比洛芬凝胶贴膏。局部外用药物可迅速、有效缓解轻、中度疼痛，胃肠道不良反应轻微，但需注意局部皮肤不良反应的发生，对于皮肤有破损的病例应禁用。对中、重度疼痛可联合使用局部外用药物与口服 NSAID。

（2）全身应用药物：根据给药途径可分为口服药物、针剂以及栓剂，最为常用的是口服药物。用药原则：①用药前进行危险因素评估，关注潜在内科疾病风险；②根据患者个体情况，剂量个体化；③尽量使用最低有效剂量，避免过量用药及同类药物重复或叠加使用；④用药 3 个月后，根据病情选择相应的实验室检查。

2. 镇痛药物　对 NSAID 治疗无效或不耐受者，可使用非 NSAID、阿片类镇痛剂、对乙酰氨基酚与阿片类药物的复方制剂。但需要强调的是，阿片类药物的不良反应和成瘾性发生率相对较高，建议谨慎采用。

3. 解痉肌松类药物　用于各种急慢性软组织扭伤、挫伤，运动后肌肉酸痛、肌肉疲劳引起的疼痛及中枢神经系统病变所致的肌肉痉挛及慢性筋膜炎等。

（六）非手术治疗

三角巾外固定：对于I型损伤，也可采用三角巾外固定 3 周，可以为软组织修复创造条件。

（七）手术治疗

1. 切开复位内固定　对于II型和III型病例，目前主张积极的手术治疗。肩锁关节脱位手术修复的方法很多，基本操作是内固定结合韧带修复或重建。如 Phemister 法、Bosworth 法为喙锁韧带缝合术，Henry 法则采用阔筋膜重建喙锁韧带，Neviaser 法和 Weaver 法利用韧带移位修复方法重建肩锁关节稳定结构，而 Dewar 重建术和改良 Dewar 术属于动力性肩锁稳定结构重建术。内固定的种类多样，如克氏针张力带钢丝、加压螺钉、锁骨钩钢板、Endobutton 袢钢板、锚钉等。

2. 关节镜下韧带重建　随着关节镜技术的发展和对肩关节解剖结构和功能的进一步认识，微创的肩关节镜下诊断和治疗正在成为一种趋势。镜下可以直视肩盂、盂唇、肱骨头及关节囊的情况，并在牵引下的不同位置做动态观察，同时在内镜引导下做一些相应的镜下手术治疗，如微创喙锁韧带重建，可采用自体、同种异体肌腱或内固定材料如 Endobutton 袢钢板、锚钉等。

3. 锁骨外侧端切除术　手术适应证：50 岁以上肩锁关节完全性脱位患者；难以复位的陈旧性肩锁关节完全脱位；经非手术治疗无效，仍有症状的II度以上脱位；陈旧性肩锁关节脱位伴喙锁韧带部分广泛骨化，影响肩关节活动者。

锁骨外侧端切除术后，三角肌前方失去锁骨外侧部的部分附着，使肌力减弱，对肩关节功能带来一定影响。由于锁骨短缩，会造成肩胛骨的旋前和内收，形成轻度翼状肩畸形，故应慎用。

二、康复评定

肩锁关节脱位康复的最终目标是全面恢复肌肉力量及关节功能水平,并恢复肢体日常生活及工作功能。为此,脱位的康复评定主要是对患者的疼痛情况、关节运动功能状况、运动康复安全性及上肢功能等因素进行全面评估。

(一)疼痛评定

临床上通常采用视觉模拟评分法(VAS)。

(二)运动功能评定

1. 关节活动度测量 最常用测量和记录 ROM 的方法为中立位法(解剖 0° 位法),即将解剖学中立位时的肢体位置定为 0°。当被测量者某关节出现非正常过伸情况时,要进行标记。

2. 肌力评定 进行肌力检查时,要取标准体位,受检肌肉做标准的测试动作。固定受检查肌肉附着肢体的近端,放松不受检查的肌肉,首先在承受重力的情况下观察该肌肉完成测试动作的能力,然后根据测试结果决定是否由检查者施加阻力或助力,并尽可能达到最大运动范围,进一步判断该肌肉的收缩力量。

3. 肩关节功能评分 常用的肩关节功能评分为美国肩与肘外科协会评分系统(American Shoulder and Elbow Surgeons Form, ASES),是 1993 年美国肩与肘外科协会研究通过的肩关节功能评价标准。目前评分方法采用基于患者的主观评分,包括疼痛(50%)和生活功能(50%)两部分,满分 100 分,分数越高表示肩关节功能越好。疼痛量表采用 VAS 评价。生活功能量表概括了 10 个日常生活中的活动项目,包括穿衣服、梳头、如厕等。Placzek 等通过统计分析发现,ASES 评分与年龄相关性低,可信度较高。

(三)综合评定量表

目前,国内上肢功能评定主要采用 Hudak 等研发的臂肩手障碍(disability of arm, shoulder and hand, DASH)调查表。他从 150 项日常生活活动中筛选出 30 项最能反映患者活动功能的指标,形成 DASH 调查表。它包括三部分,A 部分用于了解患者上肢功能活动情况,B 部分调查上肢不适症状,C 部分用于调查专业人员的上肢功能,对大部分患者仅用DASH 调查表的 A、B 两部分即可。DASH 值计算方法是将 A、B 两部分所有数字相加,然后按以下公式计算:

$$DASH 值 = [A、B 两部分分值总和 - 30(最低值)]/1.20$$

DASH 值为 0 时,表示上肢功能完全正常;DASH 值为 100 时,表明上肢功能极度受限。

(四)运动康复安全性评定

对于肩锁关节脱位病例的运动康复,应根据患者年龄、自身机体条件、复位及韧带重建修复情况、使用内固定物的种类和数量,以及术后影像学复查进行综合判断。

三、康复治疗

(一)康复治疗原则与目标

肩锁关节脱位康复的目标是减轻疼痛及其他炎症反应,减缓肩关节周围肌肉萎缩,恢复正常的 ROM、肌力和关节稳定性。

康复的总体原则是非药物与药物治疗相结合,必要时手术治疗。治疗应个体化,结合患者自身情况,如年龄、性别、体重、自身危险因素、损伤部位及程度等选择合适的康复方案,按阶段完成。

（二）康复治疗技术

1. 运动疗法

（1）关节活动及肌力训练:肩关节的康复训练要在患肢充分放松、无或微痛前提下进行,动作应轻柔、稍慢,切忌暴力。①保护活动期:康复目标是减轻疼痛及其他炎症反应,减缓肩关节周围肌肉萎缩。术后第 1 周,三角巾悬挂保护固定,进行张手握拳练习、肱三头肌等长收缩练习、耸肩练习、腕关节主动屈伸练习、肘关节被动屈曲练习。术后第 1~3 周,继续以上练习,并开始肩关节钟摆样练习。②中间期:目标是减轻疼痛及其他炎症反应,ROM 逐渐恢复至健侧水平,开始尝试恢复关节周围肌肉。术后第 4~6 周,继续以上练习、肱二头肌等长肌力练习、肩关节主动屈伸练习。术后第 7 周 ~3 个月,去除三角巾悬吊保护,开始肩关节主动力量练习、肩关节全范围被动屈伸练习、被动肩关节外旋练习。术后 4~6个月,恢复各方向主动肩关节活动能力,达到正常日常生活行为能力水平,开始抗阻力量练习。③功能恢复期:目标为全面恢复关节功能水平,恢复正常生活。术后 7~12 个月,强化各方向肌群肌力,逐步进行等张肌力测试,在测试结果的指导下由康复医师决定是否恢复正常生活。

（2）关节松动术:是指治疗医师在关节的生理运动或附属运动范围内完成的一种手法操作技术,以达到维持和改善关节活动度、缓解疼痛的目的,属于被动活动范畴。手法包括摆动、滚动、滑动、旋转和牵引。

（3）本体促进技术:通过刺激人体组织的各种本体感受器,来激活和募集大量的运动单位参与运动,并促进神经肌肉的恢复,常用于骨关节疾病和软组织损伤的康复治疗,以增强肌力和恢复 ROM。本体促进技术包括 9 种技术,即节律性启动、节律性稳定、反复收缩、维持 - 放松、收缩 - 放松、维持 - 放松 - 主动运动、缓慢反转、慢反转 - 维持、缓慢反转 - 维持 - 放松。

2. 作业治疗 日常生活活动（ADL）训练属于骨科康复的作业治疗技术。生活自理是患者回归社会的重要前提,因此 ADL 训练是康复医学中非常重要的环节。其内容一般可分为以下几类:进食、穿衣、洗漱、家务劳动等。ADL 训练具有选择性、多样性及目的性强等特点,方法较多,其中主要是根据患者的喜好、职业及肢体功能恢复情况选择相应的作业治疗方式。

3. 物理治疗

（1）低频脉冲电磁疗:20 世纪 70 年代,Bassett 使用低频脉冲电磁场在治疗骨延迟愈合和骨不连患者过程中取得了满意的效果。研究表明,低频脉冲电磁场可加快血流速度,并促进成骨细胞再生及钙沉积,刺激骨组织多种物质的合成,参与骨代谢的重建耦联过程,影响骨密度,而且在骨折愈合过程中起重要调节作用。目前主要用于新鲜骨折、骨折延迟愈合、骨不连及软组织损伤等的辅助治疗。

（2）低强度脉冲超声:低强度脉冲超声刺激骨痂形成并促进骨折愈合的研究已近 60 年。2000 年 2 月,美国 FDA 已批准其在临床使用,目前主要用于新鲜骨折、骨折延迟愈合、骨不连及软组织损伤等的辅助治疗。

（3）经皮电刺激神经疗法:经皮电刺激神经疗法是应用特定频率和波宽的低频脉冲电流作用于人体,刺激感觉神经,以减轻或消除疼痛的治疗方法。其频率为 1~150Hz 可调,波宽 0.04~0.3 毫秒,没有直流电成分,输出可达 30~150mA,产生持续的、不对称的平衡双相变形方波。可缓解各种急、慢性疼痛;促进血液循环及伤口愈合;促进骨折愈合。

（4）冷疗法:以低于体温的制冷物作用于机体,使组织或全身一过性降温以治疗疾病的方法称冷疗法,具有镇痛、解痉、消炎消肿、降低体温等作用,适用于急性创伤早期,是康复治疗常用的方法。主要制冷物质有冰袋、化学冰袋、冰帽等,疗法包括贴敷法、浸泡法等,可局部或全身使用。

4. 心理治疗 创伤引起的疼痛常引起患者焦虑、抑郁等心理因素的改变,而焦虑、抑郁等反过来又会加剧疼痛,但目前临床中常被忽略。区分不同患者、不同的心理状态,并开展相应的心理护理措施,可以有效消除患者对治疗的焦虑、抑郁、恐惧,减轻患者的心理障碍程度,促进患者早日康复,尽早回归社会。

5. 康复医学工程 对于Ⅰ型损伤,可采用上肢外展架固定3周,可以为软组织修复创造条件。

（三）传统康复治疗技术

主要有药物、手法、固定、练功等,临床中根据病情针对性应用。

1. 药物疗法 药物疗法是治疗骨伤科疾病的一种重要方法,分为内治法和外治法。

（1）内治法:①按照损伤三期辨证用药:初期,一般在伤后1~2周,多采用活血化瘀、行气消瘀、清热凉血和开窍活血等方法;中期,约在3~6周,多采用和营止痛、接骨续筋等方法;后期,约7~8周后,此期瘀肿已消,但筋骨未坚实,功能尚未恢复,应以补气养血、补益肝肾、补益脾胃等方法。对上述分期治疗原则,必须灵活变通,而对特殊病例要仔细辨证,正确施治,不可拘泥规则或机械分期。②按照损伤部位辨证用药:损伤辨证虽然同属瘀血,但由于损伤部位不同,治疗的方药也不同。因此,选用主方后可根据损伤部位不同加入几味引经药,加强治疗效果,如上肢加续断、桂枝,下肢加牛膝、木瓜等。

（2）外治法:损伤外治法是对损伤局部的一种治疗方法,在骨伤科治疗中占有重要地位,常用的有敷贴药(如药膏、膏药、药散)、搽擦药(如油膏)、熏洗湿敷药、热熨药等。

2. 手法治疗 手法治疗在骨伤科治疗中占有重要地位,是骨伤科四大治疗方法之一,可分为正骨手法和理筋手法。正骨手法常用拔伸、旋转、屈伸、提按、端挤、分骨等手法。理筋手法以推拿按摩手法组成,有舒筋活络、解除痉挛、理顺筋络、松解粘连等作用,常用揉法、摩法、㨰法、拿法、拨法、抖法等。现代研究证实,推拿按摩可以促进局部血液循环,消退关节周围软组织炎症,降低关节内压、骨内压,缓解软组织肿胀。

3. 固定 为了维持损伤整复后的良好位置,防止骨折、脱位再移位,保证损伤组织正常愈合,在复位后必须予以固定。外固定有夹板、石膏、绷带、牵引、支架等。

4. 练功 练功又称功能锻炼,古称导引。它是通过自身运动防治疾病,增进健康,促进肢体功能恢复的一种疗法。如四肢、腰部的前屈后伸,前臂的旋转等。练功疗法可以活血化瘀、消肿止痛,濡养患肢关节筋络,促进骨折愈合,防治筋肉萎缩,避免关节粘连和骨质疏松等。

（四）围手术期康复

1. 术前康复 ①宣传教育:术前由主管医师、护士通过口头、书面及其他形式向患者及家属介绍围手术期处理相关事宜和有利于术后康复的建议。包括:告知患者麻醉和手术过程,减轻其恐惧、焦虑情绪,保证睡眠质量;告知患者手术方案、预期目标、可能发生的并发症及预期处理方案、预设出院标准等;鼓励患者术后早期进食、早期活动、吸氧,宣传疼痛控制及呼吸理疗等相关知识;告知患者随访时间安排及出院后关注的要点。②术前康复指导：术前有计划地进行功能训练，让患者适应并学会康复训练动作，如握拳、腕肘部肌肉训练等；辅助支具的使用；气道准备，如术前雾化、咳嗽及排痰训练，改善心肺功能。③术前纠正营养不良、贫血。④术前禁食 6 小时、禁水和清流质食物 2 小时。对无糖尿病病史的患者，推荐术前 2 小时饮用 400ml 12.5% 的碳水化合物饮料。

2. 术中操作及护理　尽量减少手术创伤是快速康复的重要因素；术中监测患者体温，通过手术室温度调节、加温毯、暖风机、输液加温装置等保持体温≥36℃，避免低体温；术中酌情放置手术区引流管。

3. 术后康复　①早期开始康复训练：康复医师及治疗师及早介入术后功能训练。择期手术者可在术后当日开始。急症手术者在保证安全的情况下尽早开展康复训练，防止关节僵硬和肌肉挛缩。②超前、联合、多模式、个体化镇痛模式的疼痛管理。③肿胀常会影响伤口愈合，一般处理方法包括局部加压包扎、冰敷、制动、抬高患侧肢体，必要时给予消肿药物治疗。④静脉血栓栓塞的预防：手术操作尽量轻柔精细，避免静脉内膜损伤；规范使用止血带；术后抬高患肢，促进静脉回流；鼓励患者勤翻身、尽早功能锻炼、下床活动、做深呼吸及咳嗽动作；间歇充气压力泵利用机械原理促使肢体静脉血流加速；患侧肢体无法活动时，可在对侧肢体实施预防；使用药物预防如普通肝素、低分子肝素等。⑤预防术后感染。⑥在术后无漏、无感染证据的情况下早期拔除引流管。

四、康复护理与管理

（一）患者教育

家庭康复教育是在患者出院后延续相关康复知识的支持和指导，对于需要长期家庭康复的患者有重要意义。资料显示，骨科手术患者对术后康复知识的知晓率较低。患者教育是帮助其学习并把与健康相关的行为融入日常生活的过程，能延缓疾病进展，改善医患关系，提高患者生活质量，降低患者医疗费用。骨折后的患者教育内容包括正确的康复手法、活动方式、活动量及预防并发症和二次受伤等；形式多样，包括患者宣传教育手册，利用互联网、微信、短信、健康讲堂等。

（二）社区康复

患者从医院回归社区和家庭，需要积极开展社区及家庭康复训练，因此建立健全社区康复机构非常重要。将简单有效易行的康复方案导入社区和家庭是国外先进而有效的做法。社区康复治疗引起了传统社区治疗模式的转变，尽管近年来我国政府加大了对这一领域的支持力度，但这一领域的相关研究仍很薄弱。

（三）家庭康复

家庭康复是国外比较常见的治疗方法，可以缓解疼痛，改善躯体功能，提高生活质量。家庭康复主要包括肌力、ROM 锻炼，提高有氧活动能力等。家庭成员可协助参与，参与成员应对外伤及相关康复有一定的了解和认识，协助患者进行康复运动、预防并发症，对家庭环境做一定程度的改变，防止二次受伤等，并为患者提供更多的关心和鼓励。

（四）康复护理

外伤脱位者相对病程较长，恢复缓慢，较易出现并发症。因此，康复护理非常必要，能使患者积极配合治疗，有效预防并发症的发生，促进患者早日康复。

①心理护理：消除患者焦虑、紧张情绪，关心体贴患者，促进康复。②饮食护理：饮食平衡有助于疾病的康复，而营养本身就是一种积极的治疗因素，能起到促进骨折愈合、缩短

病程的作用。根据外伤患者的代谢营养特点,鼓励患者多饮水,给予高蛋白、高糖、高维生素、含钙多的食物。③功能锻炼指导:早期合理的功能锻炼可促进患肢血液循环,消除肿胀,减少肌萎缩,保持肌肉力量,防止骨质疏松、关节僵硬,是恢复患肢功能的保证。外固定的病例应密切观察外固定的松紧度及肢体末梢血运情况。④健康指导:加强教育,积极学习相关外伤及康复知识。一定保持良好的心理状态,保持精神愉快也是预防疾病复发的重要因素。⑤有氧运动:步行、做游戏、骑自行车等有助于保持关节功能。⑥大力推进康复医院的规范化建设和管理,提高康复医院建设标准,为疾病稳定期患者提供专业、综合的康复治疗,并具备相关疾病的一般诊疗、处置能力和急诊急救能力。

(徐执扬)

第三节　肩关节脱位

肩部的复杂结构为上肢活动提供了一个支点,使肩关节具有极大的灵活性,可以向各个方向活动,成为全身活动范围最大的一个关节。参与肩部运动的关节包括肱盂、肩锁、胸锁及肩胸关节,但以肱盂关节的活动最为重要。一般将肱盂关节脱位称肩关节脱位,约占全身关节脱位的40%以上。

一、概述

(一)定义

肱盂关节由肱骨头与肩盂构成。肱骨头的面积远远大于关节盂的面积。关节盂小,约为肱骨头面积的1/5。肱骨头仅以部分关节面与肩盂接触,而肩盂浅,由周围的纤维软骨及盂唇加深其凹度,再加上肩峰在肱骨头及肩盂上方形成的臼窝样结构,在一定程度上增加了肩关节的稳定性。肱盂关节有静态稳定及动力稳定结构,两者协同作用共同维持关节稳定。

外伤是肩关节脱位的主要原因,多为间接暴力所致。人体跌倒时,上肢处于外展外旋位,暴力经过肱骨传导到肩关节,使肱骨头突破关节囊而发生脱位;重物从后上方直接撞击肩部也可造成脱位。

根据肱骨头脱位方向,肩关节脱位可分为前脱位、后脱位、上脱位及下脱位4型,以前脱位最多见。老年人发生脱位时常合并骨折。

(二)临床表现

1. 有外伤史。

2. 肩部出现肿胀、疼痛。

3. 肩关节活动受限;由于疼痛,患者常以健手托住患侧前臂、头向患侧倾斜。

4. 患侧呈方肩畸形,扪及肩盂处有空虚感,上肢弹性固定,杜加斯征阳性(即将患侧肘部紧贴胸壁时,手掌不能搭到健侧肩部,或手掌搭在健侧肩部时,肘部无法贴近胸壁)。

(三)辅助检查

X线:肩关节正位片、创伤系列X线片、穿胸位X线片为明确临床诊断首选的影像学检查。在X线片上可判断脱位方向、移位程度、有无合并骨折等。

CT:CT平扫可清晰显示肱骨与关节横断面的解剖关系,为脱位方向、移位程度、有无合并骨折等提供重要信息。

MRI：对于脱位合并软组织损伤的分辨具有明显优势。

（四）诊断要点

肩关节脱位的诊断需根据患者外伤史、症状、体征、影像学检查作出。

（五）药物治疗

应根据患者损伤的部位及程度，内外结合，进行个体化、阶梯化的药物治疗。

1. 非甾体抗炎药　非甾体抗炎药（NSAID）是指一类不含糖皮质激素而具有抗炎、解热、镇痛作用的药物，包括局部外用药物和全身应用药物。

（1）局部外用药物：在使用口服药物前，建议先选择局部外用药物，尤其是老年人，可使用各种 NSAID 的凝胶贴膏、乳胶剂、膏剂、贴剂等，如氟比洛芬凝胶贴膏。局部外用药物可迅速、有效缓解轻、中度疼痛，胃肠道不良反应轻微，但需注意局部皮肤不良反应的发生，对于皮肤有破损的病例应禁用。对中、重度疼痛可联合使用局部外用药物与口服 NSAID。

（2）全身应用药物：根据给药途径可分为口服药物、针剂以及栓剂，最为常用的是口服药物。用药原则：①用药前进行危险因素评估，关注潜在内科疾病风险；②根据患者个体情况，剂量个体化；③尽量使用最低有效剂量，避免过量用药及同类药物重复或叠加使用；④用药 3 个月后，根据病情选择相应的实验室检查。

2. 镇痛药物　对 NSAID 治疗无效或不耐受者，可使用非 NSAID、阿片类镇痛剂、对乙酰氨基酚与阿片类药物的复方制剂。但需要强调的是，阿片类药物的不良反应和成瘾性发生率相对较高，建议谨慎采用。

3. 解痉肌松类药物　用于各种急慢性软组织扭伤、挫伤，运动后肌肉酸痛、肌肉疲劳引起的疼痛及中枢神经系统病变所致的肌肉痉挛及慢性筋膜炎等。

（六）非手术治疗

闭合复位外固定：一般采用局部浸润或静脉复合麻醉，希波克拉底（Hippocrates）法（足蹬法）复位。成功后，用三角巾、颈腕吊带悬吊上肢，腋窝处垫棉垫，肘关节屈曲 90° 位固定 3~5 周，年龄偏大的患者可适当缩短固定时间。这些外固定方法可以维持正常的肱盂关节关系，为软组织修复创造了条件。部分患者关节囊破损明显或肩胛带肌力不足时，可采用搭肩位胸肱绷带固定，以纠正肩关节半脱位。

（七）手术治疗

1. 切开复位　对于脱位半年以内的年轻病例，或脱位时间虽短，但合并大、小结节或外科颈骨折者，采用切开复位。若复位后关节仍不稳定，可用克氏针交叉固定。

2. 关节镜　随着关节镜技术的发展和对肩关节解剖结构和功能的进一步认识，微创的肩关节镜下诊断和治疗正在成为一种趋势。镜下可以直视肩盂、盂唇、肱骨头及关节囊的情况，并在牵引下的不同位置做动态观察，同时在内镜引导下做一些相应的镜下手术治疗。肩关节镜技术可用于部分肩袖损伤、肩峰撞击、盂唇损伤、肱二头肌断裂的患者。

3. 人工肱骨头置换术　适用于脱位时间较长，关节面软骨已破坏，或肱骨头骨缺损大于 30% 的病例。

4. 手术修复或肱盂关节稳定结构的重建　外伤所致脱位常造成关节囊、盂唇软骨撕脱，肱骨头本身发生嵌压骨折，从而改变了肩关节的稳定性，形成了复发性脱位的病理基础。对于复发性肩关节脱位一般需要手术治疗。复发性肩关节前脱位的手术包括前关节囊的紧缩或加强、前关节囊和肩胛下肌重叠缝合、利用骨性阻挡防止肱骨头向前脱位、肩内侧稳定结构动力重建、肩盂或肱骨头截骨等。复发性肩关节后脱位的手术包括后方软组织修复及关节囊紧缩成形术、后方肩盂骨性阻挡术、改良 Melaughlin 手术。

二、康复评定

肩关节脱位康复的最终目标是全面恢复肌肉力量及关节功能水平,并恢复肢体日常生活及工作功能。为此,脱位的康复评定主要是对患者的疼痛情况、关节运动功能状况、运动康复安全性及上肢功能等因素进行全面评估。

(一)疼痛评定

临床上通常采用视觉模拟评分法(VAS)。

(二)运动功能评定

1. 关节活动度测量 最常用测量和记录 ROM 的方法为中立位法(解剖 0° 位法),即将解剖学中立位时的肢体位置定为 0°。当被测量者某关节出现非正常过伸情况时,要进行标记。

2. 肌力评定 进行肌力检查时,要取标准体位,受检肌肉做标准的测试动作。固定受检查肌肉附着肢体的近端,放松不受检查的肌肉,首先在承受重力的情况下观察该肌肉完成测试动作的能力,然后根据测试结果决定是否由检查者施加阻力或助力,并尽可能达到最大运动范围,进一步判断该肌肉的收缩力量。

3. 肩关节功能评分 常用的为美国肩与肘外科协会评分系统。

(三)综合评定量表

目前,国内上肢功能评定主要采用 Hudak 等研发的 DASH 调查表。

(四)运动康复安全性评定

对于肩关节脱位病例的运动康复,应根据患者年龄、自身机体条件、脱位方向及复位情况、是否合并骨折、既往有无脱位病史、术后影像学复查等进行综合判断。

三、康复治疗

(一)康复治疗原则与目标

肩关节脱位康复的目标是减轻疼痛及其他炎症反应,减缓肩关节周围肌肉萎缩,逐步恢复肌肉力量,全面恢复关节功能水平,并恢复肢体日常生活及工作功能。

康复的总体原则是非药物与药物治疗相结合,必要时手术治疗。治疗应个体化,结合患者自身情况,如年龄、性别、体重、自身危险因素、损伤部位及程度等选择合适的康复方案,按阶段完成。

(二)康复治疗技术

1. 运动疗法

(1)关节活动及肌力训练:肩关节的康复训练要在患肢充分放松、无或微痛前提下进行,应动作轻柔、稍慢,切忌暴力。①第 1 周:包括张手、握拳练习,肱三头肌等长收缩、耸肩、腕关节主动屈伸和肘关节被动屈曲练习。②第 2~3 周:继续以上练习,并开始肩关节钟摆锻炼。③第 4~6 周:继续以上练习,并开始肱二头肌等长收缩及肩关节主动屈伸练习。第 5~6 周时,可间断或完全去除三角巾保护。④第 7 周 ~3 个月:肩关节主动力量训练,肩关节全范围被动屈伸如正向、侧向"爬墙"练习。⑤第 4~6 个月:恢复各方向主动肩关节活动能力,达到正常日常生活行为能力水平,开始抗阻力量练习。⑥术后 7~12 个月:强化各方向肌群肌力,逐步进行等张肌力测试,在测试结果指导下由康复医师决定是否恢复正常生活。

（2）关节松动术:治疗医师在关节的生理运动或附属运动范围内完成的一种手法操作技术,以达到维持和改善关节活动度、缓解疼痛的目的,属于被动活动范畴。手法包括摆动、滚动、滑动、旋转和牵引。

（3）本体促进技术:通过刺激人体组织的各种本体感受器,来激活和募集大量的运动单位参与运动,并促进神经肌肉的恢复,常用于骨关节疾病和软组织损伤的康复治疗,以增强肌力和恢复 ROM。本体促进技术包括 9 种技术,即节律性启动、节律性稳定、反复收缩、维持 - 放松、收缩 - 放松、维持 - 放松 - 主动运动、缓慢反转、慢反转 - 维持、缓慢反转 - 维持 - 放松。

2. 作业治疗　生活自理是患者回归社会的重要前提,因此 ADL 训练是康复医学中非常重要的环节。其内容一般可分为以下几类:进食、穿衣、洗漱、家务劳动等。ADL 训练具有选择性、多样性及目的性强等特点,方法较多,其中主要是根据患者的喜好、职业及肢体功能恢复情况选择相应的作业治疗方式。

3. 物理治疗

（1）低频脉冲电磁疗:20 世纪 70 年代,Bassett 使用低频脉冲电磁场在治疗骨延迟愈合和骨不连患者过程中取得了满意的效果。研究表明,低频脉冲电磁场可加快血流速度,并促进成骨细胞再生及钙沉积,刺激骨组织多种物质的合成,参与骨代谢的重建偶联过程,影响骨密度,而且在骨折愈合过程中起重要调节作用。目前主要用于新鲜骨折、骨折延迟愈合、骨不连及软组织损伤等的辅助治疗。

（2）低强度脉冲超声:2000 年 2 月,美国 FDA 已批准其在临床使用,目前主要用于新鲜骨折、骨折延迟愈合、骨不连及软组织损伤等的辅助治疗。

（3）经皮电刺激神经疗法:经皮电刺激神经疗法是应用特定频率和波宽的低频脉冲电流作用于人体,刺激感觉神经,以减轻或消除疼痛的治疗方法。其频率为 1~150Hz 可调,波宽 0.04~0.3 毫秒,没有直流电成分,输出可达 30~150mA,产生持续的、不对称的平衡双相变形方波。可缓解各种急、慢性疼痛;促进血液循环及伤口愈合;促进骨折愈合。治疗时患者可感觉局部麻胀感,应根据患者耐受程度调整刺激强度。

（4）冷疗法:以低于体温的制冷物作用于机体,使组织或全身一过性降温以治疗疾病的方法称冷疗法,具有镇痛、解痉、消炎消肿、降低体温等作用,适用于急性创伤早期,是康复治疗常用的方法。主要制冷物质有冰袋、化学冰袋、冰帽等,疗法包括贴敷法、浸泡法等,可局部或全身使用。

4. 心理治疗　创伤引起的疼痛常引起患者焦虑、抑郁等心理因素的改变,而焦虑、抑郁等反过来又会加剧疼痛,但目前临床中常被忽略。区分不同患者、不同的心理状态,并开展相应的心理护理措施,可以有效消除患者对治疗的焦虑、抑郁、恐惧,减轻患者的心理障碍程度,促进患者早日康复,尽早回归社会。

（三）传统康复治疗技术

主要有药物、手法、固定、练功等,临床中根据病情针对性应用。

1. 药物疗法　药物疗法是治疗骨伤科疾病的一种重要方法,分为内治法和外治法。

（1）内治法:①按照损伤三期辨证用药:初期,一般在伤后 1~2 周,多采用活血化瘀、行气消瘀、清热凉血和开窍活血等方法。中期,约在 3~6 周,多采用和营止痛、接骨续筋等方法。后期，约 7~8 周后，此期瘀肿已消，但筋骨未坚实，功能尚未恢复，应以补气养血、补益肝肾、补益脾胃等方法。对上述分期治疗原则，必须灵活变通，而对特殊病例要仔细辨证，正确施治，不可拘泥规则或机械分期。②按照损伤部位辨证用药：损伤辨证虽然同属瘀血，但由于损伤部位不同，治疗的方药也不同。因此，选用主方后可根据损伤部位不同加入几味引经药，加强治疗效果，如上肢加续断、桂枝，下肢加牛膝、木瓜等。

（2）外治法：损伤外治法是对损伤局部的一种治疗方法，在骨伤科治疗中占有重要地位，常用的有敷贴药（如药膏、膏药、药散）、搽擦药（如油膏）、熏洗湿敷药、热熨药等。

2. 手法治疗　手法治疗在骨伤科治疗中占有重要地位，是骨伤科四大治疗方法之一，可分为正骨手法和理筋手法。正骨手法常用拔伸、旋转、屈伸、提按、端挤、分骨等手法。理筋手法以推拿按摩手法组成，有舒筋活络、解除痉挛、理顺筋络、松解粘连等作用，常用揉法、摩法、㨰法、拿法、拨法、抖法等。现代研究证实，推拿按摩可以促进局部血液循环，消退关节周围软组织炎症，降低关节内压、骨内压，缓解软组织肿胀。

3. 固定　为了维持损伤整复后的良好位置，防止骨折、脱位再移位，保证损伤组织正常愈合，在复位后必须予以固定。外固定有夹板、石膏、绷带、牵引、支架等。

4. 练功　练功又称功能锻炼，古称导引。它是通过自身运动防治疾病，增进健康，促进肢体功能恢复的一种疗法。如四肢、腰部的前屈后伸，前臂的旋转等。练功疗法可以活血化瘀、消肿止痛，濡养患肢关节筋络，促进骨折愈合，防治肌肉萎缩，避免关节粘连和骨质疏松等。

（四）围手术期康复

1. 术前康复　①宣传教育：术前由主管医师、护士通过口头、书面及其他形式向患者及家属介绍围手术期处理相关事宜和有利于术后康复的建议。包括：告知患者麻醉和手术过程，减轻其恐惧、焦虑情绪，保证睡眠质量；告知患者手术方案、预期目标、可能发生的并发症及预期处理方案、预设出院标准等；鼓励患者术后早期进食、早期活动、吸氧，宣传疼痛控制及呼吸理疗等相关知识；告知患者随访时间安排及出院后关注的要点。②术前康复指导：术前有计划地进行功能训练，让患者适应并学会康复训练动作，如握拳、腕肘部肌肉训练等；气道准备，如术前雾化、咳嗽及排痰训练，改善心肺功能。③术前纠正营养不良、贫血。④术前禁食 6 小时、禁水和清流质食物 2 小时。对无糖尿病病史的患者，推荐术前 2 小时饮用 400ml 12.5% 的碳水化合物饮料。

2. 术中操作及护理　尽量减少手术创伤是快速康复的重要因素；术中监测患者体温，通过手术室温度调节、加温毯、暖风机、输液加温装置等保持体温≥36℃，避免低体温；术中酌情放置手术区引流管。

3. 术后康复　①早期开始康复训练：康复医师及治疗师及早介入术后功能训练。择期手术者可在术后当日开始。急症手术者在保证安全的情况下尽早开展康复训练，防止关节僵硬和肌肉挛缩。②超前、联合、多模式、个体化镇痛模式的疼痛管理。③肿胀常会影响伤口愈合，一般处理方法包括局部加压包扎、冰敷、制动、抬高患侧肢体，必要时给予消肿药物治疗。④静脉血栓栓塞的预防：手术操作尽量轻柔精细，避免静脉内膜损伤；规范使用止血带；术后抬高患肢，促进静脉回流；鼓励患者勤翻身，尽早功能锻炼、下床活动、做深呼吸及咳嗽动作；间歇充气压力泵利用机械原理促使肢体静脉血流加速；患侧肢体无法活动时，可在对侧肢体实施预防；使用药物预防如普通肝素、低分子肝素等。⑤预防术后感染；⑥在术后无漏、无感染证据的情况下早期拔除引流管。

四、康复护理与管理

（一）患者教育

家庭康复教育是在患者出院后延续相关康复知识的支持和指导，对于需要长期家庭康复的患者有重要意义。资料显示，骨科手术患者对术后康复知识的知晓率较低。患者教育是帮助其学习并把与健康相关的行为融入日常生活的过程，能延缓疾病进展，改善医患关系，提高患者生活质量，降低患者医疗费用。骨折后的患者教育内容包括正确的康复手法、活动方式、活动量及预防并发症和二次受伤等；形式多样，包括患者宣传教育手册，利用互联网、微信、短信、健康讲堂等。

（二）社区康复

患者从医院回归社区和家庭，需要积极开展社区及家庭康复训练，因此建立健全社区康复机构非常重要。将简单有效易行的康复方案导入社区和家庭是国外先进而有效的做法。社区康复治疗引起了传统社区治疗模式的转变，尽管近年来我国政府加大了对这一领域的支持力度，但这一领域的相关研究仍很薄弱。

（三）家庭康复

家庭康复是国外比较常见的治疗方法，可以缓解疼痛，改善躯体功能，提高生活质量。家庭康复主要包括肌力、ROM锻炼，提高有氧活动能力等。家庭成员可协助参与，参与成员应对外伤及相关康复有一定的了解和认识，协助患者进行康复运动、预防并发症，对家庭环境做一定程度的改变，防止二次受伤等，并为患者提供更多的关心和鼓励。

（四）康复护理

外伤脱位患者相对病程较长，恢复缓慢，较易出现并发症。因此，康复护理非常必要，能使患者积极配合治疗，有效预防并发症的发生，促进患者早日康复。①心理护理：消除患者焦虑、紧张情绪，关心体贴患者，促进康复。②饮食护理：饮食平衡有助于疾病的康复，而营养本身就是一种积极的治疗因素，能起到促进骨折愈合、缩短病程的作用。根据外伤患者的代谢营养特点，鼓励患者多饮水，给予高蛋白、高糖、高维生素、含钙多的食物。③功能锻炼指导：早期合理的功能锻炼可促进患肢血液循环，消除肿胀，减少肌萎缩，保持肌肉力量，防止骨质疏松、关节僵硬，是恢复患肢功能的保证。外固定的病例应密切观察外固定的松紧度及肢体末梢血运情况。④健康指导：加强教育，积极学习相关外伤及康复知识。一定保持良好的心理状态，保持精神愉快也是预防疾病复发的重要因素。⑤有氧运动：步行、做游戏、骑自行车等有助于保持关节功能。⑥大力推进康复医院的规范化建设和管理，提高康复医院建设标准，为疾病稳定期患者提供专业、综合的康复治疗，并具备相关疾病的一般诊疗、处置能力和急诊急救能力。

（徐执扬）

第四节　肱骨近端骨折

肱骨近端骨折发生率较高，可发生于任何年龄，但其流行病学趋向于老年骨质疏松性骨折，是全身性骨质疏松性骨折第三常见的骨折，尤其是女性，常由低能量损伤导致。肱骨近端骨折的发生率，据国外文献报道，占全身骨折的5.0%~9.0%。国内文献报道，成人肱骨近端骨折约占成人全身骨折的 2.33%，占成人肱骨骨折的 39.74%。发生于青年人时，多为高能量损伤所致，常伴有明显的移位、粉碎性骨块或其他损伤。

一、概述

（一）定义

肱骨近端骨折是指肱骨外科颈以远 1~2cm 至肱骨头关节面之间，包括肱骨头、大结节、小结节、解剖颈、外科颈等结构的骨折。其损伤机制主要有直接暴力及间接暴力。

（二）临床表现

1. 症状 跌倒致肩部撞地或手撑地后，患侧肩关节疼痛、活动受限。

2. 体征 患者常用健侧手托住患肢紧贴胸壁。肩部肿胀，局部明显压痛及轴向叩击痛，可触及骨擦音，骨折断端可扪及骨擦感，移位、成角严重的患部可见畸形。伤后 24 小时内可在患侧肩部及上臂见到瘀斑。注意检查患肢的血管、神经，因骨折移位可能伤及腋动脉，腋神经的损伤也可能发生，需检查患肢三角肌区皮肤感觉情况，然而早期三角肌肌力检查因疼痛不能配合。

（三）影像学检查

1. X 线 常规需拍摄肩关节 3 个平面的 X 线片，包括肩关节正位片、肩关节穿胸位片以及腋窝位片，明确骨折块之间的关系。

拟诊为骨质疏松性骨折的患者建议行骨密度检查。双能 X 射线吸收法测量值是世界卫生组织推荐的骨质疏松症评估方法。

2. CT 及 CT 三维重建 对于复杂肱骨近端骨折可以提供更为准确的信息，在判断大结节移位、肱骨头劈裂骨折、压缩骨折、盂缘骨折及骨折脱位方面具有很大帮助。

3. MRI 对软组织损伤具有较大意义，尤其是对于肩袖、肱二头肌肌腱、盂唇损伤的诊断。

（四）诊断要点

肱骨近段骨折诊断需根据患者外伤史、症状、体征、影像学检查作出。对于肱骨近端骨折还需进行分型。临床常用的 Neer 分型，将肱骨近端分为肱骨头、大结节、小结节、肱骨干四部分，骨块之间的相互移位>1cm、成角>45°为移位。根据四部分的关系分为：①未移位骨折；②二部分骨折；③三部分骨折；④四部分骨折；⑤肱骨头劈裂骨折。又根据骨折部位分为：Ⅰ型，未移位骨折；Ⅱ型，解剖颈骨折；Ⅲ型，外科颈骨折；Ⅳ型，大结节骨折；Ⅴ型，小结节移位骨折；Ⅵ型，肱骨近端骨折合并肱盂关节脱位。此外，还有累及关节面的骨折，对于肱骨近端骨折的治疗具有一定意义。这种根据四部分关系进行分类的方法，对于临床具有重要的指导意义。

（五）手术治疗

手术治疗适用于保守治疗难以成功的二部、三部、四部分骨折，包括内固定手术（闭合复位经皮穿针内固定、切开复位钢板内固定或髓内钉内固定）及肱骨头置换（半肩置换或反肩置换）

1. 闭合复位经皮穿针内固定 用于骨质良好的外科颈骨折，一些三部分骨折和外翻压缩型四部分骨折。干骺端粉碎是相对禁忌证。

2. 切开复位内固定 可用于移位的两部分、三部分骨折和年轻人（≤45 岁）的四部分骨折。有限内固定可用于单纯的大结节、小结节骨折，或者非粉碎性肱骨外科颈骨折，某些三部分骨折以及外翻压缩型四部分骨折。但骨质是否满足内固定，需术前评估。

3. 髓内钉内固定　可用于移位的外科颈骨折、累及大结节的三部分骨折。

4. 肱骨头置换

（1）绝对适应证：肱骨头粉碎性骨折、肱骨头关节面压缩超过 40% 的压缩性骨折、因手术延迟致使肱骨头严重吸收并影响关节功能的陈旧性骨折。

（2）相对适应证：骨折合并肱骨头脱位、肱骨头劈裂性骨折、严重骨质疏松性骨折。

（3）相对禁忌证：年轻患者（＜50 岁）首选切开复位内固定，腋神经损伤所造成的三角肌麻痹。

（4）绝对禁忌证：局部伴有急性软组织感染、慢性骨髓炎。

二、康复评定

肱骨近端骨折的康复评定主要是对患者的疼痛情况、关节运动功能状况、运动康复安全性及上肢功能等因素进行全面评估。

（一）疼痛评定

临床上通常采用视觉模拟评分法（VAS）。

（二）运动功能评定

1. 关节活动度测量　最常用测量和记录 ROM 的方法为中立位法（解剖 0° 位法），即将解剖学中立位时的肢体位置定为 0°。当被测量者某关节出现非正常过伸情况时，要进行标记。

2. 肌力评定　进行肌力检查时，要取标准体位，受检肌肉做标准的测试动作。固定受检查肌肉附着肢体的近端，放松不受检查的肌肉，首先在承受重力的情况下观察该肌肉完成测试动作的能力，然后根据测试结果决定是否由检查者施加阻力或助力，并尽可能达到最大运动范围，进一步判断该肌肉的收缩力量。

3. 肩关节功能评分　常用的肩关节功能评分为美国肩与肘外科协会评分系统（American Shoulder and Elbow Surgeons Form，ASES），是 1993 年美国肩与肘外科协会研究通过的肩关节功能评价标准。目前，评分方法采用基于患者的主观评分，包括疼痛（50%）和生活功能（50%）两部分，满分 100 分，分数越高表示肩关节功能越好。

（三）综合评定量表

目前，国内上肢功能评定主要采用 Hudak 等研发的 DASH 调查表。

（四）运动康复安全性评定

对于肱骨近端骨折的运动康复，应根据患者年龄、自身机体条件、复位及韧带重建修复情况、使用内固定物的种类和数量及术后影像学复查进行综合判断。

三、康复治疗

（一）康复治疗原则与目标

肱骨近端骨折的康复目标是减轻疼痛，控制炎症在合适范围内，减缓肩关节周围肌肉萎缩，恢复正常的 ROM、肌力和关节稳定性，恢复上肢功能。

肱骨近端骨折的治疗应强调个体化，可采用非手术或手术治疗，若明确是骨质疏松性骨折，则须包含抗骨质疏松治疗。具体方法应根据骨折类型、患者年龄、骨质疏松程度和患者全身状况而定，权衡手术与非手术治疗的利弊，作出合理选择。但总体来说，医师制订治疗方案的关键是患者的生理年龄、生活方式和患者的期望值。

（二）康复治疗技术

肱骨近段骨折后首先要确认是否需要内固定。如果是：①单纯大结节骨折，移位＜1cm或成角＜45°；②单纯外科颈骨折，成角＜45°，易于复位，复位后可采用人字石膏固定，复位后较为稳定的骨折可以采用颈腕带悬吊制动。如果骨折比较复杂常需要手术治疗，术前术后均需要进行康复治疗。

1. 运动疗法 涉及关节活动度及肌力训练等。

（1）早期康复——纤维骨痂形成期（第0~4周）：①急性期（术后48小时内）训练的主要形式是伤肢肌肉的等长收缩。非损伤部位开展早期康复预防继发性功能障碍。②亚急性期康复（术后48小时~4周）：应逐步恢复关节活动度、增加肌力训练。患肢抬高，保持正确体位；肩关节远侧及邻近关节的活动范围训练，拆除缝线后，不论是否合并肩袖损伤，均可行轻柔的钟摆式功能锻炼，第3~4周可行轻柔的被动前屈和内旋功能锻炼

（2）中期康复——骨痂形成期（第5~12周）：应消除残存肿胀；软化和牵拉挛缩的纤维组织；增加关节活动度和肌力；恢复肌肉的协调性。合并肩袖损伤的患者避免日常活动中的疼痛，避免主动抬高手臂，不能进行肩袖最大范围的主动运动。康复内容：①继续加大肩部ROM训练，直至恢复全关节活动度。②骨折愈合后关节出现伸直或屈曲挛缩，可做伸直或屈曲牵拉。在患者可忍受范围内由治疗师进行持续被动终末牵拉。③继续进行肌力和耐力训练，等长肌肉练习可逐步过渡到抗阻练习（由手术医师判定骨折完全愈合后开始），加大肌肉锻炼强度。④临床诊断骨折愈合后，可进行所有肌群渐进性抗阻练习，并加强有氧耐力训练，鼓励进行日常生活活动、工作和娱乐活动。

（3）后期康复——骨折愈合期（第12周以后）：康复目标是全功能活动范围；全功能性肌力和耐力；正常参与所有功能活动、工作和休闲。康复内容：①关节活动度除继续以前的锻炼外，关节松动术可采用三级、四级松动技术。关节出现挛缩和僵硬，可做恢复性关节牵引，也可在患者可耐受范围内由治疗师进行持续被动终末牵伸。②继续前期训练，避免肌肉疲劳。③全身有氧耐力训练，恢复身体体能。④本体感觉神经肌肉强化。⑤功能恢复，鼓励进行日常生活活动、工作和娱乐活动。

2. 物理治疗 可选用脉冲电磁疗、低强度脉冲超声、电刺激治疗。研究表明，低频脉冲电磁场可加快血流速度，并促进成骨细胞再生及钙沉积，刺激骨组织多种物质的合成，参与骨代谢的重建耦联过程，影响骨密度，而且在骨折愈合过程中起重要调节作用；目前主要用于新鲜骨折、骨折延迟愈合、骨不连及软组织损伤等的辅助治疗。对于低强度脉冲超声，2000年2月，美国FDA已批准其在临床使用，目前主要用于新鲜骨折、骨折延迟愈合、骨不连及软组织损伤等的辅助治疗。低频和中频电刺激可以刺激肌肉，有助于恢复肢体功能。

3. 康复医学工程 对于严重不稳定骨折，可采用上肢外展架固定3~6周，为软组织修复创造条件，为骨折提供稳定的支撑。

四、康复护理与管理

（一）患者教育

家庭康复教育是在患者出院后延续相关康复知识的支持和指导，对于需要长期家庭康复的患者有重要意义。资料显示，骨科手术患者对术后康复知识的知晓率较低。患者教育是帮助其学习并把与健康相关的行为融入日常生活的过程，能延缓疾病进展，改善医患关

系,提高患者生活质量,降低患者医疗费用。骨折后的患者教育内容包括正确的康复手法、活动方式、活动量及预防并发症和二次受伤等;形式多样,包括患者宣传教育手册,利用互联网、微信、短信、健康讲堂等。

(二)社区康复

患者从医院回归社区和家庭,需要积极开展社区及家庭康复训练,因此建立健全社区康复机构非常重要。将简单有效易行的康复方案导入社区和家庭是国外先进而有效的做法。社区康复治疗引起了传统社区治疗模式的转变,尽管近年来我国政府加大了对这一领域的支持力度,但这一领域的相关研究仍很薄弱。

(三)家庭康复

家庭康复是国外比较常见的治疗方法,可以缓解疼痛,改善躯体功能,提高生活质量。家庭康复主要包括肌力、ROM 锻炼,提高有氧活动能力等。家庭成员可协助参与,参与成员应对外伤及相关康复有一定的了解和认识,协助患者进行康复运动、预防并发症,对家庭环境做一定程度的改变,防止二次受伤等,并为患者提供更多的关心和鼓励。

(四)康复护理

骨折患者相对病程较长,恢复缓慢,较易出现并发症。因此,康复护理非常必要,能使患者积极配合治疗,有效预防并发症的发生,促进患者早日康复。

①心理护理:消除患者焦虑、紧张情绪,关心体贴患者,促进康复。②饮食护理:饮食平衡有助于疾病康复,而营养本身就是一种积极的治疗因素,能起到促进骨折愈合、缩短病程的作用。根据外伤患者的代谢营养特点,鼓励患者多饮水,给予高蛋白、高糖、高维生素、含钙多的食物。③功能锻炼指导:早期合理的功能锻炼可促进患肢血液循环,消除肿胀,减少肌萎缩,保持肌肉力量,防止骨质疏松、关节僵硬,是恢复患肢功能的保证。外固定的病例应密切观察外固定的松紧度及肢体末梢血运情况。④健康指导:加强教育,积极学习相关外伤及康复知识。一定保持良好的心理状态,保持精神愉快也是预防疾病复发的重要因素。⑤有氧运动:步行、做游戏、骑自行车等有助于保持关节功能。⑥大力推进康复医院的规范化建设和管理,提高康复医院建设标准,为疾病稳定期患者提供专业、综合的康复治疗,并具备相关疾病的一般诊疗、处置能力和急诊急救能力。

(王建军)

第五节　肱骨干骨折

肱骨干骨折是临床较常见的骨折。据国外文献统计,肱骨骨折约占四肢骨折的5%~8%,肱骨干骨折约占所有长骨骨折的 3%,肱骨干骨折的发生率每年约为 13/10 万。国内文献报告,成人肱骨干骨折约占肱骨骨折的 37.12%,占全身骨折的 2.17%。

一、概述

(一)定义

肱骨干骨折是指肱骨外科颈以下 1cm 至肱骨髁上 2cm 骨干的骨折,其中肱骨干中下1/3 骨折易并发桡神经损伤。肱骨干骨折的损伤机制主要有直接暴力和间接暴力。高能量直接暴力是造成此类骨折的常见原因,多见于青壮年,暴力可直接作用于肱骨干导致开放性骨折和粉碎性骨折。

（二）临床表现

首先要明确受伤机制，以便对患者的病情判断提供重要线索。对于多发伤患者，应该依据进展性创伤维持原则进行体格检查，观察患者的呼吸道是否通畅，评估呼吸、循环的复苏，控制出血，评估肢体活动能力，在进行完这些基本步骤之后，才可以将注意力集中于损伤肢体上。仔细检查上臂肿胀、瘀血及畸形情况，应该在不同的水平对整个肢体的神经血管功能分别进行评估。必须仔细检查桡神经、尺神经和正中神经的运动、感觉功能。

（三）影像学检查

肱骨的标准影像学检查应该包括正位像、侧位像，同时将肩、肘关节包括在内，必要时加拍斜位片。在病理性骨折中，还需要视情况行 CT、MRI 及骨扫描等检查。

（四）诊断和分型

根据受伤机制、临床表现和影像学检查一般可以作出明确诊断。肱骨干骨折通常以骨折线的位置和形态、损伤暴力的大小以及合并软组织损伤的程度来分类。根据解剖部位，可将肱骨干骨折分为 3 类：胸大肌止点近端的骨折、胸大肌和三角肌止点之间的骨折以及三角肌止点以远的骨折。不同位置水平的骨折，由于肱骨干肌肉附着的不同而产生不同角度的移位。

（五）手术治疗

手术治疗肱骨干骨折的目标是通过稳定的固定恢复患肢的长度、成角和旋转，从而使患者能够早期活动和理论上患肢负重。手术治疗的方法包括钢板、髓内固定和外固定架固定。手术适应证包括绝对适应证和相对适应证，如表 8-5-1 所示。

表 8-5-1 肱骨干骨折的手术指征

相对指征	绝对指征
多发创伤	长螺旋骨折
开放性骨折	横行骨折
双侧肱骨干骨折，多段端骨折	臂丛神经损伤
病理性骨折	主要神经麻痹
漂浮肘	闭合复位不满意
合并血管损伤	神经缺损
闭合复位后桡神经麻痹	合并帕金森病
骨不连、畸形愈合	患者无法耐受非手术治疗或依从性不好
合并关节内骨折	肥胖，巨乳症

1. 切开复位钢板螺钉内固定　是目前治疗肱骨干骨折最为常用的手术方法，可以达到坚强的固定，有利于患肢早期功能锻炼，促进骨折早期愈合。固定后可很好地控制肱骨干旋转、恢复长度、矫正成角，术后患者可早期行肩、肘关节功能锻炼。Koca 等采用钢板螺钉内固定术治疗 11 例肱骨干骨折取得良好效果，术后平均随访 14 个月，骨折均在术后 3 个月内完全愈合。但该手术需要严格掌握适应证，否则医源性桡神经损伤的发生率较高。采用微创经皮钢板内固定技术（MIPPO）治疗严重、粉碎性肱骨干骨折，可以最大程度减少骨折

生物学环境的破坏,与传统钢板内固定相比,对软组织的剥离和血供的影响最小,从而为骨折愈合提供了良好的生物学环境,在促进骨折愈合、降低骨折不愈合发生率方面有着显著优越性。

2. 髓内钉系统　髓内钉系统属于轴心固定,应力遮挡效应较小,骨膜剥离少,神经血管损伤的可能性小,在肱骨干多段骨折、病理性骨折及骨质疏松性骨折中更为合适。髓内钉内固定主要包括带锁髓内钉和弹性髓内钉内固定。带锁髓内钉更有助于骨折端短缩、分离和旋转移位的纠正,适用于大多数长管状骨骨干骨折。弹性髓内钉具有保护骨骺不受损伤和骨骺血供不被破坏等优点,广泛应用于小儿肱骨干骨折的治疗。由于无法对抗旋转和提供轴向稳定,弹性髓内钉在成人肱骨干骨折中很少应用。髓内钉内固定的并发症包括肩袖损伤、神经血管损伤、肱骨远端骨折等。

3. 外固定架　外固定架仅仅适用于合并软组织损伤、烧伤及骨折需要即刻稳定的情况。如遇到复杂肱骨干骨折合并休克的患者无法内固定或条件有限时,骨折部位需要血管重建时,外固定架是临时治疗的理想选择。由于外固定架只能提供有限的初始稳定性,因此需定期复查 X 线片,以调整肱骨的力线,同时对骨折端进行加压以提供适当的应力刺激。外固定架固定治疗肱骨干骨折的主要不足为针道感染、用于中上 1/3 骨折时可能会影响肩关节活动、置钉时有损伤血管神经可能,因此术者需掌握熟练的穿钉手法和适应证。

4. 肱骨干骨折术后相关并发症的防治

(1)桡神经麻痹:文献报道,肱骨干骨折患者合并原发性桡神经麻痹的发生率为4%~22%,其中约88%的患者为暂时性的,其余需要修复或移植,是四肢骨折中最多见的外周神经并发症。另外,由于手术入路选择、内固定物对桡神经的卡压及骨折愈合过程中骨痂瘢痕粘连卡压等原因造成的医源性桡神经麻痹也较常见。手术处理桡神经麻痹可采用直接缝合或神经移植、血管化神经移植、直接神经转移、肌腱转移、功能性肌肉转移及生物治疗等方法。

(2)骨折不愈合:肱骨干骨折不愈合相对少见。目前认为,骨折后局部血供障碍和内固定后骨折部位生物力学环境不稳定,是导致肱骨干骨折术后骨不愈合的主要原因。目前,治疗肱骨干骨折不愈合的主要措施有自体髂骨移植、采用腓骨移植桥接固定加强螺钉固定、自体浓缩骨髓移植等,同时外固定亦是治疗感染性骨折不愈合或伴有骨质缺损的肱骨干骨折的一种选择。

二、康复评定

主要是对患者的疼痛情况、关节运动功能状况、运动康复安全性及上肢功能等因素进行全面评估。

(一)疼痛评定

临床上通常采用视觉模拟评分法(VAS)。

(二)运动功能评定

1. 关节活动度测量　最常用测量和记录 ROM 的方法为中立位法(解剖 0° 位法),即将解剖学中立位时的肢体位置定为 0°。当被测量者某关节出现非正常过伸情况时,要进行标记。

2. 肌力评定　进行肌力检查时,要取标准体位,受检肌肉做标准的测试动作。固定受检查肌肉附着肢体的近端,放松不受检查的肌肉,首先在承受重力的情况下观察该肌肉完成测试动作的能力,然后根据测试结果决定是否由检查者施加阻力或助力,并尽可能达到最大运动范围,进一步判断该肌肉的收缩力量。

(三)综合评定量表

目前,国内上肢功能评定主要采用 Hudak 等研发的臂肩手障碍(disability of arm, shoulder and hand, DASH)调查表。他从 150 项日常生活活动中筛选出 30 项最能反映患者活动功能的指标,形成 DASH 调查表。它包括三部分,A 部分用于了解患者上肢功能活动情况,B 部分调查上肢不适症状,C 部分用于调查专业人员的上肢功能,对大部分患者仅用 DASH 调查表的 A、B 两部分即可。DASH 值计算方法是将 A、B 两部分所有数字相加,然后按以下公式计算:

$$DASH 值 = [A、B 两部分分值总和 - 30(最低值)]/1.20$$

DASH 值为 0 时,表示上肢功能完全正常;DASH 值为 100 时,表明上肢功能极度受限。

(四)运动康复安全性评定

对于肱骨近端骨折的运动康复,应根据患者年龄、自身机体条件、复位及韧带重建修复情况、使用内固定物的种类和数量及术后影像学复查进行综合判断。

三、康复治疗

(一)康复治疗原则与目标

肱骨干骨折的康复目标是减轻疼痛,控制炎症在合适范围内,减缓肩关节周围肌肉萎缩,恢复正常的 ROM、肌力和关节稳定性,恢复上肢功能。

肱骨干骨折的复位要求不高,接触面积达 1/4~1/3,成角畸形不超过 30° 都可以获得良好的功能和外观,但多次复位是肱骨干骨折不愈合的原因之一。在制订治疗方案时,应当综合考虑患者的骨折类型、软组织损伤程度、相应的神经损伤程度、年龄和并发症等,以期取得良好疗效,并降低并发症风险。

(二)康复治疗技术

大多数肱骨干骨折可以采用非手术治疗,以二期愈合再塑形方式获得愈合。非手术治疗包括 "U" 型石膏夹、悬垂石膏、胸肱石膏、尺骨鹰嘴牵引、功能性支具固定。严重和复杂骨折也可以进行手术治疗。无论是手术治疗还是非手术治疗,均需要进行康复治疗。

1. 运动疗法 涉及关节活动度及肌力训练等。

(1)早期康复——纤维骨痂形成期(骨折后 0~4 周):急性期(术后 48 小时内)康复治疗以消除肿胀,缓解疼痛,预防并发症的发生为目标。训练的主要形式是伤肢肌肉的等长收缩。非损伤部位开展早期康复预防继发性功能障碍。亚急性期康复(术后 48 小时 ~4 周)时,患处肿胀和疼痛较前明显好转,逐步恢复关节活动度、增加肌力训练、重建神经 - 肌肉控制,术后 4~7 天开始肩、肘关节的主动关节活动锻炼,在患者可以耐受的情况下逐步增加活动量。

(2)中期康复——骨痂形成期(骨折后 5~12 周):在这个过程中的锻炼目标是消除残存肿胀,软化和牵伸挛缩的纤维组织,增加关节活动度和肌力;恢复肌肉的协调性。继续加大 ROM 训练,直至恢复全关节活动度。完全愈合后开始,可逐步过渡到抗阻练习,加大肌肉锻炼强度,但 6 周内通常禁止负重锻炼。骨折愈合后关节出现伸直或屈曲挛缩,可做伸直或屈曲牵引。在患者可忍受范围内由治疗师进行持续被动终末牵伸。临床诊断骨折愈合后,可进行所有肌群渐进性抗阻练习,并加强有氧耐力训练,鼓励进行日常生活活动、工作和娱乐活动。

（3）后期康复——骨折愈合期（骨折12周以后）：此期应进行全功能活动范围锻炼；全功能性肌力和耐力锻炼；正常参与所有功能活动、工作和休闲活动。关节出现挛缩和僵硬，可做恢复性关节牵引，或行关节松动术。鼓励进行全身有氧耐力训练，恢复身体功能。

2. 物理治疗　可选用脉冲电磁疗、低强度脉冲超声、电刺激治疗。研究表明，低频脉冲电磁场可加快血流速度，并促进成骨细胞再生及钙沉积，刺激骨组织多种物质的合成，参与骨代谢的重建耦联过程，影响骨密度，而且在骨折愈合过程中起重要调节作用；目前主要用于新鲜骨折、骨折延迟愈合、骨不连及软组织损伤等的辅助治疗。对于低强度脉冲超声，2000年2月，美国FDA已批准其在临床使用，目前主要用于新鲜骨折、骨折延迟愈合、骨不连及软组织损伤等的辅助治疗。低频和中频电刺激可以刺激肌肉，有助于恢复肢体功能。

3. 康复医学工程　功能支具因其操作的简易性、适应性，允许肩肘关节活动、相对低的费用及其复位效果，成为非手术治疗的金标准。Sarmiento和Pehlivan等报道了使用功能支具治疗肱骨远端1/3骨折可以达到很高的愈合率。但其固定方法的牢固性较低，而且需要较长的治疗时间，对于依从性或经济条件较差而不能采用功能支具的患者，仍可采用悬臂石膏的方法。

四、康复护理与管理

（一）患者教育

家庭康复教育是在患者出院后延续相关康复知识的支持和指导，对于需要长期家庭康复的患者有重要意义。资料显示，骨科手术患者对术后康复知识的知晓率较低。患者教育是帮助其学习并把与健康相关的行为融入日常生活的过程，能延缓疾病进展，改善医患关系，提高患者生活质量，降低患者医疗费用。骨折后的患者教育内容包括正确的康复手法、活动方式、活动量及预防并发症和二次受伤等；形式多样，包括患者宣传教育手册，利用互联网、微信、短信、健康讲堂等。

（二）社区康复

患者从医院回归社区和家庭，需要积极开展社区及家庭康复训练，因此建立健全社区康复机构非常重要。将简单有效易行的康复方案导入社区和家庭是国外先进而有效的做法。社区康复治疗引起了传统社区治疗模式的转变，尽管近年来我国政府加大了对这一领域的支持力度，但这一领域的相关研究仍很薄弱。

（三）家庭康复

家庭康复是国外比较常见的治疗方法，可以缓解疼痛，改善躯体功能，提高生活质量。家庭康复主要包括肌力、ROM锻炼，提高有氧活动能力等。家庭成员可协助参与，参与成员应对外伤及相关康复有一定的了解和认识，协助患者进行康复运动、预防并发症，对家庭环境做一定程度的改变，防止二次受伤等，并为患者提供更多的关心和鼓励。

（四）康复护理

骨折患者相对病程较长，恢复缓慢，较易出现并发症。因此，康复护理非常必要，能使患者积极配合治疗，有效预防并发症的发生，促进患者早日康复。

①心理护理：消除患者焦虑、紧张情绪，关心体贴患者，促进康复。②饮食护理：饮食平衡有助于疾病康复，而营养本身就是一种积极的治疗因素，能起到促进骨折愈合、缩短病程的作用。根据外伤患者的代谢营养特点，鼓励患者多饮水，给予高蛋白、高糖、高维生素、

含钙多的食物。③功能锻炼指导：早期合理的功能锻炼可促进患肢血液循环，消除肿胀，减少肌萎缩，保持肌肉力量，防止骨质疏松、关节僵硬，是恢复患肢功能的保证。外固定的病例应密切观察外固定的松紧度及肢体末梢血运情况。④健康指导：加强教育，积极学习相关外伤及康复知识。一定保持良好的心理状态，保持精神愉快也是预防疾病复发的重要因素。⑤有氧运动：步行、做游戏、骑自行车等有助于保持关节功能。⑥大力推进康复医院的规范化建设和管理，提高康复医院建设标准，为疾病稳定期患者提供专业、综合的康复治疗，并具备相关疾病的一般诊疗、处置能力和急诊急救能力。

（王建军）

第六节　肱骨髁上骨折

肱骨髁上骨折是儿童最常见的肘部骨折，约占儿童四肢骨折的 41%，发病高峰在 5~8 岁，与女孩相比，男孩骨折更常见。从高处坠落被认为是这些损伤的主要原因。

一、概述

（一）定义

肱骨髁上骨折是指肱骨干与肱骨髁交界处的骨折，是较为常见的一种严重损伤，患者以 5~12 岁的儿童为主，成年人少见；治疗不当则有可能导致缺血性肌挛缩（福尔克曼挛缩）、肘关节强直，严重者还将面临残疾风险。

（二）临床表现

详细询问外伤史，分析损伤时受到外力的能量大小。典型表现是外伤后局部疼痛肿胀伴功能障碍，可能出现手部及手指麻木、活动困难等伴随症状。体征表现为伤后肘部剧烈疼痛，压痛广泛，肿胀严重，有大片皮下瘀斑，纵向叩击痛（+），触之有骨擦音及异常活动。肘关节呈半伸位，前臂旋前，肘部横径明显增宽，鹰嘴部向后突出，可触及骨折块。肘关节功能障碍。

（三）影像学检查

结合上述外伤史、症状、体征结果，可继续完善相关检查，进一步明确诊断并指导治疗。X 线片是首选检查手段，肘部正侧位 X 线片是必须的，其不仅能确定骨折的存在和部位，更主要的是准确显示骨折类型和移位程度。CT 三维重建可以直观显示骨折部位和移位情况，为选择治疗方法提供依据。

（四）诊断及分型

根据骨折端在矢状面上移位的不同，肱骨髁上骨折分为 3 型——伸直型、屈曲型和粉碎型，其中伸直型骨折最多。Gartland 根据骨折端移位的程度把伸直型骨折进一步分为 3 型。I 型，骨折无移位；II 型，后侧骨皮质仍完整，骨折远端后倾、前倾角度丢失，或同时有横向移位；III 型，骨折断端完全分离移位。在 Gartland 分型中，肱骨髁上骨折的分型标准侧重成角和移位，也有学者提出由于涉及骨折端的稳定性及预后，移位在分型及分类治疗中的意义更大。

（五）手术治疗

有移位者可先考虑闭合复位，屈肘石膏托固定，一般以 90° 屈肘最为合适，如果需要更多的屈曲防止肘关节前后移位，可将屈肘度数增加 60°。而部分 Gartland Ⅱ型和 Gartland Ⅲ型骨折，骨折端存在不同程度的移位，在保证局部软组织特别是血管、神经安全的前提下也可以选择手法整复保守治疗。

切开复位内固定适应证：切开复位内固定适用于开放性骨折、伴有神经血管损伤、严重的肢体肿胀和闭合复位不满意的患者。其优势在于容易达到解剖复位、固定简单易行、有效降低在 C 臂 X 线机下穿针的难度，减少由于穿针造成的医源性损伤，及时清除局部血肿，防止肘部过度肿胀，减少发生骨 - 筋膜室综合征的可能。由于切开复位内固定会增加对软组织的创伤，增加骨化性肌炎的发生率和感染的可能性，后期影响肘关节的功能恢复。

切开复位常用的手术入路包括前侧、外侧、内侧、内外侧联合和后侧入路。手术入路方式多样，但考虑肱骨远端前方有重要的血管、神经，肘后正中切口治疗肱骨髁上骨折优点最多，目前应用最广。切开复位内固定方式包括单纯克氏针固定、张力带钢丝克氏针内固定和钢板螺丝钉内固定。

闭合复位克氏针内固定：手术治疗儿童肱骨髁上骨折的目的是获得较好的解剖复位、最大功能活动度以及外形上的美观。闭合复位克氏针内固定原则上适用于除开放性骨折、不能手法复位的骨折或伴有神经、血管损伤的类型以外的髁上骨折，包括一部分 Gartland Ⅲ型骨折。张征石等通过闭合复位经皮克氏针固定治疗 47 例 Gartland Ⅲ型肱骨髁上骨折，取得了很好疗效。

与切开复位相比，闭合复位克氏针内固定治疗肱骨髁上骨折存在以下优点：创伤小，降低了术后肘关节周围软组织的粘连程度，有利于功能锻炼；减少了骨折端骨膜的损伤程度，为后期骨折端的愈合创造有利条件；减少患者的恐惧感，提高依从性；固定较牢固，可进行早期功能锻炼，且经济、有效。

屈曲型肱骨髁上骨折的治疗原则与伸直型相同，但复位方向相反。复位后，用石膏托固定，肘关节置于半伸位或伸直位，1 周后改为功能位。

二、康复评定

对患者的疼痛情况、关节运动功能状况、运动康复安全性及上肢功能等因素进行全面评估。

（一）疼痛评定

临床上通常采用视觉模拟评分法（VAS）。

（二）运动功能评定

1. 关节活动度测量　最常用测量和记录 ROM 的方法为中立位法（解剖 0° 位法），即将解剖学中立位时的肢体位置定为 0°。当被测量者某关节出现非正常过伸情况时，要进行标记。

2. 肌力评定　进行肌力检查时，要取标准体位，受检肌肉做标准的测试动作。固定受检查肌肉附着肢体的近端，放松不受检查的肌肉，首先在承受重力的情况下观察该肌肉完成测试动作的能力，然后根据测试结果决定是否由检查者施加阻力或助力，并尽可能达到最大运动范围，进一步判断该肌肉的收缩力量。

3. 平衡及协调功能评定

（1）平衡功能评定：临床上常用的平衡功能评定方法包括平衡反应评定、伯格平衡量表和应用仪器进行不同体位的动态和静态平衡功能评定等。

（2）协调功能评定：在进行协调功能评定时，患者意识必须清晰，能够充分配合。另外，患者肢体的肌力必须4级以上，否则评定无意义。临床上常用的评定动作有指鼻试验、指指试验、轮替试验、还原试验、示指对指试验、拇指对指试验、握拳试验、跟-膝-胫试验、旋转试验、拍地试验、拍手试验、画圆试验等。

（三）综合评定量表

Mayo肘部表现指数评分（MPI）、改良An和Morrey评分（AM）、改良Broberg和Morrey评分（BM）、De Boer YA评分（DBYA）、HSS评分（HSS）和HSS2评分（HSS2）等6种评分。

（四）运动康复安全性评定

对于肱骨髁上骨折的运动康复，应根据患者年龄、自身机体条件、复位及韧带重建修复情况、使用内固定物的种类和数量及术后影像学复查进行综合判断。

（五）日常生活活动能力和生活质量评定

详细询问患者患肘对各自日常生活的影响，根据患侧肘关节是否有功能受限、能做屈肘时间的长短以及患者利用患肘能否做梳头、吃饭、穿衣、穿鞋等动作，对患肘功能作出评价。日常生活活动能力评定常用的量表为改良Barthel指数。生活质量评定常用的量表是SF-36、WHO-QOL-100等。

三、康复治疗

（一）康复治疗原则与目标

肱骨髁上骨折康复的目标是缓解疼痛，消除肿胀，恢复关节功能，矫正畸形，预防相邻关节粘连，改善生活质量。

骨折端无移位或轻度移位骨折可采用保守治疗。保守治疗方式有皮牵引、骨牵引架、闭合复位石膏外固定等方式。但保守治疗的缺点也很明显，如加大了局部皮肤、血管、神经等软组织损伤或骨-筋膜室综合征的发生率，骨折端存在随时移位的风险，骨折端延迟愈合、不愈合或畸形愈合的风险高，而且由于不能早期功能锻炼，出现骨化性肌炎甚至肘关节活动障碍的风险较高，所以肱骨髁上骨折常选用切开复位内固定、闭合复位克氏针内固定等方法。康复治疗需要适应治疗方法，并结合患者自身情况，如年龄、性别、体重、自身危险因素、病变部位及程度等选择合适的康复方案。

（二）康复治疗技术

1. 运动疗法

（1）早期康复——纤维骨痂形成期（骨折后0~4周）：急性期（术后48小时内）康复治疗以消除肿胀，缓解疼痛，预防并发症的发生为目标。训练的主要形式是伤肢肌肉的等长收缩。非损伤部位开展早期康复预防继发性功能障碍。亚急性期康复（术后48小时~4周）时，患处肿胀和疼痛较前明显好转，逐步恢复关节活动度、增加肌力训练、重建神经-肌肉控制；术后4~7天开始肩、肘、腕关节的主动关节活动锻炼，在患者可以耐受的情况下逐步增加活动量。

（2）中期康复——骨痂形成期（骨折后5~12周）：在这个过程中的锻炼目标是消除残存肿胀，软化和牵伸挛缩的纤维组织，增加关节活动度和肌力；恢复肌肉的协调性。继续加大ROM训练，直至恢复全关节活动度。完全愈合后，可逐步过渡到抗阻练习，加大肌肉锻炼强度，但6周内通常禁止负重锻炼。骨折愈合后关节出现肘关节伸直或屈曲挛缩，可做伸直或屈曲牵引。在患者可忍受范围内由治疗师进行持续被动终末牵伸。临床诊断骨折愈合后，可进行所有肌群渐进性抗阻练习，并加强有氧耐力训练，鼓励进行日常生活活动、工作和娱乐活动。

（3）后期康复——骨折愈合期（骨折12周以后）：此期应进行全功能活动范围锻炼；全功能性肌力和耐力锻炼；正常参与所有功能活动、工作和休闲活动。关节出现挛缩和僵硬，可做恢复性关节牵引，或行关节松动术。鼓励进行全身有氧耐力训练，恢复身体功能。

2. 物理治疗　可选用脉冲电磁疗、低强度脉冲超声、电刺激治疗。研究表明，低频脉冲电磁场可加快血流速度，并促进成骨细胞再生及钙沉积，刺激骨组织多种物质的合成，参与骨代谢的重建耦联过程，影响骨密度，而且在骨折愈合过程中起重要调节作用；目前主要用于新鲜骨折、骨折延迟愈合、骨不连及软组织损伤等的辅助治疗。对于低强度脉冲超声，2000年2月，美国FDA已批准其在临床使用，目前主要用于新鲜骨折、骨折延迟愈合、骨不连及软组织损伤等的辅助治疗。低频和中频电刺激可以刺激肌肉，有助于恢复肢体功能。

物理治疗也可以采用温热疗法，如蜡疗、红外线、短波、热敷，促进循环，改善关节活动度。

四、康复护理与管理

（一）患者教育

家庭康复教育是在患者出院后延续相关康复知识的支持和指导，对于需要长期家庭康复的患者有重要意义。资料显示，骨科手术患者对术后康复知识的知晓率较低。患者教育是帮助其学习并把与健康相关的行为融入日常生活的过程，能延缓疾病进展，改善医患关系，提高患者生活质量，降低患者医疗费用。骨折后的患者教育内容包括正确的康复手法、活动方式、活动量及预防并发症和二次受伤等；形式多样，包括患者宣传教育手册，利用互联网、微信、短信、健康讲堂等。

（二）社区康复

患者从医院回归社区和家庭，需要积极开展社区及家庭康复训练，因此建立健全社区康复机构非常重要。将简单有效易行的康复方案导入社区和家庭是国外先进而有效的做法。社区康复治疗引起了传统社区治疗模式的转变，尽管近年来我国政府加大了对这一领域的支持力度，但这一领域的相关研究仍很薄弱。

（三）家庭康复

家庭康复是国外比较常见的治疗方法，可以缓解疼痛，改善躯体功能，提高生活质量。家庭康复主要包括肌力、ROM锻炼，提高有氧活动能力等。家庭成员可协助参与，参与成员应对外伤及相关康复有一定的了解和认识，协助患者进行康复运动、预防并发症，对家庭环境做一定程度的改变，防止二次受伤等，并为患者提供更多的关心和鼓励。

（四）康复护理

骨折患者相对病程较长，恢复缓慢，较易出现并发症。因此，康复护理非常必要，能使患者积极配合治疗，有效预防并发症的发生，促进患者早日康复。

①心理护理：消除患者焦虑、紧张情绪，关心体贴患者，促进康复。②饮食护理：饮食平衡有助于疾病康复，而营养本身就是一种积极的治疗因素，能起到促进骨折愈合、缩短病程的作用。根据外伤患者的代谢营养特点，鼓励患者多饮水，给予高蛋白、高糖、高维生素、含钙多的食物。③功能锻炼指导：早期合理的功能锻炼可促进患肢血液循环，消除肿胀，减少肌萎缩，保持肌肉力量，防止骨质疏松、关节僵硬，是恢复患肢功能的保证。外固定的病

例应密切观察外固定的松紧度及肢体末梢血运情况。④健康指导：加强教育，积极学习相关外伤及康复知识。一定保持良好的心理状态，保持精神愉快也是预防疾病复发的重要因素。⑤有氧运动：步行、做游戏、骑自行车等有助于保持关节功能。⑥大力推进康复医院的规范化建设和管理，提高康复医院建设标准，为疾病稳定期患者提供专业、综合的康复治疗，并具备相关疾病的一般诊疗、处置能力和急诊急救能力。

（王建军）

第七节　肘关节脱位

肘关节脱位是肘部常见损伤之一，多发生于青少年。肘关节脱位发生率约占全身四大关节脱位总数的一半，居第 1 位。肘关节脱位约占儿童全部肘关节损伤的 5%~6%，是儿童最常见的关节脱位，其他关节在骨骺成熟之前很少发生脱位。10 岁以后发生率明显增加。1 岁以下儿童肘关节脱位不常见，而常发生肱骨远端骺板骨折（肱骨远端全骺分离），引起肱骨远端透 X 线的骨骺向后外或后内方向完全移位，因此容易误诊为肘关节脱位。

一、概述

（一）定义

肘关节脱位是肘部常见损伤，多发生于青少年，成人和儿童也时有发生。肘关节脱位主要由间接暴力所引起。

肘关节脱位按其是否合并骨折可分为单纯性肘关节脱位与复杂性肘关节脱位。单纯性肘关节脱位即简单肘关节脱位，常用 Browner 分型，包括后脱位、前脱位、外侧脱位、内侧脱位和分离脱位。而复杂性肘关节脱位则不仅仅是软组织损伤，常常合并肱骨小头、尺骨冠突等部位的骨折，因此也称肘关节骨折脱位。肘关节复杂骨折脱位可分为三大类（5 种类型），即后外侧旋转不稳定（包括 Mason Ⅳ 型桡骨头骨折和肘关节恐怖三联征）、经鹰嘴骨折脱位（向前或向后两种）、内翻 - 后内侧旋转不稳定。

（二）临床表现

1. 外伤史　一般患者均有明显外伤史。

2. 关节肿胀及疼痛　伤后肘部肿胀、疼痛、压痛，被动活动后疼痛加剧。

3. 关节活动受限及关节畸形　大多数弹性固定于肘半屈曲位，肌肉痉挛，常用健侧手托住以减轻疼痛，肘前后径或横径增宽，前臂缩短或延长，肘后三点关系失常，肘关节功能障碍。

（三）辅助检查

1. 影像学检查

（1）X 线：为肘关节脱位明确临床诊断的首选影像学检查，是判断肘关节脱位类型和合并骨折及移位状况的重要依据。

（2）CT 及三维重建：对判断病情、确认诊断及手术具有重要作用。肘部损伤时，对于骨折和脱臼，常规 X 线片基本能满足临床需要，CT 可发现普通 X 线片因重叠而不易鉴别的微小骨折及移位，并可准确判断位置所在，对诊断肘关节骨折类型、移位、粉碎程度至关重要。此外，CT 三维重建可加深术者对上述损伤的理解，大大提高诊断的准确性；且对于软组织

263

包块,在判定时,CT较普通X线片能清楚地显示小肿块的组织结构。

（3）MRI:对于新鲜肘关节骨折脱位并无太大帮助,但对于晚期肘关节不稳定的检查比较有用。MRI具有很高的组织分辨力和软组织对比度,在显示肘部肌肉、肌腱、神经、血管、骨和软骨结构等方面,明显比常规影像来得清晰;在肘部创伤性疾病的诊断方面,更具有其独特优势,不仅能清晰显示骨和软组织的病变所在,而且能较精确地描绘出病变范围。因此,MRI越来越多地运用于肘关节诊断中。

（四）诊断要点

肘关节脱位需根据患者外伤史、症状、体征、X线表现作出临床诊断。通常患者有典型外伤史;伤后肘关节疼痛剧烈,肿胀明显,屈伸活动受限。肘关节弹性固定于半屈曲状态,患者常用健手托扶伤肢前臂;伴见肘关节畸形;严重的肘关节脱位,可伴有血管、神经损伤;进行X线检查,正位及侧位片可明确脱位的类型及程度,并可提示是否合并骨折等。

（五）药物治疗

1. 非甾体抗炎药 非甾体抗炎药(NSAID)具有良好的解热抗炎镇痛效果,在临床上广泛应用于各种创伤、炎症所致疼痛。尤其是选择性COX-2抑制剂,胃肠功能紊乱、溃疡出血等副作用较少且不影响血小板和凝血功能,现已较多地运用于骨科术前与术后,是目前最常用来缓解疼痛、改善关节功能的药物。同时,应用NSAID还可以防治创伤后异位骨化。包括局部外用药物和全身应用药物。

2. 镇痛药物 对NSAID治疗无效或不耐受者,可使用非NSAID、阿片类镇痛剂、对乙酰氨基酚与阿片类药物的复方制剂。但需要强调的是,阿片类药物的不良反应和成瘾性发生率相对较高,建议谨慎采用。

（六）非手术治疗

新鲜肘关节后脱位应尽快通过复位完成肘关节对位。在复位之后立即评估肘关节的稳定性,是否在伸直位或外翻应力时出现半脱位和脱位。通常,复位后取得稳定就不需要进行手术治疗。对于并发骨折者,应先整复脱位,然后处理骨折。多数骨折如肱骨内或外髁撕脱骨折、尺骨冠状突骨折可随脱位的复位一并复位。情况复杂或手法复位失败者,可考虑手术治疗。陈旧性脱位或复杂性肘关节脱位,可根据实际情况考虑手术治疗。如前脱位多合并尺骨鹰嘴骨折,应手术治疗。

1. 手法整复 新鲜肘关节脱位一经诊断,应及时行手法整复,只要能掌握好手法复位的方法和技巧,均可获得成功。复位后固定3周左右,解除固定后主动进行功能锻炼,绝大多数疗效是满意的。对于肘关节脱位因误诊或未及时治疗,延误3周以上时,为陈旧性肘关节脱位,其治疗难以恢复肘关节正常功能;脱位时间在3个月以内,而且不合并骨折或血管、神经损伤及骨化性肌炎的单纯后脱位,活动仍有一定范围者,手法复位有一定疗效。

（1）肘关节后脱位:诊断明确并对是否合并骨折及神经、血管损伤进行检查和评价后,应及时行手法复位,伤后时间短者可不用麻醉,伤后超过6小时者应给予臂丛麻醉,以保证复位手法在肌肉松弛及无疼痛感觉下进行。单纯肘关节后脱位合并血管、神经损伤者少见;并发骨折者,应先整复脱位,然后处理骨折,大多数撕脱骨折随着关节的复位而骨折片亦随之复位。肘关节后脱位的手法复位方法很多,其基本方式都是采用在牵引下屈肘复位法。具体方法包括拔伸屈肘法、膝顶拔伸法。

（2）肘关节前脱位：肘关节前脱位诊断明确后，应在良好麻醉使肌肉松弛的状况下，及早施行手法复位。若为合并尺骨鹰嘴骨折的肘关节前脱位，复位时，使脱位的骨端从滑脱出的原路逆行回复至原来位置。如从肘内侧脱出，复位时应使尺骨鹰嘴从内侧旋回复位，而从外侧脱出，则应从外侧旋回复位。

（3）肘关节侧方脱位：手法复位应在臂丛麻醉下进行，以免进一步加重软组织损伤。复位时不要使侧方移位转化为后脱位，否则会加重软组织损伤。有撕脱性骨折者，多可随之复位；有对位不佳者，再用手法进行整复。术后用上肢屈曲型杉树皮托板或石膏托固定3周。

（4）肘关节爆裂型脱位：肘关节爆裂型脱位是严重的肘关节完全脱位，由于肘部的肱尺、肱桡及上尺桡3个关节全部脱位，手法整复时须将肘部3个关节完全复位。由于此型脱位软组织重，外固定不宜过紧，并注意密切观察患肢血运、神经感觉和运动功能，以防发生合并症。

2. 固定方法 脱位整复后固定是巩固疗效的重要措施之一。脱出的骨端回复原位后，破裂的关节囊、韧带等软组织尚未复原，这些组织的修复是以后功能恢复的关键。所以应将肢体固定于功能位，或在关节稳定的位置上，以减少出血，控制感染，达到止痛目的，并避免已复位关节再度移位，使损伤组织迅速恢复，避免引起关节习惯性脱位和骨化性肌炎。固定时间不宜过长，在不大影响软组织愈合的情况下，应尽早拆除固定。同时，要加强肘部功能锻炼。如肘关节后脱位复位后，一般用绷带做肘关节"8"字固定，肘关节屈曲90°、前臂中立位，三角巾悬吊前臂于胸前，3周后可去除固定。

（七）手术治疗

1. 切开复位内固定法 适用于闭合复位失败者，或不适合闭合复位者，多合并肘部严重损伤；陈旧性肘关节脱位，不宜行闭合复位者；某些习惯性肘关节脱位。要想获得关节复位，还必须对包绕关节的所有软组织进行松解，包括在前方和后方对关节囊和韧带进行剥离。为了达到复位的目的而进行的广泛松解剥离，将使肘关节发生明显不稳定，容易再发生向后脱位，因此术中还需用克氏针将鹰嘴与肱骨髁固定。

2. 侧副韧带重建术 二次脱位以及侧副韧带复合体损伤者，需进行侧副韧带修复重建。肘关节脱位时，内外侧副韧带均被破坏，残留的不稳定通常与外侧副韧带损伤有关。外侧副韧带复合体包括桡侧副韧带、外侧尺副韧带、辅助性外侧副韧带以及环状韧带，其中外侧尺副韧带是最主要的抵抗后外侧旋转不稳定的结构，需重点修复。

3. 铰链式外固定支架 如果进行骨折固定之后，肘部仍然不稳定，容易再次发生脱位，建议采取外固定架的方式进行固定，以使肘关节的稳定性得到保证。重建骨性与韧带结构之后，需要在X线透视下使前臂处于旋转中立位以检查肘部稳定性，在重力作用下伸肘，从完全屈肘到屈肘45°~60°评估肘部稳定性。因为前臂旋前能够增加肘部稳定性，所以有学者建议于前臂旋转前位对肘关节进行检查。

4. 桡骨头切除术或人工桡骨头置换术 桡骨头骨折若为粉碎型（Mason Ⅱ和Ⅲ型）或成角大于30°，以及超过1/3关节面的骨折，通常考虑行桡骨头切除术。

人工桡骨头置换术适用于肘关节脱位合并桡骨头粉碎性骨折或肘关节恐怖三联征，当切除桡骨头时，造成严重的肘关节不稳定。通常此类复杂的肘关节脱位除了X线片上看到的桡骨头骨折外，还有潜在的严重的肘关节周围韧带和关节囊的损伤。单纯桡骨头切除后会造成灾难性后果，肘关节严重不稳定，以至于总是处于半脱位和脱位状态而完全丧失功能。此时,需行人工桡骨头假体置换和外侧副韧带复合体的修复。

5. 全肘关节置换术　对于肘关节创伤严重的患者,尤其是关节内的粉碎性骨折、手法复位失败、陈旧性肘关节脱位者,可行全肘关节置换术。常用的假体包括铰链式、非铰链式和组件式(假体视情况以铰链式或非铰链式连接)。

6. 关节融合术　肘关节外伤后关节不稳定,不能参加重体力劳动的年轻人,又不适合其他手术者,可考虑行关节融合术。为保证其有牢固的骨性融合,在切除关节软骨后,尺肱骨之间可用螺丝钉等予以固定。周围再植以松质骨,术后制动时间至少要在 8 周以上。

7. 肘关节镜　关节镜兼具诊断和治疗的作用,可以辅助评估和治疗关节内骨折。最常见的是,关节镜对清除肱骨小头或桡骨头的碎片有益。通常桡骨头切除可以在关节镜下完成。用中空螺钉可以完成有限内固定。对于伴有严重软组织损伤的范围更大的骨折,关节镜的风险则大于其益处。

(八)并发症

肘关节脱位的常见并发症有骨折、神经损伤、血管损伤、感染、前臂骨 - 筋膜室综合征,而未及时治疗或治疗不当可引起关节僵硬、骨缺血性坏死、骨化性肌炎、创伤性关节炎等。

二、康复评定

肘关节脱位的治疗目的是恢复肘关节的正常解剖结构及功能,包括使构成关节的骨端复位和为维持关节稳定的软组织修复提供条件,并且还应控制疼痛和其他伴随症状、减少功能障碍、指导患者及其家人了解该疾病和治疗情况。为此,肘关节脱位的康复评定主要是对患者的疼痛情况、关节运动功能状况、日常生活活动能力等进行全面评估。

(一)疼痛评定

常用评定方法:视觉模拟评分法、数字分级评分法、语言分级评分法、Wong-Baker 面部表情量表。

(二)运动功能评定

1. 肘关节活动度检查　采用国际上通用的中立位 0° 法:以肘关节伸直位为 0° 计算,患者上肢中立位,上臂固定,前臂做屈伸肘动作,用量角器准确测量肘关节屈曲和过伸的最大角度。取患者患侧肘关节屈曲 90° 紧贴胸腹壁,双侧掌心相对为 0°;肘关节固定,患侧前臂做旋前旋后动作,并用量角器准确计量前臂旋前、旋后的最大角度。

2. 关节力量及稳定性检查　以患者正常侧肘关节为对照标准。检查者固定肘关节,用手紧握患者前臂,同时令患者做屈、伸肘及旋前、旋后动作,如双侧肘关节力量及关节稳定性相同则为正常。患侧为对侧的 80% 为轻度损失 / 不稳。患侧为对侧的 50% 为中度损失 / 不稳。患侧肘关节日常生活受限或留有明显残疾为重度损失 / 不稳。

(三)综合评定量表

Mayo 肘部表现指数评分(MPI)、改良 An 和 Morrey 评分(AM)、改良 Broberg 和 Morrey 评分(BM)、De Boer YA 评分(DBYA)、HSS 评分(HSS)和 HSS2 评分(HSS2)等 6 种评分。

三、康复治疗

(一)康复治疗原则与目标

肘关节脱位康复的目标是缓解疼痛、消除肿胀、恢复关节功能、矫正畸形、预防相邻关节粘连,改善生活质量。

肘关节脱位治疗原则包括关节复位、固定和功能锻炼。单纯肘关节脱位可行手法复位固定,复杂的肘关节脱位除手法复位外,必要时可手术治疗。治疗应个体化,结合患者自身情况,如年龄、性别、体重、自身危险因素、病变部位及程度等,选择合适的康复方案。

（二）康复治疗技术

1. 运动疗法　肘关节损伤后,极易发生关节僵硬和骨化性肌炎,故脱位整复后,应鼓励患者早期进行功能锻炼,固定期间应做肩、腕及掌指关节的功能活动。解除固定后,应加强肘关节的屈伸和前臂的旋转活动。肘关节的功能锻炼,应以积极主动活动为主,切忌对肘关节进行粗暴的被动活动,以防发生骨化性肌炎。

2. 物理治疗

（1）短波/超短波疗法:短波/超短波治疗的热效应使患部的表层和深层组织均匀受热,能增强血管通透性,改善微循环,调节内分泌,加强组织机体的新陈代谢,降低感觉神经的兴奋性;从而达到消炎、止痛、解痉,促进血液循环和组织修复的治疗目的。

（2）中频电疗法:临床常用的有干扰电疗法、调制中频电疗法和等幅中频（音频）电疗法等。

（3）TENS:近来研究发现,TENS不仅有明显的镇痛效果,还可以改善局部组织微循环、促进神经再生、缓解关节疼痛的同时改善关节功能。

（4）超声波疗法:超声波是一种机械弹性振动波,振动频率超过20kHz,不能为人的听觉器官所接收。超声波作用于人体时,由于机械的振动作用（即微细按摩作用）,引起细胞质运动、原浆颗粒旋转、质点颤动和摩擦等变化,通过神经-体液机制刺激组织的再生过程,加速炎症的消散、损伤组织的修复及瘢痕组织的软化。小剂量与中等量的超声波还有镇痛作用,故可用于肘关节脱位的康复治疗。

（5）中药离子导入疗法:利用直流电将药物离子通过完整皮肤或黏膜导入人体以治疗疾病。本法根据直流电场内同性电荷相斥、异性电荷相吸的原理,在电极与皮肤之间放置用药液浸湿的滤纸或纱布等,通以直流电,药物离子即在同性电极的推斥下,主要经皮肤汗腺导管的开口进入体内发挥药效,达到治疗目的。

（三）传统康复治疗技术

中医治疗肘关节脱位,方法众多,多配合治疗,往往能取得较好疗效。主要分为内治和外治两大类,包括中药内服治疗、外敷熏蒸治疗、针灸治疗、推拿按摩等。此处重点介绍内服与外用的中药治疗。

1. 内服药

（1）早期:伤后1~2周内,关节周围筋肉损伤,瘀血留滞,经络阻塞,气血运行不畅,应以活血祛瘀、消肿止痛为主,佐以行气止痛,可选用舒筋活血汤、续断紫金丹等。

（2）中期:伤后2~3周,瘀血消而未尽,筋肉尚未修复,应和营生新、舒筋活络,可选用壮筋养血汤、跌打养营汤等。

（3）后期:受伤3周以后,瘀血消失,因筋骨损伤导致的气血虚损、肝肾不足成为主要病机,应养气血、补肝肾、壮筋骨,可选用壮筋丸、健步壮骨丸、仙灵骨葆胶囊等。

2. 外用药

（1）早期:外敷消炎散、双柏散或消肿止痛膏等。

（2）中期：外敷接骨续筋膏或舒筋活络药膏等。

（3）后期：外用海桐皮汤，上肢损伤洗方煎汤熏洗，或外擦跌打万花油，或贴膏药，直至功能恢复。

四、家庭康复与护理

（一）家庭康复

家庭康复可以缓解疼痛，改善躯体功能，提高生活质量。家庭康复主要包括肌力、ROM锻炼，提高有氧活动能力等。日常进行肱二头肌、肱三头肌练习。

（二）康复护理

由于本病有一定的致残率，且恢复漫长，因此临床上加强对肘关节脱位患者的康复护理，对疾病的康复有很大作用。

1. 饮食护理　对于老年患者多伴发不同程度的骨质疏松，所以饮食方面需选用含钙较高的食品，特别要提倡牛奶的饮用。

2. 指导运动方式　日常生活中，保持关节在功能位置，视病情轻重进行适当的功能锻炼，如加强关节周围肌力、练习肘关节屈伸活动、前臂旋转及伸指握拳等，以促进肘关节功能恢复。避免肘关节负重运动，保持关节生理活动度。

3. 健康指导　加强教育，积极学习肘关节相关知识。一定保持良好的心理状态，保持精神愉快也是预防疾病复发的重要因素。

4. 生活自理能力及心理指导　肘关节损伤后会影响生活质量，因此应培养患者进行日常的生活自理能力，如拧毛巾、挤牙膏、系鞋带、沐浴等，令患者觉得自己在社会中有存在价值，以利于疾病恢复及身心康复，积极学习康复相关知识。

（陈　江　李晋玉）

第八节　桡骨头半脱位

桡骨头半脱位（radial head subluxation，RHS）俗称"肘错环""肘脱环"，又名牵拉肘、保姆肘、环状韧带半脱位或 Malgaine 半脱位。小儿桡骨头半脱位，是幼儿时期特有且常见的肘部损伤。多见于 4 岁以下小儿，1~3 岁发病率最高。多为牵拉外力致伤，故又称"牵拉肘"。构成关节的两骨的接触面，因外力作用引起微小离错，发生疼痛和功能障碍，且不能复位。桡骨头半脱位是临床中颇为常见的肘部损伤。男孩多于女孩，左侧多于右侧。

一、概述

（一）定义

桡骨头半脱位好发于 4 岁以下幼儿，因该年龄段幼儿桡骨头发育尚不完全，头平直而小，直径与颈部几乎相等，甚至小于颈，环状韧带松弛，故在外力作用下容易发生半脱位。多为间接暴力导致，当幼儿在穿衣、行走跌倒、上下台阶或伸手取物时，肘关节在伸直位，其手被成人握住用力向上牵拉，前臂并有旋转时，桡骨头可自环状韧带滑出，向掌侧和桡侧移位，将环状韧带卡在桡骨头与肱骨小头之间，形成桡骨头半脱位。临床上根据前臂所处体位不同,可分为旋前位损伤(桡骨头向前脱位,临床多见)和旋后位损伤(桡骨头向后脱位)两种不同的损伤类型。

（二）临床表现

1. 外伤史　纵向牵拉史明确。

2. 关节疼痛　患儿伤后往往因疼痛而啼哭,且肱桡关节处有压痛。

3. 关节活动受限　肘关节不能自由活动,不敢用手取物,亦怕别人触动。患肘呈半屈曲位,前臂处于旋前位,不敢旋后。

4. 关节畸形　一般局部肿胀不明显,无畸形。

（三）辅助检查

1. X线检查　X线检查常无明显骨与关节损伤征象。

2. 超声检查　超声为非侵入性检查,无辐射,可动态观察骨骼肌肉的运动情况,提供解剖结构的实时成像。此外,高频超声通过对肘关节多切面动态连续扫查,可清晰显示肘关节及周围软组织情况,有利于快速、准确地诊断X线检查阴性的患儿。

（四）诊断要点

桡骨头半脱位需根据牵拉外伤史、症状、体征等表现作出临床诊断。通常患肢有牵拉外伤史,伤后患儿因疼痛而啼哭,并拒绝使用患肢,亦怕别人触动。肘关节呈半屈曲位,不肯屈肘、举臂;前臂旋前,不敢旋后。触及伤肢肘部和前臂时,患儿哭叫疼痛,桡骨头处有压痛,局部无明显肿胀,伤后进行X线检查多无明显异常。

（五）并发症

桡骨头半脱位的常见并发症主要为习惯性桡骨头半脱位。一般情况下,习惯性桡骨头半脱位,随幼儿年龄增长,会逐渐减少脱位次数,至患儿5岁以后,一般不再发生。

二、康复评定

桡骨头半脱位的治疗目的是恢复损伤关节正常的解剖关系及功能,减少功能障碍、指导患者及其家人了解该疾病和治疗情况。为此,桡骨头半脱位的康复评定主要是对患者的疼痛情况、关节运动功能状况、日常生活活动能力等进行全面评估。

（一）疼痛评定

常用评定方法:视觉模拟评分法、数字分级评分法、语言分级评分法、Wong-Baker面部表情量表。

（二）运动功能评定

1. 肘关节活动度检查　采用国际上通用的中立位0°法:以肘关节伸直位为0°计算,患者上肢中立位,上臂固定,前臂做屈伸肘动作,用量角器准确测量肘关节屈曲和过伸的最大角度。取患者患侧肘关节屈曲90°紧贴胸腹壁,双侧掌心相对为0°,肘关节固定,患侧前臂做旋前旋后动作,并用量角器准确计量前臂旋前、旋后的最大角度。

2. 关节力量及稳定性检查　以患者正常侧肘关节为对照标准。检查者固定肘关节,用手紧握患者前臂,同时令患者做屈、伸肘及旋前、旋后动作,如双侧肘关节力量及关节稳定性相同则为正常。患侧为对侧的80%为轻度损失/不稳。患侧为对侧的50%为中度损失/不稳。患侧肘关节日常生活受限或留有明显残疾为重度损失/不稳。

（三）综合评定量表

Mayo肘部表现指数评分(MPI)、改良An和Morrey评分(AM)、改良Broberg和Morrey评

分（BM）、DeBoerYA 评分（DBYA）、HSS 评分（HSS）和 HSS2 评分（HSS2）等 6 种评分。

三、康复治疗

（一）康复治疗原则与目标

桡骨头半脱位的治疗目的是恢复损伤关节正常的解剖关系及功能。

桡骨头半脱位的治疗原则为手法复位，适当固定，以利软组织修复；一般无须手术治疗。

（二）康复治疗技术

手法复位固定法：小儿桡骨头半脱位通常采用手法复位，均能取得满意疗效。不需麻醉，操作前最好哄得患儿合作，手法操作要轻柔，用力要适度。令家长抱住患儿，术者一手握患儿腕部，一手拇指置于桡骨头前外侧，逐渐将前臂由旋前位转至旋后位，一般在旋后过程中即可复位。若不能复位，拇指加压于桡骨头外侧，稍加牵引患肘至伸直旋后位，然后屈曲肘关节，一般都能复位成功。也可采用屈肘 90°，向旋后方向来回旋转前臂，亦可复位。复位成功时，拇指下可感到或听到桡骨头入臼的弹响声。

复位后幼儿疼痛即可消失，但由于疼痛的心理紧张并未消除，患肢仍不敢活动，这时可在家人协助下，以玩物引诱幼儿上举患臂取物，如能上举至头高水平，则证明复位成功。复位后可用三角巾悬吊前臂 2~3 天。需注意避免再牵拉患肢，以防半脱位复发。

四、家庭教育与疾病预防

（一）家庭教育

桡骨头半脱位 2 岁以下复发率较高，嘱家长避免牵拉患肢，以防屡次发生而形成习惯性脱位。若发生习惯性脱位，不必担忧，随着年龄增长，环状韧带和桡骨头的关系逐渐加强，肌肉与关节囊韧带增强，则对此病有自限能力，一般在 5 岁以后不会再发生，愈后良好。

（二）疾病预防

对于小儿桡骨头半脱位要做到提早预防，平时牵拉（提）小儿手部时，应同时牵拉衣袖；成人与小儿嬉闹时应注意方法，不能单牵（提）手；应避免小儿跌仆；穿衣服时应避免手臂旋前位牵拉。

（陈 江 李晋玉）

第九节 前臂双骨折

前臂双骨折即尺桡骨干双骨折，约占全身骨折的 6%。多见于青少年。由于解剖功能的复杂关系，两骨干完全骨折后，骨折端可发生重叠、旋转、成角和侧方移位，对复位要求较高。必须纠正骨折端的种种移位尤其旋转移位，并保持复位后良好的固定，直至骨折愈合。

一、概述

（一）定义

前臂双骨折可由直接暴力、传达暴力或扭转暴力造成。完全性骨折由于暴力的作用，以及伸、屈、旋前、旋后肌的牵拉，两骨折端可发生重叠、旋转、成角和侧方移位4种畸形。病因常见有：①直接暴力。多见于打击伤，或机器、车轮挤压伤。两骨的骨折线常在同一平面上，以横断、粉碎为多。骨折常有成角畸形。②传达暴力。多见于跌倒时，手掌着地所致，两骨的骨折线常不在同一平面上，桡骨干骨折线高于尺骨干骨折线。桡骨多为横断或锯齿形，尺骨多为短斜形，骨折常有较大移位。③扭转暴力。发生传达暴力的同时，前臂又受到一种扭转外力，骨折线呈现螺旋形，两骨折线向同一方向倾斜，往往由内上斜向外下方，两骨折线不在同一平面，桡骨在下，尺骨在上，尺骨常发生旋转180°的背向移位。

骨折分型按AO/OTA分类法，常见有：

A3　尺桡骨双简单骨折。

B3.1　尺骨楔形骨折，桡骨简单骨折。

B3.2　桡骨楔形骨折，尺骨简单骨折。

B3.3　尺桡骨楔形骨折。

C1.2　尺骨三段骨折，桡骨简单或楔形骨折。

C1.3　尺骨粉碎骨折。

C2.2　桡骨三段骨折，尺骨简单或楔形骨折。

C2.3　桡骨粉碎骨折。

C3.3　尺桡骨均粉碎骨折。

（二）临床表现

1. 外伤史　一般患者均有明显外伤暴力史。

2. 疼痛及压痛　局部肿胀、疼痛，明显压痛，纵轴叩痛，甚至伴见皮下瘀斑。

3. 畸形　完全性骨折前臂可有短缩、成角或旋转畸形。儿童常为青枝骨折，有成角畸形而无骨端移位。

4. 骨擦音　骨折端相互触碰或摩擦产生响声，在手触摸骨折处可感觉到。

5. 异常活动　完全骨折，移动伤肢或摇动伤肢远端时，骨折处出现关节一样的不正常假关节活动，正常旋转功能丧失。

（三）影像学检查

1. X线检查　可发现骨折的准确部位、骨折类型及移位方向，同时检查时应包括肘关节及腕关节，以便确定有无上、下尺桡关节脱位。尺骨上1/3骨折合并桡骨头脱位，称蒙泰贾骨折（又称蒙氏骨折、孟氏骨折）。桡骨中下1/3骨折合并下尺桡关节脱位，称加莱亚齐骨折（又称盖氏骨折）。

2. CT检查　CT检查尤其是三维CT检查，可以明确骨折块的移位方向、角度，方便判断骨折分型。

（四）诊断要点

伤后局部疼痛、肿胀，压痛明显，前臂功能丧失。完全骨折时多有成角畸形、骨擦音和异常活动，但儿童青枝骨折仅有成角畸形。前臂正侧位X线片可明确骨折类型和移位方向。X线检查必须包括肘、腕关节，以免遗漏上下尺桡关节脱位的诊断。若骨折后患肢疼痛剧烈、肿胀严重，手指麻木发凉，皮肤发绀，被动活动时疼痛加重，应考虑为前臂骨-筋膜室综合征。

（五）药物治疗

1. 非甾体抗炎药　非甾体抗炎药（NSAID）具有良好的解热抗炎镇痛效果，在临床上广泛应用于各种创伤、炎症所致疼痛。尤其是选择性 COX-2 抑制剂,胃肠功能紊乱、溃疡出血等副作用较少且不影响血小板和凝血功能,现已较多运用于骨科术前与术后,是目前最常用来缓解疼痛、改善关节功能的药物。同时应用 NSAID 还可以防治创伤后异位骨化。包括局部外用药物和全身应用药物。

2. 镇痛药物 对 NSAID 治疗无效或不耐受者,可使用非 NSAID、阿片类镇痛剂、对乙酰氨基酚与阿片类药物的复方制剂。但需要强调的是,阿片类药物的不良反应和成瘾性发生率相对较高,建议谨慎采用。

3. 维生素 C 维生素 C 通常用于治疗慢性局部疼痛综合征(chronic regional pain syndrome)。Zollinger 等研究了维生素 C 和慢性局部疼痛综合征患者在桡骨远端骨折患者中的关系,发现 500mg/d 是降低患者疼痛的最佳剂量。但与此相反,Court 等则发现,维生素 C 的使用并不改善桡骨远端患者伤后的腕关节疼痛、ROM 或骨折愈合情况等。美国骨科医师学会(AAOS)的指南认为,目前仅有中等强度的证据支持维生素 C 可以预防桡骨远端疼痛。尽管如此,目前对维生素 C 在临床中使用是否能促进桡骨骨折术后腕关节的功能恢复,仍存在较多疑问。

(六)非手术治疗

前臂的主要特点是具有旋转功能,对手部功能的发挥至关重要。尺桡骨干双骨折后,在骨折远、近段之间可发生重叠、旋转、成角及侧方移位 4 种畸形。治疗时需将桡、尺骨远近端正确对位,4 种畸形均得到矫正,恢复两骨的等长及固有的生理弧度,才能恢复前臂的正常功能。

凡属闭合性骨折,不论其部位、类型,都可应用手法整复外固定法治疗。开放性骨折伤口在 3cm 以内,污染不严重,经清创缝合后,仍应按闭合性骨折处理。

1. 手法整复 整复前,应根据患者受伤机制、骨折类型和部位、移位的方向和程度选择合适的麻醉方法,研究整复步骤,确定整复方法。一般手法整复包括牵引、分骨、端挤提按、折顶、回绕、触碰纵压等方法。

儿童多为青枝骨折,且大多数骨折均向掌侧成角,复位时宜矫正于稍过度的位置予以固定,以防再成角,但应注意防止手法造成完全性骨折。一般 8 岁以下的儿童可以预期有明显塑形,20° 以内的成角畸形可通过塑形而获得较好的纠正,但超过 12 岁的儿童塑形能力则大大减小。儿童有移位的骨折,其移位恒定,应采用手法整复外固定治疗,切忌轻易采取手术切开复位内固定。

手法整复要领:尺桡骨干双骨折由于移位复杂,手法整复难度较大,但只要掌握其手法要领,多可使骨折获得满意对位。

(1)要求充分的麻醉,使肌肉松弛,常用的是臂丛神经阻滞,儿童用全麻或复合麻醉。

(2)尺桡骨干双骨折的整复,应根据患者的受伤机制,结合 X 线片所示骨折不同类型、部位及特点,认真分析,以决定是首先整复尺骨,还是整复桡骨,或两骨同时整复。若尺桡骨干双骨折,为骨折线在同一平面上的稳定性骨折,可在分骨手法下同时整复尺桡骨骨折;中 1/3 骨折,若其中一骨干为横断或锯齿形的稳定性骨折,而另一骨干为不稳定的斜形或粉碎性骨折时,应先整复稳定性骨折,并以此作为支柱,然后再整复另一骨干的不稳定骨折。若尺桡骨干均为不稳定骨折时,对上 1/3 骨折,先整复尺骨,因该段骨干较粗,整复后相对较稳定,可作为支柱,然后再整复桡骨;对下 1/3 骨折,则应先整复该段骨干较粗的桡骨,然后再整复尺骨;对中 1/3 骨折,应根据两骨的相对稳定性来决定整复尺桡骨的先后顺序,若两骨干骨折的稳定性大致相同则在分骨手法下同时整复,若有一骨已背向移位,应先整复有背向侧方移位的骨折,然后再整复另一移位的骨折。

(3)注意纠正旋转畸形,前臂的主要特点是旋转,骨折畸形也以旋转为主要矛盾,只有矫正了旋转畸形,才能解决其他畸形。前臂骨折断端因受旋转肌的牵拉,不同水平的骨折,两骨折断端的旋转方向也不同,因此必须将远骨折断端的旋转,置于与近骨折端相同的旋转位置,再纠正侧方移位。

(4)在骨折手法整复过程中,应注意两侧骨端的骨间隙的作用。若骨折端发生并拢移位,骨间膜将发生挛缩,应施行夹挤分骨手法,使尺桡骨之间的距离加大,使骨间膜紧张,利用骨间膜的限制作用,使远近骨折端的尺桡骨间距相等,各自成为一个整体,双骨折就能像单骨折一样,在此基础上纠正侧方移位,方能达到满意复位。

2. 夹板固定 骨折复位后,在维持牵引下,掌背侧各放1个分骨垫;若双骨折线在同一平面,分骨垫占骨折线的上下各一半;若骨折线不在同一平面,分骨垫放于两骨折线之间。分骨垫放妥之后,仍用手指捏住,然后根据骨折部位和复位程度,放置必要的压垫。再放置4块夹板固定。先放掌、背侧,后放桡、尺侧,背侧上端达鹰嘴尖,下端超腕关节下3cm左右。掌侧上达肘横纹,下齐腕关节;桡侧上平桡骨头,下达桡骨茎突平面。尺侧上达内上髁下缘,下达第5掌骨的掌指关节。然后用布带先捆扎中间,后捆两端。最后屈肘,前臂取中立位,置于带拉托板上,吊于胸前,如为上1/3骨折,则前臂置于稍旋后位固定。

夹板固定后,应当注意夹板的松紧度。骨折早期应用绷带作扎带捆扎即可,要根据肿胀的程度随时调整;早期应特别注意手指功能、感觉和血运情况,防止前臂缺血性挛缩的发生。

夹板固定期间,应定期透视或拍摄X线片检查,观察整复后位置如何,骨折端是否有再移位,分骨垫和压垫的位置是否合适,有无压疮,如发现有异常,应及时处理。手法整复夹板固定的3天内应进行照片复查,在早期摄片时应特别注意防止前臂的旋转而产生移位。儿童青枝骨折固定3~4周,有移位的骨折应固定5~6周,成人骨折至少应固定7~8周,不稳定骨折需固定10周左右,待骨折临床愈合后,方可拆除夹板。过短时间的固定,有可能会引起骨不连或再骨折。

3. 石膏固定 一般主张前臂中段以下骨折可使用U型石膏夹板,前臂中段以上骨折使用长臂石膏前后托固定。石膏固定前臂骨折,多需要牢固地固定肘关节和腕关节,事实上短臂石膏只会增加骨折的旋转伤力,即使是稳定的骨折,也易发生再移位。且石膏干涸后,不能随肢体肿胀的增减而变形,难以起到防止骨折倾向移位的作用。固定上下关节不便于上肢的功能锻炼。

(七)手术治疗

1. 手法复位经皮穿针内固定法 主要适用于手法复位后外固定难以维持对位的尺桡骨干骨折。

对不稳定桡、尺骨干骨折的治疗,随着影像增强器的普及,采用经皮穿针内固定技术的确是一种较为理想的方法,特别是对尺骨骨折,手术操作简单容易。但其不足之处在于,桡、尺骨双骨折均采用髓内针固定,骨折端固定不牢固,多需外固定加以保护。桡、尺骨双骨折经皮内固定的关键是尺骨,应选用与尺骨骨髓腔相同粗细的三棱针,使之获得确定可靠的固定,桡骨就容易保持稳定,再辅以小夹板或石膏管型外固定,以防止骨折成角和旋转畸形。桡骨骨折使髓内针固定顺行穿针手术操作比较困难,因为桡骨存在旋转弓,粗针不易通过骨髓腔,故只宜选用直径为 2~3mm 的克氏针穿针固定。

2. 骨外固定器复位固定法　应用骨外固定器治疗前臂骨折,主要适用于前臂严重的开放性骨折,软组织损伤较重者或不稳定的前臂粉碎性骨折。

多选用单边骨外固定器固定,在骨外固定器安放妥当后,再用 X 射线透视或照片复查,了解骨折对位对线情况,必要时可做适当调整。术后辅以石膏或木托板进行固定,严格观察患肢血供,定期做 X 射线透视或照片复查,并及时调整松紧度。8 周内不宜做前臂旋转活动,否则易发生再移位。10~14 周 X 线检查示骨折愈合后,撤除骨外固定器,改用夹板或托板外固定直至骨折坚强愈合。

3. 手术切开复位内固定　由于前臂双骨折的复位和固定要求较高,国外学者多主张应采取切开复位内固定治疗。软组织损伤严重的开放性骨折,前臂双骨折手法复位失败,或多段骨折、斜形骨折或螺旋形、粉碎严重的骨折等不稳定骨折,或骨折合并神经、血管、肌腱损伤者,应切开复位内固定。

前臂双骨折手术切开复位内固定治疗的重要原则是使用坚固的固定,尽量少剥离骨膜,注意保留碎骨片,保持骨间隙。前臂双骨折使用内固定后,是否还需外固定,应视内固定术后的稳定程度和患者的合作情况而定,不可说一律不需外固定。

4. 髓内钉　随着前臂髓内钉的不断改进,应用髓内钉治疗前臂骨折的方法在临床逐渐开展。该方法有微创、操作简便、出血少,手术时间短等优势,骨折愈合率不逊于传统的钢板固定。Ozkaya 等回顾性分析了切开复位钢板内固定和行闭合复位髓内钉内固定治疗的 42 例前臂骨干骨折,研究结果显示,在骨折愈合时间和失血量方面,交锁髓内钉更具优势。Lee 等于 2014 年再次发表了一篇关于前臂骨干骨折 Acumed 髓内钉与钢板治疗的前瞻性随机对照研究,发现在骨折愈合时限和术中透视时间上切开复位内固定术组较髓内钉组有优势,但是在功能方面两组之间没有差异;文章指出,只要适应证选择合适,髓内钉可以作为前臂骨干骨折的一种有效的治疗方式。Kose 等在 2017 年的研究中指出,髓内钉治疗前臂骨折在愈合时间和出血量上有优势,在功能评定方面和钢板相似,是治疗成人前臂骨折的一种有效方法。

（八）并发症

前臂双骨折常见并发症有前臂骨 - 筋膜室综合征、骨折迟延愈合或不愈合,甚至骨折畸形愈合等。

二、康复评定

（一）疼痛评定

常用评定方法:视觉模拟评分法、数字分级评分法、语言分级评分法、Wong-Baker 面部表情量表。

（二）运动功能评定

1. 关节活动度测量　最常用测量和记录 ROM 的方法为中立位法(解剖 0° 位法),即将解剖学中立位时的肢体位置定为 0°。当被测量者的肘关节出现非正常过伸情况时,要进行标记。

2. 肌力评定　进行肌力检查时,要取标准体位,受检肌肉做标准的测试动作。固定受检查肌肉附着肢体的近端,放松不受检查的肌肉。首先在承受重力的情况下观察该肌肉完成测试动作的能力,然后根据测试结果决定是否由检查者施加阻力或助力,并尽可能达到最大运动范围,进一步判断该肌肉的收缩力量。

(三)综合评定量表

临床常用的综合评定量表有 Anderson 前臂双骨折评价系统、Grace-Eversmann 前臂双骨折评价系统及臂肩手障碍(DASH)评分。这些分数包括运动范围、握力、进行日常生活活动的能力和放射图像的评估,以及 Fugl-Meyer 运动功能评定量表、Wolf 上肢运动功能评价量表(WMFT)、简易上肢功能评定表(STEF)评分和 Hertel 前臂骨折愈合分类等。

三、康复治疗

(一)康复治疗原则与目标

前臂双骨折康复的目标是减轻或消除疼痛,控制病情、矫正畸形,恢复骨折骨干长度、力线和旋转,使前臂可以获得充分的无痛及稳定的旋前和旋后运动,恢复正常工作和日常活动,改善生活质量。

前臂双骨折康复的总体原则即复位、固定、康复治疗。复位是将移位的骨折段恢复正常或近乎正常的解剖关系,重建骨的支架作用,是治疗骨折的首要步骤,也是骨折固定和康复治疗的基础,必要时手术治疗。固定是将骨折维持于复位后的位置,待其牢固愈合,是骨折愈合的关键。康复治疗是在不影响固定的前提下,尽快恢复患肢肌肉、肌腱、韧带、关节囊等软组织的舒缩活动。消除肿胀,减少肌萎缩,恢复肌肉力量,防止发生骨质疏松、软组织粘连、关节僵硬等并发症,促进骨折愈合,是恢复患肢功能的重要保证。

(二)康复治疗技术

1. 运动疗法　复位固定后,即可开始功能锻炼。初期可练习上臂和前臂肌肉舒缩活动,用力握掌,充分屈伸手指的动作。在骨折临床处理后 5~7 天,开始肩与手部运动,2 周后局部肿胀消退,开始进行练习肩、肘、腕诸关节活动,频率和范围逐渐增加。但禁忌做前臂旋转活动。术后第 3 周起做肘屈、伸肌群的等长收缩练习。

骨折愈合后,做系统的肘关节、腕关节活动练习及肌力练习,着重做恢复前臂旋转活动度及肌力的练习。做前臂旋转牵引及配合热疗的旋转牵引,可获较好疗效。另外,前臂骨折的康复训练主要涉及肘、腕两个关节,有时还会累及掌指关节。腕关节可做两个方向的活动,即解剖位置上前后向的屈伸运动与内外向的尺屈桡屈运动。4 周后练习前臂旋转及用手推墙动作,使两骨折端之间产生纵轴挤压力。练习方法:利用器械做旋转活动练习,使患者屈肘 90°;手拿火炬棒做前臂的旋前及旋后练习等。

2. 物理治疗

(1)短波/超短波疗法:短波/超短波治疗的热效应使患部的表层和深层组织均匀受热,能增强血管通透性,改善微循环,调节内分泌,加强组织机体的新陈代谢,降低感觉神经的兴奋性,从而达到消炎、止痛、解痉,促进血液循环和组织修复的治疗目的。

(2)中频电疗法:临床常用的有干扰电疗法、调制中频电疗法和等幅中频(音频)电疗法等。

（3）TENS：近来研究发现，TENS不仅有明显的镇痛效果，还可以改善局部组织微循环、促进神经再生、缓解关节疼痛的同时改善关节功能。

（4）超声波疗法：骨折愈合主要有3个阶段——炎症期、修复期、重建期。超声波可以在这3个阶段实现促进骨和软骨形成、血管生成的作用，在一定程度上可代替外力刺激，促进骨折愈合。骨组织对超声波产生的声波敏感度高，易产生某种机体的生物学反应，而利于骨骼愈合。研究证明，低强度脉冲超声（LIPUS）能促进新鲜骨折的愈合。其通过信号转导、提高基因表达、改善血流、刺激骨组织构型、重塑及增强骨痂的机械属性等多种生物学机制，而有利于快速、稳定的成骨作用，加速骨折愈合，且安全无侵害性。

（5）激光疗法：激光镇痛效应在临床上的最重要应用是激光针灸，即用激光"光针"代替传统的金属针，通过穴位照射起到缓解或治疗疼痛的目的。也可药物联合半导体激光，更能有效减轻骨折后疼痛。

（6）中药离子导入疗法：利用直流电将药物离子通过完整皮肤或黏膜导入人体以治疗疾病。本法根据直流电场内同性电荷相斥、异性电荷相吸的原理，在电极与皮肤之间放置用药液浸湿的滤纸或纱布等，通以直流电，药物离子即在同性电极的推斥下，主要经皮肤汗腺导管的开口进入体内发挥药效，达到治疗目的。

（7）石蜡疗法：蜡疗具有较强而持久的热透入作用，促进血液循环，加速水肿消退，减轻疼痛，缓解肌肉痉挛，降低肌张力，提高新陈代谢，消除炎症；同时能改善皮肤营养，加速上皮生长，促进骨的再生及骨痂形成，有利于骨折愈合。

（三）传统康复治疗技术

中药治疗骨折具有消肿止痛、舒筋活络、接骨续筋和强筋壮骨之功效，可分内服和外用两类。

1. 内服药 采用分期辨证论治。

（1）骨折初期：治宜活血化瘀，消肿止痛，方用桃红四物汤合五皮饮加减。

（2）骨折中期：骨位已正，尚有瘀血未去、筋连接未坚，局部肿痛未消尽，疼痛压痛固定，功能活动障碍，治宜接骨续筋，方用续骨活血汤、接骨丹或接骨紫金丹等。中成药可选用接骨七厘片、骨折挫伤胶囊等。

（3）骨伤日久：肿胀消退，瘀血残留肌腠、筋膜、关节，以致筋膜粘连，关节屈伸不利，治宜活血舒筋，方用舒筋活血汤等。中成药可选用舒筋活血片、舒筋定痛胶囊，寒湿阻络者可选用散风活络丸、大活络丸、小活络丸等。

（4）损伤后期：断骨未续，骨折愈合迟缓，筋脉疲软，可出现肝肾不足之征。偏于肝肾阴虚者，有头晕目眩，腰膝酸软，两目干涩，视物模糊，或有烦躁失眠，五心烦热，盗汗遗精，咽干口燥，舌红少苔，脉细数；治宜补益肝肾，方用六味地黄汤、知柏地黄汤、左归饮等，中成药可选用左归丸、六味地黄丸等。偏于肾阳虚者，兼见形寒肢冷，神疲乏力，遗精早泄，月经量少、色淡，小便清长，夜尿频数，舌淡苔薄白，脉沉细；治宜温补肾阳，方用金匮肾气丸、右归丸、壮骨丸等。

2. 外用药 早期肿胀甚者，可外敷双柏散、消炎散等消肿止痛药物，后期解除固定后可外擦万花油，或用上肢洗方、海桐皮汤煎水熏洗患肢。

四、家庭康复与护理

前臂骨折极为常见，复位恢复正常或接近正常解剖位置后，给予固定，防止再移位和保护骨痂生长。由于骨折端愈合过程长,医疗费用较高,大部分患者住院 2 周左右出院。对前臂骨折患者进行康复护理,对疾病的康复有很大作用。

1. 饮食护理 按照骨折不同时期进行饮食调护。①早期(伤后 1~2 周):饮食应以清淡为主,如新鲜蔬果,忌肥腻厚味;②中期(伤后 3~4 周):饮食宜健脾益气、活血通络、接骨续筋之品;③后期(伤后 5~6 周):饮食宜益气活血、补肝肾、强筋骨之品,同时需多食高钙、高维生素、富含纤维素的食物等,特别要提倡牛奶的饮用。

2. 指导运动方式 ①早期:行手指屈伸握拳活动,腕关节轻度伸屈活动,肘关节伸屈和耸肩活动;②中期:加强握拳力度,做腕关节主动屈伸活动,可间断放下悬吊带,抬举上臂;③后期:可做力所能及的轻微动作,使关节得到全面锻炼。

3. 生活自理能力及心理指导 骨折后会影响生活质量,因此应培养患者进行日常的生活自理能力,如拧毛巾、挤牙膏、系鞋带、沐浴等,令患者觉得自己在社会中有存在价值,有利于疾病恢复及身心康复,积极学习骨折康复相关知识。一定保持良好的心理状态,保持精神愉快也是预防疾病复发的重要因素。

4. 居家护理注意事项 请勿擅自拆除夹板或裁剪夹板的长度,防止骨折端再度移位;请勿沾湿夹板,防止夹板变形或折断。只宜淋浴,不宜浸浴,淋浴时可用胶袋保护以防弄湿,沐浴间可装防滑垫防止跌倒;夹板固定的肢体应穿宽松的衣裤以便于穿脱,可在衣袖或裤管侧开边,然后加装纽扣或魔术贴,穿衣服时先穿患肢后穿健肢,脱衣服时则相反。伤肢摆放位置:上肢用前臂吊带或三角巾悬吊于胸前。翻身、坐起时由专人扶托保护;注意保护患肢,不要使患肢垂直悬吊或磕碰撞击,以免发生骨折再移位。

5. 定期门诊复查 按医嘱定期到医院复诊,检查夹板包扎的松紧度;伤后肢体肿胀明显,如果出现疼痛剧烈、肢端冰冷、青紫等情况,提示伤肢循环障碍的可能,或当肿胀逐渐消退后,为防止绷带过于松弛,避免夹板失去固定骨折的作用,都需要及时到医院请医师查看及处理;按医嘱定时服药;定期到医院换药,需要时行 X 线摄片检查,了解骨折对位及生长愈合情况。

(陈 江 李晋玉)

第十节 桡骨远端骨折

桡骨远端骨折(distal fracture of radius)是成人中最常见的骨折,约占所有全身骨折的 6.7%~11%。10~19 岁和 50~59 岁是桡骨远端骨折好发的两个年龄段。在 10~19 岁阶段,以高能量损伤为主,男性与女性的发病率没有明显差异;在 50~59 岁阶段,低能量损伤所占比例明显高于高能量损伤,且其发生率随着年龄的升高也呈上升趋势,尤其是女性患者比男性患者显著增多,原因在于处于绝经期的女性,体内激素水平产生变化,致使其患骨质疏松概率增加。

一、概述

(一)定义

桡骨远端骨折是指桡骨远侧端 3cm 范围以内的骨折,又称桡骨下端骨折。直接暴力和间接暴力均可造成桡骨远端骨折,但多为间接暴力所致。常见跌倒时,躯干向下的重力与地面向上的反作用力交集于桡骨远端而发生骨折，骨折是否移位与暴力大小有关。

（二）临床表现

1. 外伤史　一般患者均有明显外伤史。

2. 疼痛及压痛　桡骨远端压痛明显，有纵轴叩击痛。

3. 活动受限　手指处于半屈曲位休息时，不敢握拳，做握拳动作时疼痛加重。患者往往用健侧手托扶患侧手，以减轻疼痛。

4. 畸形　有移位骨折常有典型畸形。如伸直型骨折远端移向背侧时，腕掌侧隆起，而其远侧向腕背侧突出，从侧面观可见典型的"餐叉样"畸形。骨折远端向桡侧移位并有短缩移位时，桡骨茎突上移至尺骨茎突同一水平，甚至高于尺骨茎突平面，从手掌正面观看，可见腕部横径增宽和手掌移向桡侧，中指轴线与桡骨轴线不在同一平面上，呈"枪刺状"畸形。屈曲型骨折远端向掌侧移位并有重叠时，从侧面观可见"锅铲状"畸形。劈裂型骨折严重移位时，腕掌背侧径增大，并有"枪刺状"畸形。

（三）影像学检查

1. X线检查　评估桡骨远端损伤的首选检查。多数骨折、脱位、力线不良、静态不稳定等，都很容易从标准的X线检查鉴别。标准的前后位及侧位X线片可测量出桡骨远端的掌倾角、尺偏角和桡骨高度等重要参数，可确定骨折的部位、类型、移位方向和程度，对骨折诊断和治疗具有重要价值。X线片除具有骨折的表现外，还有骨质疏松的表现。

2. CT检查　CT检查尤其是三维CT检查，可以明确骨折块的移位方向、角度，明确关节面的塌陷程度，发现隐蔽的腕骨骨折，特别是普通X线片难以诊断的涉及舟骨窝、月骨窝的桡骨远端骨折，对于桡骨远端骨折的诊断起着重要作用，可以提高诊断的准确率。CT检查对于桡骨远端三柱理论的应用，尤其是传统X线检查容易疏漏的中间柱损伤，包括月骨关节面损伤的诊断具有重要意义。

3. MRI检查　在桡骨远端骨折的应用中也不可替代。MRI检查是评估桡腕骨间韧带撕裂、三角纤维软骨损伤、软骨损伤以及肌腱损伤的最准确评估手段。此外，MRI还对于腕关节创伤性或非创伤性疼痛、炎症性疾病、腕骨骨折、缺血性坏死等伤病的诊断均起至关重要的作用。

（四）诊断和分型

根据患者受伤史、临床症状和体征，一般可作出诊断。X线片可明确诊断和鉴别诊断，并可了解骨折类型和移位方向，是否合并尺骨茎突骨折、下桡尺关节脱位。

临床上根据所遭受暴力作用的方向、受伤时患者的体位和骨折移位的不同，一般可分为伸直型（科利斯骨折）、屈曲型（史密斯骨折）、背侧缘和掌侧缘骨折（分别称巴顿骨折和反巴顿骨折）4种类型。

（五）药物治疗

1. 非甾体抗炎药　非甾体抗炎药（NSAID）具有良好的解热抗炎镇痛效果，在临床上广泛应用于各种创伤、炎症所致疼痛。尤其是选择性COX-2抑制剂，胃肠功能紊乱、溃疡出血等副作用较少且不影响血小板和凝血功能，现已较多运用于骨科术前与术后，是目前最常用来缓解疼痛、改善关节功能的药物。同时应用NSAID还可以防治创伤后异位骨化。包括局部外用药物和全身应用药物。

2. 镇痛药物　对NSAID治疗无效或不耐受者，可使用非NSAID、阿片类镇痛剂、对乙酰氨基酚与阿片类药物的复方制剂。但需要强调的是，阿片类药物的不良反应和成瘾性发生率相对较高,建议谨慎采用。

3. 维生素 C 维生素 C 通常用于治疗慢性局部疼痛综合征(chronic regional pain syndrome)。Zollinger 等研究了维生素 C 和慢性局部疼痛综合征患者在桡骨远端骨折患者中的关系,发现 500mg/d 是降低患者疼痛的最佳剂量。但与此相反,Court 等则发现,维生素 C 的使用并不改善桡骨远端患者伤后的腕关节疼痛、ROM 或骨折愈合情况等。美国骨科医师学会(AAOS)的指南认为,目前仅有中等强度的证据支持维生素 C 可以预防桡骨远端疼痛。尽管如此,目前对维生素 C 在临床中使用是否能促进桡骨骨折术后腕关节的功能恢复,仍存在较多疑问。

(六)非手术治疗

1. 手法整复法 桡骨远端骨折,要尽早手法复位,等待肿胀消退后才手法复位的做法是不合适的。此类骨折属近关节骨折,亦有部分骨折属关节内骨折,要求骨折对位对线好,才不致影响关节活动功能和周围肌腱的正常滑动。绝大多数此类骨折,即使关节面粉碎,手法复位,有效外固定,早期功能锻炼,均可获得满意的疗效和功能。但不良的复位和非有效的固定带来的畸形、疼痛僵硬、活动受限,以及手功能无力等并发症并非少见。对于老年患者来说,更重要的是满足患者日常生活对患肢的功能要求并尊重患者的主观感受及远期疗效,而非仅仅注重于影像学上的解剖复位和过度的功能恢复。因此,保守治疗,尤其是夹板或石膏等在桡骨远端骨折临床治疗中具有更大优势。同时美国骨科医师学会(AAOS)也指出,若保守疗法不能达到理想复位效果,建议进行手术治疗。

通常手法复位前需了解伤情,局部肿胀及畸形程度。仔细阅读 X 线片,分清骨折的类型、移位方向及程度,决定复位手法。手法整复也应在良好的麻醉下进行。常见骨折复位:

(1)伸直型骨折:复位的手法较多。①三人复位法(拔伸牵引提按复位法):适用于所有的桡骨远端骨折患者,特别是骨折线进入关节,或骨折粉碎者,此法不易加重损伤;②二人复位法(牵抖复位法):此法仅适用于骨折线未进入关节,骨折端完好的青壮年患者;③一人复位法(牵引按压法):前臂旋前,适用于嵌插或重叠移位不严重、肌肉不发达的老年患者。

(2)屈曲型骨折:复位的手法较多。①三人复位法:此法安全可靠,效果好;②一人复位法:此法适用于骨折移位不多、肌肉不发达的老年患者。

(3)桡骨远端桡侧缘劈裂骨折(桡骨茎突骨折):单纯桡骨茎突骨折少见。跌倒时手掌着地,暴力由手舟骨传达到桡骨远端桡侧,引起桡骨茎突骨折,骨折块呈三角形,为关节内骨折,一般无移位,少数远折端可向桡侧移位。无移位桡骨茎突骨折,可用夹板固定 4 周;有移位桡骨茎突骨折,术者双手拇指置于患腕桡骨茎突处,推挤骨折块向近侧端靠拢使之复位。

2. 传统外固定法 常用传统外固定法包括小夹板固定、石膏托固定、杉树皮夹板固定、纸夹板固定、竹塑夹板固定。其中,小夹板固定与石膏托固定最常见。

小夹板固定是治疗桡骨远端骨折的可靠方式。在目前的小夹板固定应用方式中,主要采用对患者复位后,放置棉垫于伸直型骨折患者的掌屈尺偏腕关节部位,以此起到背侧固定的效果;并对屈曲型骨折患者在背伸腕关节放置棉垫,以此起到掌侧固定的效果。小夹板固定一般维持 4~8 周时间。小夹板固定的治疗优良率较高,且对无移位骨折或不全骨折不需要整复,仅用掌、背侧夹板固定 2~3 周即可;对于有移位骨折,应根据骨折类型采用不同的整复方法和小夹板固定法。

石膏托固定是传统的中医外固定方法,患者复位成功后伸直型骨折用石膏托固定于桡背侧,屈曲型骨折采用前臂背伸尺偏位石膏外固定。采用石膏固定能够充分活动肘关节和手指部位功能。在临床中,石膏固定的形状主要有 U 型、钳式、管型。行石膏托固定的过程中,要结合患者的骨折严重程度进行考虑,桡骨远端稳定性骨折运用此方法效用极佳;桡骨远端不稳定骨折采用此方法无效果后,可采用手术治疗。同时美国骨科医师学会(AAOS)指出,非手术治疗桡骨远端骨折,术后 3 周内去除石膏外固定时,均需行 X 线片复查。

(七) 手术治疗

1. 经皮克氏针　腕关节是活动频率比较高的关节,故患者对功能恢复要求也更高,若疗效不理想,会出现诸如活动受限和慢性疼痛等并发症,甚至影响手的功能。若单纯使用外固定,因其稳定性较差,骨折断端易出现再次移位,会提高患创伤性关节炎的概率。手法复位经皮穿针术,符合当今流行的微创理念,手术创面小,并提高了复位的准确度及稳定性,弥补了单纯使用外固定架稳定性较差的缺点。其既能发挥外固定架防止桡骨短缩的优势,也避免了骨折早期再次出现移位,并允许进行早期功能锻炼,特别是对骨质疏松较为严重的老年患者,其稳定性更是优于其他固定方法。

2. 外固定支架固定　适用于桡骨远端骨折呈粉碎性或伴有开放性创口,桡骨长度明显改变的患者。外固定支架治疗是一种理想的选择。外固定支架技术操作简单,创伤相对较少,在起到坚强固定的同时,有不压迫周围组织等优点,对术后恢复有相当积极的作用。

3. 切开复位钢板内固定　对于不稳定性桡骨远端骨折,切开复位内固定是首选治疗方式。适用于粉碎性骨折、复位后不能很好维持复位的骨折、陈旧性骨折的患者。其中最典型的是桡骨远端 C 型骨折,其特征是明显的关节不稳定。传统的手术入路有 3 种:掌侧切口、桡骨茎突切口及背侧切口。最新提出的 AAV(almost always volar)原则指出,为减少手术相关并发症的发生,掌侧入路及掌侧钢板更符合临床需求。也有学者综合两者的观点认为,采取何种手术入路应取决于骨折损伤类型。当引起骨折的应力来源于掌侧时,应采用背侧入路;应力来源于背侧时,应采用掌侧入路;轴向应力损伤时,应采用背侧入路;而复杂的损伤应采用掌、背侧联合入路。患者的手术效果不仅仅取决于手术入路和骨折类型,还与内固定材料的选择有密切关系。常用的内固定装置包括 AO 钢板、T 型钢板和锁定加压钢板。但切开复位内固定术常有并发症发生,如腕关节肌腱损伤、腕关节慢性疼痛、腕管综合征、反射性交感神经营养不良、骨折畸形愈合或骨折不愈合、前臂骨 - 筋膜室综合征等。

4. 髓内钉　髓内钉是一种新型的微创髓内固定装置。髓内钉内固定术具有切口小、软组织剥离有限、软组织刺激风险小、内固定物不突出于骨面和术后腕部 ROM 大等优点。随着材料学的发展,弹性髓内钉逐渐应用于临床,并取得了良好的治疗效果,但其远期治疗效果仍需要进一步观察。

5. 腕关节置换　随着治疗理念和内固定材料的不断更新,人工腕关节假体的应用逐渐增多。适用于严重的腕关节炎、腕关节僵硬等患者。患者腕关节功能可以得到显著改善。然而,虽然经历了几代人工腕关节假体的发展,但仍然存在一些潜在并发症,如假体松动、脱位、关节磨损等，远期疗效还有待于进一步观察。

6. 关节镜治疗　目前，腕关节镜手术主要用于处理一些桡骨远端骨折的合并伤，如软骨损伤、骨骺损伤、关节腔松弛以及韧带损伤等。腕关节镜不仅能够直接评估关节面的损伤情况，检查关节周围韧带，还能直视下进行复位和固定，保留骨膜的完整性，对软组织损伤小，有助于关节功能恢复。骨折复位后，关节面不稳定可导致关节炎的发生，关节镜辅助复位和固定关节内骨折能够对受损关节面进行彻底检查。

7. 骨或骨替代物移植　随着材料学的不断进步与发展，骨或骨替代物移植技术在临床中得到了越来越多的应用。临床上应用的植骨材料可分为自体骨、同种异体骨、人工骨及可吸收材料等几类。适用于干骺端严重压缩骨折的患者、腕关节面具有下沉倾向且支撑性较差的患者、患有重度骨质疏松症的患者及粉碎性骨折的患者，因其稳定性较差，出现骨折端二次移位的概率较大，从而导致骨不愈合或畸形愈合。对于这些类型的骨折，骨或骨替代物移植可以有效维持关节面高度，且可以有效填补骨断端缺损，有利于骨折断端愈合和腕关节功能恢复。

8. 内外联合　对于复杂类型的桡骨远端骨折，骨折端极不稳定，复位及固定均存在难度。所以复杂桡骨远端骨折用2种或以上的固定方法来治疗的联合固定方式应运而生。在发挥每一种固定优势的同时，又弥补了单一固定的不足。联合固定的选择并无严格规定，但需根据骨折的具体情况，尽量用较少的联合固定方式，达到较好的复位固定效果，且创伤小、费用少及治疗效果好。

（八）并发症

桡骨远端骨折常见并发症主要有骨折畸形愈合、软组织并发症（包括皮肤及肌腱损伤）、腕部神经损伤（正中神经损伤、桡神经浅支损伤，尺神经损伤较少见）、前臂骨-筋膜室综合征、肩-手综合征（常见于老年患者）及反射性交感神经营养不良等。

二、康复评定

（一）疼痛评定

常用评定方法：视觉模拟评分法、数字分级评分法、语言分级评分法、Wong-Baker 面部表情量表。

（二）运动功能评定

1. 关节活动度测量　骨科量角器进行腕 ROM 测量，分别测量健侧及患侧腕关节的背伸、掌屈、桡偏、尺偏、旋前、旋后的最大活动度。

2. 肌力评定　进行肌力检查时，要取标准体位，受检肌肉做标准的测试动作。固定受检查肌肉附着肢体的近端，放松不受检查的肌肉，首先在承受重力的情况下观察该肌肉完成测试动作的能力，然后根据测试结果决定是否由检查者施加阻力或助力，并尽可能达到最大运动范围，进一步判断该肌肉的收缩力量。

（三）综合评定量表

临床常用的综合评定量表有 Mayo 手腕评分（用于周围骨折脱位）、改良 Green 和 O'Brien 评分（Cooney 腕关节评分），以及 Gartland 和 Werley 评分（评估桡骨远端骨折）。这些分数包括运动范围、握力、进行日常生活活动的能力和影像学评估，以及臂肩手障碍（DASH）评分和患者相关的手腕评估（PRWE）评分等。

三、康复治疗

（一）康复治疗原则与目标

桡骨远端骨折康复的目标是减轻或消除疼痛，控制病情、矫正畸形，改善或恢复关节功能，使腕关节能获得充分的无痛运动及稳定性，恢复正常工作，改善生活质量。

桡骨远端骨折康复的总体原则即复位、固定、康复治疗。复位是将移位的骨折段恢复正常或近乎正常的解剖关系，重建骨的支架作用，是治疗骨折的首要步骤，也是骨折固定和康复治疗的基础，必要时手术治疗。固定是将骨折维持于复位后的位置，待其牢固愈合，是骨折愈合的关键。康复治疗是在不影响固定的前提下，尽快恢复患肢肌肉、肌腱、韧带、关节囊等软组织的舒缩活动。消除肿胀，减少肌萎缩，恢复肌肉力量，防止发生骨质疏松、软组织粘连、关节僵硬等并发症，促进骨折愈合，是恢复患肢功能的重要保证。

（二）康复治疗技术

1. 运动疗法　复位固定后，尽量早期开始功能锻炼是功能恢复的关键。除固定的关节外，其他部位均可活动。以腕关节主动活动为主，被动活动为辅。一般在固定期间，即开始做损伤关节远侧各关节的活动，以及损伤关节的小范围活动，但应避免做造成骨折端移位的活动。受伤部位早期可做肌肉的收缩锻炼，促进软组织的修复。固定解除后，受伤关节应逐步加强活动量，进行功能锻炼，尽早恢复关节面。方法如：

前臂旋转法：将上臂贴于胸外侧，屈肘90°，手握木棒，使前臂做旋转后活动。

抓空练习法：将五指用力张开，再用力抓紧握拳。

背伸掌屈法：握拳，做腕背伸、掌屈活动，动作宜轻柔，并逐渐增大屈伸力度；也可做尺偏、桡偏、旋前及旋后功能锻炼，每次锻炼10分钟，每天3次。

手滚圆球法：手握两个圆球，手指活动，使圆球滚动或交换两球位置。

握力锻炼：将弹力橡胶圈握于掌中，挤压橡胶圈，持续5秒为1下，每分钟12下，每次锻炼20分钟，每天3次。

2. 物理治疗

（1）短波/超短波疗法：短波/超短波治疗的热效应使患部的表层和深层组织均匀受热，能增强血管通透性，改善微循环，调节内分泌，加强组织机体的新陈代谢，降低感觉神经的兴奋性，从而达到消炎、止痛、解痉，促进血液循环和组织修复的治疗目的。

（2）中频电疗法：临床常用的有干扰电疗法、调制中频电疗法和等幅中频（音频）电疗法等。

（3）TENS：近来研究发现，TENS不仅有明显的镇痛效果，还可以改善局部组织微循环、促进神经再生、缓解关节疼痛的同时改善关节功能。术后康复治疗加上相应适当的护理可以减少老年骨折患者术后镇痛需求，易操作、无创伤，可作为一辅助的减少患者疼痛的处理方法。

（4）低强度脉冲超声波疗法：骨折愈合主要有3个阶段——炎症期、修复期、重建期。超声波可以在这3个阶段实现促骨和软骨形成，促血管生成的作用。在一定程度上可代替外力刺激，促进骨折愈合。骨组织对超声波产生的声波敏感度高，易产生某种机体的生物学反应，而利于骨骼愈合。研究证明，低强度脉冲超声（LIPUS）能促进新鲜骨折的愈合；其通过信号转导、提高基因表达、改善血流、刺激骨组织构型、重塑及增强骨痂的机械属性等多种生物学机制而有利于快速、稳定的成骨作用,加速骨折愈合,且安全无侵害性。

(5)激光疗法:激光镇痛效应在临床上的最重要应用是激光针灸,即用激光"光针"代替传统的金属针,通过穴位照射起到缓解或治疗疼痛的目的。也可药物联合半导体激光,更能有效减轻骨折后疼痛。

(6)中药离子导入疗法:利用直流电将药物离子通过完整皮肤或黏膜导入人体以治疗疾病。本法根据直流电场内同性电荷相斥、异性电荷相吸的原理,在电极与皮肤之间放置用药液浸湿的滤纸或纱布等,通以直流电,药物离子即在同性电极的推斥下,主要经皮肤汗腺导管的开口进入体内发挥药效,达到治疗目的。

(7)石蜡疗法:蜡疗具有较强而持久的热透入作用,可促进血液循环,加速水肿消退,减轻疼痛,缓解肌肉痉挛,降低肌张力,提高新陈代谢,消除炎症;能改善皮肤营养,加速上皮生长,促进骨的再生及骨痂形成,有利于骨折愈合。

(三)传统康复治疗技术

中医治疗桡骨远端骨折,主要有内治法和外治法两大类,包括中药内服、外敷熏蒸、针灸、推拿按摩等。此处重点介绍内服与外用的中药治疗。

1. 内服药

(1)初期:局部肿胀较甚,治宜活血祛瘀、消肿止痛,内服可选用桃仁四物汤、复元活血汤、肢伤一方,肿胀较甚者可加三七或云南白药。

(2)中期:肿胀逐渐消退,疼痛明显减轻,但瘀肿虽消而未尽,骨尚未连接,故治疗宜和营生新、接骨续损,内服可选用和营止痛汤、肢伤三方等。

(3)后期:一般已有骨痂生长,治宜调养气血、强壮筋骨、补益肝肾,可选用补肾壮筋汤、壮筋养血汤、生血补髓汤、六味地黄汤、八珍汤、健步虎潜丸、肢伤三方和续断紫金丹等。骨折后期,尚应适当注意补益脾胃,可用健脾养胃汤、补中益气汤、归脾汤等加减。

老年患者,在初期不宜用攻下逐瘀药,中、后期均应重用补养气血、滋补肝肾类药。

2. 外用药

(1)初期:以活血化瘀、消肿止痛类的药膏为主,如消肿止痛膏或双柏散。

(2)中期:以接骨续筋类药膏为主,如接骨续筋药膏、外敷接骨散、驳骨散、碎骨丹等。

(3)后期:骨折已接续,可用舒筋活络类膏药外贴,如万应宝珍膏、损伤风湿膏、坚骨壮筋膏、金不换膏、跌打膏等。

骨折后期,为防止关节强直、筋脉拘挛,可外用熏洗、熨药及伤药水揉擦,配合练功活动,达到活血散瘀、舒筋活络、迅速恢复功能的目的。一般常用的熏洗及熨药方有海桐皮汤、骨科外洗一方、骨科外洗二方、舒筋活血洗方、上肢损伤洗方、下肢损伤洗方等,常用的伤药水有伤筋药水、正骨水、活血酒等。

四、家庭康复与护理

由于本病有一定的致残率,且恢复漫长,因此临床上加强对桡骨远端骨折患者的康复护理,对疾病的康复有很大作用。

1. 饮食护理 按照骨折不同时期进行饮食调护。①早期(伤后1~2周):饮食应以清淡为主,如新鲜蔬果。忌肥腻厚味,配合活血化瘀之品,如田七瘦肉汤、生鱼野葛菜汤、粉葛排骨汤等。②中期(伤后3~4周):饮食宜选健脾益气、活血通络、接骨续筋之品,如续断煲猪脚筋汤、椰子黑豆猪骨汤、北芪枸杞乳鸽汤等。③后期（伤后 5~6 周）：饮食宜选益气活血、补肝肾、强筋骨之品，如西洋参（或党参）炖乌鸡汤、猪脚筋花生汤、当归羊肉汤等。

2. 指导运动方式　早期进行肩部主动运动，以及肘屈伸、握拳、伸拳、拇指对指等主动练习，逐步增加用力程度。第 2 周起，患者手握拳做腕屈肌静力性收缩练习，暂不做腕伸肌练习。第 3 周增加屈指、对指、对掌的抗阻练习。骨折愈合后进行系统的腕屈，伸、侧屈及前臂旋转活动度练习，以及前臂各组肌群练习。

3. 居家护理注意事项　请勿擅自拆除夹板或裁剪夹板长度，防止骨折端再度移位；请勿沾湿夹板，防止夹板变形或折断。只宜淋浴，不宜浸浴。淋浴时可用胶袋保护以防弄湿，沐浴间可装防滑垫防止跌倒。夹板固定的肢体应穿宽松的衣裤，为便于穿脱，可在衣袖或裤管侧开边，然后加装纽扣或魔术贴。穿衣服时先穿患肢后穿健肢，脱衣服时则相反。伤肢摆放位置：上肢用前臂吊带或三角巾悬吊于胸前。翻身、坐起时由专人扶托保护。注意保护患肢，不要使患肢垂直悬吊或磕碰撞击，以免发生骨折再移位。

4. 定期门诊复查　按医嘱定期到医院复诊，检查夹板包扎的松紧度；伤后肢体肿胀明显，如果出现疼痛剧烈、肢端冰冷、青紫等情况，提示伤肢循环障碍的可能，或当肿胀逐渐消退后，为防止绷带过于松弛，避免夹板失去固定骨折的作用，都需要及时到医院请医师查看及处理；按医嘱定时服药；定期到医院换药，需要时行 X 线摄片检查，了解骨折对位及生长愈合情况。

（陈　江　李晋玉）

第十一节　髋关节脱位

一、概述

髋关节脱位是一种重要的骨科急症，通常发生于高能量创伤的年轻患者，常常导致长期的严重并发症。快速诊断和复位是非常关键的，因为长时间脱位增加了股骨头缺血性坏死的风险。而创伤性骨关节炎是一种常见并发症，甚至没有伴发骨折也是如此。髋关节脱位的诊断和及时处理，在很大程度上取决于影像学表现。而髋关节复位后的康复治疗对关节功能恢复的作用日益受到重视。

（一）定义

组成髋关节的各骨关节面（髋臼和股骨头）失去正常的对合关系，称髋关节脱位（dislocation of hip joint）。髋关节为杵臼关节，由髋臼和股骨头组成，髋臼深而且大，能容纳股骨头的大部分，两者互相密合，形成真空，能互相吸引。髋关节的关节囊及周围韧带较坚强、并有强大的肌肉保护，构成一个相当稳定的关节，因此脱位的发生率较低。髋关节囊前壁有较强的髂股韧带，内上壁有耻骨囊韧带，后上壁有坐骨囊韧带加强。但内下壁和后下壁缺乏韧带，较为薄弱，容易从这两处发生脱位。只有在间接暴力作用下，才会通过韧带之间的薄弱区脱位。多为青壮年，在劳动中或车祸时遭受强大暴力的冲击而致伤。股骨头脱位处位于 Nelaton 线之后者为后脱位；位于其前者为前脱位，远较后脱位少见，由于前方主要为韧带维护，因而不宜合并骨折，扭转、杠杆或传导暴力均可引起；而传导暴力使股骨头撞击髋臼底部,向骨盆内脱出则属于中心脱位。

依据合并骨折的情况,Steware 和 Milford 将髋关节后脱位分为I~Ⅳ型:

Ⅰ型:脱位不合并或者合并髋臼小片骨折。

Ⅱ型:脱位合并髋臼后唇大块骨折。

Ⅲ型:脱位合并髋臼广泛粉碎骨折。

Ⅳ型:脱位合并股骨头骨折。

（二）临床表现

1. 患髋关节肿胀剧痛,不能活动或站立。

2. 畸形　髋关节后脱位时,患髋屈曲、内收、内旋、短缩畸形等;前脱位时,患髋伸直外展外旋畸形;中心脱位时,患肢短缩畸形。

3. 腹股沟部触诊有空虚感　在髂骨翼部（髂骨部脱位）或坐骨部（坐骨部脱位）可触及移位的股骨头。

4. 患肢呈"弹性固定"位。

5. 大转子位置上移　患侧臀后可摸到圆球状骨性隆起,股骨大转子上缘位于 Nelaton 线以上。此外,如果有合并损伤存在,应出现相应体征。

6. 合并症

（1）坐骨神经损伤:在髋关节后脱位中,约有 10%~15% 并发坐骨神经损伤。髋关节后脱位导致坐骨神经损伤的致伤原因:①后脱位的股骨头或移位的骨折块撞击、压迫或刺伤坐骨神经。②牵拉张力致伤。③神经及周围软组织挫伤、肿胀出血和压迫;或出血机化,大量瘢痕和纤维组织增殖、粘连;或骨折区大量骨痂形成,压迫神经,引起迟发性坐骨神经损害,这些情况少见。

（2）股骨颈骨折:由于强大直接暴力,或伴有股骨干扭转暴力,或继发于不适当的整复导致。如在无麻醉情况下,肌肉不松弛,强行复位,即可发生股骨颈骨折。尤其老年体弱或骨质明显疏松者,更易发生。合并股骨颈骨折的特点是股骨头游离在髂骨翼后方,而股骨颈留在髋臼内。此类损伤,后期股骨头坏死率几乎高达 100%。

（3）股骨头骨折:当膝关节屈曲,股骨处于内收、内旋位,暴力经膝关节作用于臀部,股骨头顶压髋臼后缘,可导致股骨头骨折继而脱位,或髋臼后缘骨折股骨头骨折脱位。由于髋关节脱位后,股骨头骨折失去了骨折的专有体征,临床上易出现漏诊漏治。

（4）髋臼骨折:当髋关节内收角度较小时,股骨头与髋臼后缘直接撞击引起。

（5）股骨干骨折:常因先后遭受两种不同的暴力引起。

（6）后交叉韧带损伤:髋关节后脱位合并膝关节后交叉韧带损伤,临床上少见。当髋关节和膝关节同时处于屈曲位时,强烈的暴力自前方作用于胫骨近端,损伤后交叉韧带后,暴力沿股骨干继续作用于髋关节,导致髋关节后脱位。

（三）影像学检查

1. X 线检查　X 线平片是诊断髋部脱位、骨折的最基本方法。大部分髋关节脱位,X 线片都能正确显示。

2. CT 检查　对大多数髋关节脱位均能作出正确诊断,较 X 线片其优势在于能清楚显示脱位的方向与程度,更重要的是它能清晰准确地显示髋关节内是否有碎骨片存在。CT 三维重建最大的优点在于,立体地显示了关节表面,图像逼真,并且可以任意角度旋转图像而获得最佳暴露部位。

（四）诊断要点

髋关节脱位诊断需根据患者病史、症状、体征：有明显外伤史，患肢疼痛、畸形、活动受限，结合 X 线片、CT 等影像学检查即可作出临床诊断。

（五）药物治疗

应根据患者疼痛程度，内外结合，进行个体化、阶梯化的药物治疗。

1. 非甾体抗炎药　非甾体抗炎药（NSAID）是创伤患者缓解疼痛、改善关节功能最常用的药物。包括局部外用药物和全身应用药物。

（1）全身应用药物：根据给药途径可分为口服药物、针剂以及栓剂，最为常用的是口服药物。

用药原则：①用药前进行危险因素评估，关注潜在内科疾病风险；②根据患者个体情况，剂量个体化；③尽量使用最低有效剂量，避免过量用药及同类药物重复或叠加使用；④避免用药时间过长。

（2）局部外用药物：康复后期，局部肌肉软组织疼痛可建议先选择局部外用药物，如氟比洛芬凝胶贴膏。但需注意局部皮肤不良反应的发生。对中、重度疼痛可联合使用局部外用药物与口服 NSAID。

2. 镇痛药物　对 NSAID 治疗无效或不耐受者，可使用非 NSAID、阿片类镇痛剂、对乙酰氨基酚与阿片类药物的复方制剂。但需要强调的是，阿片类药物的不良反应和成瘾性发生率相对较高，建议谨慎采用。

二、康复评定

髋关节脱位的治疗目的是早期及时复位和避免并发症。复位后康复的目的包括控制疼痛和其他伴随症状，减少脱位风险，减少功能障碍，指导患者及其家人了解该疾病和治疗情况。为此，髋关节脱位后复位的康复评定主要是对患者的疼痛情况、关节运动功能状况、日常生活活动能力和心理因素等进行全面评估。

（一）疼痛评定

常用评定方法：视觉模拟评分法、数字分级评分法、语言分级评分法、Wong-Baker 面部表情量表。

（二）运动功能评定

1. 关节活动度测量　最常用测量和记录 ROM 的方法为中立位法（解剖 0° 位法），即将解剖学中立位时的肢体位置定为 0°。当被测量者某关节出现非正常过伸情况时，要进行标记。

2. 肌力评定　进行肌力检查时，要取标准体位，受检肌肉做标准的测试动作。固定受检查肌肉附着肢体的近端，放松不受检查的肌肉，首先在承受重力的情况下观察该肌肉完成测试动作的能力，然后根据测试结果决定是否由检查者施加阻力或助力，并尽可能达到最大运动范围，进一步判断该肌肉的收缩力量。国际上普遍应用的徒手肌力分级方法是MMT（0~5 级）分级。

3. 平衡功能评定　临床上常用的平衡功能评定方法包括观察法、量表法和仪器检测等，进行不同体位的动态和静态平衡功能评定等。髋关节脱位后复位的患者可应用伯格平衡量表和"站起 - 走"计时测试（the time up & go test）来预测患者跌倒的危险性。

4. 步行功能评定　常用评定方法有 Nelson 步行功能评定、Hoffer 步行能力分级，以及

Holden 步行功能分级量表。

（三）周围神经损伤评定

临床上常用评定方法包括 Lorett 六级运动评定标准；英国医学研究会感觉神经功能评定；自主神经功能评定，如血管舒缩功能、出汗功能和营养性功能发生障碍；电生理学评定等。

Lorett 六级运动评定标准：

0级：肌肉无任何收缩。

1级：有肌纤维收缩，但不能产生关节运动。

2级：产生关节运动，不能抵抗重力。

3级：可抵抗重力，但不能抵抗阻力。

4级：对抗部分阻力，但肌力较正常差。

5级：正常肌力。

英国医学研究会感觉神经功能评定：

S_0：神经支配区感觉完全丧失。

S_1：深部痛觉存在。

S_2：有一定的表浅痛觉和触觉。

S_3：浅痛触觉存在，但有感觉过敏。

S_4：浅痛触觉存在。

S_5：除 S_3 外，有两点辨别觉（7~11mm）。

S_6：感觉正常，两点辨别觉≤6mm，实体觉存在。

（四）综合评定量表

临床最常用的是 Harris 髋关节评分量表（Harris Hip score），其他还有美国骨科医师学会（AAOS）全髋关节置换疗效评价量表、Charnley 髋关节功能评分、牛津髋关节评分（OHS）、美国特种外科医院（HHS）髋关节评分、Mayo 髋关节评分等。

（五）日常生活活动能力和生活质量评定

日常生活活动能力评定常用的量表为改良 Barthel 指数。生活质量评定常用的量表是 SF-36、WHO-QOL-100 等。

（六）心理评定

常用心理评定量表包括焦虑自评量表（SAS）、抑郁自评量表（SDS），必要时去心理科进行详细评定及诊疗等。

三、康复治疗

（一）康复治疗原则与目标

髋关节脱位后复位康复的目标是减轻或消除疼痛，减少再脱位风险，改善或恢复关节功能，预防或减少股骨头缺血性坏死和创伤性关节炎的发生。改善生活质量。

髋关节脱位后复位康复的总体原则：结合患者自身情况，如年龄、性别、体重、自身危险因素等，选择合适的个体化康复方案。

严格的患髋固定导致关节内粘连关节炎，因此应该避免。一些报道建议暂时性牵引或平衡悬吊直到患者的初始疼痛消退，但是事实证明，这是没有好处的。在此之后，受控被动臀部运动训练和早期活动被认为有利于患者的整体状况。但伤后 4~6 周内应避免患肢完全恢复运动,以便包膜和软组织愈合。回归高需求活动和体育活动应推迟 6~12 周,或推迟到髋关节强度接近正常。

只要患者能耐受,允许患髋早期全负重,但避免髋关节屈曲超过 90°。虽然早期负重还没有显示出早期的股骨头缺血性坏死,但有报道认为如果负重延迟,骨坏死患者的股骨头塌陷量可能会减少。

（二）康复治疗技术

1. 运动疗法

（1）早期保护期训练阶段:复位后 0~2 周。

康复目标:控制疼痛,防止下肢深静脉血栓和关节粘连,维持关节活动度。

术后第 1 天开始仰卧位床旁运动练习,循序渐进。内容有:①呼吸训练,深吸气、深呼气、有效的咳嗽训练,双上肢伸展扩胸运动等肺功能训练,预防心肺系统并发症;②在有效镇痛的基础上,引导患者进行踝泵运动;③股四头肌及腘绳肌、臀大肌、臀中肌为主;④髋关节被动→主动伸直练习;⑤髋关节被动→主动屈曲练习,屈曲必须<70°;⑥髋关节被动→主动外展练习,注意避免髋关节的外旋/内旋动作。

（2）中期保护期阶段训练:复位后 3~6 周。

康复目标:继续前一阶段训练,改善和保持 ROM,本体感觉训练,步态训练,不负重情况下主动运动,增强肌力。

内容包括:①逐渐增加主动屈膝屈髋锻炼,但避免髋关节屈曲超过 90°;②患髋试行 20°~30° 范围内旋转运动;③逐渐进行下床患肢免负重站立;④扶双拐免负重行走;⑤平衡杠内做患肢少量负重练习 15 分钟;⑥逐步加强髋关节外展肌群肌力训练。

（3）中后期保护期阶段训练:复位后 6~12 周。

康复目标:继续强化前一阶段训练,以增强肌力为主,逐步提高患侧负重能力,加强本体感觉/平衡训练,髋关节控制步态训练,防止摔倒,独立进行日常生活活动。

内容有:①髋部近端肌力训练,如梨状肌、臀中肌、臀小肌等,可采取仰卧位或站立位;②关节活动度训练,如患髋屈曲、外展、后伸、内外旋训练;③负重训练,如影像学跟踪无明显股骨头缺血性坏死表现,试行扶双拐→单拐、部分负重→全负重训练;④抗阻力训练,伤后 8 周,可进行患髋抗阻力主动训练,如静态功率自行车、前向上台阶训练等;⑤日常生活活动训练。

（4）后期肌力强化训练阶段:复位后 3~6 个月。

康复目标:继续强化前一阶段的训练,强化肌力,恢复功能,提高患髋柔韧性,强化本体感觉及平衡训练,步态训练,恢复特殊功能性活动。

内容有:①肌力训练,如下肢→近髋部渐进抗阻力训练,可采取仰卧位、俯卧位或站立位;②柔韧度训练,如下肢牵拉练习、全关节活动度训练等;③负重训练,如影像学跟踪无明显股骨头缺血性坏死表现,全负重训练,闭链动力性训练、前向上/下台阶练习;④本体感觉及平衡训练,如活动平板、平衡训练设备的运用;⑤逐步开始特需活动/运动功能训练。

2. 物理治疗　髋关节脱位是严重的关节损伤,关节位置较深,因此要求物理因子作用深度要深,治疗效果才能更好。

（1）短波/超短波疗法:短波/超短波治疗的热效应使患部的表层和深层组织均匀受热,能增强血管通透性,改善微循环,调节内分泌,加强组织机体的新陈代谢,降低感觉神经的兴奋性,从而达到消炎、止痛、解痉,促进血液循环和组织修复的治疗目的。

（2）中频电疗法：临床常用的有干扰电疗法、调制中频电疗法和等幅中频（音频）电疗法等。能促进血液循环，镇痛，软化瘢痕，松解粘连，刺激神经肌肉，锻炼肌肉、防止肌肉萎缩。

（3）超声波疗法：超声波疗法可以改善组织营养、镇痛、软化瘢痕。

3. 心理治疗 髋关节脱位的疼痛可引起患者焦虑、抑郁等心理因素的改变（可用心理评定量表进行评定），复位后仍存在的疼痛、活动受限等也会加剧患者的焦虑、抑郁，建议康复过程中要注意心理因素的影响，加强护理关怀，必要时需要心理治疗师介入。

4. 康复医学工程 髋关节脱位后复位患者，早期患肢暂不能负重或只能部分负重，须使用助行器/双拐辅助人体支撑体重、保持平衡及行走。

（三）复位方法

髋关节脱位的治疗目的：早期手法/手术复位，控制疼痛和其他伴随症状，术后早期康复，减少功能障碍，指导患者及其家人了解该疾病和康复治疗情况。伤后6小时内，早期闭合或切开复位，并密切进行影像学随访，可能获得最好的结果。对患者进行教育，认识潜在后遗症，跟踪骨坏死和创伤性关节炎的证据，也是必不可少的。

1. 单纯性脱位

（1）髋关节后脱位：一般均可手法复位，或麻醉下手法复位，少有困难。复位方法以屈髋屈膝位顺股骨轴线牵引较为稳妥可靠，Allis法为仰卧位牵引，Stimson法为俯卧位牵引。复位时手法应徐缓，持续使用牵引力，严禁暴力或突然转向，遇有阻力时更不可强行扭转。如牵引手法无效，可改用旋转"?"式手法。

（2）髋关节前脱位：顺患肢轴线牵引时，术者自前而后推动股骨头，使其向髋臼方位移动，内收下肢使之还纳。

（3）中心脱位：宜用骨牵引复位，牵引4~6周。如晚期发生严重的创伤性关节炎，可考虑人工关节置换术或关节融合术。

2. 陈旧性脱位 因髋臼内充满纤维瘢痕，周围软组织挛缩，手法复位不易成功。可根据脱位时间、局部病变和患者情况，决定处理方法。对关节面破坏严重者，可根据患者职业决定做髋关节融合术或人工关节置换术。

3. 并发症 臀部坐骨神经损伤是髋关节后脱位的严重并发症之一，及时复位脱位、早期探查、松解神经等有利于神经功能的恢复。一般的牵拉伤或挫伤，经髋关节脱位复位，3个月内可逐渐恢复。如属严重粘连，可采用手术松解，预后一般良好。如果严重损伤，如断离或撕裂伤，则预后不良。

如合并髋臼骨折、股骨颈骨折、股骨粗隆间骨折或股骨干骨折，或合并膝关节损伤等，手术方案可参见相关手术学等。

当前，临床医师对术后康复已有了足够重视，但术后康复不足或不当导致治疗失败仍很普遍，因此医师应向患者讲述合理功能锻炼的重要性和出现错误康复的危害，引起患者对康复锻炼的重视，尽量减少错误康复的发生率。

四、康复护理与管理

（一）患者教育

医务人员应尽可能让患者了解髋关节脱位发生的危险因素，故应尽量减少或避免这些不利因素。让患者了解髋关节脱位后的禁忌动作，尽量避免这些不利姿势。不活动和过度活动均会对髋关节复位后患者的恢复产生消极影响，应避免患髋过早旋转运动，平衡关节休息和康复训练。必须让患者认识潜在后遗症，注意跟踪骨坏死和创伤性关节炎的证据，以便及早发现、及早治疗。

（二）社区康复

由于医疗资源短缺，以医院为基础的康复花费较大，这就迫切需要利用社区资源进行社区康复。将简单有效易行的康复方案导入社区和家庭是国外先进而有效的做法。社区康复治疗引起了传统社区治疗模式的转变，尽管近年来我国政府加大了对这一领域的支持力度，但这一领域的相关研究仍很薄弱。

（三）家庭康复

家庭康复是国外比较常见的治疗方法。家庭康复可以缓解疼痛，改善躯体功能，提高生活质量。家庭康复主要包括肌力、关节活动度锻炼，提高有氧活动能力等。采取何种锻炼方式，需要定期与骨科医师、康复医师及治疗师定期沟通，并进行定期功能评估，制订相应家庭康复计划。

（四）康复护理

由于本病康复期较长，骨坏死和创伤性关节炎随访期漫长，临床上加强对髋关节脱位后复位患者的康复护理，对疾病的康复有很大作用。

1. 减轻体重　对于超重患者，减轻体重有利于减少股骨头骨坏死塌陷、创伤性骨关节炎病变程度。

2. 健康指导　加强教育，积极学习相关髋脱位的相关知识。一定保持良好的心理状态，保持精神愉快，积极应对可能出现的后遗症，是加快恢复的重要因素。

3. 指导运动方式　日常生活中，避免危险动作，保护髋关节。患者行、走、站、坐都要保持良好的姿态，以防止再脱位的发生；同时要保持关节功能，视身体情况进行适当的功能锻炼，以促进关节功能的恢复。

（薛　峰）

第十二节　股骨颈骨折

股骨颈骨折是髋部最常见的骨折，占全身骨折总数的 3.58%，多发生在老年阶段，尤以老年女性骨质疏松者多见，加之股骨颈上区滋养血管孔密布，均可使股骨颈生物力学结构削弱，使股骨颈脆弱。另外，因老年人髋关节周围肌群退变，反应迟钝，不能有效地抵消髋部有害应力，加之髋部受到应力较大（体重的 2~6 倍），局部应力复杂多变，因此不需要多大暴力，如平地滑倒、由床上跌下或下肢突然扭转，甚至在无明显外伤情况下都可以发生骨折。随着寿命延长，其发病率有增高趋势。中青年股骨颈骨折较少见，多由较大暴力引起。其预后由于局部血供因素，常可出现骨折不愈合（15% 左右）和股骨头缺血性坏死（20%~30%）等并发症。

老年患者发生髋部骨折后，恢复情况总体不甚理想。国内外研究报道，骨折后 1 年内，因并发症导致的病死率为 30%，丧失独立行走能力者占 30%，50% 的老年患者有永久性功能下降，恢复伤前功能状态的比例仅有 30%。对于老年髋部骨折患者出院 1 年后的恢复情况，有研究显示，恢复基本日常生活活动能力需要 3~6 个月，然而需要 6~12 个月才能重新掌握技巧性生活活动能力；压疮、肺部感染、关节僵硬和深静脉血栓等并发症的发生率为28%，能恢复社区行走的仅占14.63%，室内行走的占64.64%。Braithwaite等报道，老年髋部骨折患者出院后如果持续存在1项或更多项日常生活活动能力障碍，则其预期寿命将减少2.6年。故针对老年患者建立周密的围手术期康复训练计划，对减少并发症、恢复肢体功能、提高患者生活质量具有重要意义。

一、概述

（一）定义

股骨颈骨折系指股骨头下至股骨颈基底部之间的骨折，是临床常见病、多发病，各个年龄段均可见，以中老年患者发病率最高。

Rockwood（1984）将股骨颈骨折分为头下型、经颈型和基底型，而毛宾尧（1992）根据骨折的解剖部位增加一种头颈型，共分为4型。

1. 头下型　骨折线完全位于股骨头下，整个股骨颈均在骨折远端，股骨头可在髋臼和关节囊内自由转动。这类骨折在老年患者中最为多见，股骨头血供损伤严重，即使圆韧带动脉存在，也只能供给圆韧带凹附近小范围骨质血运；而圆韧带动脉随年龄增长而逐渐退化，甚至闭塞。因此，这类骨折愈合困难，股骨头发生缺血性坏死的发生率高，预后差。

2. 头颈型　即股骨颈斜行骨折。由于股骨颈骨折多系扭转暴力所致，故真正的头下型和颈中型均属少见，而多数头下型骨折均带有一块大小不等的股骨颈骨折块，使骨折线呈斜行。此型骨折难以复位，复位后稳定性亦差，对股骨头血供的破坏仅次于头下型。

3. 经颈（颈中）型　全部骨折面均通过股骨颈。实际上此型较少见，特别是在老年患者中更少见，甚至有学者认为不存在此型。X线片显示的经颈骨折往往是一种假象，重复摄片时常被证实为头颈型。

4. 基底型　骨折线位于股骨颈基底。骨折端血运良好，复位后易保持稳定，骨折容易愈合，预后良好，故有部分学者将其列入转子部骨折。

前3型骨折的骨折线位于髋关节囊内，称囊内骨折；基底型骨折线位于囊外，称囊外骨折。

（二）临床表现

1. 关节疼痛及压痛　外伤后髋部疼痛，腹股沟韧带中点下方压痛，在足跟部或大粗隆部叩打时，引发髋部疼痛。

2. 关节活动受限　髋关节主动活动受限，除少数外展嵌插型骨折外，多数患者伤后站立、行走功能明显受限。移位骨折患者在伤后不能坐起或站立，但有一些无移位的不完全骨折或嵌插骨折病例，在伤后仍能走路或骑自行车，对这些患者要特别注意。不要因遗漏诊断使无移位稳定骨折变成移位的不稳定骨折。

3. 关节畸形　多有轻度屈髋屈膝及外旋畸形，外旋角度一般在45°~60°；患肢短缩：有移位骨折，骨折远端受肌群牵引而向上移位，因而患肢变短。患肢大粗隆升高：表现在大粗隆在髂-坐骨结节连线（Nelaton线）之上；大粗隆与髂前上棘间的水平距离缩短，短于健侧。

4. 骨摩擦音（感）　骨折后伴随骨的异常活动而出现的骨折端之间的摩擦或碰撞声音，

髋关节活动时可以出现骨摩擦音（感）。

5. 肌肉萎缩　常见于股骨颈骨折，关节疼痛和活动能力下降可导致受累关节周围肌肉萎缩，关节无力。长时间卧床患者甚至会累及患肢整体肌肉萎缩。

（三）影像学检查

髋关节 X 线正侧位片一般可明确诊断，有些无移位骨折早期摄片可能看不见骨折线，1~2 周后骨折处因骨折端发生吸收现象，X 线片可显示骨折，或行 CT、MRI 检查可明确诊断。因此，凡在临床上怀疑股骨颈骨折者，虽 X 线片上暂时未见骨折线，先制动随访观察，2~3 周后再拍片复查。另一种易漏诊的情况是，股骨干骨折合并股骨颈骨折，常发生于年轻人，对此类患者需注意髋部检查，以免漏诊。

按骨折移位程度分型（Garden 分型）：

Ⅰ型：骨折没有通过整个股骨颈，股骨颈有部分骨质连接，骨折无移位，近折端保持一定血运，这种骨折容易愈合。

Ⅱ型：完全骨折轻微移位，股骨颈虽然完全断裂，但对位良好，如系股骨头下骨折，仍有可能愈合，但股骨头坏死变形常有发生。

Ⅲ型：完全骨折，并有部分移位，多为远折端向上移位或远折端嵌插在近折端断面内，形成股骨头向内旋转移位，颈干角变小。

Ⅳ型：股骨颈骨折完全移位，两侧骨折端完全分离，近折端可产生旋转，远折端多向后上移位，关节囊及滑膜有严重损伤，因此经关节囊和滑膜供给股骨头的血管也容易损伤，造成股骨头缺血性坏死。

（四）诊断要点

股骨颈骨折需根据患者病史、症状、体征、X 线表现及实验室检查作出临床诊断。

1. 病史　老年股骨颈骨折患者通常来源于低能量损伤，包括直接或间接暴力。直接损伤暴力包括跌倒时直接撞击大转子，或跌倒时下肢外旋，股骨颈撞击髋臼后方；间接暴力通常是附着点肌肉的收缩力量大于股骨颈所能负荷的力量。年轻患者股骨颈骨折常见于高能量创伤，如机动车车祸或高处跌落；反复的过载应力性骨折在运动员、军队及芭蕾舞者中多见。

2. 骨质疏松患者容易出现不全骨折，这类患者骨折在 X 线片上不可见，须通过高分辨率 CT 或 MRI 方能诊断，故此类患者易漏诊，需警惕。

3. 查体　患者通常主诉腹股沟区域、大腿疼痛，无法活动下肢，查体可见患肢有外旋及短缩畸形。需注意嵌插型或应力性股骨颈骨折的患者可能没有明显畸形。

4. 影像学检查　骨盆正位、髋关节正侧位的 X 线检查，观察骨小梁和骨皮质的连续性改变，以作为骨折分类和治疗上的参考，但有些无移位骨折在伤后立即拍摄的 X 线片上看不见骨折线，可行 CT、MRI 检查，或 3 周后复查 X 线片。

（五）药物治疗

应根据股骨颈骨折术后患者病变的部位及病变程度，内外结合，进行个体化、阶梯化的药物治疗。

1. 非甾体抗炎药　非甾体抗炎药（NSAID）是股骨颈骨折患者缓解疼痛、改善关节功能最常用的药物。包括局部外用药物和全身应用药物。

全身应用药物：根据给药途径可分为口服药物、针剂以及栓剂，最为常用的是口服药物。

用药原则：①用药前进行危险因素评估，关注潜在内科疾病风险；②根据患者个体情况，剂量个体化；③尽量使用最低有效剂量，避免过量用药及同类药物重复或叠加使用；④用药3个月后，根据病情选择相应的实验室检查。

2. 镇痛药物 对NSAID治疗无效或不耐受者，可使用非NSAID、阿片类镇痛剂、对乙酰氨基酚与阿片类药物的复方制剂。但需要强调的是，阿片类药物的不良反应和成瘾性发生率相对较高，建议谨慎采用。

3. 抗凝血药物 可用于防治血管内栓塞或血栓形成的疾病，预防股骨颈骨折卧床期间的血栓形成。正常人由于有完整的血液凝固系统和抗凝及纤溶系统，所以血液在血管内既不凝固也不出血，始终自由流动完成其功能，但当机体处于高凝状态或抗凝及纤溶减弱时，则发生血栓栓塞性疾病。

临床使用频率最高的抗凝血药包括非肠道用药抗凝血剂（如肝素）、香豆素抗凝血剂（如华法林）、抗血小板凝集药（如阿司匹林）、利伐沙班等。

（六）手术治疗

1. 内固定治疗

（1）闭合复位中空加压螺钉、螺纹斯氏钉或克氏针内固定术：手术指征——各种类型股骨颈骨折均可先试行闭合复位内固定术。

（2）闭合复位克氏针多针内固定术：手术指征——儿童股骨颈骨折。

（3）切开复位内固定术：手术指征——移位严重，闭合复位失败者。

（4）切开复位内固定+带血管蒂骨瓣移植术：手术指征——年轻患者陈旧性股骨颈骨折。

2. 人工关节置换

（1）双极人工股骨头置换术：手术指征——高龄体弱预期生存期不长，股骨近端骨质严重疏松者，难以满意复位内固定或内固定术失败的股骨颈骨折。

（2）人工全髋关节置换术：手术指征——①年龄65岁以上，Garden Ⅲ~Ⅳ型骨折闭合复位内固定失败；②髋关节原有严重骨关节炎；③伴有股骨头完全脱位的股骨颈骨折；④有移位的陈旧性股骨颈骨折。

3. 关于陈旧性股骨颈骨折或畸形愈合的转子间截骨治疗 转子间截骨治疗陈旧性股骨颈骨折或畸形愈合的方法是传统治疗方法，过去在临床上获得了良好疗效，目前仍不失为一种治疗手段。截骨治疗的理论是：改变了股骨头颈负重力线；转子间截骨增加髋部骨质血液循环，由此获得骨折愈合或降低股骨头坏死发生率。手术后按照股骨颈骨折治疗临床路径常规给予镇痛、抗凝、抗感染和康复治疗。

二、康复评定

（一）疼痛评定

常用评定方法：视觉模拟评分法、数字分级评分法、语言分级评分法、Wong-Baker面部表情量表。

（二）运动功能评定

髋部骨折后，局部功能改变常包括髋部肌力下降、关节活动度受限、耐力减退、平衡功能减弱和局部疼痛，从而进一步导致患者离床活动能力下降、恢复步行后步速减慢、转移和上下楼梯困难等。髋关节术后运动功能评定应包括上述内容。

1. 关节活动度测量　最常用测量和记录 ROM 的方法为中立位法（解剖 0° 位法），即将解剖学中立位时的肢体位置定为 0°。当被测量者某关节出现非正常过伸情况时，要进行标记。

2. 肌力评定　进行肌力检查时，要取标准体位，受检肌肉做标准的测试动作。固定受检查肌肉附着肢体的近端，放松不受检查的肌肉，首先在承受重力的情况下观察该肌肉完成测试动作的能力，然后根据测试结果决定是否由检查者施加阻力或助力，并尽可能达到最大运动范围，进一步判断该肌肉的收缩力量。国际上普遍应用的徒手肌力分级方法是 MMT（0~5 级）分级。

3. 平衡功能评定　术后患者可应用伯格平衡量表和"站起 - 走"计时测试（the time up & go test）来预测患者跌倒的危险性。

4. 步行功能评定　常用评定方法有 Nelson 步行功能评定、Hoffer 步行能力分级，以及 Holden 步行功能分级量表。

（三）综合评定量表

临床最常用的是 Harris 髋关节评分量表（Harris Hip score），其他还有美国骨科医师学会（AAOS）全髋关节置换疗效评价量表、Charnley 髋关节功能评分、牛津髋关节评分（OHS）、美国特种外科医院（HHS）髋关节评分、Mayo 髋关节评分等。

（四）日常生活活动能力和生活质量评定

日常生活活动能力评定常用的量表为改良 Barthel 指数。生活质量评定常用的量表是 SF-36、WHO-QOL-100 等。

（五）多因素跌倒风险评估与干预

跌倒是导致老年骨折的直接原因，且随年龄增长跌倒概率相应提高。跌倒的危险因素包括高龄、肌肉力量减退、关节活动度和功能受限、环境因素、服用特定药物和既往跌倒史等。因此，越来越多的学者认为，仅仅提升患者骨量不足以预防跌倒及骨折等并发症的发生，而采取综合有效的跌倒风险评估和综合干预（个体化、以小组为基础的跌倒预防风险消除训练和家庭内锻炼）可以取得比较好的成本效益。多因素干预项目的评估至少应该包括医师对患者病史、跌倒史、用药情况、心血管适能水平、视力和前庭功能、移动辅助用具使用情况等进行评估；物理治疗师对患者移动功能，下肢各关节活动和肌肉力量进行评估；作业治疗师对患者的跌倒恐惧感、环境因素进行评估；营养师评估患者的营养状况；护士对患者的独立功能能力和 ADL 能力进行评估；必要时社会工作者参与评估患者的社会环境和家庭支持程度。

三、康复治疗

根据髋部骨折患者存在的功能缺损，基本康复治疗包括健康宣教与认知行为治疗、运动治疗、物理治疗、本体感觉训练等综合康复治疗措施。此外，其他措施如营养、药物、改善跌倒恐惧等的干预治疗也很重要。

（一）康复治疗原则与目标

股骨颈骨折康复的目标是减轻或消除疼痛，改善或恢复关节功能，矫正步态，改善生活质量，回归社会。

术后院内康复不管接受何种手术方式，术后早期系统有效的康复对患者术后生活能力及预期生存时间有积极意义。研究结果提示，术后早期需要提高患者步行移动能力，康复达到独立性的步行移动能力比辅助步行移动能力生存时间长。康复的早期介入至关重要，特别对于骨科患者术后康复往往越早越好。康复治疗应个体化，结合患者自身情况，如年龄、性别、体重、自身危险因素、病变部位及程度等选择合适的康复方案。治疗方法不同，全髋关节置换术或内固定术，应采取不同的康复计划。

（二）康复治疗技术

1. 运动疗法　优良的步行能力，依赖于髋周肌群力量和术后疼痛的管理。有研究报道，对老年髋部骨折术后患者进行包括关节活动训练、柔韧性训练、肌力训练、步态训练等内容的常规锻炼以及本体感觉锻炼 4 周，干预结束后患者的患肢本体感觉能力、平衡能力、步速及 30 秒椅旁站立能力均有所改善，另外患肢屈髋至 60°的精确程度与功能独立性评分相关。研究显示，渐进抗阻训练对于髋部骨折后整体运动能力有改善作用。一项 Meta 分析研究显示，渐进性抗阻训练法（PRE）在髋部骨折手术后，可以提高患者步态平衡、下肢力量、移动及日常生活水平。国外一项大型研究发现，髋部骨折手术后 2 周的负重训练、股四头肌锻炼和旨在减轻疼痛的电刺激，都能提高患者运动能力。一项前瞻性单盲研究显示，髋周骨折术后立即给予渐进式力量训练，不会增加髋部骨折相关的疼痛，对患侧肢体力量、移动功能是改善的。Mckenzie 等在生理基因层面也做了相关研究，认为髋部骨折术后的老年患者持续 3 个月的康复运动训练，可以减轻与骨骼肌炎症和神经酰胺代谢相关的骨骼肌基因表达，并可以改善手术肢体的瘦体重、力量和步行功能。以上研究均提示，术后适时给予循序渐进的抗阻训练、适当的负重行走训练，可能提高患者患侧肢体的力量、平衡、步态行走等功能，甚至减少骨骼肌炎症相关基因表达。

加速康复外科（enhanced recovery after surgery，ERAS）理论基于循证医学依据，注重早期康复，术后由康复师制订完善的康复计划，进行早期康复，包括下肢肌肉等长收缩等，有助于患者关节功能的康复。有研究报道，ERAS 方案有助于缓解患者术后疼痛，且早期功能锻炼有助于促进患者康复。术后早期离床锻炼是实现快速康复的重要途径，应根据患者具体情况，循序渐进地按照肌肉功能、关节屈伸运动、床边站立、外力辅助下行走等开展康复治疗。但大量学者早已报道，下肢术后早期运动可以减少下肢静脉血栓的发生；另外，早期活动还可减轻术后关节粘连，更快地促进髋关节肌力量及屈伸功能的恢复。

康复训练：术后第 1 天即应开始指导患者进行深呼吸、扩胸、拍背等运动，增加肺活量，减少呼吸道分泌物，避免术后感染或出现肺栓塞并发症。术后当天即可开始活动足趾以及踝泵练习。医护人员应指导家属协助患者活动。同时进行股四头肌等长收缩锻炼。2~4 周内可以逐渐增加锻炼强度，主动髋关节伸屈练习，锻炼过程中根据实际恢复情况逐渐提升强度。

行内固定术后 5 周~3 个月内，经 X 线检查确诊骨折愈合后可以进行负重以及平衡练习，循序渐进直至患者能单腿站立。配合自行车练习，提高双腿协作能力。术后 4~6 个月，可以进行静蹲练习，根据力量恢复逐渐提高下蹲角度。对于全髋关节置换或人工股骨头置换的患者，根据固定假体方式的不同（生物型或骨水泥型），选择不同的负重时间和进度，即按照髋关节置换的康复方案进行康复。对于股骨颈骨折患者在术后第 1 天指导患者坐起，在助行器及康复师指导下练习站立和行走训练，促进了患者自信心的建立，减少了骨折并发症，缩短了住院时间，促进了患者的功能恢复。由于大多数患者在第 4 周出院，所以对出院患者必须做好出院后的康复训练指导，并定期随访。

（1）早期（0~1 周）：炎症反应期。早期练习的主要目的是减轻疼痛，消退肿胀，提高肌力,避免粘连及肌肉萎缩。以静力练习(关节不活动,保持某一姿势直至肌肉疲劳)为主,逐渐增加小负荷耐力练习。①麻醉消退后即开始活动足趾及踝关节并开始踝泵练习,通过小腿肌肉挤压作用促进血液及淋巴回流。这种练习可以促进患肢血液流通,预防肿胀及深静脉血栓。②在不增加疼痛的前提下,尽可能多做股四头肌及腘绳肌等长收缩练习,每日要大于 300 次。③术后 3 天应开始 CPM 练习(2 次 /d,20min/ 次),练习后即刻冰敷 30 分钟。④对于人工股骨头置换或全髋关节置换者,可在术后 1 周开始下地活动,骨水泥型假体甚至在术后第 2 天即可辅助床旁站立、负重 / 部分负重短距离行走。

(2)初期(2~4 周):初期练习的主要目的是增加关节活动度及提高肌力。①开始髋关节外展练习(10~20 次 / 组,每天 3 组)。②在无或微痛及骨折稳定的前提下,开始髋、膝关节主动屈伸练习(10~20 次 / 组,每天 3 组),动作要缓慢、用力,屈髋屈膝要达到最大限度,保持 10 秒后缓慢伸直。③继续加大 CPM 练习角度,若骨折处愈合良好,力求在 4 周左右膝关节屈曲角度达 120°,髋关节屈曲角度达 90°。④在保护下,开始下地用步行器或扶双拐行走,患腿免负重。

(3)中期(5 周 ~3 个月):中期练习的主要目的是继续强化关节活动度,提高肌力,改善关节稳定性。通过影像学检查,以确定是否可以逐步尝试增加患腿负重,改善步态。①负重及平衡练习:在骨折愈合程度允许的前提下,开始负重及平衡练习。根据骨折愈合程度,可在平板秤上让患腿负重,以明确部分体质量负重的感觉。负重由 1/4 体质量→1/3 体质量→1/2 体质量→2/3 体质量→4/5 体质量→100% 体质量逐渐过渡,至达到患侧单腿完全负重站立。②继续加强并维持关节活动度练习。③开始蹬车有氧练习,逐渐由轻负荷至大负荷,并逐渐降低座位的高度。④加强腿部肌力练习,包括俯卧位抗阻屈膝、抗阻伸膝练习。⑤提踵练习。

(4)后期(4~6 个月):骨折术后 3 个月即进入恢复期。此期主要加强髋、膝、踝部的肌力练习,以恢复行动能力,加强下肢稳定性。若骨折完全愈合,并足够牢固,即可开始全面恢复日常生活各项活动。①可增加斜板站立练习、坐位与站位转换练习,随着肌力的增加逐渐增加下蹲角度、下蹲起立运动。②跨步练习,包括前后、侧向跨步练习,以及双下肢交替踏步运动。③靠墙静蹲练习(30s/ 次,10 次 / 组,3 组 /d),动作要有控制(不打晃)。其间可以借助拐杖或手杖辅助行走。

(5)在前述康复基础上,再逐步提高下肢的负重能力、耐力、行动能力及 ADL。这一过程常需 1.0~1.5 年,其间需定期随访、复查,包括 X 射线复查,察看功能恢复状况。

2. 物理治疗　股骨颈骨折是全关节疾病,髋关节周围肌肉丰厚,因此要求物理因子作用深度要深,治疗效果才能更好。

(1)中频电疗法:临床常用的有干扰电疗法、调制中频电疗法和等幅中频(音频)电疗法等。能促进血液循环,镇痛,软化瘢痕,松解粘连,刺激神经肌肉,锻炼肌肉、防止肌肉萎缩。

(2)TENS:近来研究发现,TENS 可在有效缓解关节疼痛的同时改善关节功能。

(3)超声波疗法:有研究表明,小剂量超声波(连续式 $0.1~0.4W/cm^2$、脉冲式 $0.4~1W/cm^2$)多次投射可以促进骨骼生长,骨痂形成;中等剂量($3W/cm^2$ 以下 5 分钟)超声波作用时可见骨髓充血,温度上升 7℃,但未见到骨质破坏,故可用于股骨颈骨折的治疗。

(4)激光疗法:激光针治疗尤其适用于骨折疼痛点的治疗以及深层消炎。

3. 心理治疗 / 认知行为疗法　医护人员应全面评估入院信息,了解患者心理特点,根据心理特点采取合适的心理疏导方式，及时通报手术效果，缓解术后护理过程中的焦虑、紧张、恐慌等情绪。在患者与家属配合下，共同制订康复计划，树立战胜疾病的信心，主动配合治疗以及康复。

跌倒恐惧在老年髋部骨折后非常普遍，恐惧心理对骨折后康复有负面影响。基于这个因素，Scheffers-Barnhoorn 等研究发现，通过认知行为疗法治疗跌倒恐惧，可以改善髋部骨折后的恢复及生理和社会功能，从而为患者提供好处并降低医疗费用。老年髋部骨折患者普遍出现情绪异常，以焦虑、抑郁最常见。有学者认为，短期正念训练可改善髋部骨折固定术后老年患者心境情绪状态，提高患者免疫功能。

4. 康复医学工程　股骨颈骨折术后患肢暂不能负重或只能部分负重，须使用助行器/双拐辅助人体支撑体重、保持平衡及行走。

四、康复护理与管理

（一）患者教育

宣教应由康复医师、护士、物理治疗师共同参与。髋关节术前健康宣教是一个有用的辅助手段，可以降低不良事件的风险，特别是有抑郁、焦虑表现的患者。有研究显示，治疗组患者的术后并发症发生率远低于对照组，提示术前健康宣教和对症康复治疗对整个髋部骨折术后恢复有积极作用（治疗组术前指导患者咳嗽、咳痰的方法，并指导练习股四头肌、小腿三头肌及踝背伸肌等长收缩训练；对照组未给予术前康复指导练习）。

宣教还包括护理、康复目标及出院计划（出院标准、随访时间安排和再入院途径），移动、功能进展和助行器使用，系统性家庭训练方案。患者人手一本术后手册，其中涵盖了所有术前培训课及日常生活活动视频资料的内容，以便患者术前在家回顾复习。日常生活活动视频资料包括安全地上下坐椅/马桶、进出汽车/淋浴间等转移练习，以及如何使用辅助装置穿衣、沐浴。

还有术后患者注意事项，如避免长时间坐位屈髋、屈膝、站立、行走；治疗师指导下上下楼梯；避免反复增加髋、膝关节磨损的运动；避免危险动作和摔倒、扭伤，重申髋部禁忌动作；避免扭曲髋、膝关节，应当先移动脚，再转身，当转身但没有移动脚时，不要进行高强度的活动，如跑、跳、竞走或打篮球等。

（二）社区康复

术后康复中心的治疗达到了独立行走目标后，患者需转入社区或家庭继续康复治疗。研究表明，髋关节置换术患者出院后的物理治疗指导康复训练可以明显提高患者的髋外展肌强度、步行速度。需要强调的是，对于髋部骨折患者，社区家庭康复不仅是单纯的康复指导和康复护理，还需要个体化、有效性的康复计划。

（三）家庭康复

家庭康复是国外比较常见的治疗方法。家庭康复可以缓解疼痛，改善躯体功能，提高生活质量。家庭康复主要包括肌力、关节活动度锻炼，提高有氧活动能力等。一项多中心临床随机对照研究发现，股四头肌锻炼是有效的，疗效不差于 NSAID。各研究采用训练方法不同：有股四头肌等长收缩、股四头肌等张收缩、24 式杨氏简化太极拳、8 式太极拳、八段锦等。

研究发现，家庭康复可减少老年人髋部骨折后的残疾，并提出以潜在任务为导向的康复方法可能会获得更多好处。有研究将有个体化家庭康复计划的髋部骨折患者与有标准化护理的髋部骨折患者进行了对比,结果显示,12 个月后,个体化家庭康复计划对于改善髋部骨折后的移动能力超过标准护理。为了有效地减少髋部骨折后的残疾,康复计划需要个体化,计划需要渐进性和足够长的康复训练时间。老年髋部骨折患者出院后即使未参加详尽的康复计划,只要参加合适的家庭劳动就可能对髋部活动有积极意义。瑞士学者就做了一项有趣的调查研究,结果发现,65 岁髋部骨折患者在作为任何照料者(其他需要照料者、宠物、植物)的情况下,均对康复效果有益,尤其是照料植物的情况下。

(四)康复护理

由于本病有一定的致残率,因此临床上加强对老年股骨颈骨折术后患者的康复护理,对疾病的康复有很大作用。

1. 饮食护理 因股骨颈骨折患者多伴发不同程度的骨质疏松,所以饮食方面需选用含钙较高的食品,特别要提倡牛奶的饮用。研究发现,老年髋部骨折患者营养状况良好者仅占 21.1%,有营养不良风险者占 52.6%,明确营养不良者占 26.1%,且营养不良者的活动功能恢复较慢;相比于营养状况良好的患者,营养不良的患者死亡率更高。另一项多中心研究发现,65 岁以上老年髋部骨折患者的功能退化和移动性下降与肌肉质量和功能减弱有关,富含 β- 羟基 β- 甲基丁酸盐(HMβ)的饮食可以改善肌肉质量,防止肌肉萎缩,并可改善老年髋部骨折患者的功能。

2. 减轻体重 对于超重患者,减轻体重有利于延长假体及内固定的有效寿命,减少伴随返修而来的痛苦。

3. 指导运动方式 日常生活中,患者行、走、站、坐都要保持良好姿态,以减轻畸形的发生;同时要经常保持关节于功能位,视病情轻重进行适当的功能锻炼,以促进关节功能的恢复,保持各个关节的生理活动度。

4. 健康指导 加强教育,一定要保持良好的心理状态,保持精神愉快也是促进康复的重要因素。

5. 有氧运动 步行、游泳、骑自行车等有助于保持关节功能。

6. 保护关节 避免禁忌动作,保护髋关节。

(薛 峰)

第十三节 股骨转子间骨折

股骨转子间骨折(femoral intertrochanteric fracture)又称股骨粗隆间骨折(intertrochanteric fracture of femur, IFF),是老年人常见骨折,且以女性多见,男女比例约为 1∶3。IFF 患者都有外伤史,老年人多为生活中滑倒、摔跤等意外导致,年轻人主要为外力伤如交通事故等导致。IFF 是临床常见髋部骨折之一,与脊柱压缩性骨折和桡骨远端骨折并列为三大骨质疏松性骨折。随着人类平均寿命的延长和人口老龄化的发展,IFF 的发生率呈逐年上升趋势。美国每年大约发生 25 万例 IFF,死亡率为 15%~20%。有学者预测,到 2050 年 IFF 的发病率将为目前的 2 倍,绝大多数为 70 岁以上老年人。国外报道手术治疗死亡率比保守治疗的死亡率明显降低,在 0.83%~0.9%。因此,现代越来越倾向于积极的手术治疗。随着手术的广泛应用及手术技能的提高,术后康复显得非常重要。良好适时的康复不仅能促进患肢运动功能的恢复,而且对预防并发症和伴发症有积极意义,对提高患者生活质量更为重要。

一、概述

(一)定义

股骨转子间骨折指股骨颈基底至小转子水平之间的骨折,又称股骨粗隆间骨折,在髋部骨折中比较常见。股骨粗隆间部位的骨质为海绵质骨,老年时这部分骨质脆而疏松,所以容易发生骨折,属于关节囊外骨折。

股骨转子间骨折的分型经历了长期演化,目前可以查询的骨折分型就超过 10 余种,按照时间顺序主要有 Evans 分型(1949)、Boyd-Griffin 分型(1949)、Ramadier 分型(1956)、Dxcoulx-Lavarde 分型(1969)、Ender 分型(1970)、Tronzo 分型(1973)、Jensen 分型(1975)、Deburge 分型(1976)、Kyle 分型(1979)、Briot 分型(1980)、AO 分型(1981)等。各种分型的核心理念在于区分骨折是否稳定。不同的分型对于涉及稳定的问题,又细分为外侧壁的问题(大转子)、内侧壁的问题(小转子)以及后侧壁等相关问题。目前,应用最广泛的有 Evans 分型和 AO 分型。

1. Evans 分型 以骨折线方向为依据将骨折分成稳定型和不稳定型两种。其中,稳定型又可以进一步分成 4 个亚型,分别为:

I型:骨折线自小转子向外、上延伸。

Ia 型:骨折未发生移位,小转子未发生骨折,骨折稳定。

Ib 型:骨折发生移位,小转子存在骨折,复位后内侧骨皮质不能附着,骨折稳定。

Ic 型:骨折发生移位,小转子存在骨折,复位后内侧骨皮质无法附着,骨折不稳定。

Id 型:粉碎性骨折,包括大小转子四部分骨折块,骨折不稳定。

II型:骨折线自小转子斜向下方,骨折不稳定。

2. AO 分型 AO 将股骨转子间骨折纳入整体骨折分型体系中,并划分在 A 类骨折。

A_1 型:经转子的简单骨折,内侧骨皮质依旧存在良好支撑,外侧骨皮质完好,骨折线延伸到转子间线、骨折线经过大转子、骨折线处在小转子下部。

A_2 型:经转子发生粉碎性骨折,内侧与后方骨皮质在数个平面上破裂,但是外侧骨皮质完好无损。

A_3 型:反转子间骨折,骨折线通过骨外侧骨皮质,分为斜行、横行和粉碎。

(二)临床表现

1. 外伤后局部疼痛、肿胀、压痛和功能障碍均较明显,有时髋外侧可见皮下瘀斑,伤后患肢活动受限,不能站立、行走。

2. 大转子部肿胀、压痛,伤肢有短缩,远侧骨折段处于极度外旋位,严重者可达 90° 外旋,还可伴内收畸形。

(三)辅助检查

1. X 线检查 本病常规使用 X 线检查,一般可以查见骨折情况。但在一些特殊的骨折类型中,如不完全性骨折、疲劳性骨折,由于骨折无移位,仅有不规则裂隙,X 线片上不能显示。另外,X 线片重叠了股骨大小转子、转子间线、转子间嵴等骨褶皱影及软组织影,骨折极易漏诊。

2. CT 检查 CT 明显降低了股骨颈基底或转子及转子间裂隙骨折的漏诊率,能显示骨皮质连续性及骨断层的层面内部结构,但由于股骨颈基底或转子及转子间骨不规则、滋养血管影干扰、漏扫层面等因素,也给诊断造成一定困难。

3. MRI检查　MRI显示的是骨髓变化,敏感性高,但要注意轻微损伤、局部渗出导致类似骨折信号影;T1、T2骨折线低信号,脂肪抑制可提高诊断率,但要注意容积效应伪影,可用薄层扫描避免,勿将骺线当骨折线。

（四）诊断要点

根据外伤史、临床症状、体征:股骨转子部血运丰富,肿胀明显,有广泛瘀斑,压痛点多在大转子处;下肢短缩一般大于3cm,患肢呈短缩、内收、外旋畸形,且其外旋更明显;结合影像学检查,即可明确诊断。

（五）药物治疗

应根据IFF患者病变的部位及病变程度,内外结合,进行个体化、阶梯化的药物治疗。

1. 非甾体抗炎药　非甾体抗炎药(NSAID)是缓解疼痛、改善关节功能最常用的药物。包括局部外用药物和全身应用药物。

全身应用药物:根据给药途径可分为口服药物、针剂以及栓剂,最为常用的是口服药物。

用药原则:①用药前进行危险因素评估,关注潜在内科疾病风险;②根据患者个体情况,剂量个体化;③尽量使用最低有效剂量,避免过量用药及同类药物重复或叠加使用;④用药3个月后,根据病情选择相应的实验室检查。

2. 镇痛药物　对NSAID治疗无效或不耐受者,可使用非NSAID、阿片类镇痛剂、对乙酰氨基酚与阿片类药物的复方制剂。但需要强调的是,阿片类药物的不良反应和成瘾性发生率相对较高,建议谨慎采用。

3. 抗凝药物　可用于防治血管内栓塞或血栓形成的疾病,预防股骨转子间骨折卧床期间的血栓形成。正常人由于有完整的血液凝固系统和抗凝及纤溶系统,所以血液在血管内既不凝固也不出血,始终自由流动完成其功能,但当机体处于高凝状态或抗凝及纤溶减弱时,则发生血栓栓塞性疾病。

临床使用频率最高的抗凝血药包括非肠道用药抗凝血剂(如肝素)、香豆素抗凝血剂(如华法林)、抗血小板凝集药(如阿司匹林)、利伐沙班等。

4. ITF术后抗骨质疏松药物　目前人们普遍认为,骨折的危险性受骨密度和骨结构的影响。因此,老年骨质疏松性股骨转子间骨折患者术前及术后进行有计划的抗骨质疏松药物治疗尤为重要。但有关各种对骨密度有不同作用的抗骨质疏松药物降低骨折危险性的机制,尚未明确。Chapuy等报道,养老院老年女性每天补充1 200mg钙和800U维生素D可以减少髋部及其他部位的非椎骨骨折的发生率。邱贵兴等对77例髋部骨折的骨质疏松症患者进行为期1年随机双盲对照研究,观察阿仑膦酸钠(固帮)治疗合并骨质疏松症的髋部骨折患者的临床疗效及安全性,发现阿仑膦酸钠治疗骨质疏松症效果显著,能降低骨转换,抑制骨吸收,减少骨丢失,增加骨密度。此外,林华等将135例原发性骨质疏松症女性患者随机分成降钙素＋钙剂组和钙剂组,进行开放、对比研究,发现降钙素治疗骨质疏松有良好作用,不仅能有效缓解骨痛,还能确实提高骨质量、降低骨质疏松脆性骨折的发生率。

通过综述骨质疏松性骨折二级预防的相关文献,识别、评估和治疗模式对降低再次骨折的发生具有重要意义,提示临床中对于骨质疏松患者采取针对性的、以增加骨量为目标的治疗有重要预防作用,效果显著优于单纯进行健康教育。有学者经过实验分析后认为,手术内固定并予以抗骨质疏松治疗可减少并发症的发生。

（1）钙剂:钙剂对骨骼的健康是至关重要的,能够起到关键的结构性作用,构成骨骼的坚实部分;虽然钙剂的补充能改善钙平衡,但是单纯补充钙剂不足以预防骨折,不能显著降低骨折风险,应与维生素 D 联合应用。

（2）阿法骨化醇:又称活性维生素 D,是人体重要的钙调节激素之一,为促进骨矿化药物,能够直接促进骨形成,增加骨量、间接抑制骨吸收。钙剂加维生素 D 的补充能增加骨密度,减少骨量丢失。在老年人中,补充维生素 D 和钙剂可以改善神经肌肉的功能,增强肌肉力量,改善肌肉的协调性,降低髋部和其他非脊柱骨折的发生率。

（3）鲑鱼降钙素:为骨吸收抑制药物,是调节骨代谢的激素之一。有促进钙质沉着和抑制骨吸收的作用,因而广泛应用于治疗骨质疏松症。降钙素可提高成骨细胞增殖,诱导其分化,从而提高骨形成的能力。

（4）双膦酸盐类药物:是骨代谢调节剂。骨代谢调节剂与骨内羟磷灰石有强亲和力,能进入骨基质羟磷灰石晶体中,当破骨细胞溶解晶体时,药物被释放,能抑制破骨细胞活性,并通过成骨细胞间接起抑制骨吸收作用;能够显著提高髋部骨折术后患者骨密度。双膦酸盐类药物包括口服片剂如阿仑膦酸钠,静脉注射制剂如唑来膦酸注射液等。

（六）手术治疗

1. 外固定支架治疗　外固定支架技术对股骨转子间骨折进行治疗属于介于手术与非手术之间的一种半侵入穿针外固定手段,具有操作简单、不用切开、不会对骨膜以及髓内血运产生影响,对骨折局部血供具有保护作用,对骨折愈合可产生促进作用等优势。

2. 髓外固定系统　目前临床上,髓外固定为股骨转子间骨折治疗中的常用手段,以动力髋螺钉（dynamic hip screw, DHS）为代表,包括动力踝螺钉、角钢板、解剖型钢板、经皮加压钢板等。DHS 经股骨颈的动力螺钉对骨折近端进行固定,采取钢板对骨折远端进行固定。该治疗技术设计符合髋部的生物力学要求,实现了动力加压、静力加压以及张力带作用,最终达到坚强内固定的效果,为治疗股骨转子间骨折的一种理想内固定手段。可使患者早期部分负重得到允许,避免发生关节僵硬、下肢深静脉血栓形成等诸多并发症,对诸多类型的股骨转子间骨折均适用,为临床应用广泛的一种内固定手段。但是,其对粉碎性不稳定股骨转子间骨折不适用,临床应引起重视。

3. 髓内固定系统　近几年,股骨转子间骨折髓内固定系统成为临床学者的研究热点。若是股骨转子间骨折内侧骨皮质被连续性破坏,则股骨矩无法承受压应力,此时髓内固定系统可作为一种较好的治疗选择。目前较常用于治疗股骨转子间骨折的髓内钉是 Camma 钉、PFN、RIg、PFNA 等。髓内固定系统靠近负重力线,对于载荷的传递比较有利,力臂较短,具有良好的生物力学优势,且该固定技术坚强牢固,患者术后可实现早期负重和功能康复,进而有效降低了并发症的发生率。

二、康复评定

股骨转子间骨折术后的康复评定主要是对患者的疼痛情况、关节运动功能状况、日常生活活动能力和心理因素等进行全面评估。

（一）疼痛评定

常用评定方法:视觉模拟评分法、数字分级评分法、语言分级评分法、Wong-Baker 面部表情量表。

（二）运动功能评定

髋部骨折术后运动功能评定应包括：

1. 关节活动度测量　最常用测量和记录 ROM 的方法为中立位法（解剖 0° 位法），即将解剖学中立位时的肢体位置定为 0°。当被测量者某关节出现非正常过伸情况时，要进行标记。

2. 肌力评定　进行肌力检查时，要取标准体位，受检肌肉做标准的测试动作。固定受检查肌肉附着肢体的近端，放松不受检查的肌肉，首先在承受重力的情况下观察该肌肉完成测试动作的能力，然后根据测试结果决定是否由检查者施加阻力或助力，并尽可能达到最大运动范围，进一步判断该肌肉的收缩力量。国际上普遍应用的徒手肌力分级方法是 MMT（0~5 级）分级。

3. 平衡功能评定　术后患者可应用伯格平衡量表和"站起 - 走"计时测试（the time up & go test）来预测患者跌倒的危险性。

4. 步行功能评定　常用评定方法有 Nelson 步行功能评定、Hoffer 步行能力分级，以及 Holden 步行功能分级量表。

（三）综合评定量表

临床最常用的是 Harris 髋关节评分量表（Harris Hip score）、美国特种外科医院（HHS）髋关节评分、Mayo 髋关节评分等，术后疗效评价也可采用 Clawson 评估分级法。

（四）日常生活活动能力和生活质量评定

日常生活活动能力评定常用的量表为改良 Barthel 指数。生活质量评定常用的量表是 SF-36、WHO-QOL-100 等。

（五）多因素跌倒风险评估与干预

跌倒是导致老年骨折的直接原因，且随年龄增长跌倒概率相应提高。跌倒的危险因素包括高龄、肌肉力量减退、关节活动度和功能受限、环境因素、服用特定药物和既往跌倒史等。因此，越来越多的学者认为，仅仅提升患者骨量不足以预防跌倒及骨折等并发症的发生，而采取综合有效的跌倒风险评估和综合干预（个体化、以小组为基础的跌倒预防风险消除训练和家庭内锻炼）可以取得比较好的成本效益。多因素干预项目的评估至少应该包括医师对患者病史、跌倒史、用药情况、心血管适能水平、视力和前庭功能、移动辅助用具使用情况等进行评估；物理治疗师对患者移动功能，下肢各关节活动和肌肉力量进行评估；作业治疗师对患者的跌倒恐惧感、环境因素进行评估；营养师评估患者的营养状况；护士对患者的独立功能能力和 ADL 能力进行评估；必要时社会工作者参与评估患者的社会环境和家庭支持程度

三、康复治疗

随着国内人口老龄化，老年性骨质疏松症日益增多，因而髋部骨折的发病率近年也不断上升。对于髋部骨折，手术治疗只是恢复骨的连续性或重建关节结构，尽早控制疼痛反应。对老年人患者建立周密的围手术期康复训练计划，对减少并发症、恢复肢体功能、提高患者的生活质量具有重要意义。关于老年人髋部骨折研究的结果，经过汇总分析后显示，在出院后或更长时间的随访中，与常规护理治疗比较，接受多专科康复疗法的患者功能恢复更好，同时康复组患者的病死率也更低。老年髋部骨折患者住院期间应接受科学的康复

计划,循序渐进,逐步实现恢复患者伤前活动水平的目标。出院后指导也应引起重视,如只重视手术而忽略出院后指导,常使手术治疗效果前功尽弃。

1 项对老年髋部骨折患者进行长达 10 年的随访研究结果显示,有 10%~20% 再骨折发生率,其再骨折风险增加 2.5 倍。Tinetti 和 Kumar 则提出包括使用髋部保护器在内的综合预防跌倒措施,更全面系统地解决了出院后指导问题。由于老年髋部骨折患者年龄均超过 60 岁,年龄因素不仅对患者的手术方式产生影响,同时也是术后康复的重要干扰因素。年龄越大,康复介入的困难也越大,髋关节功能恢复越差。研究表明,康复介入时间越早,功能恢复越好。对于老年患者来说,在足够安全的防护下,术后能站立、能部分负重就可迅速克服由于骨折和手术带来的心理障碍,增强自信心,达到心理康复的目的。对股骨转子间骨折患者,可根据患者的骨折类型、骨折固定牢固程度、内固定物选择及骨质疏松情况,尤其是骨折复位中内侧股骨矩小转子处皮质骨支撑稳定程度,来决定患者术后离床时间、何时负重及负重量的多少。国内学者研究表明,建立老年髋部骨折专科病房,制订诊治规范化流程,早期手术,早期进行康复训练,能缩短老年髋部骨折患者的住院时间,降低其住院期间病死率和术后并发症发生率,提高对老年髋部骨折患者的诊疗水平。近年来,骨科康复,尤其是骨关节功能康复受到社会各阶层的关注,一个共同的认识就是骨科康复对于恢复伤者或手术后患者的关节功能,进而达到生活自理、重返生活和工作是不可或缺的。国外针对老年人髋部骨折的治疗指南指出,加强康复治疗可改善患者功能并防止再次跌倒。原则上,早期康复介入可以降低髋部骨折患者的病死率和致残率。

(一)康复治疗原则与目标

股骨转子间骨折康复的主要目标是在保证安全的前提下,尽可能使患者恢复到最后功能水平,最终获得满意的临床结果。包括:减轻或消除疼痛,改善或恢复关节功能,矫正步态,改善生活质量,回归社会。康复治疗原则是康复方案的个体化、循序渐进的综合康复,以运动疗法为基础,获得下肢运动控制能力,髋 ROM 持续改进,加强肌力练习,并将平衡及协调性训练纳入康复计划。

康复训练可以刺激手术区的新陈代谢,促进患者的功能恢复。患肢早期部分负重,只要疼痛能耐受,就可以扶拐或在助行器下站立、平衡杠内站立、行走。不要轻率地禁忌患肢早期站立及部分负重。对于老年患者来说,只要能站立、能部分负重,就能迅速克服患者由于骨折和手术带来的心理障碍,增强自信心,达到心理康复的目的。术后早期离床还可以防止卧床引起的肌肉进行性萎缩、下肢静脉血栓、压疮及肺部感染等。骨折的部位、类型、手术方式及骨质疏松的程度决定了骨折内固定的稳定程度,从而影响功能和预后。一项研究报道,64% 左右患者出院时可获得功能性实用步行能力,即通过手杖、拐、步行器等独立在病房和训练室反复往返步行;高龄患者,由于伤前就行动不便,运动迟缓,术后功能恢复较伤前会有所下降。36% 的患者需日常生活帮助。

若术中判断骨折固定稳固,次日则可让患者坐起,行身体适应性训练。术后 24 小时开始通过主动和被动呼吸练习预防心肺系统的并发症;在有效镇痛前提下,由物理治疗师指导患者进行卧位腓肠肌、股四头肌、股二头肌和臀大肌等的等长收缩练习,趾、踝关节主动伸屈。在治疗师协助下进行患侧髋、膝关节的被动伸屈,幅度及强度因人而异,由小到大。在术后 3~7 天,可根据患者的骨折类型、骨折固定牢固程度、内固定物选择及骨质疏松情况,特别是骨折复位中内侧股骨矩小转子处皮质骨支撑稳定程度,来决定患者术后离床时间、何时负重及负重量的多少。早期负重可先扶拐或借用助行器站立，之后在平衡杠内站立，再过渡到行走训练。

内固定术后可以选择性制动患肢，包括：①夜间及非康复治疗时段采用丁字鞋、皮牵引等方法制动；②根据每位患者骨质疏松程度、股骨转子间骨折类型及患者全身情况，决定采用何种制动方法及制动的时间长短。1884年，Woiff提出力学的变化决定骨的形态。临床也证实，正常范围内的生理应力的刺激作用能促进骨折断端间骨细胞再生。因此，老年骨质疏松性股骨转子间骨折术后康复治疗，除可以有效预防失用性骨质疏松，促进骨折修复及增加骨量外，还能够获得骨折断端高质量的骨微细结构的重建。

老年骨质疏松性股骨转子间骨折术后下床负重及行走的时间均应适当延迟，以防内固定物因负重对骨质产生的切割、骨折移位及再骨折。因为骨质疏松症患者的骨质强度较正常人弱，强调康复治疗并不是简单追求早期负重，尽管术后早期离床活动能促进患者心身康复。何时下床负重应根据个体情况及骨折愈合情况决定。临床研究结果表明，老年骨质疏松性股骨转子间骨折是病理性骨折。治疗包括手术内固定、抗骨质疏松药物、个体化康复及选择性外固定的综合性治疗，有助于防治因医源性骨萎缩而加重骨质疏松，提高骨折愈合率及减少并发症。

（二）康复治疗技术

1. 运动疗法

（1）术前训练：康复医师、治疗师及早介入围手术期康复指导。包括术前指导患者咳嗽、咳痰的方法，并指导练习股四头肌、小腿三头肌及踝背伸肌等长收缩训练等；护理、康复目标及出院计划（出院标准、随访时间安排和再入院途径）；移动、功能进展和助行器使用；系统性家庭训练方案。患者人手一本术后手册，其中涵盖所有术前培训课及日常生活活动视频资料的内容，以便患者术前在家回顾复习。日常生活活动视频资料包括安全地上下坐椅/马桶、进出汽车/淋浴间等转移练习，以及如何使用辅助装置穿衣、沐浴。

（2）术后训练

1）初期：术后1~2周。以患肢的肌肉收缩活动为主，目的是促进患肢血液循环，减轻肿胀，防止关节僵硬，利于骨痂生长；功能锻炼应循序渐进，以不感到疲劳和疼痛为主。

A. 手术当日6小时后，指导患者进行主动或被动足趾屈伸运动。

B. 术后第1~2天开始指导患者进行患肢足部的跖屈（脚尖向下踩）、背伸运动（向上勾脚尖）等踝泵运动，每日3~4次，每次5~20分钟，一天约完成500个；同时指导患肢股四头肌和臀肌的等长收缩（静力收缩）运动（踝关节背屈，绷紧腿部肌肉5秒后放松，再绷紧，再放松），20次为1组，每天3组，并逐渐增加次数及延长时间。

C. 术后第3~5天可抬高上身20°~30°，可逐渐进行膝关节屈伸运动，动作轻柔，被动逐渐转为主动活动。同时可进行全身功能锻炼，患者平卧或半卧，患肢外展中立，健侧下肢屈膝支撑床面，双手拉住吊环，并协助患者下身，臀部做引体向上运动，一般活动10min/次，2~3次/组，开始时2组/h，以后每天增加1~2组。术后早期定时按摩下肢肌肉，促进血液循环，防止肌肉萎缩及静脉血栓形成。

D. 术后第2天开始利用CPM机进行髋、膝、踝关节屈伸被动运动，30min/次，2次/d，一般从20°~30°开始，以后每天增加5°~10°，术后2周达到屈髋90°，但最多不能>90°。患肢主动和被动运动锻炼以不痛及自觉有轻度疲乏感为限。

2）术后中期：术后 2~4 周。目的是加强活动度及肌力练习。

A. 一般术后 2 周拆线，逐渐被动活动髋关节，但屈曲不宜超过 90°，仰卧位屈髋、屈膝运动，主动为主，被动为辅，10min/次，4~8 次/d；并在初期基础上增加运动量和强度。

B. 滑床训练：足跟不离开床面，屈髋屈膝，然后伸直，如此循环，30~50 下/次，3~4 次/d。

C. 在不负重情况下进行各关节功能锻炼。开始练习在床边坐，小腿下垂，并且坐在床上主动屈伸膝关节，逐渐增加运动幅度，行患肢外展、坐起、躺下等主动练习。

D. 行股四头肌、小腿三头肌及踝背伸肌等长收缩训练（静力收缩）。

E. 4 周后床边活动及扶双拐或借用步行架不负重练习。

F. 下床方法：患肢先移至健侧床边，健侧腿先离床，并使脚着地，患肢外展、屈髋，由他人协助抬起上身使患侧腿离床并使脚着地，再扶习步架由他人搀扶站起，每次站立 5~10 分钟，上下午各 1 次，时间可逐渐延长。

3）后期：术后 5~12 周。目的是对症锻炼，使肢体功能尽快恢复。

A. 开始下地不负重行走，初始行走不易过大过快，5~10min/次，2 次/d，以后根据情况逐渐增加行走次数，延长行走时间。

B. 6 周内避免髋关节主动内收及屈曲。

C. 8 周后根据 X 线骨折愈合情况，有骨痂形成及内侧骨折线模糊者，可开始部分负重，做提踵练习、半蹲起立练习，以增加负重肌的肌力，做髋部肌肉抗阻屈伸训练。在辅助装置协助下渐进性走动——从助行器到手杖或腋杖。利用辅助装置强化下肢对称性负重及交替步态，非交替性台阶练习。并及早开始日常生活活动训练。

D. 对于稳定性骨折，术后 12 周后影像学评估骨折完全愈合可自由负重。对于不稳定性骨折或骨质疏松则应延迟负重至 16 周甚至更久。康复训练应延续至出院后，甚至骨折完全愈合以后也应坚持适当康复锻炼。

2. 物理治疗　髋关节周围有着丰富的肌肉覆盖包绕，髋部易肿胀、易见瘀血，因此要求物理因子作用深度要深，治疗效果才能更好。但在伤后或术后早期（48 小时内）不宜进行温热类物理治疗。

（1）中频电疗法：临床常用的有干扰电疗法、调制中频电疗法和等幅中频（音频）电疗法等。能促进血液循环，镇痛，软化瘢痕，松解粘连，刺激神经肌肉，锻炼肌肉、防止肌肉萎缩。

（2）TENS：近来研究发现，TENS 可以在有效缓解关节疼痛的同时改善关节功能。

（3）超声波疗法：有研究表明，小剂量超声波（连续式 0.1~0.4W/cm²、脉冲式 0.4~1W/cm²）多次投射可以促进骨骼生长，骨痂形成；中等剂量（3W/cm² 以下 5min）超声波作用时可见骨髓充血，温度上升 7℃，但未见到骨质破坏，故可用于股骨转子间骨折的治疗。

（4）激光疗法：激光针治疗尤其适用于骨折疼痛点的治疗以及深层消炎。

3. 心理治疗/认知行为疗法　同股骨颈骨折患者一样，医护人员应全面评估入院信息，了解患者心理特点，根据心理特点采取合适的心理疏导方式，及时通报手术效果，缓解术后护理过程中的焦虑、紧张、恐慌等情绪。在患者与家属的配合下共同制订康复计划，树立战胜疾病的信心，主动配合治疗以及康复。

可通过认知行为疗法治疗跌倒恐惧，可以改善髋部骨折后的恢复及生理和社会功能，从而为患者提供好处并降低医疗费用。或通过短期正念训练，可改善髋部骨折固定术后老年患者心境情绪状态，提高患者免疫功能。

4. 康复医学工程　股骨转子间骨折术后患肢暂不能负重或只能部分负重，须使用助行器/双拐辅助人体支撑体重、保持平衡及行走。

（三）传统康复治疗技术

国内报道，中医理论指导下，术后康复训练股骨转子间骨折患者，可发挥中医特色医疗特点，有效改善骨折部位关节功能，减少并发症发生，效果显著。中医康复疗法包括推拿、中药组方内服、红花活血酒等中药制剂外用。

1. 中药外敷内用　术后早期治疗以消肿止痛、活血化瘀为主；中期以壮筋续骨为主；晚期以培补肝肾为主，并以红花活血酒外敷患处，有抗炎消肿、活血止痛作用。

2. 推拿　术后辨证予以穴位按摩和循经推拿，帮助患者加强康复训练，如按摩患者足三里、三阴交、丰隆、蠡沟、阳陵泉等穴，推拿足三阴经和三阳经。应向骨折患者讲解术后推拿的原理、方法、效果及康复训练的重要性等，获得患者支持并积极配合；根据患者病情及耐受程度调整按摩、推拿和踝关节锻炼的强度，以免强度过大致皮肤受损或患者疼痛难忍。

四、康复护理与管理

（一）患者教育

宣教应由康复医师、护士、物理治疗师共同参与。术前健康宣教是一个有用的辅助手段，可以降低不良事件的风险，特别是有抑郁、焦虑表现的患者。术前的健康宣教和对症康复治疗，对整个髋部骨折术后恢复有积极作用。

术后患者注意事项，如避免长时间坐位屈髋、屈膝、站立、行走；治疗师指导下上下楼梯；避免危险动作和摔倒、扭伤，重申髋部禁忌动作；避免扭曲髋、膝关节，应当先移动脚，再转身，当转身但没有移动脚时，不要进行高强度活动，如跑、跳、竞走或打篮球。

（二）社区康复

术后康复中心的治疗达到了独立行走目标后，患者需转入社区或家庭继续康复治疗。需要强调的是，对于髋部骨折患者，社区家庭康复不仅仅是单纯的康复指导和康复护理，还需要个体化、有效性的康复计划。

（三）家庭康复

家庭康复是国外比较常见的治疗方法。家庭康复可以缓解疼痛，改善躯体功能，提高生活质量。家庭康复主要包括肌力、ROM 锻炼，提高有氧活动能力等。研究发现，家庭康复可以减少老年人髋部骨折后的残疾，并提出以潜在任务为导向的康复方法可能会获得更多好处。个体化家庭康复计划对于改善髋部骨折后的移动能力超过标准护理。为了有效减少髋部骨折后的残疾，康复计划需要个体化，计划需要渐进性和足够长的康复训练时间。

（四）康复护理

由于本病有一定的致残率，且病程漫长，因此临床上加强对股骨转子间骨折术后患者的康复护理，对疾病的康复有很大作用。

1. 饮食护理　因髋部骨折患者多伴发不同程度的骨质疏松，所以饮食方面需选用含钙较高的食品。营养不良者的活动功能恢复较慢，相比于营养状况良好的患者，营养不良的患者死亡率更高。富含 β- 羟基 β- 甲基丁酸盐（HMβ）的饮食可以改善肌肉质量，防止肌肉萎缩，并可改善老年髋部骨折患者的功能。

2. 减轻体重　对于超重患者,减轻体重有利于延长内固定的有效寿命,减少内固定失败的发生率。

3. 指导运动方式　视病情轻重进行适当功能锻炼,以促进关节功能恢复。保持各个关节的生理活动度。

4. 健康指导　加强教育,一定要保持良好的心理状态,保持精神愉快也是促进康复的重要因素。

5. 有氧运动　步行、游泳、骑自行车等有助于保持关节功能。

6. 保护关节　避免禁忌动作,保护髋关节。

(薛　峰)

第十四节　股骨干骨折

股骨干骨折是较为常见的下肢骨折,约占全身骨折的 4%~6%。多数股骨干骨折系暴力外伤引起,如车祸、高处坠下、枪伤等。骨质疏松、肿瘤、骨髓炎患者易发生骨折。应力骨折少见。由于股骨干周围包围着较多的肌肉、血管、神经,因此股骨干骨折较易出现成角畸形,易导致血管和神经损伤,常因失血量大而出现休克前期、休克期的临床表现。患者以 10 岁以下儿童多见,但随着近年来交通事故的增多,成人发病比例有增多趋势。我国股骨干骨折的患病率,男性高于女性,约 2.8∶1。

一、概述

(一) 定义

股骨干骨折是指小转子下 2~5cm 至股骨髁上 2~5cm 的骨干骨折。重物直接打击、车轮碾压、火器性损伤等直接暴力作用于股骨,容易引起股骨干横行或粉碎性骨折,同时有广泛的软组织损伤。高处坠落伤、机器扭转伤等间接暴力作用于股骨常导致股骨干楔形或螺旋形骨折,周围软组织损伤较轻。

股骨干骨折可分为上 1/3、中 1/3、下 1/3 骨折。①上 1/3 骨折:近折端由于髂腰肌、臀中肌、臀小肌和外旋肌的牵拉,向前、外旋方向移位;远折端则由于内收肌的牵拉,向内、后方向移位;股四头肌、阔筋膜张肌由于内收肌的作用而向近端移位。②中 1/3 骨折:由于内收肌群的牵拉,使骨折向外成角。③下 1/3 骨折:远折端由于腓肠肌的牵拉以及肢体的重力作用而向后方移位,可能损伤腘动静脉和腓总神经等;又由于股前、外、内肌肉的牵拉合力,使近折端向前上移位,形成短缩畸形。

(二) 临床表现

1. 局部表现　可具有骨折的共性症状,包括疼痛、局部肿胀、成角畸形、异常活动、肢体功能受限及纵向叩击痛或骨擦音。除此之外,应根据肢体的外部畸形情况初步判断骨折部位,特别是下肢远端外旋位时,注意勿与转子间骨折等髋部损伤的表现相混淆,有时可能是两种损伤同时存在。如合并神经、血管损伤,足背动脉可无搏动或搏动轻微,伤肢有循环异常表现,可有浅感觉异常或远端被支配肌肉肌力异常。

2. 全身表现　股骨干骨折多由于严重外伤引起,出血量可达 1 000~1 500ml。如系开放性或粉碎性骨折,出血量可能更大,患者可伴血压下降、面色苍白等出血性休克表现;如合并其他部位脏器损伤,休克表现可能更明显。因此,对于此类情况,应首先测量血压并严密动态观察,并注意末梢血液循环。

(三)辅助检查

1. 影像学检查

(1)X 线检查:一般于正、侧位 X 线片上能够显示骨折的类型、特点及骨折移位方向。X 线片应包括股骨全长及上下髋膝关节。

(2)MRI 和 CT:多用于不典型骨折和轻微骨折的鉴别诊断。

2. 实验室检查　骨折急性期可出现 CRP 和 ESR 水平增高。如失血量较大,也会引起血红蛋白含量明显降低。

(四)诊断要点

股骨干骨折需根据患者外伤史、症状、体征、X 线表现及实验室检查作出临床诊断。因患者常可能合并损伤,必须做全面体格检查。如患者同时主诉髋和背或骨盆部位的疼痛,即表明该部位有脱位或骨折的可能。

(五)药物治疗

骨折后无论行非手术治疗还是手术治疗,都应适当给予镇痛药物,根据患者骨质状况补充钙质及抗骨质疏松药物(抑制骨吸收药物和促骨形成药物),同时根据检查情况使用抗凝药物。

(六)保守治疗

持续牵引:根据不同年龄可采用垂直悬吊皮牵引、平衡持续牵引和固定持续牵引

1. 垂直悬吊皮牵引　适用于 3 岁以下的儿童股骨干骨折。这种方法简易有效,3~4 周后骨折愈合。

2. 平衡持续牵引　可用皮牵引或骨牵引,以便患者的身体及各关节在床上进行功能活动。皮牵引适用于 12 岁以下小儿。12 岁以上青少年和儿童则适合做骨牵引。持续 4~6 周,改用单侧髋人字石膏或局部石膏装具固定至 8~12 周,直至骨折完全愈合。

3. 固定持续牵引　开始牵引时重量要大,一般为 1/8~1/7 体重,手法整复争取在 1 周内完成,随后减轻牵引重量,以维持固定。要避免过牵,以免影响骨折愈合。

对于成人股骨干骨折,不建议采用非手术治疗,理由是非手术治疗易致便秘、肺炎、肺不张、肺栓塞、骨质疏松、关节僵硬等并发症,大多数患者不可忍受卧床和制动时间(3~6 个月)的延长,而且骨折畸形愈合、不愈合和关节永久性僵硬(尤其是膝关节)的发生明显增多,而近期发展起来的交锁髓内钉带来的好处已被广泛接受。当然,石膏、支具和牵引等非手术疗法在围手术期的治疗中也是必需和有帮助的,尤其是骨牵引(胫骨结节牵引)能为手术带来较多好处,使术中复位方便,减少血管、神经的牵拉伤等。由于考虑到距离手术切口太近,不宜做股骨髁上牵引。

(七)手术治疗

近年来,由于内固定器械的改进、手术技术的提高以及人们对骨折治疗观念的改变,股骨干骨折现多趋于手术治疗。骨折手术治疗,除了必须从骨折的部位和类型、软组织损伤程度、有无合并伤及患者全身情况等因素考虑外,还需根据两个原则来选择:一是要有足够强度的内固定材料,使固定后能早期功能锻炼而不至于骨折愈合前发生内固定器材断裂及失效;二是骨折固定方法上要提倡微创,尽量减小骨折局部血运的破坏及内固定器材不应有应力集中及符合生物固定原则,以促进骨折愈合。

1. 髓内钉内固定 髓内钉内固定在股骨干骨折的治疗中占有重要地位。它是一个负荷分担装置,能传递应力到骨上,适用于股骨上中 1/3 短斜形与横断骨折、股骨多段骨折、股骨中上 1/3 陈旧性骨折、骨折延迟愈合或不愈合等情况。长斜形与螺旋形骨折则不宜采用髓内钉内固定。

2. 交锁髓内钉内固定 可用于不适合常规髓内钉治疗的股骨粉碎性骨折、骨缺损和髓腔峡部以外的骨折。长骨两断端用螺钉行交锁髓内钉固定,阻止了断端顺针滑动而造成嵌插,并可有效控制旋转,稳定性较普通髓内钉好。

3. 加压钢板内固定 适用于股骨上、中、下 1/3 横断与短缩型骨折。加压钢板较宽厚,螺丝粗,固定力较强,不需外固定;有轴向加压力,有利于骨折愈合。但是,加压钢板内固定手术切口大,骨膜剥离较广泛,钢板坚强对骨折处产生应力遮挡,骨折处得不到生理性重力刺激,外骨痂较少。

(八) 并发症

由于骨折时遭受强大暴力侵害,股骨干骨折常伴全身多处损伤,或伴躯体重要脏器损伤。就股骨干骨折本身而言,由于股骨干内侧有重要的神经血管走行,骨折发生时或伤后不恰当的搬运,尖锐的骨折端刺破血管形成大出血,加上骨折本身的出血,成人的内出血量可达 500~1 500ml,严重时出现失血性休克。股骨下 1/3 骨折,骨折段受腓肠肌的牵拉而向后倾倒,远侧骨折端可压迫或刺激腘动脉、腘静脉和坐骨神经。血管损伤可能造成肢体远端血供障碍,甚至肢体坏死。坐骨神经的损伤表现为足下垂、足趾伸屈无力和足部感觉障碍等典型症状体征。

除了以上情况外,本病还可以并发感染和骨不连等严重并发症。

二、康复评定

(一) 疼痛评定

常用评定方法:视觉模拟评分法、数字分级评分法、语言分级评分法、Wong-Baker 面部表情量表。

(二) 运动功能评定

1. 肢体长度及周径测量 股骨干骨折后,肢体的长度和周径可能发生变化,测量肢体长度和周径是必要的。

(1) 肢体长度的测量:常常使用的方法是下肢真性长度的测量。下肢真性长度的测量方法是用皮尺测量髂前上棘通过髌骨中点至内踝(最高点)的距离。测量时可以测量整个下肢长度,也可分段测量大腿长度和小腿长度。大腿长度是指测量从髂前上棘至膝关节内侧间隙的距离。而小腿长度是指测量从膝关节内侧间隙至内踝的距离。

(2) 肢体周径的测量:进行肢体周径测量时,必须选择两侧肢体相对应的部位进行测量。为了解肌肉萎缩的情况,以测量肌腹部位为佳。测量时用皮尺环绕肢体已确定的部位一周,记取肢体周径的长度。患肢与健肢同时测量进行对比,并记录测量的日期,以作康复治疗前后疗效的对照。下肢测量常用的部位:测量大腿周径时取髌骨上方 10cm 处,测量小腿周径时取髌骨下方 10cm 处。

2. 肌力评定 骨折后,由于肢体运动减少,常发生肌肉萎缩、肌力下降。肌力检查是判定肌肉功能状态的重要指标,常用徒手肌力评定(MMT 法),主要检查髋周肌群、股四头肌、腘绳肌、胫骨前肌、小腿三头肌肌力。也可采用等速肌力测试设备。

3. 关节活动度测量　检查患者关节活动度是康复评定的主要内容之一。检查方法常用量角器法,测量髋、膝、踝关节各方向的主、被动关节活动度,需要在术后 4 周、8 周、16 周和 8 个月时重复测量评估。

4. 步态分析　股骨干骨折后,极易影响下肢步行功能,应对患者施行步态分析检查。步态分析的方法有临床分析和实验室分析。临床分析多用观察法、测量法等;实验室分析包括运动学分析和动力学分析。

5. 下肢功能评定　评估步行、负重等功能。可用 Hoffer 步行能力分级、Holden 步行功能分类。

6. 神经功能评定　临床上常用评定方法包括 Lorett 六级运动评定标准;英国医学研究会感觉神经功能评定;自主神经功能评定,如血管舒缩功能、出汗功能和营养性功能发生障碍;电生理学评定等。

7. 平衡功能评定　临床上常用的平衡功能评定方法包括观察法、量表法和仪器检测等,进行不同体位的动态和静态平衡功能评定等。可应用伯格平衡量表和"站起 - 走"计时测试(the time up & go test)来预测患者跌倒的危险性。

（三）日常生活活动能力和生活质量评定

日常生活活动能力评定常用的量表为改良 Barthel 指数。生活质量评定常用的量表是 SF-36、WHO-QOL-100 等。

（四）骨折愈合情况评定

骨折愈合情况包括骨折对位对线、骨痂生长情况,有无愈合延迟或不愈合或畸形愈合。主要通过 X 线检查完成,必要时做 CT 检查。

三、康复治疗

（一）康复治疗原则与目标

股骨干骨折康复的目标应区别对待。非手术治疗时需减轻或消除疼痛,避免关节僵硬和失用性肌萎缩,减轻因失用导致骨质疏松的程度。手术治疗后需消除肿胀、缓解疼痛、预防关节僵硬,改善或恢复下肢功能,改善生活质量,回归社会。

股骨干骨折造成的运动功能障碍,主要包括关节活动度、肌肉力量和耐力、负重能力等的降低。而运动功能障碍可导致肢体活动减少甚至失用,加重了肌肉萎缩、骨质疏松,反过来又易导致骨关节损伤,如此形成恶性循环。所以,骨关节病的早期康复训练对加快患者的康复有着非常重要的意义。早期也有研究认为,过早以及过分剧烈的功能锻炼是造成内固定早期松动的原因,螺钉松动造成的不稳首先表现在屈伸运动方向失稳,即早期过于激进的膝关节屈伸运动,使骨折两端的活动度增加,造成内固定松动,影响骨折愈合,最终导致膝关节屈伸受限。但随着康复理念的普及和内固定技术、康复技术的进步,骨折后早期开始适当的康复训练逐渐成为共识。

康复训练应本着循序渐进、因病制宜的原则,切莫操之过急,运动过度,以避免不应有的损伤。若出现骨折断端及关节严重肿胀、疼痛,应减缓训练强度或暂停训练,以等长肌力训练维持;积极处理并发症后,尽快恢复训练。根据患者个体差异,制订阶段性目标,随着各阶段目标的实现而增加患者积极性,尽早恢复关节功能后回归社会。

（二）康复治疗技术

1. 运动疗法　股骨干骨折术后软组织障碍包括髋外展无力与臀中肌步态

（Trendelenburg步态），股四头肌无力、膝前疼痛，股骨大转子滑囊炎，步态异常和降低步行耐力。有研究报道，股骨干骨折手术后早期加强肌肉活动和渐进性负重训练，可减轻膝髋关节活动度/屈伸功能限制和减少残疾，并可在6个月内重返工作。

早行股四头肌的有效等长收缩运动是后期膝关节主动和被动运动的基础，可保持股四头肌活力，是防止局部粘连与僵硬的有效措施。由于关节制动可引起关节粘连，使软骨失去营养，而早期活动可使关节润滑液的正常循环得以保持，避免粘连。膝关节功能障碍的治疗关键在于改善局部循环，活血散瘀，解痉松粘，通利关节等。手法关节松动术的运用，能改善关节血液循环，消除关节内外粘连，防止肌肉萎缩和关节挛缩，改善关节活动功能；稳定持续及拮抗、放松的牵拉，可克服纤维组织内部黏滞性阻力，使组织得到较大牵伸，有利于消除关节挛缩。运动疗法中的主动活动和被动活动均有助于关节软骨和关节囊组织形态学和韧带抗张强度的恢复；同时还能促进运动条件的恢复，使肌肉收缩力增加，关节稳定性加强。

（1）外伤炎症期的康复治疗：此期约在外伤后3周之内。此期康复治疗的主要作用是改善患肢血液循环，促进患肢血肿、炎性渗出物的吸收，以防止粘连；维持一定的肌肉收缩运动，防止失用性肌萎缩；通过肌肉收缩增加骨折断端的轴向生理压力，促进骨折愈合；利用关节运动牵伸关节囊及韧带等软组织，防止发生关节挛缩；改善患者身心状态，积极训练，防止合并症的发生。练习在第一阶段集中在髋关节和膝关节活动性、非负重肌力增强和渐进性的负重步行。

1）在麻醉清醒后立即指导患者进行患肢的足趾及踝关节主动屈伸活动，以及髌骨的被动活动（尤其是髌骨的上下活动非常重要），以促进肢体肿胀消退、骨折断端紧密接触，并可预防关节挛缩畸形。该活动训练至少每日3次，每次时间从5~10分钟开始，逐渐增加活动量。同时，还可以在骨折部位近心侧进行按摩，使用向心性手法，以促进血液回流、水肿消退，并可防止肌肉失用性萎缩和关节挛缩，每日1~2次，每次15分钟左右。

2）术后次日开始行患肢肌肉的等长收缩练习（主要是股四头肌），踝泵练习，逐渐增加无重力下仰卧位/俯卧位/侧卧位的髋关节屈、伸、外展、内收，训练量亦从每日2~3次、每次5~10分钟开始，根据患者的恢复情况逐渐增加运动量，每次训练量以不引起肌肉过劳为度，即练习完后稍感肌肉酸痛，但休息后次日疼痛消失，不觉劳累。

3）髋、膝、踝关节活动度的练习：在疼痛耐受的情况下，术后早期开始被动→主动伸屈髋、膝、踝练习，1~2次/d。内固定后无外固定者可在膝下垫枕，逐渐加高，以增加膝关节活动范围。逐渐增大活动范围，争取术后早期使膝关节活动度超过90°或屈伸范围接近正常。有学者认为，术后即可开始进行每天1次（且仅需1次）的膝关节全范围活动。非手术治疗的患者去除外固定后开始膝关节活动度练习。

4）CPM治疗：手术治疗的患者，术后麻醉未清醒状态下即可开始使用CPM机训练，最迟于术后48小时开始。将患肢固定在CPM机上被动屈伸，首次膝关节活动度在患者无痛范围内进行，以后可根据患者耐受程度每日增加5°~10°；1周内增加至90°，4周后≥120°。每天训练时间不少于2小时，根据患者耐受情况，甚至可以全天24小时不间断进行。

5）对健肢和躯干应尽可能维持其正常活动，尤其是年老体弱者，应每日做床上保健操，以改善全身状况，以防止制动综合征。在患肢炎症水肿基本消除后，如无其他限制情况，患者可扶助行器或双拐下地，进行患肢不负重→可耐受的渐进性负重行走练习。

（2）骨痂形成期的康复治疗：一般骨折的骨痂形成期约在伤后 3~10 周，但由于股骨干的骨密质很密，骨折后愈合时间相对较长，故此期的时间要相对较晚，其间的病理变化主要是骨痂形成，化骨过程活跃。临床上疼痛和肿胀多已消失，但易发生肌肉萎缩、组织粘连以及膝关节僵硬。此期康复治疗的主要作用是促进骨痂形成、恢复关节活动度、增加肌肉收缩力量、提高肢体活动能力，改善平衡能力，进行本体感觉训练、步态训练。

1）运动疗法：基本同外伤炎症期。但此期骨折端已形成纤维骨痂，骨折已相对稳定，不易发生错位，故可以适当加大运动量，增加运动时间。因骨折固定肢体时间较长，易发生关节挛缩，此期重点应为恢复 ROM 训练。运动疗法训练，每日上下午各 1 次，每次时间20~30 分钟。另外，此期应开始增加患肢肌力训练，可以在无重力、支具保护下开始被动直腿抬高练习，也可以在膝下放一橡皮球，伸膝的同时将膝关节用力向下压以锻炼股四头肌肌力。注意此期进行肌力训练时不可在股骨远端施加压力，以免骨折处应力过高，发生再次断裂。

2）作业疗法：此期可进行适当的 ADL 训练，提高患者生活能力和肢体运动功能，以训练站立和肢体负重为主。开始时进行患肢不着地的双拐单足站立和平行杆中健肢站立练习；X 线片上显示有明显骨痂形成时，可扶双拐下地行走，患肢从负重 1/4 开始，逐渐过渡到1/2 负重、3/4 负重、全负重，即从足尖着地开始，逐渐过渡到前足着地，再渐过渡到大部分足着地至全足着地，扶双腋拐步行，进行步态训练等。

（3）骨痂成熟期的康复治疗：此期约延续 2 年，其病理变化是骨痂经改造已逐渐成熟为板状骨。临床上骨折端已较稳定，一般已去除外固定物。此期康复治疗的重点在于骨折后并发症的处理，如防治瘢痕、组织粘连等，并最大限度恢复关节活动度和肌肉收缩力量，提高患者日常生活活动能力和工作能力。

运动疗法：重点是增加关节活动度训练，同时注意进行肌力训练和患侧膝关节本体感觉训练。以主动运动为主，并根据需要辅以被动运动和抗阻运动。

1）主动运动：患侧的髋、膝、踝关节进行各方向主动活动，尽量牵伸挛缩、粘连的组织，注意髋关节的外展内收和踝关节的背伸跖屈活动。此时可以开始进行下蹲练习，利用自身体重作为向下的压力，既可帮助增加膝部 ROM，又练习了肌力。运动幅度应逐渐增大，以不引起明显疼痛为度，每一动作可重复多遍，每日练习数次。

2）恢复肌力训练：此期因骨折端已比较稳定，可以加大肌力训练的强度。恢复肌力的有效方法就是逐步增强肌肉的工作量，引起肌肉适度疲劳。以主动运动为主。肌力达 4 级时进行抗阻运动，如利用股四头肌训练椅进行肌力练习、下蹲练习等，以促进肌力最大限度恢复。

3）斜板站立练习、跨越障碍物练习、上下斜坡及上下楼梯等练习，以提高患者生活自理能力，尽早回归家庭和参与社会生活。

2. 物理治疗

（1）温热疗法：在患肢伤口无明显渗出后即可开始温热治疗，包括传导热疗（如蜡疗）和辐射热疗（如红外线、光浴）等均可应用。无石膏外固定时可在局部直接进行治疗，如有石膏外固定时则应在石膏上开窗或在外固定两端进行治疗，亦可在健肢相应部位治疗，通过反射作用，改善患肢血液循环，促进吸收，加速愈合。治疗每日 1~2 次，每次 30 分钟，10 次为 1 个疗程。

（2）超短波疗法和低频磁场疗法：超短波和低频磁场可通过加强骨再生代谢过程，促使成纤维细胞和成骨细胞分裂增殖,从而加速骨愈合过程。深部骨折适合用超短波治疗,电极在骨折断端对置,微~温热量,每次 10~15 分钟,每日 1~2 次,10 次为 1 个疗程。此法可在石膏外进行,但有金属内固定物时禁用。目前也有观点认为,临床上常用的钛合金内固定材料吸热及导热性能均差,在钛合金内固定部位应用超短波治疗不会对深部组织产生损害,但尚有待证实。

(3)直流电钙、磷离子导入疗法:断端相应部位石膏局部开窗,两电极对置,电量适中,治疗 20 分钟,每日 1 次,10 次 1 个疗程。此法有助于骨痂形成,尤其适用于骨痂形成不良、愈合慢的患者。

(4)超声波疗法:患肢伤口拆线后,可在骨折局部应用,接触固定法剂量小于 $1.0W/cm^2$,接触移动法剂量 $1.0~1.5W/cm^2$,每次治疗 5~10 分钟,10 次 1 个疗程。此疗法消肿作用明显,并可促进骨痂生长,防治瘢痕形成及组织粘连,尤其防治关节挛缩。但有金属内固定物时,尽量避开内固定金属部位使用。

(5)中频电疗法:临床常用的有干扰电疗法、调制中频电疗法和等幅中频(音频)电疗法等。能促进血液循环,镇痛,软化瘢痕,松解粘连,刺激神经肌肉,锻炼肌肉、防止肌肉萎缩。

3. 心理治疗　股骨干骨折通常由于暴力所致,除引起疼痛外,还常引起患者焦虑、抑郁、恐惧等心理因素的改变,而焦虑、抑郁、恐惧等反过来又会加剧患者疼痛,但目前临床中常被忽略。研究发现,疼痛不仅是生物性因素所致,还与患者心理方面密切相关,建议临床过程中加强护理关怀,尤其是一些应用药物不能有效止痛的患者,特别要注意心理因素的影响。医护人员应全面评估入院信息,了解患者心理特点,根据心理特点采取合适的心理疏导方式,及时通报手术效果,缓解术后护理过程中的焦虑、紧张、恐慌等情绪。在患者与家属的配合下共同制订康复计划,树立战胜疾病的信心,主动配合治疗以及康复。

四、康复护理与管理

(一)患者教育

1. 饮食指导

(1)初期:应以通络理气、清淡通便为主,宜食高维生素、高钙、高铁、清淡可口、易消化的食物,如新鲜蔬菜等。

(2)中期:宜食含大量蛋白质、维生素、钙质的食物,如牛奶、鸡蛋、排骨汤等。

(3)后期:以补气养血、调养肝肾为原则。如骨头汤、鸡汤、动物肝肾等。

2. 健康宣教

(1)经常到户外活动,多晒太阳,讲究个人卫生。

(2)指导患者正确使用双拐。

(3)功能锻炼用力适度,活动范围由小到大,循序渐进,每次以不感到疲劳为度。

(4)定期拍片复查。

(二)社区康复

骨折患者由于存在运动功能障碍,常导致日常生活活动能力下降,尤其是完成站立、行走、移动等日常生活活动困难,进而影响工作和社会活动。这些患者如果能在社区内,在全科医师或社区康复员的指导下进行有效的康复训练,不仅有利于骨折痊愈,而且有利于骨关节运动功能的恢复,增强肌力,降低骨质疏松等一系列并发症的发生。随着全面康复思想的提出,骨关节损伤造成的运动功能障碍或残疾将成为康复的一项重要内容,而且也应当是社区康复的一项主要任务,因为根据骨关节疾病康复的特点,大多数骨关节病患者的康复是能够在社区内完成的,且在社区内进行骨关节病的康复训练也是经济有效的。随着我国医疗卫生制度改革的不断深入,社区卫生服务已纳入社区建设规划之中,在社区卫生服务中心和社区卫生服务站内可以配置一些简单、有效、常用的康复器械,如腕关节、肘关节、肩关节的关节活动器,股四头肌肌力训练器和哑铃等。这样患者可以就近进行康复训练,既方便了患者,又降低了康复治疗费用。因此,应当在社区中有效开展骨关节病的康复工作,造福于广大患者。

(三)家庭康复

家庭康复可以缓解疼痛,改善躯体功能,提高生活质量。家庭康复主要包括肌力、关节活动度锻炼,提高有氧活动能力等。

1. 骨折早期　做足踝背伸跖屈和股四头肌等长收缩运动。

2. 骨折中期　锻炼幅度可适当增加,增大髋、膝关节活动幅度。方法:以健足蹬床,双手支床抬起臀部,使下身连同患肢带动牵引一起上下滑动,以增加肌力和髋、膝关节活动范围。

3. 骨折后期　解除牵引后,应先在床上活动各关节。方法:患者仰卧,伸直患肢,缓缓抬起,放下,反复进行;或仰卧,患肢屈曲、伸直,反复进行。1~2周后可扶双拐下床不负重行走。

(四)康复护理

1. 牵引护理

(1)向患者讲明牵引后肢体应保持的正确位置及注意事项。

(2)注意观察患肢末梢血运、感觉、运动情况。

(3)随时观察牵引装置是否有效,如牵引架有无倾斜,牵引弓是否松脱,牵引针是否滑动,牵引托是否悬空,牵引绳有无被压,滑轮是否灵活等,发现问题及时纠正。

(4)注意牵引眼渗出情况,按时进行牵引眼换药。

2. 术前护理

(1)做好心理护理,接受手术。

(2)手术前一日备皮、配血。

(3)胃肠道准备工作:常规术前12小时禁食,4~6小时禁水,术前晚8时灌肠。

(4)术前检测体温、脉搏、呼吸、血压,观察有无感冒等情况,如有异常及时通知医师。

(5)牵引眼换药。

3. 术后护理

(1)如为全麻、腰麻、硬膜外麻醉,去枕平卧,头偏向一侧,6小时后可枕枕头、进食水。

(2)抬高患肢,高于心脏,以利于静脉回流,减少肿胀。

(3)观察患肢的感觉、运动、温度、血运情况。注意观察各种引流管的情况,伤口引流液的量、颜色、性质,如有异常及时通知医师。

(4)密切观察生命体征,监测体温、脉搏、呼吸、血压。

(5)教会患者使用除痛泵,预防尿潴留等。

(薛　峰)

第十五节　股骨远端骨折

股骨远端骨折约占股骨骨折的6%。由于骨折部位骨结构的特点,骨折后多为粉碎性、不稳定骨折,难以牢固固定,影响伸膝装置;骨折接近膝关节,涉及关节面,易影响膝关节活动;在许多报道中,畸形愈合、不愈合及感染的发生率相对较高,是最难治的骨折之一。股骨远端骨折无论手术与否,都是膝关节周围骨折中康复效果较差的。

一、概述

(一)定义

股骨远端骨折是指累及股骨远端9cm内的骨折(包括干骺端或关节和股骨远端骨骺),约占股骨骨折的6%。股骨远端复杂骨折具有以下特点:关节内严重复杂的损伤;股骨远端骨折粉碎;髁部常有压缩或缺损;严重的高能量软组织损伤;骨折延伸到股四头肌伸膝装置的损伤。

股骨远端骨折的常见原因常分为两类:①低能量损伤:此种原因导致的骨折2/3伴骨质疏松;多为平地摔伤,大多数为老年人,女性>男性。②高能量损伤:如交通事故、高处坠落等,此种原因导致的骨折常为开放性、粉碎性;大多数股骨远端骨折都是此种骨折,年轻人常见,男性>女性。

股骨远端骨折的分型较为复杂。骨科最常用的AO分型是根据骨折部位及骨折程度分型。

A型骨折:关节外股骨髁上骨折。A_1型:简单骨折。特点:①骨突骨折;②干骺端斜行或螺旋形骨折;③干骺端横行骨折。A_2型:干骺端楔形骨折。特点:①完整楔形;②外侧骨块;③内侧骨块。A_3型:干骺端复杂骨折。特点:①单一中间劈裂骨折块;②不规则,局限于干骺端;③不规则,延伸至骨干。

B型骨折:部分关节内股骨髁部骨折。B_1型:股骨外髁矢状劈裂骨折。特点:①简单,穿经髁间窝;②简单,穿经负重面;③多骨折块。B_2型:股骨内髁矢状劈裂骨折。特点:①简单,穿经髁间窝;②简单,穿经负重面;③多骨折块。B_3型:冠状面骨折。特点:①前外侧片状骨折;②单髁后方骨折;③双髁后方骨折。

C型骨折:完全关节内髁间骨折,为髁间T形及Y形骨折。C_1型:非粉碎性骨折。特点:①T形及Y形,轻度移位;②T形及Y形,显著移位;③T形骨骺骨折。C_2型:股骨远端粉碎性骨折合并两个主要的关节骨块。C_3型:关节内粉碎性骨折。

(二)临床表现

1. 局部表现　可具有骨折的共性症状,包括疼痛、局部肿胀、成角畸形、异常活动、肢体功能受限及纵向叩击痛或骨擦音。除此而外,股骨远端骨折常合并其他部位损伤。常见伴随损伤有:①血管损伤,约1/3;②神经损伤,约1%;③膝韧带损伤,约20%;④半月板损伤、软骨骨折,约8%~12%;⑤胫骨平台骨折(内、外翻应力);⑥胫骨干骨折(粉碎或开放);⑦髌骨骨折约15%;⑧股骨颈、髋臼骨折;⑨膝关节后脱位,约40%伴血管损伤。

2. 全身表现　股骨远端骨折伴随损伤较多,可出现相应损伤的全身表现。如系开放性或粉碎性骨折,出血量大,患可伴有血压下降、面色苍白等出血性休克表现。因此,快速判断血管、神经损伤情况非常重要。注意检查同侧肢体膝关节、踝关节及髋关节等损伤情况，皮肤及软组织损伤情况。

（三）辅助检查

1. 影像学检查

（1）X线：常规拍摄膝关节前后位、侧位X线片，一般可以确诊。X线片应包括股骨全长及上下髋膝关节。

（2）CT：三维重建扫描可以帮助诊断关节内骨折情况。

（3）MRI：可以理解膝关节韧带及半月板损伤情况。

2. 实验室检查　骨折急性期可出现CRP和ESR水平增高。如失血量较大，也会引起血红蛋白含量明显降低。

（四）诊断要点

股骨远端骨折需根据患者外伤史、症状、体征、影像学表现及实验室检查作出临床诊断。因患者常可能合并损伤，必须做全面体格检查。注意是否合并胫骨平台骨折、前后交叉韧带及半月板损伤、血管及神经损伤等。

（五）药物治疗

骨折后无论行非手术治疗还是手术治疗，都应适当给予镇痛药物，根据患者骨质状况补充钙质及抗骨质疏松药物（抑制骨吸收药物和促骨形成药物），同时根据检查情况使用抗凝药物。

（六）保守治疗

保守治疗的适应证：①无移位或不完全骨折；②发生于老年骨质疏松的稳定嵌插骨折；③伴心、肺疾病无法耐受手术者。主要方法是手法复位后维持牵引8~12周，或牵引至骨折愈合后改用石膏管型或支具。

（七）手术治疗

目前，股骨远端骨折的治疗多以手术治疗为主。手术治疗目的：①关节面解剖复位；②恢复股骨远端骺端和股骨远端间的解剖关系，包括正常的力线、长度和旋转对位；③牢固内固定；④不干扰骨折愈合；⑤早期运动和功能康复。常用的内固定器械主要有髓内针（顺行/逆行）、髁支撑接骨板、95°角接骨板、动力髁螺钉（DCS）、微创内固定系统（LISS）、空心钉、松质骨螺钉、外固定架、假体、双接骨板等。目前，临床上主要采用LISS、髓内针（顺行/逆行）。

股骨远端骨折合并胫骨平台骨折、前后交叉韧带及半月板损伤、血管及神经损伤等情况时，应针对各项损伤分别评估治疗。如胫骨平台轻微骨折、交叉韧带部分损伤等，可行非手术治疗，但血管及神经损伤应及时行手术治疗。

二、康复评定

（一）疼痛评定

常用评定方法：视觉模拟评分法、数字分级评分法、语言分级评分法、Wong-Baker面部表情量表。

（二）运动功能评定

1. 肢体长度及周径测量

（1）肢体长度的测量：常常使用的方法是下肢真性长度的测量。下肢真性长度的测量方法是用皮尺测量髂前上棘通过髌骨中点至内踝（最高点）的距离。测量时可以测量整个下肢长度，也可分段测量大腿长度和小腿长度。大腿长度是指测量从髂前上棘至膝关节内侧间隙的距离。而小腿长度是指测量从膝关节内侧间隙至内踝的距离。

（2）肢体周径的测量：进行肢体周径测量时，必须选择两侧肢体相对应的部位进行测量。为了解肌肉萎缩的情况，以测量肌腹部位为佳。测量时用皮尺环绕肢体已确定的部位一周，记取肢体周径的长度。患肢与健肢同时测量进行对比，并记录测量的日期，以作康复治疗前后疗效的对照。下肢测量常用的部位：测量大腿周径时取髌骨上方10cm处，测量小腿周径时取髌骨下方10cm处。

2. 肌力评定　骨折后，由于肢体运动减少，常发生肌肉萎缩，肌力下降。肌力检查是判定肌肉功能状态的重要指标，常用徒手肌力评定（MMT法），主要检查髋周肌群、股四头肌、腘绳肌、胫骨前肌、小腿三头肌肌力。也可采用等速肌力测试设备。

3. 关节活动度测量　检查患者关节活动度是康复评定的主要内容之一。检查方法常用量角器法，测量髋、膝、踝关节各方向的主、被动关节活动度，需要在术后2周、4周、8周、16周和8个月时重复测量评估。

4. 步态分析　股骨远端骨折后，极易影响下肢步行功能，应对患者施行步态分析检查。步态分析的方法有临床分析和实验室分析。临床分析多用观察法、测量法等；实验室分析包括运动学分析和动力学分析。

5. 下肢功能评定　评估步行、负重等功能。可用Hoffer步行能力分级、Holden步行功能分类、6分钟步行试验等。

6. 神经功能评定　临床上常用评定方法包括Lorett六级运动评定标准；英国医学研究会感觉神经功能评定；自主神经功能评定，如血管舒缩功能、出汗功能和营养性功能发生障碍；电生理学评定等。

7. 平衡功能评定　临床上常用的平衡功能评定方法包括观察法、量表法和仪器检测等，进行不同体位的动态和静态平衡功能评定。可应用伯格平衡量表和"站起-走"计时测试（the time up & go test）来预测患者跌倒的危险性。

（三）日常生活活动能力和生活质量评定

日常生活活动能力评定常用的量表为改良Barthel指数。生活质量评定常用的量表是SF-36、WHO-QOL-100等。

（四）骨折愈合情况评定

骨折愈合情况包括骨折对位对线、骨痂生长情况，有无愈合延迟或不愈合或畸形愈合。主要通过X线检查完成，必要时做CT检查。

三、康复治疗

（一）康复治疗原则与目标

股骨远端骨折康复的总体目标是消除肿胀、缓解疼痛；改善或恢复关节活动度，增强肌力，避免关节僵硬和失用性肌萎缩；改善行走能力及日常生活活动能力；改善生活质量，回归社会。

股骨远端骨折手术治疗后康复治疗的主要目的：改善患肢血液循环，促进患肢血肿、炎性渗出物的吸收，以防粘连；维持一定的肌肉收缩运动，防止失用性肌萎缩；通过肌肉收缩增加骨折断端轴向生理压力，促进骨折愈合；利用关节运动牵伸关节囊及韧带等软组织，防止发生关节挛缩,恢复关节活动度、增加肌肉收缩力量、提高肢体活动能力。改善患者身心状态,积极训练,防止合并症发生。

股骨远端骨折康复的总体原则是康复方案个体化,循序渐进、因病制宜地选择合适的康复方案,避免运动过度及不应有的损伤。

股骨远端骨折术后康复训练的运动疗法取决于骨折类型及固定情况,每位患者必须采用个体化的有针对性的训练措施。术后应将膝关节放置于舒适体位并良好止痛很关键。麻醉恢复后可立即开始有针对性的功能训练。在康复过程中,关节活动度、肌肉力量、关节功能、肢体协调性训练是重要内容。关节活动度应包括髋关节、膝关节、踝关节及足部小关节;记录训练应注意臀肌、股四头肌、腘绳肌、踝关节及足部关节肌肉。在训练关节活动度和加强肌力训练的同时,关节协调性训练也非常重要。

(二)康复治疗技术

1. 运动疗法　股骨远端骨折,尤其关节内的股骨髁间 / 髁上复杂骨折,由于关节内软骨、关节囊等软组织创伤严重,更易导致膝关节僵硬和功能障碍。关节创伤后早期康复,如持续被动→主动运动疗法,有利于关节软骨修复及局部循环回流,减轻水肿,预防肌肉、关节囊的萎缩及关节内粘连。恢复关节活动度是患者的第一要求,也是治疗首要目标。

诸多研究证明,关节活动度练习特别是关节功能牵引能缓解粘连挛缩组织。在不引起反射性肌挛缩情况下,使患者能从容忍受粘连挛缩的胶原组织的持续牵伸,而且持续牵引力的作用可延长胶原纤维,这是 ROM 增加的主要原因。关节被动屈曲 10~15 分钟能持续恒力牵引延长股四头肌,腘绳肌在膝伸直位采用 Bandy 方法持续牵伸 30 秒,使关节周围挛缩组织发生时间依赖关系的伸长变形,可增加膝部 ROM。

也有研究提出,牵引后适时适量进行 $60°/s \to 90°/s \to 120°/s \to 150°/s \to 180°/s$ 等速练习,可促进关节腔内渗液吸收,增加关节软骨营养,加速损伤关节面修复,同时充分发挥膝前后肌群主动收缩→放松的肌泵作用而促进血液循环以消除水肿,防止粘连进一步发展。故在不影响骨痂生长情况下,关节功能牵引和等速练习介入愈早,患膝主动 ROM 恢复愈彻底。等速练习提高股四头肌和腘绳肌的肌力和耐力,从而增加膝关节稳定性,减少关节面破坏后关节退行性病变的发生率;等速训练还能加强肌肉神经的本体感觉刺激,提高关节灵活性,进一步改善关节功能。

【股骨远端骨折内固定术后康复治疗参考方案】

(1)术后第1周

1)ROM 训练:髋、膝、踝关节的 ROM,从 30° 开始,每天增加 5°,至第 1 周末需增加至 60°~90°。

2)肌力训练:股四头肌、腘绳肌、臀肌肌力等长收缩训练,每日 10 组,每组 10 次,每次收缩 10 秒,放松 10 秒,间歇往复。在助行器下患肢非负重转移。

(2)术后第 2~3 周

1)ROM 训练:髋、膝、踝关节的 ROM 0°~90°,逐日增加频率和强度,行 CPM 训练,加强髋、踝关节的 ROM。

2)肌力训练:伸膝行股四头肌、腘绳肌等长收缩训练,在助行器下患肢非负重转移、站立。髌骨被动活动,每日 2 次,每次 5 分钟。

(3)术后第 4~8 周

1)ROM 训练:髋、膝关节的 ROM 90° 或 >90°,如果没有达到,可行被动 ROM,继续踝关节的 ROM。

2）肌力训练：股四头肌、腘绳肌、臀肌肌力及踝关节等长收缩训练，在助行器下患肢非负重转移、站立。

（4）术后第 9~12 周

1）ROM 训练：髋、膝、踝关节积极进行 ROM 和 CPM 训练，达到 90° 或术前关节活动度。

2）肌力训练：若骨痂形成充分，可进行股四头肌抗阻力训练，在助行器下患肢部分负重转移、站立。

3）运动和负重逐渐增加，视骨痂情况弃用助行器。

（5）术后第 13~16 周：此时骨折逐渐愈合，需加强关节周围的肌力和协调性训练，增加抗阻力训练。根据 X 线片提示的骨折愈合情况，患肢全负重训练，弃用助行器。

患肢可以负重后，可以进行斜板站立练习、跨越障碍物练习、上下斜坡及上下楼梯等练习，以提高患者生活自理能力，尽早回归家庭和参与社会生活。

2. 股骨远端骨折非手术治疗后康复训练参考方案

（1）进行患肢的足趾及踝关节主动屈伸活动，以及髌骨的被动活动（尤其是髌骨的上下活动非常重要），以促进肢体肿胀消退、骨折断端紧密接触，并可预防关节挛缩畸形。该活动训练至少每日 3 次，每次时间从 5~10 分钟开始，逐渐增加活动量。

（2）同时还可以在骨折部位近心侧进行按摩，使用向心性手法，以促进血液回流，水肿消退，并可防止肌肉失用性萎缩和关节挛缩，每日 1~2 次，每次 15 分钟左右。

（3）膝关节活动度的练习：非手术治疗患者去除外固定后开始膝关节活动度的练习。

（4）对健肢和躯干应尽可能维持其正常活动，尤其是年老体弱者，应每日做床上保健操，以改善全身状况，以防止制动综合征。增强肌力、耐力及平衡协调性，努力提高转移、步行、爬楼、日常生活活动能力。

2. 物理治疗

（1）温热疗法：在患肢伤口无明显渗出后即可开始温热治疗，包括传导热疗（如蜡疗）和辐射热疗（如红外线、光浴）等，均可应用。无石膏外固定时可在局部直接进行治疗，有石膏外固定时则应在石膏上开窗或在外固定两端进行治疗，亦可在健肢相应部位治疗，通过反射作用，改善患肢血液循环，促进吸收，加速愈合。治疗每日 1~2 次，每次 30 分钟，10 次为 1 个疗程。

（2）超短波疗法：深部骨折适合用超短波治疗，电极在骨折断端对置，微~温热量，每次 10~15 分钟，每日 1~2 次，10 次为 1 个疗程。此法可在石膏外进行，但有金属内固定物时禁用。

（3）直流电钙、磷离子导入疗法：断端相应部位石膏局部开窗，两电极对置，电量适中，治疗 20 分钟，每日 1 次，10 次 1 个疗程。此法有助于骨痂形成，尤其适用于骨痂形成不良、愈合慢的患者。

（4）超声波疗法：患肢伤口拆线后，可在骨折局部应用，接触固定法剂量小于 $1.0W/cm^2$，接触移动法剂量 $1.0~1.5W/cm^2$。每次治疗 5~10 分钟，10 次 1 个疗程。此疗法消肿作用明显，并可促进骨痂生长，防治瘢痕形成及组织粘连，尤其防治关节挛缩。但有金属内固定物时，尽量避开内固定金属部位使用。

（5）中频电疗法：临床常用的有干扰电疗法、调制中频电疗法和等幅中频（音频）电疗法等。能促进血液循环，镇痛，软化瘢痕，松解粘连，刺激神经肌肉，锻炼肌肉、防止肌肉萎缩。

3. 心理治疗　医护人员应全面评估入院信息,了解患者心理特点,根据心理特点采取合适的心理疏导方式,及时通报手术效果,缓解术后护理过程中的焦虑、紧张、恐慌等情绪。在患者与家属的配合下共同制订康复计划,树立战胜疾病的信心,主动配合治疗以及康复。

四、康复护理与管理

（一）患者教育

1. 饮食指导

（1）初期:应以通络理气、清淡通便为主,宜食高维生素、高钙、高铁、清淡可口、易消化的食物,如新鲜蔬菜等。

（2）中期:宜食含大量蛋白质、维生素、钙质的食物,如牛奶、鸡蛋、排骨汤等。

（3）后期:以补气养血、调养肝肾为原则。如骨头汤、鸡汤、动物肝肾等。

2. 健康宣教

（1）经常到户外活动,多晒太阳,讲究个人卫生。

（2）指导患者正确使用双拐。

（3）功能锻炼用力适度,活动范围由小到大,循序渐进,每次以不感到疲劳为度。

（4）定期拍片复查。

（二）社区康复

骨折患者由于存在运动功能障碍,常导致日常生活活动能力下降,尤其是完成站立、行走、移动等日常生活活动作困难,进而影响工作和社会活动。这些患者如果能在社区内,在全科医师或社区康复员的指导下进行有效的康复训练,不仅有利于骨折痊愈,而且有利于骨关节运动功能恢复,增强肌力,降低骨质疏松等一系列并发症的发生。随着全面康复思想的提出,骨关节损伤造成的运动功能障碍或残疾将成为康复的一项重要内容,而且也应当是社区康复的一项主要任务。因为根据骨关节疾病康复的特点,大多数骨关节病患者的康复是能够在社区内完成的,并且在社区内进行骨关节病的康复训练也是经济有效的。随着我国医疗卫生制度改革的不断深入,社区卫生服务已纳入社区建设规划之中,在社区卫生服务中心和社区卫生服务站内可以配置一些简单、有效、常用的康复器械,如腕关节、肘关节、肩关节的关节活动器,股四头肌肌力训练器和哑铃等。这样患者可以就近进行康复训练,既方便了患者,又降低了康复治疗费用。因此,应当在社区中有效开展骨关节病的康复工作,造福于广大患者。

（三）家庭康复

家庭康复可以缓解疼痛,改善躯体功能,提高生活质量。家庭康复主要包括肌力、关节活动度锻炼,提高有氧活动能力等。

1. 骨折早期　做足踝背伸跖屈和股四头肌等长收缩运动。

2. 骨折中期　锻炼幅度可适当增加,增大髋、膝活动幅度。方法:以健足蹬床,双手支床抬起臀部,使下身连同患肢带动牵引一起上下滑动,以增加肌力和髋、膝活动范围。

3. 骨折后期　解除牵引后,应先在床上活动各关节。方法:患者仰卧,伸直患肢,缓缓抬起,放下,反复进行;或仰卧,患肢屈曲、伸直,反复进行。1~2周后,可扶双拐下床不负重行走。

（四）康复护理

1. 牵引护理

（1）向患者讲明牵引后肢体应保持的正确位置及注意事项。

（2）注意观察患肢末梢血运、感觉、运动情况。

（3）随时观察牵引装置是否有效，如牵引架有无倾斜，牵引弓是否松脱，牵引针是否滑动，牵引托是否悬空，牵引绳有无被压，滑轮是否灵活等，发现问题及时纠正。

（4）注意牵引眼渗出情况，按时进行牵引眼换药。

2. 术前护理

（1）做好心理护理，接受手术。

（2）手术前一日备皮、配血。

（3）胃肠道准备工作：常规术前12小时禁食，4~6小时禁水，术前晚8时灌肠。

（4）术前检测体温、脉搏、呼吸、血压，观察有无感冒等情况，如有异常及时通知医师。

（5）牵引眼换药。

3. 术后护理

（1）如为全麻、腰麻、硬膜外麻醉，去枕平卧，头偏向一侧，6小时后可枕枕头、进食水。

（2）抬高患肢，高于心脏，以利于静脉回流，减少肿胀。

（3）观察患肢的感觉、运动、温度、血运情况。注意观察各种引流管的情况，伤口引流液的量、颜色、性质，如有异常及时通知医师。

（4）密切观察生命体征，监测体温、脉搏、呼吸、血压。

（5）教会患者使用除痛泵，预防尿潴留等。

（薛　峰）

第十六节　髌骨骨折

髌骨骨折（patellar fracture）是一种以髌骨出现局部的疼痛、肿胀以及膝关节无法进行自主伸直等一系列现象为主的骨科常见病，约占所有骨骼骨折的1%，可由直接、间接或联合损伤引起。它在30~50岁的人群中最为普遍，男性发病率是女性的2倍。髌骨骨折是导致伸肌机制紊乱最常见的原因，其发生频率是股四头肌或髌腱断裂等软组织损伤的6倍。

一、概述

（一）定义

髌骨骨折为直接暴力和间接暴力所致。直接暴力多因外力直接打击在髌骨上，如撞伤、踢伤等，常导致粉碎或星形骨折，同时可伴股骨远端和髌骨软骨的损伤。由于内外侧支持带扩张部的维持，骨折分离多不严重。间接暴力多由于股四头肌突然强力收缩导致髌骨上极或下极撕脱或横行骨折。如突然滑倒时，膝关节半屈曲位，股四头肌骤然收缩，牵髌骨向上，髌韧带固定髌骨下部，而造成髌骨骨折。间接暴力多造成横行骨折，移位大，髌前筋膜及两侧扩张部撕裂严重。

髌骨骨折可以分为无移位型和移位型，或者按形态学分为星形、粉碎性、横行、纵行（边缘性）、上下极或骨软骨型。

（二）临床表现

髌骨骨折后关节内大量积血,髌前皮下瘀血、肿胀,严重者皮肤可发生水疱。活动时膝关节剧痛,有时可感觉到骨擦感。有移位的骨折,可触及骨折线间隙。膝关节完全不能伸展。患者表现为患膝疼痛、肿胀、压痛、恐惧行走。如有骨缺损,则可被触及。患者不能主动伸直膝关节,常提示伴随伸膝装置损伤及韧带撕裂。

（三）影像学检查

1. X线检查　髌骨正侧位X线片可确诊。对可疑髌骨纵行或边缘骨折,须拍轴位片证实。横行骨折在侧位片显示的效果最好,而纵行骨折、骨软骨骨折以及关节面不平最好拍摄轴位片来确定。

2. MRI　当怀疑发生影像学隐匿性髌骨骨折时,通常使用MRI。MRI对软骨损伤的检测也非常敏感,如软骨下骨折和挫伤,并提供关于伸肌机制软组织成分完整性的补充信息。

3. CT　CT对下极粉碎性骨折的评价较常规影像学更为准确。

（四）诊断要点

髌骨骨折根据患者病史、症状、体征、X线表现作出临床诊断。具体包括:外伤史;多见于30~50岁的成年人;局部肿胀,疼痛,压痛,皮下瘀斑,膝关节不能伸直;有移位者可在髌骨骨面摸到裂隙;X线摄片检查可明确诊断及类型。

（五）药物治疗

应根据髌骨骨折病变程度,内外结合,进行个体化、阶梯化的药物治疗。

1. 抗生素　对于手术后炎症较为明显的患者给予抗生素静脉滴注处理。促进康复,保证1次/d。

骨折早期合理地应用抗生素能显著降低感染复发率,提高患者生活质量。主要是系统用药系统抗生素应用:选择对致病菌敏感的抗生素至关重要。感染急性期时,主要的致病菌为金黄色葡萄球菌和乙型溶血性链球菌,单独使用β-内酰胺类抗生素或联合氨基糖苷类抗生素在多数患者中都会取得满意疗效;当怀疑MRSA感染时,应首选糖肽类抗生素或达托霉素,亦可联合利福平提高疗效。亚急性期及慢性期内固定术后感染的一个重要特点就是出现了细菌生物膜,现在利福平及利福霉素能有效清除葡萄球菌形成的生物膜,而氟喹诺酮类抗生素能有效清除革兰氏阴性杆菌形成的生物膜。

用药原则:初次用量加倍;避免长期用药;联合用药注意配伍禁忌。

2. 镇痛药物　骨折患者可用阿片类镇痛剂、对乙酰氨基酚与阿片类药物的复方制剂来镇痛。但需要强调的是,阿片类药物的不良反应和成瘾性发生率相对较高,建议谨慎采用。

3. 消肿药物　对术后关节依然严重肿胀的患者,给予20%甘露醇注射液125ml静脉滴注,1次/d。

4. 补钙药物　包括钙片、九维片和多酶片,促进骨折伤口愈合。

（六）手术治疗

对于开放性骨折、关节面台阶>2mm的骨折及伸膝功能障碍,以及发生了星形粉碎性骨折虽然支持带没有受到损伤但关节面不匹配者,需要手术治疗。手术方式的选择主要根据患者的骨折类型、患者期望及骨折严重程度等多种因素而定。治疗方法主要包括外固定、切开复位内固定、微创或髌骨部分(全部)切除等。手术的目的是促进骨折愈合,减轻或消除患者疼痛症状。

1. 外固定　外固定的形式多样,包括环形外固定架、髌骨爪和 Ilizarov 外固定架等。骨折复位时往往需要 X 线透视或关节镜辅助。外固定架适用于横行、下极和骨折块较大的粉碎性骨折,最适用于开放性和发生感染的髌骨骨折。这种方法具有简单、安全有效、减少住院时间和不需要二次手术等优点,虽然可能发生感染,但是去除外固定器后可以得到解决。

2. 张力带技术　目前,髌骨骨折治疗多数采用张力带技术。原理:膝关节屈曲时,钢丝将髌骨前表面的张力转化为对关节面碎块的挤压力,从而促进骨折愈合。改良后的张力带技术,固定牢固,允许早期膝关节功能锻炼,所以现在使用的多为改良后的张力带技术。

3. 钢板固定　生物力学研究显示,使用锁定钢板治疗某些类型髌骨骨折是非常合适的。与克氏针张力带相比,钢板固定髌骨骨折具有更加稳定、操作简单、固定牢固、骨折愈合时间短等优点,适用于粉碎不严重的髌骨骨折,但对未累及关节面的髌骨下极骨折、垂直骨折和粉碎严重的骨折,因为髌骨爪的爪子可能嵌插入骨折断端影响骨折愈合,而不适用。

钢板治疗髌骨骨折缺少大量临床样本作为支持,同时钢板本身也有不足,如疼痛、感染和对下极骨折失败等问题。随着钢板技术的进步,钢板治疗髌骨骨折会越来越多。

4. 小切口微创　小切口微创内固定治疗髌骨骨折具有切口小、对局部软组织剥离少、骨折愈合快等优点。

5. 髌骨部分切除术　髌骨部分切除虽然对于"尽可能恢复髌骨解剖结构"这一观点鲜有争议,但髌骨部分切除效果并非很糟糕。研究表明,髌骨骨折内固定术并不比髌骨部分切除术更好。髌骨部分切除术对于粉碎严重无法修复的髌骨下极骨折是一种简单、有效的治疗方法。

6. 关节镜技术　髌骨软骨骨折通常发生在急性髌骨脱位。到目前为止,关节镜技术已作为选择治疗的很成熟的方法,包括关节镜切除、刺激骨髓微骨折、大骨软骨碎片即刻再固定、自体软骨细胞植入等。

二、康复评定

髌骨骨折的治疗目的是恢复伸膝结构的完整性,整复关节面分离或错位,保留髌骨。因此,骨折的康复评定主要是对骨折愈合情况、关节运动和感觉功能、日常生活活动能力和心理因素等进行全面评估。

（一）疼痛评定

常用评定方法:视觉模拟评分法(VAS)。

（二）运动功能评定

最常用测量和记录关节活动度的方法为中立位法(解剖 0° 位法),即将解剖学中立位时的肢体位置定为0°。当被测量者某关节出现非正常过伸情况时,要进行标记。

（三）综合评定量表

临床常用的综合评定量表有肢体损伤严重程度评分表(MESS)、膝关节功能评分(KSS)、BÖstman髌骨骨折功能评分等。

（四）日常生活活动能力评定

日常生活活动能力常用的评定量表为改良 Barthel 指数。

三、康复治疗

（一）康复治疗原则与目标

髌骨骨折康复的目标是促进肿胀消退；减少肌肉萎缩；预防关节僵硬；促进骨折愈合；提高功能障碍后期手术的效果，改善生活质量。

髌骨骨折康复的总体原则是确保固定的坚实可靠；肢体固定和训练要同步进行，预防制动综合征的发生；康复训练在骨折愈合的不同阶段有不同的重点。

（二）康复治疗技术

1. 运动疗法　骨折后的康复治疗方法应根据年龄、骨折类型、内固定类型和骨折愈合所处的不同阶段而有所差别。参考骨折愈合过程的 3 个阶段，骨折后康复干预基本分 3 期：①1 期，早期康复（急性期、亚急性期）；②2 期，中期康复；③3 期，后期康复。

（1）早期康复（伤后至术后 6~8 周）

1）急性期康复（伤后或术后 72 小时内）：急性期从伤后（或术后）立即开始，在这个阶段，愈合过程的炎症期试图产生有助于成纤维细胞阶段的环境。在这个阶段，四肢骨折术后康复应遵 "PRICE"（Protection, Rest, Ice, Compression, Elevation）原则（保护患肢、局部制动、冰敷、加压包扎和抬高患肢），此后适时开展康复训练。

为避免炎症反应时间被延长，在受伤后 24~48 小时局部制动是必要的，同时可以采用正压循环顺序治疗，抬高患侧肢体，对身体其他非损伤部位开展必要的早期康复，预防继发性功能障碍。此期训练的主要目的是消除肿胀、缓解疼痛、预防并发症的发生、促进骨折愈合，训练的主要形式是伤肢肌肉的轻微等长收缩。

2）亚急性期康复（伤后 72 小时至术后 6~8 周内）：该期患处肿胀、疼痛较前明显好转，是开展康复的重要时期。

康复计划包括逐步恢复相应的活动范围（ROM 训练），恢复或增加肌力训练，重建神经 - 肌肉控制及全身心肺功能训练等基本康复治疗。与急性期一样，可以应用理疗等措施控制肿胀、疼痛，促进骨折愈合。

A. 等长收缩训练：即肌肉收缩应有节奏地缓慢进行，尽最大力量收缩，然后放松。每日训练 3 次，每次 5~10 分钟，以不引起肌肉疲劳为宜。

B. 伤肢近端与远端未被固定的关节做各方向主动运动，注意踝背屈的主动运动幅度。

C. 不负重主动运动在固定 1~3 周后，如果可能应每日短时取下外固定物，在保护下进行受损关节不负重的主动运动，并逐渐增加活动范围，需要在有经验的治疗师或医师协助下进行。

D. 正常运动和呼吸训练，健侧肢体及躯干进行正常的活动训练，改善全身状况，防止发生卧位综合征。

E. 抬高患肢有助于肿胀消退，肢体远端必须高于近端，近端高于心脏。

早期个体化、系统康复治疗可有效提高骨折患者预后功能，并能明显降低总治疗次数，节省直接医疗费用。

（2）中期康复（术后 6~8 周至术后 12~16 周）：在这个阶段，康复重点是在继续强化原有康复训练基础上，强化运动功能、平衡功能，重建神经 - 肌肉控制，进行日常功能训练以适应职业活动中的需求。在回到岗位前，应进行功能测试以确定能否胜任工作。

目的：消除残存肿胀；软化和牵伸挛缩的纤维组织；增加关节活动度和肌力；恢复肌肉

的协调性和灵巧性。

中期康复：此时表现主要为局部软组织创伤已基本愈合，疼痛也逐渐消失，骨折断端纤维组织增加并形成骨痂，骨折部位较为稳定。但骨折处的关节或别处关节、肌肉、肢体等可能会出现明显的肌肉萎缩、肌力下降、活动功能减弱等表现，因此除了要继续锻炼肌肉收缩外，还要适当加大锻炼强度。但要注意以下几点：①动作要由简单到复杂，不能操之过急，动作强度要轻柔，活动范围逐渐增大，关节的活动应在肌力控制下进行，避免粗暴、被动、疲劳锻炼；②受伤关节要进行主动与被动活动相结合的康复锻炼。

（3）后期康复（术后12~16周以后）：此阶段骨折已经完全愈合，X线片可见骨折线基本消失，骨折断端有明显骨痂形成，骨折端可以承受较大的应力作用。康复重点应继续保持中期阶段相邻关节的全关节活动度，继续增强肌力训练，全面恢复关节和肢体功能。

2. 物理治疗 科学使用物理治疗，可以有效控制感染、消除肿胀、促进创面修复、软化瘢痕。

（1）早期康复可选用的物理治疗方法：非金属内固定者采用短波、紫外线照射、直流电疗、低频脉冲磁疗、沿与骨折线垂直方向按摩器振动治疗、低能量超声波等促进骨折愈合。

红外线对四肢常见闭合性骨折术后切口愈合有良好效果，且简便、安全，值得临床推广应用。

骨伤患者术后应用空气压力循环辅助治疗，可有效预防下肢深静脉血栓形成。

（2）中、晚期康复可选用的物理治疗方法

1）局部紫外线照射，可促进钙质沉积与镇痛。

2）红外线、蜡疗可作为手法治疗前的辅助治疗，可促进血液循环，软化纤维瘢痕组织，但关节部位需慎重选择。

3）音频电、超声波疗法可软化瘢痕、松解粘连。

4）冷疗：冷疗是骨科创伤或损伤后普遍采用的一种治疗方法。冰袋冷敷能明显减轻骨折后及术后早期疼痛，减少出血量。国内外研究证实，冷疗可有效消除各种软组织损伤所致的疼痛和肿胀。

3. 心理治疗 骨折多为突发事件，瞬间意外改变了患者的生活状态，加之疼痛、手术等因素，导致患者易出现焦虑、抑郁等心理健康障碍，会直接影响到患者的求医行为，其中最严重者可以导致患者逃避手术，以致延误治疗。外伤和手术前焦虑较严重，术后随着安全感的建立，身体状况的逐渐改善与恢复，焦虑程度逐渐减弱。但由于术后活动受限及惧残心理，焦虑仍然存在。在临床治疗过程中，应针对患者存在的焦虑进行心理辅导、康复知识教育，促使其心理状态改善，有助于减轻疼痛，增加康复效果。

4. 康复医学工程 研究证实，运动疗法结合可调式关节固定器的应用，对骨折后关节功能障碍患者的关节活动度及功能恢复具有显著作用。

（三）传统康复治疗技术

中医认为，髌骨骨折属中医"骨痹""筋痹"范畴，多为气滞血瘀证。中医治疗骨痹，方法众多，配合治疗往往能取得较好疗效，主要分为内治和外治两大类，包括中药外敷治疗等。

中药治疗：手术前后，在常规治疗基础上，配合中药外洗，能更好地减轻疼痛，消除肿胀，促进骨折愈合，减少骨折并发症，使膝关节功能尽快恢复。中药活血化瘀生骨方外洗可活血行血，化瘀消肿，解痉止痛，舒筋通络。

四、康复护理与管理

（一）患者教育

髌骨骨折教育内容包括疾病、关节功能、关节保护、姿势、心理等。护士在了解基本病情后，应向患者解说健康教育内容，然后形成书面文件，这样可消除患者的担心。还有，叮嘱家人和患者注意护理整个过程中应该注意的地方，做好相关准备，达到最好的精神状态，认真配合治疗。护士可在手术前传授相关骨折知识，提前告知注意事项。还可以通过一些有针对性的方法去激励他们，让他们勇敢积极地去面对手术，认真配合各项治疗。实际案例告诉我们，积极的心理状态会对治疗有很大帮助。另一方面，护理人员要有良好态度，主动和患者家属沟通。在和患者接触过程中，护理人员的态度是很重要的，会直接影响患者的内心状态。护理人员的态度是一个良好的催化剂，要把握好这个手段。

（二）社区康复

社区康复指导是社区护理人员重要的职责。正确的指导，及时的训练，能使骨折患者及早恢复正常的生活和工作，可起到事半功倍的作用。在训练指导前，应做好全面评估，制订康复计划；训练中，强调主动运动，循序渐进，按计划逐渐增加量，密切观察骨折局部情况，忌动作粗暴。关节活动度练习应和肌力练习同步进行，以免关节损伤。

（三）家庭康复

家庭康复使骨折部位最大限度恢复功能，促进了骨折愈合，增加了患者的信心和恒心。对骨折术后患者实施医院家庭一体化功能锻炼护理，对促进患者关节功能恢复具有非常重要的意义。家庭康复护理的开展不仅促进了骨折患者早日康复，也拉近了医院与患者之间的距离，扩大了护理服务领域。

（四）康复护理

1. 出院指导　在患者进行功能锻炼的同时教会患者家属辅助锻炼的方法，在患者出院后也要每天帮助患者进行功能锻炼，让患者定期复查，检查功能锻炼的效果。

2. 饮食护理　饮食方面需选用含钙较高的食品，特别要提倡牛奶的饮用。

3. 日常行为　严重患者要卧床休养，定期帮助患者翻身，并观察骨折处是否有渗血、红肿等情况，对于伴有其他疾病的患者也要对合并症加以控制。

4. 指导运动方式　叮嘱患者不要着急活动，功能锻炼也是在骨折部分愈合的基础上进行的，若要下床等需要缓慢行动，避免手术切口出现撕裂等意外情况。

5. 健康指导　加强教育，积极学习相关髌骨骨折知识。一定要保持良好的心理状态，保持精神愉快也是预防疾病复发的重要因素。

6. 保护关节　可戴保护关节的弹性套，如护膝等；避免穿高跟鞋，应穿软、有弹性的"运动鞋"，用合适的鞋垫。

（李春根）

第十七节　膝关节韧带损伤

膝关节韧带损伤在运动员中高发，主要分为内侧副韧带（medial collateral ligament，MCL）损伤、前交叉韧带（anterior cruciate ligament，ACL）损伤、后交叉韧带（posterior cruciate ligament, PCL)损伤以及多韧带损伤。国家体育总局体育科学研究所和北京大学第三医院运动医学研究所的研究结果显示,在运动员创伤中,MCL损伤约占0.84%,MCL断裂约占0.34%,膝交叉韧带断裂约占0.57%。MCL损伤是最常见的膝关节韧带损伤。

在美国,每年有超过10万例ACL重建的患者,最常见的运动项目是篮球和足球。国内研究显示,ACL断裂多发生于男性年轻人,左膝多于右膝;男性患者多发生于打篮球、踢足球和意外伤,女性患者多发生于意外伤、打羽毛球和滑雪,损伤机制以膝关节内旋外翻多。运动员非接触性损伤占35.3%。膝关节内旋外翻伤占29.5%,外旋伤占24.4%,外翻伤占17.7%,以外翻伤为主。

PCL损伤比ACL损伤发病率低,男性患者绝对数量多于女性,从年龄结构来看,主要集中在20~50岁。PCL损伤常合并ACL损伤、半月板撕裂等。

膝关节多韧带损伤最常见的2条韧带损伤为MCL合并ACL损伤和PCL合并ACL损伤。膝关节多发韧带损伤发病率约为每年0.8/100 000人次。

一、概述

(一)定义

膝关节韧带损伤通常发生在运动或高能创伤中,如机动车事故。典型表现为外伤后膝关节出现肿胀、疼痛和膝关节不稳定。

MCL损伤:通常发生于膝关节受到外翻应力的活动中,如美式足球、足球、滑雪或曲棍球运动等。

ACL断裂:一般由于非接触式切割、机械旋转或减速所致。患者常能听到膝关节韧带断裂声,随后出现关节疼痛、肿胀,膝关节不稳定。陈旧性ACL损伤患者表现为膝关节的持续不稳定和疼痛。ACL损伤的部位以韧带中段最多见,股骨髁附着点和胫骨附着点损伤相对较少。ACL慢性损伤常表现为韧带增厚而无水肿。ACL滑膜内断裂病理改变为ACL扭曲,呈波浪状改变。

PCL断裂:主要损伤原因包括交通伤、机器伤及高处坠落伤等。首要原因是交通伤,包括高速车伤与低速车伤,以前者为主。交通伤时典型的受伤姿势为屈膝位时,胫前直接受到后向力的作用从而直接将PCL撕裂,这也就是俗称的"挡板伤"。PCL损伤可分为止点撕脱骨折和实质部断裂两型。止点撕脱骨折的可能原因是由于PCL较为粗大,抗张强度亦较大,在承受暴力的瞬间,韧带纤维在达到其牵张强度的最高峰前,力量已经超过骨性止点脆裂的临界点,进而发生止点撕脱。韧带实质部损伤的原因中更多地包含交通伤、机器伤及高处坠落伤等高能量暴力损伤。

多韧带损伤:常是暴力所致膝关节脱位或一过性脱位的结果。这种损伤导致严重的关节不稳和功能障碍,易伴发血管、神经损伤。膝关节脱位可依据脱位方向进行分类:前脱位最常见,通常由于受到或大或小的过伸暴力导致;后脱位第二常见,通常由强大暴力导致;内侧脱位和外侧脱位一般不常见;旋转脱位最少见。

(二)临床表现

1. MCL损伤　常有膝关节内侧疼痛、肿胀,小腿外翻时加重;小部分撕裂,则疼痛、肿胀、瘀斑和功能受限不明显;完全断裂则可见膝关节内侧肿痛、瘀斑明显,外翻疼痛伴膝关节失稳,关节功能受限严重。

2. 交叉韧带损伤　膝关节交叉韧带损伤时,也表现为关节肿痛、松动、活动受限。但交叉韧带受伤后,膝关节局部无压痛、瘀斑,抽屉试验及拉赫曼试验阳性;而侧副韧带损伤,可出现肿胀、瘀斑、局部压痛明显,内、外翻应力试验阳性,可资鉴别。

(三)辅助检查

(1)侧副韧带损伤

1)X线检查:一般情况下,X线片未见异常征象,应行应力位片检查。如伴有撕脱性骨折,X线片可以显示因韧带牵拉而造成撕脱骨折块。内外翻应力位像在伸膝0°位摄片时,可以观察关节间隙的变化,需与健侧对比。

2)MRI检查:MRI是诊断的金标准,表现为韧带内异常高信号,周围组织水肿出血,韧带断裂、断端回缩、有增粗表现。

(2)ACL损伤

1)X线检查:Segond征阳性;X线正位像,胫骨平台外侧有撕脱骨折片时表示ACL断裂。如显示胫骨棘有撕脱骨折片翘起,可能是交叉韧带下止点断裂。应力X线片:前抽屉试验下X线侧位像,屈膝90°,以股骨后髁的切线为基线进行测量,与健侧对比,如小腿前移超过5mm表示ACL断裂,后移5mm表示PCL断裂。

2)MRI检查:是诊断可疑ACL损伤的金标准,表现为连续性中断,韧带扭曲移位、松弛,局部高信号。可分为Ⅰ~Ⅳ度:Ⅰ度,韧带损伤,韧带斜直走行,形态基本完整,低信号为主,内部混杂少量高信号,边缘基本完整、清晰;Ⅱ度,韧带部分撕裂,韧带斜直走行连续性存在,外形增粗或形态不完整,边缘模糊,伴有不均匀高信号;Ⅲ度,韧带大部撕裂,韧带连续性欠清晰或走行失常,可增粗伴弥漫性高信号,主体尚可分辨,主体局部区域或抵止点处结构显示模糊,提示大部撕裂;Ⅳ度,韧带完全断裂,韧带结构消失,全程无法分辨或仅极少部分纤维结构可分辨,形态极度扭曲,或低信号韧带中断不连续,局部可有明显团块状高信号,韧带区可增粗、结构模糊,抵止点可完全断裂或见高信号不定形团块影,甚至有撕脱骨块。

3)关节镜:Ⅰ度损伤,ACL走行、形态基本正常,伴少许系膜充血磨损、韧带损伤;Ⅱ度损伤,ACL主体形态完整,韧带略松弛,止点或体部撕裂,但不足1/2;Ⅲ度损伤,ACL形态不完整,韧带松弛,张力低,撕裂超过1/2,仍可见部分韧带相连;Ⅳ度损伤,正常形态消失,走行平坦,ACL股骨端、胫骨端或主体完全断裂或仅有少量包膜或瘢痕组织相连,韧带极度松弛或基本无张力,退变性损伤时部分病例ACL基本消失。

(3)PCL损伤:MRI显示韧带变粗,边缘波浪形;质子密度加权成像(PDWI)可见局限性或弥漫性高信号影;周围附着骨的撕脱等。

(四)诊断要点

韧带损伤需根据患者外伤史、症状、体征及X线表现作出临床诊断,一般患者会有明显外伤史。

1. 侧副韧带损伤　患者表现为膝关节肿胀疼痛,功能受限,膝关节呈半屈曲位,或皮下瘀斑。查体:膝关节或有外侧压痛,侧副韧带分离试验阳性,完全断裂时关节不稳,抽屉试验阳性。上述试验应力下摄片,可见伤侧关节间隙增宽或轻度错位,或伴撕脱性骨折。

MCL损伤为3个等级:

Ⅰ度:膝关节内侧沿MCL处有压痛,内侧间隙张开距离小于5mm。

Ⅱ度:内侧间隙张开距离5~10mm,有"硬终点"感。

Ⅲ度：内侧间隙张开距离＞10mm，无"硬终点"感。

2. 交叉韧带损伤　患者表现为膝关节肿胀、疼痛，被动伸屈时疼痛加剧，关节松弛而不稳定，活动受限，抽屉试验阳性。X线摄片检查可发现骨片撕脱骨折。膝关节MRI及关节镜检查可协助诊断。

交叉韧带损伤分为3个等级：

Ⅰ度：移位小于5mm。

Ⅱ度：移位5~10mm。

Ⅲ度：移位＞10mm。

（五）药物治疗

应根据韧带损伤患者病变的部位及病变程度，内外结合，进行个体化、阶梯化的药物治疗。

1. 非甾体抗炎药　非甾体抗炎药（NSAID）是韧带损伤患者缓解疼痛、改善关节功能最常用的药物。包括局部外用药物和全身应用药物。

（1）局部外用药物：在使用口服药物前，建议先选择局部外用药物，尤其是老年人，可使用各种NSAID的凝胶贴膏、乳胶剂、膏剂、贴剂等，如氟比洛芬巴布膏。局部外用药物可迅速、有效缓解关节的轻、中度疼痛，胃肠道不良反应轻微，但需注意局部皮肤不良反应的发生。对中、重度疼痛可联合使用局部外用药物与口服NSAID。

（2）全身应用药物：根据给药途径可分为口服药物、针剂以及栓剂，最为常用的是口服药物。

用药原则：①用药前进行危险因素评估，关注潜在内科疾病风险；②根据患者个体情况，剂量个体化；③尽量使用最低有效剂量，避免过量用药及同类药物重复或叠加使用；④用药3个月后，根据病情选择相应的实验室检查。

2. 镇痛药物　对NSAID治疗无效或不耐受者，可使用非NSAID、阿片类镇痛剂、对乙酰氨基酚与阿片类药物的复方制剂。但需要强调的是，阿片类药物的不良反应和成瘾性发生率相对较高，建议谨慎采用。

3. 关节腔注射　玻璃酸钠可改善关节功能，缓解疼痛，安全性较高，可减少镇痛药物用量，提高关节镜下ACL重建术的疗效。

4. 抗生素　对于术后炎症较为明显的患者给予抗生素静脉滴注处理。促进康复，保证1次/d。患者手术治疗后使用抗生素可显著降低感染复发率，提高患者生活质量。

抗生素应用：选择对致病菌敏感的抗生素至关重要。感染急性期时，主要的致病菌为金黄色葡萄球菌和乙型溶血性链球菌，单独使用β-内酰胺类抗生素或联合氨基糖苷类抗生素在多数患者中都会取得满意疗效；当怀疑耐甲氧西林金黄色葡萄球菌感染时，应首选糖肽类抗生素或达托霉素，亦可联合利福平提高疗效。亚急性期及慢性期内固定术后感染的一个重要特点就是出现了细菌生物膜，现在利福平及利福霉素能有效清除葡萄球菌形成的生物膜，而氟喹诺酮类抗生素能有效清除革兰氏阴性杆菌形成的生物膜。

用药原则：初次用量加倍；避免长期用药；联合用药注意配伍禁忌。

（六）手术治疗

关于MCL完全损伤，越来越多的最新研究不支持对单纯MCL损伤进行早期手术治理，除非存在膝关节严重不稳。甚至对于回归高强度接触运动中的运动员来说，MCL Ⅲ度损伤的非手术保守治疗也取得了良好临床效果。患肢在完全伸直位用夹板固定2周，当患者能够在完全舒适范围内不受限制运动时要求患者根据耐受程度负重。3~4 周后去除夹板,直到步行无明显跛行时才允许弃拐行走。与健侧对比,患肢的肌力和耐力恢复到 80% 时,开始进行敏捷程序训练。在肢体接触对抗运动中,本赛季建议使用支具保护膝关节,下赛季可不再使用支具。

一般认为,ACL Ⅱ度或Ⅲ度损伤应该行 ACL 重建手术,特别是对于运动员、年轻活动量大的患者。单纯 PCL 损伤既往多主张保守治疗,但随着对 PCL 的解剖、功能重要性的进一步认识及 PCL 保守治疗后长期随访结果显示膝关节功能障碍,现在多倾向于积极手术治疗。

1. 前交叉韧带修复术　ACL 单纯或加固修复主要适用于单纯的止点撕裂或伴有骨块撕脱者。手术较为简单,主要是用缝线或螺钉将撕裂的肌腱或骨块固定到骨床上。

2. 交叉韧带重建术　ACL 重建术已被广泛应用于临床。传统方法取膝前切口,打开关节腔,重建 ACL。此切口较直观,手术操作简单易行,但存在 3 个缺陷:①关节囊广泛切开;②越顶点显露困难,移植韧带难以等长植入;③采用纽扣等固定易粘连及关节再松动,多数难以恢复竞技性体育运动。随着关节镜的发展,传统术式已被淘汰。关节镜的优点是手术创伤小,感染小,术中等长植入,术后第 1 天即可做持续被动活动肌的锻炼,大大缩短了康复时间。因骨隧道位置的明确,先前的手术并发症诸如关节活动度下降、关节内韧带撞击断裂的发生率逐渐降低。膝关节韧带重建术可选择自体髌韧带、腘绳肌肌腱以及异体移植物等。

PCL 重建术适用于 PCL 损伤伴有严重胫骨移位和多发韧带损伤,或者是单纯Ⅲ度损伤合并顽固疼痛或适当膝关节恢复程序后仍有膝关节不稳的患者。在 PCL 重建术中常应用经胫骨固定技术和胫骨镶嵌固定技术(Inlay 技术)。这两种方法都能用于 PCL 单束、双束重建。胫骨侧 Inlay 技术固定可以避免移植物与胫骨平台形成锐角切割,并且在循环负荷下移植物松弛度更小。然而,患者体位和后方切口的手术风险使得手术难度增加。与单束重建相比,PCL 双束重建能更好地恢复膝关节伸屈过程中的运动力学,短期结果满意,但需进行远期随访。

PCL 损伤重建时如果忽略了后外侧结构损伤,PCL 重建失败的潜在风险极高。评估力线内翻和内向应力,如果必要可行胫骨近端截骨术,以纠正力线畸形和减少胫骨前后移位。

复位困难和有血管损伤的膝关节脱位需要立即行手术治疗。以前学者们主张分阶段行手术重建/修复韧带损伤,先重建 PCL,几个月后修复 ACL 和侧副韧带。他们认为,这种治疗过程能够减少术后膝关节僵直,减少膝关节内外翻不稳定,有利于恢复膝关节活动度。目前多数学者认为,在急性期(伤后 3 周内)同时重建 ACL、PCL 和修复或重建侧副韧带及 PCL,并不会增加膝关节纤维僵直的概率。重建交叉韧带时,对侧副韧带及 PCL 是进行修复还是重建,取决于组织质量、损伤严重程度、膝关节稳定性。

二、康复评定

膝关节韧带损伤的治疗目的是改善患者疼痛和其他症状,指导患者及其家人了解该疾病和治疗情况,恢复患膝关节正常活动度和关节稳定性,全面恢复运动功能。为此,膝关节韧带损伤的康复评定主要是对患者关节运动功能状况、疼痛程度、日常生活活动能力和心理因素等进行全面评估。

（一）疼痛评定

常用评定方法：视觉模拟评分法（VAS）。

（二）运动功能评定

1. 关节活动度测量　最常用测量和记录关节活动度的方法为中立位法（解剖 0° 位法），即将解剖学中立位时的肢体位置定为 0°。当被测量者某关节出现非正常过伸情况时，要进行标记。

2. 肌力评定　进行肌力检查时，要取标准体位，受检肌肉做标准的测试动作。固定受检查肌肉附着肢体的近端，放松不受检查的肌肉，首先在承受重力的情况下观察该肌肉完成测试动作的能力，然后根据测试结果决定是否由检查者施加阻力或助力，并尽可能达到最大运动范围，进一步判断该肌肉的收缩力量。

3. 平衡及协调功能评定

（1）平衡功能评定：临床上常用的平衡功能评定方法包括伯格平衡量表和应用仪器进行不同体位的动态和静态平衡功能评定等。可应用伯格平衡量表来预测患者跌倒的危险性。

（2）协调功能评定：在进行协调功能评定时，患者意识必须清晰，能够充分配合。另外，患者肢体的肌力必须 4 级以上，否则评定无意义。临床上常用的评定动作有指鼻试验、指指试验、轮替试验、还原试验、示指对指试验、拇指对指试验、握拳试验、跟 - 膝 - 胫试验、旋转试验、拍地试验、拍手试验、画圆试验等。

（三）综合评定量表

临床常用综合评定量表有 WOMAC（Western Ontarioand McMaster Universities）评分、Lysholm 膝关节评分量表、KOOS 膝关节功能评分、Tegner 膝关节运动水平评分系统等。

（四）日常生活活动能力和生活质量评定

日常生活活动能力评定常用的量表为改良 Barthel 指数。生活质量评定常用的量表是 SF-36、WHO-QOL-100 等。

三、康复治疗

（一）康复治疗原则与目标

韧带损伤康复的目标是尽快止血，降低组织的创伤反应，控制炎性渗出，促进积液迅速吸收，解决疼痛、肿胀，防止和松解关节粘连，增强组织的修复和愈合能力，改善全身状况，以减轻或减缓临床症状。

韧带损伤康复的总体原则是手术治疗为主，结合药物和非药物治疗。应结合患者自身情况，如年龄、性别、体重、自身危险因素、病变部位及程度等选择合适的康复方案。

（二）康复治疗技术

1. 运动疗法　韧带损伤后无论是否手术均需采用运动疗法辅助治疗，以提高患者生活质量，或满足患者职业要求。

（1）侧副韧带损伤：损伤早期，可暂时制动和拐杖保护下负重来控制早期疼痛，随着疼痛减轻应尽早行等张、等长、等速等力量练习。鼓励在佩戴膝关节制动装置的前提下，进行膝关节完全伸直位早期负重。当能较为顺畅地运动时，可以去掉膝关节制动装置，并逐渐增加负重。直到步行无明显跛行时才允许弃拐行走。康复过程中持续或间断的关节积液表明存在半月板或关节软骨损伤，需要进一步明确诊治。与健侧相比，当恢复了全部活动度

331

和 80% 的强度时,可以恢复竞技体育活动。Ⅰ度 MCL 损伤患者可在 2 周内恢复无限制体育活动,而Ⅱ度 MCL 损伤则需要 3 周时间。MCL 部分损伤不需要常规使用矫正架,且其长期预后非常令人满意。

(2)交叉韧带手术治疗后运动锻炼:可分为 5 期。

1)第 1 阶段:时间为术后 1~2 天。保护性康复训练阶段,目的是消除肿胀,防止深静脉血栓;减轻患者症状,促进伤口愈合,防止肌肉萎缩。术后当天维持关节功能位,佩戴卡盘式支具。引导患者在床上进行股四头肌等长收缩练习。

2)第 2 阶段:时间为术后 3~6 天。开始应用被动关节器,同时缓慢全范围屈伸踝关节,可有效减轻患者疼痛、肿胀,还可有效预防术后静脉血栓,促进关节软骨修复、增进关节软骨营养代谢,同时有效预防关节粘连。

3)第 3 阶段:时间为术后 7 天 ~2 周。增加关节活动度范围、步态训练、本体感觉训练、肌肉力量和耐力训练。继续支具固定,做直腿抬高训练。开始引导患者进行下床扶双拐患肢部分负重练习下地行走。在行走过程中,要注意确保患者安全,防止其摔倒。术后 2 周末引导患者进行伸膝训练。

4)第 4 阶段:时间为术后 3~6 周。引导患者继续进行患膝活动度训练。在第 3 周开展患膝抗阻练习,第 4 周开始进行患肢前足踏地扶拐练习,第 6 周开始进行患肢全足踏地扶拐行走以及下蹲训练。

5)第 5 阶段:时间为 6 周之后,主要内容为出院指导,提高体能实力。引导患者按照术后膝关节功能恢复规律开展增加肌力、关节功能和关节活动度的锻炼,针对患者实际情况制订相应的功能锻炼计划,引导患者坚持锻炼。术后 3~6 个月增加膝关节的协调性,恢复正常关节功能,4 个月后去除支具行走,避免剧烈运动及负重极屈下蹲,逐渐恢复体育运动。术后 6 个月后进行正常活动,如完全下蹲、跑步、游泳等。1 年后可恢复运动。

2. 物理治疗　膝关节韧带损伤会产生水肿及炎症反应,可用物理治疗消炎去肿。

(1)超声波疗法:超声波是一种人耳听不见的高频机械振动,作用于人体后引起细微按摩效应、温热效应、空化效应及多种理化效应。超声的温热效应能促进血液循环,缓解肌痉挛,促进胶原纤维分解,松解粘连;微声流可以改变细胞膜结构、功能及渗透性,刺激组织修复;低强度超声产生的稳定空化对组织损伤修复有利,可加速愈合。

(2)高压氧疗法:高压氧能改善组织供氧,减少组织损伤后因血液循环障碍引起的进一步损伤,并提供足够的氧来促进组织修复。

(3)冷疗法:冷疗法能减轻水肿,减轻疼痛,有效地诱导肌肉松弛。

(4)磁疗:磁疗能改善血液循环,促进渗出物吸收,减轻水肿,提高免疫功能,起到消炎、消肿、镇静、镇痛作用,对软组织损伤有效率在 90% 以上。

3. 心理治疗　患者发现膝关节韧带损伤或断裂后,本身常会出现悲观、焦虑、恐惧的心理,面对手术和疾病缺乏正确的认知。因此,给予及时有效的心理护理至关重要。护理人员要与其沟通,为其详细讲解治疗的相关知识及注意事项,多给予其鼓励和支持,消除其存在的不良心理因素,帮助患者树立信息,从而促进患者积极主动配合治疗和护理工作。

4. 康复医学工程　膝关节韧带损伤患者可利用矫形器进行辅助治疗。矫形器主要是为了预防或矫正四肢、躯干的畸形或治疗骨关节及神经肌肉疾病并补偿其功能。膝关节韧带损伤后需要长时间制动才有利于组织修复,可能会产生结缔组织挛缩,导致肌肉萎缩、僵硬、变弱和骨关节炎的形成，另外还可引起韧带结构的降解及强度下降，肌肉耐力和肌力下降，肌肉抗应激能力减弱。国内有研究认为，加锁膝关节铰链矫形器配置有利于膝关节在保护范围内进行功能训练，有效地解决了制动与功能训练之间的矛盾，可显著改善膝关节活动度与综合功能。

（三）传统康复治疗技术

中医认为，韧带损伤属"痹病"范畴，由外邪侵袭所致。中医治疗骨痹，方法众多，多配合治疗，往往能取得较好疗效，主要分为内治和外治两大类，包括中药内服、针灸、针刀、推拿按摩、熏蒸、外敷、中药离子导入疗法等。

1. 中药内服

（1）筋断筋伤：伤后膝关节肿胀严重，剧烈疼痛，皮下瘀斑，膝关节松弛，屈伸障碍。舌暗瘀斑，脉弦或涩。

治法：活血化瘀，消肿止痛。

主方：桃红四物汤（《医垒元戎》）加减。

（2）筋脉失养：伤后迁延，肿胀未消，钝痛酸痛，喜揉喜按，肌肉萎缩，膝软无力，上下台阶有错落感。舌淡少苔，脉细。

治法：养血壮筋，通利筋络。

主方：壮筋养血汤（《伤科补要》）加减

（3）湿阻筋络：伤后日久，反复肿胀，时轻时重，重坠胀痛，屈伸不利。舌淡胖，苔白滑，脉沉弦或滑。

治法：祛湿除风，舒筋通络

主方：薏苡仁汤（《奇效良方》）加减

2. 中药熏洗　中药熏洗可以通过热力和药物的协同作用，使药力由皮至肉，从筋到骨，层层浸透，温通关节，促进气血通畅；可以扩张局部毛细血管，加速关节周围血液循环，加快新陈代谢，促使炎性物质吸收，消除水肿，减轻疼痛，增加关节活动度；还可以降低骨骼肌、平滑肌和纤维结缔组织张力，松解肌肉，缓解痉挛。

术后1周开始采用舒筋活络中药煎水熏洗膝部。每日熏洗2次，每次40分钟，7天为1个疗程，共2个疗程。

3. 推拿按摩

（1）传统认为，推拿按摩具有疏通经络、行气活血、舒筋缓急、调理关节、调节脏腑的作用。

（2）现代研究证实，推拿按摩可促进局部血液循环，消退关节周围软组织炎症反应，降低关节内压、骨内压，缓解软骨组织降解，促进损伤软骨的代谢和修复。

（3）主要方法：按、揉、摩、擦、推、弹拨理筋等。

四、康复护理与管理

（一）患者教育

对患者实施个性化、个体化健康教育，激发期望心理，使患者充分认识康复锻炼的目的、意义，主动、认真地接受治疗。做好心理护理，使患者积极配合各项护理治疗措施，落实到位，促进康复，减少术后并发症。让患者主动配合，积极参与到整个康复训练治疗护理中，真正做到以患者为中心，以患者主动功能锻炼康复训练为主，使患者依从性得到提高，大部分患者能主动配合功能锻炼。控制疼痛,帮助患者树立康复锻炼信心,缩短患者康复时间,提高患者满意度。

(二)社区康复

由于医疗资源短缺,以医院为基础的康复花费较大,这就迫切需要利用社区资源进行社区康复。将简单有效易行的康复方案导入社区和家庭是国外先进而有效的做法。目前,关于韧带损伤相关的社区康复研究较少,尚无可靠资料。

(三)家庭康复

手术后患者的康复至关重要,大多数患者在医院内尚未进入康复的关键时期,所以家庭康复对于患者至关重要。家庭康复可有效促进伤口愈合,改善关节功能,提高生活质量。家庭康复主要包括肌肉力量训练、关节活动度锻炼、耐力训练等。

(四)康复护理

1. 环境护理　术后保持病室内清洁、安静,保证通风及温湿度适宜,以保障患者休息质量。

2. 心理护理　增强患者对治疗效果的信心,促使其对治疗护理工作的主动配合。

3. 疼痛护理　患者术后均有一定程度的疼痛感,护理人员应正确采取镇痛措施,遵医嘱应用镇痛药或镇痛泵,并指导患者通过正确的休息体位减轻疼痛。

4. 健康宣教　指导家属经常为患者翻身;交代生活、饮食方面的注意事项。

5. 其他　护理人员每天查房时仔细观察患者切口及生命体征,一旦发现并发症立即上报并及时处理;进行护理操作时动作宜轻柔,态度应和蔼,并鼓励患者积极面对疾病。

(李春根)

第十八节　膝关节半月板损伤

半月板损伤是引起膝关节疼痛和功能障碍的常见原因,进一步会导致膝关节生物学功能发生改变,引发膝关节不稳,致使早期骨关节炎症的发生,对患者日常活动及生活质量产生严重影响。膝关节半月板损伤的原因多来源于膝部损伤及暴力外伤史,临床常表现为膝关节局限性疼痛、积液、肿胀和关节屈伸活动障碍,部分患者有膝关节交锁或打软腿情况。半月板损伤多见于青壮年,男性多于女性。国内半月板损伤临床比较常见,年发生率(60~70)/10万。在美国,发病率为12%~14%,大约每100 000人就有61例发病。其中,合并前交叉韧带的损伤率较高,占22%~86%。美国所有骨科手术中有10%~20%的比例为半月板手术,每年约850 000名患者。

一、概述

(一)定义

半月板损伤是膝关节第二大常见损伤,多由创伤、关节退行性改变、炎性疾患等因素引起,可以通过MRI上的半月板内高信号显示。半月板撕裂是半月板包膜复合体的缺陷或分裂,可出现在退行性或非退行性半月板中。退行性半月板病变(高信号或撕裂)常见于一般人群,通常是膝关节MRI的偶然发现。依据病变轻重,病理上可表现为半月板黏液样变性、软骨细胞缺乏或出现少细胞区;软骨基质的多细胞区内可见裂隙和胶原碎片;重者,纤维软骨断裂伴或不伴肉眼可见的表面蔓延。

（二）临床表现

半月板损伤后的常见临床表现包括局限性疼痛,关节肿胀、弹响、交锁,股四头肌萎缩、打软腿,以及在膝关节间隙或半月板部位有明确压痛。

1. 一般表现

（1）压痛:常见体征是沿膝关节的内、外侧间隙或半月板周围有局限性压痛。可触及半月板组织:临床上检查离散的、有压痛的肿块,靠近关节线。关节线点压痛:在临床检查中发现关节线上的点压痛。后内侧关节线压痛:深触诊关节线时内侧副韧带中后方的压痛,对应于最常见的后内侧退行性半月板病变位置。

（2）间歇性阻滞膝关节正常运动范围（通常是伸展性阻滞）。

（3）膝部间歇性剧烈疼痛:急剧、间歇性膝部疼痛,一般突然出现。

（4）膝部间歇性肿胀:膝部间歇性肿胀可持续数小时或数天,甚至持续数周或数月。

（5）膝关节积液:临床上可检测到的膝关节内积液。

（6）蹲痛:深蹲是重量增加引起膝盖疼痛加重（可在患者叙述或临床检查时发现）。

（7）弹响声:移动膝盖时发出的咔哒声或感觉。

（8）弹响伴随疼痛:当移动膝盖时,弹响声与疼痛一起出现。

2. 特殊体征

（1）半月板回旋挤压试验（McMurray's test）:患者仰卧位,检查者用一手抵住关节内侧缘,控制内侧半月板,另一手握足,使膝关节完全屈曲,小腿外旋内翻,然后缓慢伸展膝关节,可听到或感觉到弹响或弹跳;再用手抵住关节外侧缘,控制外侧半月板,小腿内旋外翻,缓慢伸展膝关节,听到或感觉弹响或弹跳,即为该试验阳性。

半月板回旋挤压试验对半月板撕裂的定位有一定意义:膝关节完全屈曲到 90° 之间弹响,多提示半月板后缘撕裂;当膝关节在较大伸直位产生弹响,提示半月板中部或前部撕裂。

（2）Apley 研磨试验:患者俯卧位,屈膝 90°,大腿前面固定于检查台上,上提足和小腿,使关节分离并做旋转动作,若韧带撕裂,试验时有显著疼痛。此后,膝关节在同样位置,足和小腿向下压并旋转关节,缓慢屈曲和伸展,半月板撕裂时,膝关节间隙可有明显的弹响和疼痛。

（3）Thessaly 刺激试验:当患者站立时,检查者握住患者伸出的手,然后患者将膝盖或身体内外旋转 3 次,保持膝盖轻微外翻（20°）,当患者感觉内侧或外侧关节线疼痛时为阳性。

（三）影像学检查

1. X 线检查　首选检查。摄片的目的不是为了诊断半月板撕裂,而是排除骨软骨游离体、剥脱性骨软骨炎和可能类似于半月板撕裂的其他膝关节紊乱。

2. MRI 检查　半月板损伤可分为 4 级:0 级,为正常半月板,表现为均匀低信号且形态规则。I 级,出现不与半月板关节面相接的灶性椭圆或球形高信号。II 级,出现水平、线形的半月板内高信号,可延伸至半月板的关节囊缘,但未达到半月板的关节面缘。III 级,半月板内关节面出现 1 个或 2 个高信号。III 级又分为:III 级 A 型,关节面线形高信号;III 级 B 型,关节面不规则高信号。对于排除骨关节炎（OA）的患者,MRI 是首选检查。

其他影像学检查方法如高分辨率超声、高分辨率 CT 等对膝关节内紊乱的诊断也有一定帮助。

3. 关节镜检查　关节镜检查是诊断膝关节半月板损伤的金标准，被公认为最理想的半月板损伤的诊断与外科处理手段。但关节镜不应成为半月板撕裂的常规检查手段。只有在临床得出半月板撕裂的初步诊断之后，为证实诊断并同时进行关节镜手术处理时，关节镜检查才能显示其优越性。

（四）诊断要点

半月板损伤的诊断需根据患者膝关节外伤史，伤后关节疼痛、肿胀、有弹响和交锁现象，膝内外侧间隙压痛，慢性期股四头肌萎缩、以股四头肌内侧尤为明显。麦氏征和膝关节研磨试验阳性。X线检查除外其他骨质疾患，MRI检查能明确诊断。本指南参照了美国物理治疗协会骨科分会和英国膝关节外科协会制定的标准，并经部分骨科、康复科专家讨论确定。

（五）药物治疗

应根据膝关节半月板损伤患者病变的部位及病变程度，内外结合，进行个体化、阶梯化的药物治疗。

1. 非甾体抗炎药　非甾体抗炎药（NSAID）是患者缓解疼痛、改善关节功能最常用的药物。包括局部外用药物和全身应用药物。

（1）局部外用药物：在使用口服药物前，建议先选择局部外用药物，尤其是老年人，可使用各种NSAID的凝胶贴膏、乳胶剂、膏剂、贴剂等，如氟比洛芬巴布膏。局部外用药物可迅速、有效缓解关节的轻、中度疼痛，胃肠道不良反应轻微，但需注意局部皮肤不良反应的发生。对中、重度疼痛，可联合使用局部外用药物与口服NSAID。

（2）全身应用药物：根据给药途径可分为口服药物、针剂以及栓剂，最为常用的是口服药物。

用药原则：①用药前进行危险因素评估，关注潜在内科疾病风险；②根据患者个体情况，剂量个体化；③尽量使用最低有效剂量，避免过量用药及同类药物重复或叠加使用；④用药3个月后，根据病情选择相应的实验室检查。

2. 镇痛药物　对NSAID治疗无效或不耐受者，可使用非NSAID、阿片类镇痛剂、对乙酰氨基酚与阿片类药物的复方制剂。但需要强调的是，阿片类药物的不良反应和成瘾性发生率相对较高，建议谨慎采用。

3. 关节腔注射药物　可保护关节组织和软骨，有效缓解疼痛，改善关节功能。但该方法是侵入性治疗，可能会增加感染的风险，必须严格无菌操作及规范操作。

玻璃酸钠：关节腔内注射玻璃酸钠治疗半月板损伤效果确切，可有效减轻膝关节疼痛，增加膝关节活动度，促进膝关节功能恢复。玻璃酸钠的润滑和缓冲作用明显，能有效抑制炎症反应对关节软骨的刺激。但其不能从根本上改变病理过程。应根据患者个体选择性治疗。

（六）手术治疗

对病变严重且有持续疼痛及明显功能障碍者，可考虑手术治疗。手术方式的选择主要根据患者的年龄、预期目标、患者期望及半月板损伤程度等多种因素而定。半月板损伤的外科手术治疗包括全切除术或次全切除术、部分切除术、缝合修补术、半月板重建，适用于非手术治疗无效、影响正常生活的患者。手术目的是减轻或消除患者疼痛症状，改善膝关节功能。

1. 全切除术或次全切除术　半月板全切除术、次全切除术主要作为半月板治疗的先行手术,仅对损伤严重的半月板,如半月板边缘放射状裂伤、变性严重而无法保留的损伤进行全切除。如果切除范围不当,反而对患者关节软骨无法起到有效的保护作用。

2. 部分切除术　对于不适合修补的半月板撕裂,如半月板无血运区损伤,若修补后愈合效果不佳,则仍需考虑行部分切除术。半月板撕裂后是否适合修补,其撕裂类型也是重要因素,通常放射状、水平状等撕裂难以愈合,此时行部分切除术为临床常见治疗方法。

3. 缝合修补术　由于半月板全切除术、次全切除术后引起膝关节不稳定、骨关节炎等并发症,半月板缝合修补术开始逐渐应用于临床。缝合修补术对半月板血运区损伤的疗效良好,但对无血运区(即白区)损伤的疗效不佳。为此,文献报道中提出许多方法,以期改善修补术预后,如创建血液通道、纤维蛋白凝块植入、锉磨撕裂附近半月板、给予血小板衍生生长因子等。

关节镜下半月板缝合修补可分为由内向外缝合修补、由外向内缝合修补、完全关节内缝合修补等几种,临床相对常用的是由内向外修补技术。目前,在临床情况允许下,关节镜下半月板修补术已成为半月板损伤治疗的主要方法。

4. 半月板重建　尽管有相当数量的半月板损伤得以缝合修复,但临床上仍有一部分损伤只能考虑行半月板部分切除、次全切除和全切除术。半月板缺失可导致关节退行性改变已形成共识。于是,半月板重建术便应运而生,主要术式有异体半月板移植、自体移植物重建半月板和组织工程化半月板等。

二、康复评定

膝关节半月板损伤的治疗目的是控制疼痛和其他伴随症状,减少功能障碍,指导患者及其家人了解该疾病和治疗情况。为此,半月板损伤的康复评定主要是对患者的疼痛情况、关节运动功能状况、日常生活活动能力和心理因素等进行全面评估。

（一）疼痛评定

常用评定方法:视觉模拟评分法(VAS)。

（二）运动功能评定

1. 关节活动度测量　最常用测量和记录关节活动度的方法为中立位法(解剖0°位法),即将解剖学中立位时的肢体位置定为0°。当被测量者某关节出现非正常过伸情况时,要进行标记。

2. 肌力评定　进行肌力检查时,要取标准体位,受检肌肉做标准的测试动作。固定受检查肌肉附着肢体的近端,放松不受检查的肌肉,首先在承受重力的情况下观察该肌肉完成测试动作的能力,然后根据测试结果决定是否由检查者施加阻力或助力,并尽可能达到最大运动范围,进一步判断该肌肉的收缩力量。

3. 平衡及协调功能评定

（1）平衡功能评定:临床上常用的平衡功能评定方法包括平衡反应评定,应用仪器进行不同体位的动态和静态平衡功能评定等。

（2）协调功能评定:在进行协调功能评定时,患者意识必须清晰,能够充分配合。另外,患者肢体的肌力必须4级以上,否则评定无意义。临床上常用的评定动作有指鼻试验、轮替试验、还原试验、示指对指试验、拇指对指试验、握拳试验、跟-膝-胫试验、旋转试验、拍地试验、拍手试验、画圆试验等。

4. 常用的评分量表　Lysholm 膝关节评分量表、KOOS 膝关节功能评分、Ikeuchi 半月板术后功能评分、Morgan 半月板愈合评价、Smillie 半月板切除后膝关节退变分级、Tegner 膝关节运动水平评分系统。

（三）综合评定量表

临床常用的综合评定量表有 WOMAC 评分等。

（四）日常生活活动能力和生活质量评定

日常生活活动能力评定常用的量表为改良 Barthel 指数。生活质量评定常用的量表是 SF-36、WHO-QOL-100 等。

三、康复治疗

（一）康复治疗原则与目标

半月板损伤康复的目标是控制炎性肿痛、解除肌痉挛，恢复膝关节正常活动范围，增强神经肌肉控制能力、肌力和平衡能力。

半月板损伤康复的总体原则是以手术治疗为主，结合保守治疗。治疗应个体化，结合患者自身情况，如年龄、性别、体重、自身危险因素、病变部位及程度等选择合适的康复方案。

（二）康复治疗技术

1. 运动疗法　半月板损伤运动疗法分术前（初期）与术后。

半月板损伤初期可通过运动疗法得到缓解，后期加重后多采用手术结合运动疗法。运动疗法必须根据患者的具体情况进行调整，以任务为导向，长期坚持。

（1）初期运动疗法：指导患者进行压膝、屈膝与直腿抬高训练，以无疼痛感为原则。压膝训练 1 日 20 次；屈膝训练 1 日 10 次；直腿抬高训练 1 日 60 次。根据病情恢复情况指导下一阶段治疗，主要是在上一阶段基础上将屈膝训练角度提高，同时进行股四头肌抗阻训练、腘绳肌抗阻训练和终末伸膝训练。再次综合病情恢复情况指导进行最后阶段训练，即进行站桩训练与平衡训练。在每次训练结束后均行冷敷处理，训练 2 天休息 1 天。运动康复疗法有利于提高患者对病肢神经肌肉的控制能力，从而有效促进肌力及平衡能力的恢复。

（2）术后运动疗法

1）股四头肌收缩训练：术后第 2 天，每日 3 次，持续 14 天。

2）直腿抬高训练：术后 3~5 天开始，在仰卧或俯卧的情况下从被动抬高到主动抬高，开始时每次抬高 20 次，每小时 3 次，以后每 3 天增加 10 次，直至每次 50 次为止。

3）膝关节屈伸训练：术后第 2 天开始，每次 30~50 次，每天 3 次，每天屈膝增加 5°~10°，直至屈伸 120°。

4）膝关节负重训练：术后第 3 天开始，每周逐渐开始增加负重，直至完全踩地行走。功能锻炼对于提高半月板损伤的临床效果有明显促进作用。术后锻炼可显著提高关节活动度、稳定性和行走距离，改善膝关节伸直障碍和屈曲障碍。

2. 心理治疗　膝关节是人体最大最重要的关节之一，由于膝关节周围缺乏肌肉保护，使膝关节易受到伤痛困扰，导致患者容易出现焦虑和恐惧等不良情绪，直接影响患者的生活和工作。对于手术能否解除疾病，恢复关节功能，患者多心存顾虑。所以，多数学者认为,在患者住院后,术前应及时评估患者心态,向患者介绍膝关节镜手术的方法、优点及半月板的结构和功能,同时给患者观看既往关节镜手术时拍摄的图片和录像资料,让患者了解关节镜手术的基本过程,向患者解释手术切口小、术后痛苦轻、功能恢复快、不影响美观的特点,以解除患者的心理压力,消除患者的顾虑、恐惧和不安情绪,增强治疗信心,积极配合手术治疗,并客观地向患者及其家属介绍膝关节镜的优缺点,以取得患者及其家属理解,避免不必要的医疗纠纷。

(三)传统康复治疗技术

在中医学中,半月板损伤属"膝痛""筋伤"范畴,多因久立劳作、外伤造成气血耗伤,气血不足则骨节无所荣养,进而造成膝关节气滞血瘀而痹阻,再加上风寒湿邪侵袭,经络受阻,气血不畅而发病。历代医家根据半月板损伤证候表现的不同,将其分为3个证型——气滞血瘀型、痰湿阻滞型和肝肾亏损型,治疗应以补益肝肾、活血化瘀为主。中医治疗筋伤,方法众多,主要分为内治和外治两大类,包括中药内服、针灸、推拿按摩、中药熏蒸等。

1. 中药内服

(1)气滞血瘀:膝关节疼痛肿胀明显,关节交锁不易解脱,局部压痛明显,动则痛甚,舌暗红,脉弦或细涩。以桃红四物汤加减。

(2)痰湿阻滞:损伤日久或手术后膝关节肿胀明显,酸痛乏力,屈伸受限,舌淡胖,苔腻,脉滑。以健脾除湿汤加减。

(3)肝肾亏损:无明显外伤史或轻微扭伤,肿痛较轻,静时反痛,或损伤日久,肌肉萎缩,膝软无力,弹响交锁频作,舌红或淡,少苔,脉细或细数。以独活寄生汤加减。

2. 针灸　针灸通过刺激局部或全身穴位,可有效疏通全身或局部经络,起到活血化瘀的作用。

(1)穴位:患侧足三里、血海、内膝眼、外膝眼、阴陵泉、阳陵泉。

(2)针刺方法:针刺得气后用平补平泻法,留针,每次30分钟,每天1次。

3. 推拿按摩

(1)传统认为,推拿按摩具有疏通经络、行气活血、舒筋缓急、调理关节、调节脏腑的作用。

(2)现代研究证实,推拿按摩能促进局部血液循环,消退关节周围软组织炎症反应。

(3)主要方法:松解法、拨离手法、屈伸牵引法、揉法、擦法、拇指推法、拿捏法、将顺、捻法等。每次20分钟,隔日1次,10次为1个疗程。

4. 中药熏蒸　中药熏蒸可使中药有效成分在热力作用下进入患者病灶处皮肤,形成较高的药物浓度而发挥较好的治疗作用。

四、康复护理与管理

(一)患者教育

患者教育是帮助其学习并把与健康相关的行为融入日常生活的过程,能延缓疾病进展,改善医患关系,提高患者生活质量,降低患者医疗费用。教会患者及其家属康复和护理技巧,避免出院后做出不利于康复的做法。对于矿工和运动员等长期劳损患者,应指引其劳逸结合,适当锻炼,锻炼前做好充分准备,加强下肢肌肉力量的训练,同时要避免粗野动作,减少给半月板带来的损伤。

（二）康复护理

1. 饮食护理　告知患者禁食辛辣、刺激性强的食物，宜进清淡、易消化食物，多进食新鲜蔬菜水果。

2. 生活护理　根据患者生理和心理状况指引其养成良好的生活习惯，注意饮食，保障充足的营养，提高自身免疫力。同时，养成良好的作息规律，保障充足的睡眠，提高生活质量。

3. 用药护理　在不同时期给予患者不同药物，并指引患者严格按照医嘱用药，避免自行增减药物剂量或停药。

4. 健康教育　在患者手术前做一些简单的功能锻炼，如直立抬腿、侧方位抬腿、股四头肌和腓肠肌等长舒缩、踝泵运动；术后麻醉完全消失后，行下肢功能锻炼，术后第1日扶拐不负重下地行走，3日后膝关节练习屈膝动作，扶拐练习上下楼梯，活动后在髌上囊处予以冰敷20~30分钟。此时应减少反复伸屈，以免刺激滑膜引起渗出导致关节肿胀积液。

（李春根）

第十九节　胫骨平台骨折

胫骨平台骨折是膝部常见损伤之一。膝关节遭受内、外翻暴力，或高处坠落造成的轴向压缩暴力等，均可导致胫骨平台骨折。由于胫骨平台骨折是典型的关节内骨折，其处理与预后将对膝关节功能产生很大影响。胫骨平台骨折约占全身骨折的1%。

一、概述

（一）定义

胫骨近端与股骨远端接触的面为胫骨平台，构成膝关节的一部分。胫骨的内、外侧平台是胫骨内、外侧髁的关节面，它们分别与股骨的内、外髁相关节。内侧平台较大、关节面凹陷，外侧平台相对较小、关节面稍凸，二者表面均有透明软骨。内外侧平台之间为胫骨髁间棘，是交叉韧带和半月板附着的区域。关节内的前后交叉韧带具有保护关节前后稳定的作用，而内、外侧半月板借冠状韧带固定于胫骨平台，可以增加膝关节稳定性，同时胫、腓侧副韧带可防止膝关节内外翻导致的不稳定。胫骨平台关节面与胫骨解剖轴有3°内翻角，同时平台关节面约有10°后倾角。胫骨平台是膝的重要负荷结构，一旦发生骨折，由于有韧带和半月板的附着，常合并其损伤。

胫骨平台骨折可由间接暴力或直接暴力引起。高处坠落伤时，向上传导的力、向下传导的身体重力及侧方倒地产生的扭转力，共同作用于膝部，导致胫骨内侧或外侧平台塌陷骨折。当暴力直接打击膝内侧或外侧时，使膝关节发生外翻或内翻，亦可导致外侧或内侧平台骨折。近年来，高能量损伤所致胫骨平台骨折伴脱位有增加趋势。

胫骨平台骨折分类目前使用最广泛的为 Schatzker 分型，将骨折分为6型：

Ⅰ型：外侧平台劈裂骨折，无关节面塌陷。

Ⅱ型：外侧平台劈裂，关节面压缩骨折，常伴内侧副韧带损伤。

Ⅲ型：单纯外侧平台压缩骨折。

Ⅳ型：胫骨内侧平台骨折，常合并膝关节脱位、半月板和血管损伤。

Ⅴ型：双侧平台骨折，多为高能量损伤所致，易合并血管神经损伤。

Ⅵ型：双侧平台骨折加胫骨干与干骺端分离，多为高能量损伤所致，常合并膝部软组织严重损伤、骨-筋膜室综合征和严重神经血管损伤。

（二）临床表现

1. 有外伤史。

2. 膝关节局部出现肿胀、疼痛、瘀斑，关节活动使疼痛加剧。

3. 膝关节主动、被动活动均受限。

4. 膝关节局部压痛，可出现畸形、反常活动、骨擦感。

5. 对于高能量损伤，检查时应注意骨折部位软组织覆盖、神经血管情况，特别是腘动脉搏动，预防或及时发现骨-筋膜室综合征。

（三）辅助检查

1. 影像学检查

（1）X线：膝关节正、侧位片为明确临床诊断首选的影像学检查。在X线片上可判断骨折部位、骨折类型、粉碎程度、移位方向，以及关节面塌陷等。

（2）CT：CT平扫及CT重建检查可以更为准确地了解骨折块大小、部位、移位和关节面塌陷程度等。

（3）MRI：膝关节MRI可清楚显示损伤的半月板、韧带、关节软骨及关节周围软组织等改变，还能显示骨挫伤，并能判断病变严重程度。

（4）血管造影：怀疑血管损伤的患者，应及时行血管造影检查。

2. 超声检查 怀疑血管损伤的患者，应及时行血管超声检查。

（四）诊断要点

胫骨平台骨折需根据患者的外伤史、症状、体征、影像学检查作出临床诊断。

（五）药物治疗

应根据患者骨折的部位及损伤程度，内外结合，进行个体化、阶梯化的药物治疗。

1. 非甾体抗炎药 非甾体抗炎药（NSAID）是指一类不含糖皮质激素而具有抗炎、解热、镇痛作用的药物，包括局部外用药物和全身应用药物。

（1）局部外用药物：在使用口服药物前，建议先选择局部外用药物，尤其是老年人，可使用各种NSAID的凝胶贴膏、乳胶剂、膏剂、贴剂等，如氟比洛芬凝胶贴膏。局部外用药物可迅速、有效缓解轻、中度疼痛，胃肠道不良反应轻微，但需注意局部皮肤不良反应的发生，对于皮肤有破损的病例应禁用。对中、重度疼痛，可联合使用局部外用药物与口服NSAID。

（2）全身应用药物：根据给药途径可分为口服药物、针剂以及栓剂，最为常用的是口服药物。用药原则：①用药前进行危险因素评估，关注潜在内科疾病风险；②根据患者个体情况，剂量个体化；③尽量使用最低有效剂量，避免过量用药及同类药物重复或叠加使用；④用药3个月后，根据病情选择相应的实验室检查。

2. 镇痛药物 对NSAID治疗无效或不耐受者，可使用非NSAID、阿片类镇痛剂、对乙酰氨基酚与阿片类药物的复方制剂。但需要强调的是，阿片类药物的不良反应和成瘾性发生率相对较高，建议谨慎采用。

3. 解痉肌松类药物 用于各种急慢性软组织扭伤、挫伤，运动后肌肉酸痛、肌肉疲劳引起的疼痛,以及中枢神经系统病变所致肌肉痉挛及慢性筋膜炎等。

4. 抗骨质疏松药物 对于明确合并骨质疏松的老年人,可适当加用抗骨质疏松药物。骨质疏松的用药要根据病情来定,骨折早期应选用基础药物加抗骨质吸收药物,中晚期继续使用基础药物加抗骨质吸收药物或选用促骨形成药物。严格按照说明书用药,如有不良反应及时停药或处理,或更换不同药物。①基础治疗药物:普通维生素 D、钙制剂;②促进钙吸收转化药物:活性维生素 D_3;③抗骨质吸收药物:双膦酸盐、降钙素等;④促骨形成药物:甲状旁腺激素片段等。

(六)非手术治疗

1. 石膏外固定 对于无移位或不全的平台骨折可采用。首先抽吸关节内血肿,并注入局部麻醉药,然后对膝关节进行稳定性检查。若检查膝关节稳定,可加压包扎后用长腿石膏托外固定。固定期间可进行股四头肌等长收缩和被动膝关节功能锻炼。如果在治疗过程中出现骨折移位,需手术治疗。在 8~12 周后,依据骨折愈合情况开始部分负重。

2. 骨牵引 胫骨中远端 1/3 穿针骨牵引,将小腿置于 Thomas 架上,做关节穿刺抽吸关节血肿,牵引重量约 6kg,牵引通过韧带的张力对骨折有复位作用,牵引期 4~6 周。在牵引期间积极锻炼膝关节,能使膝屈曲活动达 90°,并使关节塑形。依据骨愈合情况改为石膏或支具固定,并开始主动功能锻炼。对移位的胫骨平台骨折采用牵引治疗无法达到关节面解剖复位。

(七)手术治疗

手术适应证:平台骨折的关节面塌陷超过 3mm,侧向移位超过 5mm;合并膝关节韧带损伤,以及有膝内翻或膝外翻超过 5°。

1. 切开复位内固定术 切开复位时应根据骨折部位、骨折类型、关节面塌陷及移位情况选择螺钉、空心钉、克氏针、钢板、锁定钢板等固定,植骨材料包括自体骨和异体骨,力争使骨折端达到解剖复位。

2. 有限切开内固定结合外固定架固定术 使用外固定架治疗复杂的胫骨平台骨折,能较好维持关节复位及轴向对线且创伤较小,塌陷骨折可开骨窗并植骨垫高,劈裂骨折行空心螺钉固定,使关节面平整,最后使用外固定架固定。

3. 关节镜下辅助复位及固定术 关节镜手术软组织损伤少,能提供较好的关节面显露,并能诊断及治疗半月板损伤,同时评估骨折块塌陷及劈裂情况,特别适用于Ⅲ型(中央凹陷)、Ⅳ型骨折。在关节镜辅助下,完成有限的切开、植骨、内固定及充分的灌洗。

二、康复评定

胫骨平台骨折康复的目标是促进骨折肢体关节活动的恢复,保持肌肉力量,并恢复负重、步行、运动功能。为此,骨折的康复评定主要是对患者的疼痛情况、关节运动功能状况、运动康复安全性、骨折愈合程度及下肢功能等因素进行全面评估。

(一)疼痛评定

临床上通常采用视觉模拟评分法(VAS)评定疼痛程度。

(二)运动功能评定

1. 关节活动度测量 最常用测量和记录关节活动度的方法为中立位法(解剖 0° 位法),

即将解剖学中立位时的肢体位置定为 0°。当被测量者某关节出现非正常过伸情况时,要进行标记。

2. 肌力评定 进行肌力检查时,要取标准体位,受检肌肉做标准的测试动作。固定受检查肌肉附着肢体的近端,放松不受检查的肌肉,首先在承受重力的情况下观察该肌肉完成测试动作的能力,然后根据测试结果决定是否由检查者施加阻力或助力,并尽可能达到最大运动范围,进一步判断该肌肉的收缩力量。

3. Rasmussen 膝关节功能分级系统 Rasmussen 在 1973 年提出一种膝关节功能评分系统,主要用于评价胫骨平台骨折后患者膝关节功能恢复情况,后又经过 Holh 和 Luck 给予改良。该评分系统主要包括两部分,即患者自评(疼痛、行走能力)和临床医师客观检查(ROM、膝关节稳定性),总分为 30 分,20 分或 20 分以上为满意结果(含优、良),20 分以下为不满意结果(含中、差)。优:≥27 分。良:26~20 分。中:19~10 分。差:9~6 分。

（三）综合评定量表

目前国内下肢功能评定主要采用 Hoffer 步行能力分级、Holden 步行功能分类。

（四）运动康复安全性及骨折愈合评定

对于骨折术后病例的康复,使用骨科运动康复安全性评定。

骨折愈合评定应根据患者年龄、自身机体条件、骨折部位、骨折类型、软组织损伤程度、是否为开放骨折、使用内固定物的种类和数量,以及术后影像学复查骨痂生长情况,进行综合判断。

三、康复治疗

（一）康复治疗原则与目标

胫骨平台骨折康复的目标是促进血肿和渗出尽早吸收,加速骨折端纤维性连接和骨痂形成,防止肌肉萎缩和关节僵硬,防止长期卧床所致各种并发症,促进肢体关节活动的恢复,并恢复负重、步行、运动功能。

康复的总体原则是非药物与药物治疗相结合,必要时手术治疗。治疗应个体化,结合患者自身情况,如年龄、性别、体重、自身危险因素、损伤部位及程度等,选择合适的康复方案。

（二）康复治疗技术

1. 运动疗法

（1）关节活动及肌力训练:由于胫骨平台骨折属于关节内骨折,对膝关节功能影响较大,因此更应重视康复训练。康复训练的总体原则:计划所提供的方法及数据均按照一般常规情况制订,具体执行中需视自身条件及手术情况不同,在医师指导下完成;越早越好;训练中会存在轻度疼痛;肌力训练至肌肉疲劳感时应休息一下,再进行下一组训练;身体其他部位应充分活动;活动度练习后采用冰敷;关节肿胀在练习中会持续存在,应告知患者,同时采取必要措施减轻肿胀;术后肢体应摆放在正确位置;负重练习应慎重,一定要在复查完 X 线片确认及征得医师同意后方可进行。①术后 0~1 周:踝泵练习,用力、缓慢、全范围屈伸踝关节;股四头肌(大腿前侧肌群)等长收缩练习;抬腿练习,包括直抬腿、侧抬腿、后抬腿练习;术后 3 天可扶双拐下地,但患肢绝对不能踩地负重,必须确保安全、不可摔跤,同时注意控制活动量,只鼓励去厕所等必需的生活活动,过多行走将增加肿胀程度。②术后 2~4 周:在专业人员指导下使用 CPM 机,从无痛或微痛角度开始,缓慢进行,练习后即刻冰敷 20~30 分钟;坐(或仰卧)位垂腿、仰卧垂腿、坐位抱腿等练习;髌骨松动术(拆线后开始,髌骨活动灵活者无须进行):手指推住髌骨边缘,向上下左右缓慢用力推动髌骨至极限位置,在屈曲练习前进行。按以上练习顺序进行,每次角度稍有进步即可,一般术后 3 个月膝关节被动屈曲角度与健腿完全相同即可,进度过快将影响骨骼的愈合生长。屈曲练习中的疼痛属正常现象,练习结束后 30 分钟疼痛消退至练习前的程度就不会对组织造成影响,必须克服。畏痛不前,2 周内角度无进展即可造成关节粘连,因此必须循序渐进,逐渐增大屈曲角度。③术后 5 周~3 个月:负重练习,一般从术后 6 周开始 1/4~1/3 负重,术后 8 周 1/3 负重,术后 10 周 1/2 负重,术后 12 周接近完全负重,但必须根据医师复查结果决定。低能量损伤的骨折一般 12 周左右可完全负重,而高能量损伤病例的负重训练则应推迟至 3 个月以后开始。平衡练习,如前后、侧向跨步等。抗阻力伸膝练习。④术后 4~6 个月:包括静蹲、患侧单腿蹲起、"台阶前向下"练习。

(2)关节松动术:是指治疗师在关节生理运动或附属运动范围内完成的一种手法操作技术,以达到维持和改善关节活动度、缓解疼痛的目的,属于被动活动范畴。手法包括摆动、滚动、滑动、旋转和牵引。

(3)本体促进技术:通过刺激人体组织的各种本体感受器,来激活和募集大量运动单位参与运动,并促进神经肌肉的恢复,常用于骨关节疾病和软组织损伤的康复治疗,以增强肌力和恢复关节活动度,包括 9 种技术,即节律性启动、节律性稳定、反复收缩、维持 - 放松、收缩 - 放松、维持 - 放松 - 主动运动、缓慢反转、慢反转 - 维持、缓慢反转 - 维持 - 放松。

2. 作业治疗 日常生活活动(ADL)训练属于骨科康复的作业治疗技术。生活自理是患者回归社会的重要前提,因此 ADL 训练是康复医学中非常重要的环节。其内容一般可分为进食、穿衣、洗漱、家务劳动等。ADL 训练具有选择性、多样性及目的性强等特点,方法较多,其中主要根据患者的喜好、职业及肢体功能恢复情况选择相应的作业治疗方式。

3. 物理治疗

(1)低频脉冲电磁疗:20 世纪 70 年代,Bassett 使用低频脉冲电磁场在治疗骨延迟愈合和骨不连患者过程中取得了满意效果。研究表明,低频脉冲电磁场可加快血流速度,并促进成骨细胞再生及钙沉积,刺激骨组织多种物质的合成,参与骨代谢的重建耦联过程,影响骨密度,而且在骨折愈合过程中起重要的调节作用。目前主要用于新鲜骨折、骨折延迟愈合、骨不连等的辅助治疗。

(2)低强度脉冲超声:低强度脉冲超声刺激骨痂形成并促进骨折愈合的研究已近 60 年。2000 年 2 月,美国 FDA 已批准其在临床使用,目前主要用于新鲜骨折、骨折延迟愈合、骨不连及软组织损伤等的辅助治疗。

(3)经皮电刺激神经疗法:经皮电刺激神经疗法是应用特定频率和波宽的低频脉冲电流作用于人体,刺激感觉神经,以减轻或消除疼痛的治疗方法。其频率为 1~150Hz 可调,波宽 0.04~0.3 毫秒,没有直流电成分,输出可达 30~150mA,产生持续的、不对称的平衡双相变形方波。可缓解各种急、慢性疼痛,促进血液循环及伤口愈合,促进骨折愈合。治疗时患者可感觉局部麻胀感,根据患者耐受程度调整刺激强度。

(4)冷疗法:以低于体温的制冷物作用于机体,使组织或全身一过性降温以治疗疾病的方法称冷疗法,具有镇痛、解痉、消炎消肿、降低体温等作用,适用于急性创伤早期,是康复治疗常用的方法。主要制冷物质有冰袋、化学冰袋、冰帽等,疗法包括贴敷法、浸泡法等,可局部或全身使用。

4. 心理治疗　创伤骨折引起的疼痛常引起患者焦虑、抑郁等心理因素的改变,而焦虑、抑郁等反过来又会加剧患者疼痛,但目前临床中常被忽略。区分不同患者、不同的心理状态,并开展相应的心理护理措施,可有效消除患者对治疗的焦虑、抑郁、恐惧,减轻患者心理障碍程度,促进患者早日康复,尽早回归社会。

5. 康复医学工程　无移位或不全的平台骨折、轻度移位的外侧平台稳定性骨折(即平台骨折下陷<3mm,分离移位<5mm)、某些老年骨质疏松患者的不稳定外侧平台骨折、合并严重内科疾病不能耐受手术的患者,可保守治疗。

首先抽吸关节内血肿,并注入局麻药物,然后对膝关节进行稳定性检查。若检查膝关节稳定,可加压包扎后用膝关节铰链支具固定。固定期间可进行股四头肌等长收缩和被动膝关节功能锻炼。如果在治疗过程中出现骨折移位,需手术治疗。在8~12周后,依据骨折愈合情况开始部分负重。

(三)传统康复治疗技术

骨折与脱位属于中医骨伤科的范畴。骨伤科疾病的疗法主要有药物、手法、固定、练功等,临床中根据病情针对性应用。

1. 药物疗法　药物疗法是治疗骨伤科疾病的一种重要方法,分为内治法和外治法。

(1)内治法:①按照损伤三期辨证用药:初期,一般在伤后1~2周,多采用活血化瘀、行气消瘀、清热凉血和开窍活血等方法;中期,约在3~6周,多采用和营止痛、接骨续筋等方法;后期,约7~8周后,此期瘀肿已消,但筋骨未坚实,功能尚未恢复,应治以补气养血、补益肝肾、补益脾胃等方法。对上述分期治疗原则,必须灵活变通,而对特殊病例要仔细辨证,正确施治,不可拘泥规则或机械分期。②按照损伤部位辨证用药:损伤辨证虽然同属瘀血,但由于损伤部位不同,治疗方药也不同。因此,选用主方后可根据损伤部位不同加入几味引经药,加强治疗效果,如上肢加续断、桂枝,下肢加牛膝、木瓜等。

(2)外治法:损伤外治法是对损伤局部的一种治疗方法,在骨伤科治疗中占有重要地位,常用的有敷贴药(如药膏、膏药、药散)、搽擦药(如油膏)、熏洗湿敷药、热熨药等。

2. 手法治疗　手法治疗在骨伤科治疗中占有重要地位,是骨伤科四大治疗方法之一,可分为正骨手法和理筋手法。正骨手法常用拔伸、旋转、屈伸、提按、端挤、分骨等手法。理筋手法以推拿按摩手法组成,有舒筋活络、解除痉挛、理顺筋络、松解粘连等作用,常用揉法、摩法、擦法、拿法、拨法、抖法等。现代研究证实,推拿按摩可促进局部血液循环,消退关节周围软组织炎症,降低关节内压、骨内压,缓解软组织肿胀。

3. 固定　为了维持损伤整复后的良好位置,防止骨折、脱位再移位,保证损伤组织正常愈合,在复位后必须予以固定。外固定有夹板、石膏、绷带、牵引、支架等。

4. 练功　练功又称功能锻炼,古称导引。它是通过自身运动防治疾病,增进健康,促进肢体功能恢复的一种疗法。如四肢、腰部的前屈后伸,前臂的旋转等。练功疗法可以活血化瘀、消肿止痛,濡养患肢关节筋络,促进骨折愈合,防治肌肉萎缩,避免关节粘连和骨质疏松等。

(四)围手术期康复

1. 术前康复　①宣传教育:术前由主管医师、护士通过口头、书面及其他形式向患者及家属介绍围手术期处理相关事宜和有利于术后康复的建议。包括：告知患者麻醉和手术过程，减轻其恐惧、焦虑情绪，保证睡眠质量；告知患者手术方案、预期目标、可能发生的并发症及预期处理方案、预设出院标准等；鼓励患者术后早期进食、早期活动、吸氧，宣传疼痛控制及呼吸理疗等相关知识；告知患者随访时间安排及出院后关注的要点。②术前康复指导：术前有计划地进行功能训练，让患者适应并学会康复训练动作，如踝泵、股四头肌和腘绳肌等肌力训练；辅助行走器具（如助行器、拐杖）的配置及使用；气道准备，如术前雾化、咳嗽及排痰训练，改善心肺功能；床上大小便训练，预防术后尿潴留等。③术前纠正营养不良、贫血。④术前禁食 6 小时、禁水和清流质食物 2 小时。对无糖尿病病史的患者，推荐术前 2 小时饮用 400ml 12.5% 的碳水化合物饮料。

2. 术中操作及护理　尽量减少手术创伤是快速康复的重要因素；术中监测患者体温，通过手术室温度调节、加温毯、暖风机、输液加温装置等保持体温≥36℃，避免低体温；术中酌情放置手术区引流管。

3. 术后康复　①早期开始康复训练：康复师及治疗师及早介入术后功能训练。择期手术者可在术后当日开始。急症手术者在保证安全的情况下尽早开展康复训练，防止关节僵硬和肌肉挛缩。②超前、联合、多模式、个体化镇痛模式的疼痛管理。③肿胀常会影响伤口愈合，一般处理方法包括局部加压包扎、冰敷、制动、抬高患侧肢体，必要时给予消肿药物治疗。④静脉血栓栓塞的预防：手术操作尽量轻柔精细，避免静脉内膜损伤；规范使用止血带；术后抬高患肢，促进静脉回流；鼓励患者勤翻身、尽早功能锻炼、下床活动、做深呼吸及咳嗽动作；采用下肢弹力袜及间歇充气压力泵，利用机械原理促使肢体静脉血流加速；患侧肢体无法活动时，可在对侧肢体实施预防；使用药物预防如普通肝素、低分子肝素等。⑤预防术后感染。⑥在术后无漏、无感染证据的情况下早期拔除引流管。

四、康复护理与管理

（一）患者教育

家庭康复教育是在患者出院后延续相关康复知识的支持和指导，对于需要长期家庭康复的患者有重要意义。资料显示，骨科手术患者对术后康复知识的知晓率较低。患者教育是帮助其学习并把与健康相关的行为融入日常生活的过程，能延缓疾病进展，改善医患关系，提高患者生活质量，降低患者医疗费用。骨折后的患者教育内容包括正确的康复手法、活动方式、活动量及预防并发症和二次受伤等；形式多样，包括患者宣传教育手册，利用互联网、微信、短信、健康讲堂等。

（二）社区康复

患者从医院回归社区和家庭，需要积极开展社区及家庭康复训练，因此建立健全社区康复机构非常重要。将简单有效易行的康复方案导入社区和家庭是国外先进而有效的做法。社区康复治疗引起了传统社区治疗模式的转变，尽管近年来我国政府加大了对这一领域的支持力度，但这一领域的相关研究仍很薄弱。

（三）家庭康复

家庭康复是国外比较常见的治疗方法，可以缓解疼痛，改善躯体功能，提高生活质量。家庭康复主要包括肌力、ROM 锻炼，提高有氧活动能力等。家庭成员可协助参与，参与成员应对骨折及相关康复有一定的了解和认识，协助患者进行康复运动、预防并发症，对家庭环境做一定程度的改变,防止二次受伤等,并为患者提供更多的关心和鼓励。

(四)康复护理

骨折患者相对病程较长,恢复缓慢,较易出现并发症。因此,康复护理非常必要,能使患者积极配合治疗,有效预防并发症的发生,促进患者早日康复。①心理护理:消除患者焦虑、紧张情绪,关心体贴患者,促进康复。②饮食护理:饮食平衡有助于疾病康复,而营养本身就是一种积极的治疗因素,能起到促进骨折愈合、缩短病程的作用。应让患者认识到骨折后含钙食物的重要性。根据骨折患者的代谢营养特点,鼓励患者多饮水,给予高蛋白、高糖、高维生素、含钙多的食物。③功能锻炼指导:早期合理的功能锻炼可促进患肢血液循环,消除肿胀,减少肌萎缩,保持肌肉力量,防止骨质疏松、关节僵硬和促进骨折愈合,是恢复患肢功能的保证。石膏或小夹板固定的病例,应密切观察外固定的松紧度及肢体末梢血运情况。④健康指导:加强教育,积极学习相关骨折及康复知识。一定保持良好心理状态,保持精神愉快也是预防疾病复发的重要因素。⑤有氧运动:步行、做游戏、骑自行车等有助于保持关节功能。⑥大力推进康复医院的规范化建设和管理,提高康复医院建设标准,为疾病稳定期患者提供专业、综合的康复治疗,并具备相关疾病的一般诊疗、处置能力和急诊急救能力。

(徐执扬)

第二十节　胫腓骨干骨折

胫腓骨为下肢的长管状骨,位置表浅,易遭受暴力而损伤。胫腓骨干骨折约占全身骨折的 8%~10%。

一、概述

(一)定义

胫骨可分为一体和两端,上端膨大,形成内侧髁和外侧髁;下端膨大,与距骨相关节。胫骨干中上段横切面约呈三棱形,在中、下 1/3 交界处,变成四边形。胫骨上下两端的关节面相互平行。腓骨上、下端与胫骨构成上、下胫腓联合,为微动关节。腓骨可承受 1/6 负重,有支持胫骨和增强踝关节稳定性的作用。胫腓骨间有骨间膜相连接,足、踝关节承受的力除沿胫骨干向上传递外,也经骨间膜由腓骨传导。腘动脉在腘肌下缘分为胫前、后动脉,胫前动脉向下穿过骨间膜,由于两动脉贴近胫骨下行且位置相对固定而易致损伤。小腿的肌筋膜、胫骨、腓骨和骨间膜一起构成 4 个筋膜室,结构封闭。胫骨的滋养血管从胫骨上、中 1/3 交界处进入骨内,因而胫骨远端获得血液循环较少。胫腓骨解剖结构的特点决定了形态转变部位是骨折好发部位;当发生骨折时易为开放性;易损伤小腿主要动脉;骨折后的髓腔出血、肌肉损伤出血、因血管损伤出血等因素,易引起骨 - 筋膜室综合征;胫骨下 1/3 段血液供应及肌肉附着少,骨折愈合相对较慢,易发生延迟愈合或不愈合;腓骨颈处移位的骨折可引起越过此处的腓总神经损伤。

损伤因素包括直接暴力,如重物撞击、车轮碾轧等,骨折通常在同一平面,多为横行、短斜行或粉碎性骨折;而高处坠落,足着地,身体发生扭转时,可引起胫、腓骨螺旋形或长斜行骨折,为间接暴力,骨折不在同一平面。

临床上胫腓骨干骨折通常采用 AO 分类法,部位用 42 表示,A 为简单骨折,B 为楔形骨折,C 为复杂骨折。另外,胫腓骨干骨折也可分为胫腓骨干双骨折、单纯胫骨干骨折、单纯腓骨干骨折。对于开放性骨折,应进行及时和准确的软组织评估,最常用的为 Gustilo-Anderson 分型。

（二）临床表现

1. 有外伤史。

2. 小腿局部出现肿胀、疼痛、瘀斑,有时肿胀、瘀斑范围会波及膝关节以上或足部。

3. 小腿局部压痛、纵向叩击痛。

4. 小腿畸形、反常活动和扪及骨擦感。

5. 对于高能量损伤,检查时应注意骨折部位软组织覆盖、神经血管情况,特别是足背、胫后动脉搏动,预防或及时发现骨-筋膜室综合征。

6. 对于开放性损伤,应及时正确评估软组织损伤情况,如创面大小、部位、有无骨外露、污染等。

（三）辅助检查

1. 影像学检查

（1）X 线:小腿正侧位 X 线片应包括相应的膝、踝关节,以观察上下关节面情况,为明确临床诊断首选的影像学检查。在 X 线片上可判断骨折部位、骨折类型、粉碎程度、移位方向等。

（2）CT:CT 平扫及重建可以更好地发现隐匿性骨折,如后踝骨折。

（3）MRI:小腿 MRI 检查可观察软组织,特别是骨间膜损伤情况及严重程度,相关骨挫伤。

（4）血管造影:怀疑血管损伤的患者,应及时行血管造影检查。

2. 超声检查　怀疑血管损伤的患者,应及时行血管超声检查。

（四）诊断要点

胫腓骨干骨折需根据患者外伤史、症状、体征、影像学检查作出临床诊断。

（五）药物治疗

应根据患者骨折的部位及损伤程度,内外结合,进行个体化、阶梯化的药物治疗。

1. 非甾体抗炎药　非甾体抗炎药(NSAID)是指一类不含糖皮质激素而具有抗炎、解热、镇痛作用的药物,包括局部外用药物和全身应用药物。

（1）局部外用药物:在使用口服药物前,建议先选择局部外用药物,尤其是老年人,可使用各种 NSAID 的凝胶贴膏、乳胶剂、膏剂、贴剂等,如氟比洛芬凝胶贴膏。局部外用药物可迅速、有效缓解轻、中度疼痛,胃肠道不良反应轻微,但需注意局部皮肤不良反应的发生,对于皮肤有破损的病例应禁用。对中、重度疼痛,可联合使用局部外用药物与口服NSAID。

（2）全身应用药物:根据给药途径可分为口服药物、针剂以及栓剂,最为常用的是口服药物。用药原则:①用药前进行危险因素评估,关注潜在内科疾病风险;②根据患者个体情况,剂量个体化;③尽量使用最低有效剂量,避免过量用药及同类药物重复或叠加使用;④用药 3 个月后,根据病情选择相应的实验室检查。

2. 镇痛药物　对 NSAID 治疗无效或不耐受者,可使用非 NSAID、阿片类镇痛剂、对乙酰氨基酚与阿片类药物的复方制剂。但需要强调的是,阿片类药物的不良反应和成瘾性发生率相对较高,建议谨慎采用。

3. 解痉肌松类药物　用于各种急慢性软组织扭伤、挫伤,运动后肌肉酸痛、肌肉疲劳引起的疼痛,以及中枢神经系统病变所致肌肉痉挛及慢性筋膜炎等。

4. 抗骨质疏松药物　对于明确合并骨质疏松的老年人,可适当加用抗骨质疏松药物。骨质疏松的用药要根据病情来定,骨折早期应选用基础药物加抗骨质吸收药物,中晚期继续使用基础药物加抗骨质吸收药物或选用促骨形成药物。严格按照说明书用药,如有不良反应及时停药或处理,或更换不同药物。①基础治疗药物:普通维生素 D、钙制剂;②促进钙吸收转化药物:活性维生素 D_3;③抗骨质吸收药物:双膦酸盐、降钙素等;④促骨形成药物:PTH 片段等。

(六)非手术治疗

1. 石膏外固定　无移位的胫腓骨干骨折采用长腿石膏托或小夹板外固定。有轻度移位的横行或短斜行骨折可采用闭合复位,石膏或小夹板外固定。固定期间应注意石膏的松紧度及肢体末端血运情况,定期复查 X 线片,发现移位应及时调整石膏固定,10~12 周可扶拐部分负重行走。

2. 骨牵引　不稳定胫腓骨干骨折可采用跟骨牵引,闭合手法复位纠正短缩、成角畸形。牵引中注意观察肢体长度,避免过度牵引,定期复查 X 线片。6 周后去除骨牵引,改为长腿石膏托或小夹板外固定,10~12 周后可扶双拐下地部分负重行走。

(七)手术治疗

1. 闭合复位外固定架固定术　外固定架(单边、多边、环形等)治疗小腿骨折越来越显示其优越性,以最小的损伤获得较为理想的复位和早期功能锻炼恢复的效果。它用于易复位但不易维持复位的骨折,严重粉碎的胫腓骨干骨折,伴严重广泛软组织损伤、骨缺损的胫腓骨干骨折,而一些不能耐受外固定、又不愿接受切开复位或内固定手术的病例则作为阶段治疗的一部分。针道感染和固定针松动是外固定架固定最常遇到的问题。

2. 闭合或切开复位内固定术　切开复位时应根据骨折部位、骨折类型及移位情况选择髓内针、钢板、锁定钢板(MIPPO)、螺钉、克氏针等固定,使骨折端达到解剖复位或功能复位。

二、康复评定

胫腓骨干骨折康复的目标是促进骨折肢体关节活动的恢复,保持肌肉力量,并恢复负重、步行、运动功能。为此,骨折的康复评定主要是对患者的疼痛情况、关节运动功能状况、运动康复安全性、骨折愈合程度及下肢功能等因素进行全面评估。

(一)疼痛评定

临床上通常采用视觉模拟评分法(VAS)。

(二)运动功能评定

1. 关节活动度测量　最常用测量和记录关节活动度的方法为中立位法(解剖 0°位法),即将解剖学中立位时的肢体位置定为 0°。当被测量者某关节出现非正常过伸情况时,要进行标记。

2. 肌力评定　进行肌力检查时,要取标准体位,受检肌肉做标准的测试动作。固定受检查肌肉附着肢体的近端,放松不受检查的肌肉,首先在承受重力的情况下观察该肌肉完成测试动作的能力,然后根据测试结果决定是否由检查者施加阻力或助力,并尽可能达到最大运动范围,进一步判断该肌肉的收缩力量。

3. 改良 Ellis 分类 胫骨骨折的改良 Ellis 分类包含了骨折类型、受伤机制、能量高低和软组织损伤程度,相对于其他分类简单而全面。

(三)综合评定量表

目前国内下肢功能评定主要采用 Hoffer 步行能力分级、Holden 步行功能分类。

(四)运动康复安全性及骨折愈合评定

对于骨折术后病例的康复,使用骨科运动康复安全性评定。

骨折愈合评定应根据患者年龄、自身机体条件、骨折部位、骨折类型、软组织损伤程度、是否为开放性骨折、使用内固定物的种类和数量,以及术后影像学复查骨痂生长情况,进行综合判断。

三、康复治疗

(一)康复治疗原则与目标

胫腓骨干骨折康复的目标是促进血肿和渗出尽早吸收,加速骨折端纤维性连接和骨痂形成,防止肌肉萎缩和关节僵硬,防止长期卧床所致各种并发症,促进肢体关节活动的恢复,并恢复负重、步行、运动功能。

康复的总体原则是非药物与药物治疗相结合,必要时手术治疗。治疗应个体化,结合患者自身情况,如年龄、性别、体重、自身危险因素、损伤部位及程度等,选择合适的康复方案。

(二)康复治疗技术

1. 运动疗法

(1)关节活动及肌力训练:①术后 1 周:伤后第 1 天即开始踝泵及足趾活动,股四头肌等长收缩;无痛后开始逐步做直抬腿、侧抬腿、后抬腿训练;膝关节、踝关节的关节活动度训练开始时间由手术医师确定,一般 1 周内就可以开始,包括坐位垂腿、仰卧垂腿、坐位抱腿、俯卧牵伸。②术后 2~6 周:增加直抬腿、侧抬腿、后抬腿训练;进一步增加膝、踝关节的关节活动度训练,包括坐位伸膝、俯卧重物悬吊伸膝、坐位俯身腘绳肌牵拉伸膝、踝关节抗阻屈伸,尽量在 3 个月内完成伸直和弯曲功能的正常;膝、踝关节的肌力训练,早期以防止萎缩或减少萎缩为主,中后期以增加肌力和肌肉体积为核心,包括静力性抗阻和动力性抗阻训练;依据骨折类型、固定后所获得的稳定性及术后复查 X 线片情况,术后 3~6 周使用双拐可保护性部分负重,但操作要慎重。③术后 7 周 ~3 个月:进行负重、平衡和提踵练习,其中负重力量训练要根据骨折愈合情况来确定,初始训练负重不超过 1/4,每 2~4 周增加 1/4,直到单腿完全负重;继续膝、踝关节的肌力训练。④术后 3 个月以后:静蹲练习;跨步练习,包括前、后及侧跨步;"台阶前向下"练习。

(2)关节松动术:是指治疗师在关节生理运动或附属运动范围内完成的一种手法操作技术,以达到维持和改善关节活动度、缓解疼痛的目的,属于被动活动范畴。手法包括摆动、滚动、滑动、旋转和牵引。

(3)本体促进技术:通过刺激人体组织的各种本体感受器,来激活和募集大量运动单位参与运动,并促进神经肌肉的恢复,常用于骨关节疾病和软组织损伤的康复治疗,以增强肌力和恢复关节活动度,包括 9 种技术,即节律性启动、节律性稳定、反复收缩、维持-放松、收缩-放松、维持-放松-主动运动、缓慢反转、慢反转-维持、缓慢反转-维持-

放松。

2. 作业治疗　生活自理是患者回归社会的重要前提，因此 ADL 训练是康复医学中非常重要的环节。其内容一般可分为进食、穿衣、洗漱、家务劳动等。ADL 训练具有选择性、多样性及目的性强等特点，方法较多，其中主要根据患者的喜好、职业及肢体功能恢复情况选择相应的作业治疗方式。

3. 物理治疗

（1）低频脉冲电磁疗：20 世纪 70 年代，Bassett 使用低频脉冲电磁场在治疗骨延迟愈合和骨不连患者过程中取得了满意效果。研究表明，低频脉冲电磁场可加快血流速度，并促进成骨细胞再生及钙沉积，刺激骨组织多种物质合成，参与骨代谢的重建偶联过程，影响骨密度，而且在骨折愈合过程中起重要调节作用。目前主要用于新鲜骨折、骨折延迟愈合、骨不连及软组织损伤等的辅助治疗。

（2）低强度脉冲超声：低强度脉冲超声刺激骨痂形成并促进骨折愈合的研究已近 60 年。2000 年 2 月，美国 FDA 已批准其在临床使用，目前主要用于新鲜骨折、骨折延迟愈合、骨不连及软组织损伤等的辅助治疗。

（3）经皮电刺激神经疗法：经皮电刺激神经疗法是应用特定频率和波宽的低频脉冲电流作用于人体，刺激感觉神经，以减轻或消除疼痛的治疗方法。其频率为 1~150Hz 可调，波宽 0.04~0.3 毫秒，没有直流电成分，输出可达 30~150mA，产生持续的、不对称的平衡双相变形方波。可缓解各种急、慢性疼痛，促进血液循环及伤口愈合，促进骨折愈合。治疗时患者可感觉局部麻胀感，根据患者耐受程度调整刺激强度。

（4）冷疗法：以低于体温的制冷物作用于机体，使组织或全身一过性降温以治疗疾病的方法称冷疗法，具有镇痛、解痉、消炎消肿、降低体温等作用，适用于急性创伤早期，是康复治疗常用的方法。主要制冷物质有冰袋、化学冰袋、冰帽等，疗法包括贴敷法、浸泡法等，可局部或全身使用。

4. 心理治疗　创伤骨折引起的疼痛常引起患者焦虑、抑郁等心理因素的改变，而焦虑、抑郁等反过来又会加剧患者疼痛，但目前临床中常被忽略。区分不同患者、不同的心理状态，并开展相应心理护理措施，可有效消除患者对治疗的焦虑、抑郁、恐惧，减轻患者心理障碍程度，促进患者早日康复，尽早回归社会。

（三）传统康复治疗技术

传统康复治疗主要包括药物、手法、固定、练功等，临床中根据病情针对性应用。

1. 药物疗法　药物疗法是治疗骨伤科疾病的一种重要方法，分为内治法和外治法。

（1）内治法：①按照损伤三期辨证用药：初期，一般在伤后 1~2 周，多采用活血化瘀、行气消瘀、清热凉血和开窍活血等方法；中期，约在 3~6 周，多采用和营止痛、接骨续筋等方法；后期，约 7~8 周后，此期瘀肿已消，但筋骨未坚实，功能尚未恢复，应治以补气养血、补益肝肾、补益脾胃等方法。对上述分期治疗原则，必须灵活变通，而对特殊病例要仔细辨证，正确施治，不可拘泥规则或机械分期。②按照损伤部位辨证用药：损伤辨证虽然同属瘀血，但由于损伤部位不同，治疗方药也不同。因此，选用主方后可根据损伤部位不同加入几味引经药，加强治疗效果，如上肢加续断、桂枝，下肢加牛膝、木瓜等。

（2）外治法：损伤外治法是对损伤局部的一种治疗方法，在骨伤科治疗中占有重要地位，常用的有敷贴药（如药膏、膏药、药散）、搽擦药（如油膏）、熏洗湿敷药、热熨药等。

2. 手法治疗　手法治疗可分为正骨手法和理筋手法。正骨手法常用拔伸、旋转、屈伸、提按、端挤、分骨等手法。理筋手法以推拿按摩手法组成，有舒筋活络、解除痉挛、理顺筋络、松解粘连等作用，常用揉法、摩法、㨰法、拿法、拨法、抖法等。现代研究证实，推拿按摩可促进局部血液循环，消退关节周围软组织炎症，降低关节内压、骨内压，缓解软组织肿胀。

3. 固定　为了维持损伤整复后的良好位置，防止骨折、脱位再移位，保证损伤组织正常愈合，在复位后必须予以固定。外固定有夹板、石膏、绷带、牵引、支架等。

4. 练功　练功疗法可以活血化瘀、消肿止痛，濡养患肢关节筋络，促进骨折愈合，防治筋肉萎缩，避免关节粘连和骨质疏松等。

（四）围手术期康复

1. 术前康复　①宣传教育：术前由主管医师、护士通过口头、书面及其他形式向患者及家属介绍围手术期处理相关事宜和有利于术后康复的建议。包括：告知患者麻醉和手术过程，减轻其恐惧、焦虑情绪，保证睡眠质量；告知患者手术方案、预期目标、可能发生的并发症及预期处理方案、预设出院标准等；鼓励患者术后早期进食、早期活动、吸氧，宣传疼痛控制及呼吸理疗等相关知识；告知患者随访时间安排及出院后关注的要点。②术前康复指导：术前有计划地进行功能训练，让患者适应并学会康复训练动作，如踝泵、股四头肌和腘绳肌等肌力训练；辅助行走器具（如助行器、拐杖）的配置及使用；气道准备，如术前雾化、咳嗽及排痰训练，改善心肺功能；床上大小便训练，预防术后尿潴留等。③术前纠正营养不良、贫血。④术前禁食 6 小时、禁水和清流质食物 2 小时。对无糖尿病病史的患者，推荐术前 2 小时饮用 400ml 12.5% 的碳水化合物饮料。

2. 术中操作及护理　尽量减少手术创伤是快速康复的重要因素；术中监测患者体温，通过手术室温度调节、加温毯、暖风机、输液加温装置等保持体温≥36℃，避免低体温；术中酌情放置手术区引流管。

3. 术后康复　①早期开始康复训练：康复师及治疗师及早介入术后功能训练。择期手术者可在术后当日开始。急症手术者在保证安全的情况下尽早开展康复训练，防止关节僵硬和肌肉挛缩。②超前、联合、多模式、个体化镇痛模式的疼痛管理。③肿胀常会影响伤口愈合，一般处理方法包括局部加压包扎、冰敷、制动、抬高患侧肢体，必要时给予消肿药物治疗。④静脉血栓栓塞的预防：手术操作尽量轻柔精细，避免静脉内膜损伤；规范使用止血带；术后抬高患肢，促进静脉回流；鼓励患者勤翻身、尽早功能锻炼、下床活动、做深呼吸及咳嗽动作；采用下肢弹力袜及间歇充气压力泵，利用机械原理促使肢体静脉血流加速；患侧肢体无法活动时，可在对侧肢体实施预防；使用药物预防如普通肝素、低分子肝素等。⑤预防术后感染。⑥在术后无漏、无感染证据的情况下，早期拔除引流管。

四、康复护理与管理

（一）患者教育

家庭康复教育是在患者出院后延续相关康复知识的支持和指导，对于需要长期家庭康复的患者有重要意义。资料显示，骨科手术患者对术后康复知识的知晓率较低。患者教育是帮助其学习并把与健康相关的行为融入日常生活的过程，能延缓疾病进展，改善医患关系，提高患者生活质量，降低患者医疗费用。骨折后的患者教育内容包括正确的康复手法、活动方式、活动量及预防并发症和二次受伤等；形式多样，包括患者宣传教育手册，利用互联网、微信、短信、健康讲堂等。

（二）社区康复

患者从医院回归社区和家庭,需要积极开展社区及家庭康复训练,因此建立健全社区康复机构非常重要。将简单有效易行的康复方案导入社区和家庭是国外先进而有效的做法。社区康复治疗引起了传统社区治疗模式的转变,尽管近年来我国政府加大了对这一领域的支持力度,但这一领域的相关研究仍很薄弱。

（三）家庭康复

家庭康复是国外比较常见的治疗方法,可以缓解疼痛,改善躯体功能,提高生活质量。家庭康复主要包括肌力、关节活动度锻炼,提高有氧活动能力等。家庭成员可协助参与,参与成员应对骨折及相关康复有一定的了解和认识,协助患者进行康复运动、预防并发症,对家庭环境做一定程度的改变,防止二次受伤等,并为患者提供更多的关心和鼓励。

（四）康复护理

骨折患者相对病程较长,恢复缓慢,较易出现并发症。因此,康复护理非常必要,能使患者积极配合治疗,有效预防并发症的发生,促进患者早日康复。①心理护理:消除患者焦虑、紧张情绪,关心体贴患者,促进康复。②饮食护理:饮食平衡有助于疾病康复,而营养本身就是一种积极治疗因素,能起到促进骨折愈合、缩短病程的作用。应让患者认识到骨折后含钙食物的重要性。根据骨折患者的代谢营养特点,鼓励患者多饮水,给予高蛋白、高糖、高维生素、含钙多的食物。③功能锻炼指导:早期合理的功能锻炼可促进患肢血液循环,消除肿胀,减少肌萎缩,保持肌肉力量,防止骨质疏松、关节僵硬和促进骨折愈合,是恢复患肢功能的保证。石膏或小夹板固定的病例,应密切观察外固定的松紧度及肢体末梢血运情况。④健康指导:加强教育,积极学习相关骨折及康复知识。一定保持良好心理状态,保持精神愉快也是预防疾病复发的重要因素。⑤有氧运动:步行、做游戏、骑自行车等有助于保持关节功能。⑥大力推进康复医院的规范化建设和管理,提高康复医院建设标准,为疾病稳定期患者提供专业、综合的康复治疗,并具备相关疾病的一般诊疗、处置能力和急诊急救能力。

（徐执扬）

第二十一节　足踝部骨折

足踝部骨折包括足部骨折和踝关节骨折,是骨科常见疾病。足部骨折一般为直接暴力损伤所致。而踝关节的解剖结构更加特殊,由于胫腓骨远端和距骨之间呈马鞍状结构构成踝穴,以便能使人体适应高低不平的路面,因此踝关节骨折无论在日常生活中或运动场上均易发生。据统计,踝关节骨折及踝部韧带损伤占全身损伤的 4%~5%,多由间接暴力引起,如外翻、内翻或外旋等。

一、概述

（一）定义

1. 足部骨折　足部骨折通常是指发生于足部跟骨、距骨、跖骨、趾骨等的骨折。多因局部直接暴力损伤所致,也可因长期不当负重导致疲劳骨折,而且足骨病变也可引起病理性骨折。骨折后局部肿胀、压痛、畸形明显。足部骨折一般均为直接暴力损伤所致。跟骨骨折因高处坠落后足跟着地而致,距骨骨折由于重物打压、碾压等而致。足弓异常使足骨承受异常应力、长距离行走及短期内大运动量活动可引起疲劳骨折。足骨肿瘤是病理性骨折的常见原因。

2. 踝关节骨折　踝关节由胫腓骨远端与距骨组成,其骨折、脱位是骨科常见损伤,多由间接暴力引起踝部扭伤后发生。根据暴力方向、大小及受伤时足的位置的不同,可引起各种不同类型的骨折。

临床常用的踝关节损伤分类方法是 Lange-Hansen 分类法、Davis-Weber 分类法和 AO 分类法。

(1)Lange-Hansen 分类法:于 1950 年提出,根据足在受伤时的位置和暴力的方向分型,是踝关节骨折第一个现代分类方法。对于踝关节不稳定骨折的闭合复位有指导意义。但由于此分类较复杂,临床广泛应用有一定困难。

(2)Davis-Weber 分类法:根据外踝骨折的位置,把踝关节骨折分为 A、B、C 3 型,分类较简单,使用方便,但却不能说明整个踝关节各种复杂改变。

(3)AO 分类法:国际创伤学会(AO)进一步细化了 Davis-Weber 分类法,提出了 AO 分类法。根据腓骨高度与下胫腓联合的关系将踝关节骨折分为 A、B、C 3 型。此分型容易理解、掌握,重视腓骨和下胫腓联合是踝关节协调稳定的重要因素,适用于指导踝关节骨折的手术治疗。

（二）临床表现

足部骨折后局部疼痛、肿胀、畸形、皮下瘀斑,活动受限、行走困难等。踝关节骨折后,局部疼痛、肿胀明显,瘀斑,出现内翻或外翻畸形,不敢活动踝关节,不能行走,内踝或外踝有明显压痛,纵轴叩击痛阳性,并可有骨擦感、骨擦音。

（三）辅助检查

1. X 线检查　一般情况下,踝关节正侧位 X 线片,即可得到正确的诊断和分类分型。摄正位片时,应将小腿内旋 20°,使通过踝关节的轴线与 X 线平行。

在此踝关节正位片上,正常踝关节可见:①踝关节间隙平行,间距相等。②踝关节的 Shenton 线(申顿线)光滑无阶梯状。所谓 Shenton 线,指胫骨远端关节面,其软骨下致密骨质的轮廓,通过下胫腓韧带联合间隙,和腓骨内侧一小骨突起,呈一连续弧形连线。腓骨上的小突起,正对胫骨下关节面的软骨下骨质水平。③距骨外侧关节面的远端与腓骨远端隐窝(腓骨肌腱所在处)也连续成一弧线。

踝关节骨折时,小腿 20° 内旋正位 X 线片可见:①踝关节面不平行,间距不等;②上述 Shenton 线发生阶梯改变,不相衔接;③距骨外侧关节面远端与腓骨隐窝不成连续弧线。

2. CT 检查　CT 能分辨出普通 X 线片上不易察觉的踝关节冠状、矢状骨折线及某些微小骨折。必要时可考虑选择。

3. 特殊检查　必要时麻醉后在应力下摄片,根据需要在内翻、外翻、背伸、跖屈应力下摄踝关节正位、侧位片;在旋前 - 外旋型骨折,可发生高位腓骨骨折,勿忘检查,若有可能,务必摄片确诊。

（四）诊断要点

诊断需根据患者病史、症状、体征、X 线表现等检查作出。X 线检查应拍摄踝关节正位、侧位和踝穴位片。但在踝关节损伤时,有时会发生腓骨颈高位骨折,应注意检查,避免漏诊。对于高位的外踝或腓骨骨折,应注意评价下胫腓关节损伤的可能。另外,需注意检查其他合并损伤,如周围韧带损伤,腓骨肌腱、跟腱、胫后肌腱等损伤,距骨骨软骨损伤,神经和血管损伤等。

(五)药物治疗

1. 中药治疗　中药促进骨折断端愈合的方法有内治法和外治法。内治法根据骨折所处时期辨证论治,外治法主要有外敷、熏洗(如前所述)及中药超声透入法等。骨愈汤益气活血、祛瘀生新、补肝肾、强筋骨,可使瘀去新生、促进骨折断端愈合;中药熏洗如应用透骨草、伸筋草、制草乌、制川乌、独活、羌活、当归、川芎、丹参等外洗,药力与热力的结合可使中草药的药性发挥得更快、更强。药物的吸收可缓解肌肉挛缩,从而达到活血化瘀、理气止痛的功效。

2. 镇痛药物　对非甾体抗炎药(NSAID)治疗无效或不耐受者,可使用非 NSAID、阿片类镇痛剂、对乙酰氨基酚与阿片类药物的复方制剂。但需要强调的是,阿片类药物的不良反应和成瘾性发生率相对较高,建议谨慎采用。

(六)手术治疗

足踝部骨折复位不佳会导致关节活动度受限、疼痛及创伤性关节炎等,因此整复时的解剖对位是关节功能恢复的重要前提。为了达到准确复位,近年来,更多采用内固定技术。踝关节骨折治疗中仍采用外固定和内固定两种方法。内固定治疗的优点在于骨折断端复位准确可靠,不难达到解剖复位,固定确定,可以早期进行踝关节功能锻炼。手术目的是减轻或消除患者疼痛症状,改善关节功能和矫正畸形。

踝关节骨折中应用的内固定方法较多,包括克氏针、张力带、普通螺钉、加压螺钉及金属板钉等。克氏针内固定是较早期的内固定技术,操作简单,骨膜及周围软组织剥离少,但固定不坚实是其最大弱点。张力带技术是 AO 组织推荐在骨端骨折中广泛使用的方法,在尺骨鹰嘴骨折及髌骨骨折中成为主要固定手段,在踝关节骨折中的适应证是相同的,即 A 型骨折的外踝和各型骨折的内踝短横行骨折,而在外踝的 B、C 型骨折及内踝的长斜行骨折中,张力带失去生物力学优势。加压螺钉是近年来公认作为固定短小肢端骨折的有效方法,长处在于骨折复位后无须广泛剥离,骨折断端加压,固定坚强稳定。

二、康复评定

对于足踝部骨折,首先要了解病史和临床治疗过程,如骨折的原因、时间、部位、性质、有无合并伤、治疗方法(是否手术治疗),骨折固定的方式、范围、时间,功能障碍的部位和程度,有无休克及重要脏器损伤。治疗目的是尽可能恢复正常的解剖关系和生理功能,减轻功能障碍、指导患者及其家人了解该疾病和治疗情况。为此,足踝部骨折的康复评定主要是对患者的骨折愈合情况、疼痛情况、关节运动功能状况、日常生活活动能力和心理因素等进行全面评估。

(一)骨折愈合评定

评定内容包括骨折对位,骨痂形成,延迟愈合或未愈合,有无假关节、畸形愈合,有无感染、血管神经损伤、骨化性肌炎等。

(二)疼痛评定

常用评定方法:视觉模拟评分法、数字分级评分法、语言分级评分法、Wong-Baker 面部表情量表。

（三）运动功能评定

1. 关节活动度测量　最常用测量和记录关节活动度的方法为中立位法（解剖 0° 位法），即将解剖学中立位时的肢体位置定为 0°。当被测量者某关节出现非正常过伸情况时，要进行标记。

2. 肌力评定　进行肌力检查时，要取标准体位，受检肌肉做标准的测试动作。固定受检查肌肉附着肢体的近端，放松不受检查的肌肉，首先在承受重力的情况下观察该肌肉完成测试动作的能力，然后根据测试结果决定是否由检查者施加阻力或助力，并尽可能达到最大运动范围，进一步判断该肌肉的收缩力量。

3. 平衡及协调功能评定

（1）平衡功能评定：临床上常用的平衡功能评定方法包括平衡反应评定、伯格平衡量表，应用仪器进行不同体位的动态和静态平衡功能评定等。足踝部骨折患者可应用伯格平衡量表来预测患者跌倒的危险性。

（2）协调功能评定：在进行协调功能评定时，患者意识必须清晰，能够充分配合。另外，患者肢体的肌力必须 4 级以上，否则评定无意义。临床上常用的评定动作有指鼻试验、指指试验、轮替试验、还原试验、示指对指试验、拇指对指试验、握拳试验、跟 - 膝 - 胫试验、旋转试验、拍地试验、拍手试验、画圆试验等。

（四）综合评定量表

临床常用的综合评定量表有 WOMAC 评分、AIMS2，以及美国矫形足踝协会踝 - 后足评分系统等。

（五）日常生活活动能力和生活质量评定

日常生活活动能力评定常用的量表为改良 Barthel 指数。生活质量评定常用的量表是 SF-36、WHO-QOL-100 等。

三、康复治疗

（一）康复治疗原则与目标

足踝部康复的原则是确保固定的坚实可靠；肢体固定和训练要同步进行，预防制动综合征的发生；康复训练在骨折愈合的不同阶段有不同的重点。非药物与药物治疗相结合，必要时手术治疗。治疗应个体化，结合患者自身情况，如年龄、性别、体重、自身危险因素、病变部位及程度等，选择合适的康复方案。

足踝部骨折的康复目标是减轻或消除疼痛，控制病情，改善或恢复关节功能，改善生活质量。

（二）康复治疗技术

1. 运动疗法　根据损伤及手术特点，为使足踝部骨折固定可靠、愈合良好，有一些患者需要石膏托或支具固定，一般需戴 2~4 周左右。手术后早期功能活动锻炼对于促进循环、消退肿胀、防止深静脉血栓具有重要意义。如直抬腿锻炼，腿部肌力锻炼；若患者患肢未行石膏固定，可早期行踝主动关节活动度锻炼，主动屈伸和内外翻踝关节，缓慢、用力、最大限度（活动程度一般以出现轻微疼痛为限，在该位置点上维持数秒），循序渐进。锻炼后第 2 日若出现明显肿胀、疼痛时，需要减少甚至停止锻炼，必要时复查 X 线以了解骨折情况。术后 4~8 周，根据 X 线检查结果，由专业医师决定是否开始下肢负重（此期可酌情拆除石膏或支具固定）。手术 3 个月后，可以开始由慢走过渡至快走练习。根据行走的稳定度，从双拐逐渐向单拐、手杖过渡，直至弃拐。逐渐提高行走速度，一般不建议 3 个月后开始体育活动，手术 6 个月后开始为宜。手术 6 个月后，开始恢复体力劳动及运动。增加负重及单腿负重下的锻炼。单腿站立及跨步训练，继续加强肌力及踝关节本体感觉训练，开始适应工作环境，逐渐恢复工作，逐渐了解环境中存在的障碍，避免二次伤害，根据自身情况逐渐增加工作时间及强度。

2. 物理治疗　物理治疗能增强血管通透性，改善微循环，调节内分泌，加强组织机体的新陈代谢，降低感觉神经兴奋性，从而达到消炎、止痛、解痉，促进血液循环和组织修复的治疗目的。物理治疗的种类很多，如中频电疗法、短波 / 超短波疗法、超声波疗法、激光疗法等，可在康复阶段选择应用。

冷敷是一种采用比人体温度低的物理方法（冰、冷水、冷冻剂、医用冰敷机等）来刺激机体，而达到降温、止痛、止血、消肿，促进创伤修复和愈合的一种治疗方法。通过临床观察证实，冷敷对减轻足踝部骨折局部肿胀及疼痛有显著疗效，且具有高效无毒、成本低、易操作、不良反应少、患者依从性好等优点，能有效缩短患者因肿胀及张力性水疱形成的手术等待时间，有利于患者早期手术治疗，早期恢复。

3. 心理治疗　心理康复要贯穿围手术期的始终，术前即开始对患者进行心理康复，向患者讲解手术后早期功能锻炼的重要性，以取得配合。大多数患者由于手术部位疼痛及周围肿胀而不敢活动，并存在心理误区，害怕活动后骨折部位移位而加重疼痛并影响日后关节功能，因此应向患者讲解手术内固定牢固，结合正确的锻炼并不会造成骨折移位。而且术后早期功能锻炼非常重要，不仅可以消肿，还可以预防关节囊及韧带粘连挛缩，有利于踝关节功能的恢复。教会具体规范的锻炼方法，且锻炼应循序渐进，对患者的每一点进步要给予肯定及鼓励，以增强患者信心，提高锻炼的主观能动性。对患者训练中存在的问题给予合理解释，以增强信任感。

4. 康复医学工程　对足踝部骨折患者而言，无论是手术治疗还是保守治疗，早期穿戴支具负重对踝关节功能的影响不明显，但相对风险有所增加。气囊护具在改善患者踝关节活动度、缓解疼痛、增强舒适感方面均明显优于其他支具，但在消除水肿方面无显著差异。治疗后 6 周或 12 周随访发现，使用外固定支具早期负重和未早期负重对患者踝关节活动度等功能改善无显著差异，但使用支具早期负重的患者踝关节骨折不愈合事件增多。对于不同支具的比较结果显示，仅使用绷带固定的患者在治疗结束时踝关节的背伸活动度优于其他支具。而在支具中内衬压力袜并不能解决踝关节肿胀的问题。

（三）传统康复治疗技术

1. 中药外敷、熏洗　在功能锻炼基础上，对足踝部骨折患者进行中药熏洗可获得良好康复效果。传统中医认为，骨折早期骨断筋离，血溢脉外，病机为气血凝滞，经络不畅，需活血化瘀，消肿止痛。通过中药外敷、熏洗，可起到疏经通络、调理气血、散瘀活血、舒利关节之效。

2. 推拿按摩　近年来，相关医学研究表明，在四肢骨折患者的康复治疗中，中医传统关节粘连松解术具有较好的应用效果。运用手法对骨折部位邻近的小关节进行适当的松解，有利于足踝部关节功能的改善。

四、康复护理与管理

（一）患者教育

长期疼痛常引起患者焦虑、抑郁等心理因素的改变（可用90项症状自评量表进行评定），而焦虑、抑郁等反过来又会加剧患者疼痛，但目前临床中常被忽略。研究发现，疼痛不仅是生物性因素所致，还与患者心理方面密切相关，建议临床过程中加强护理关怀，尤其是一些应用药物不能有效止痛的患者，特别要注意心理因素的影响。

（二）社区康复

由于医疗资源短缺，以医院为基础的康复花费较大，这就迫切需要利用社区资源进行社区康复。将简单有效易行的康复方案导入社区和家庭是国外先进而有效的做法。Lin等把106例患者分成干预组和对照组，干预组利用公共游泳池进行水中运动训练，对照组进行每月健康教育和每季电话随访，随访12个月，结果显示，训练组平均依从性是70%，明显缓解了疼痛，改善了躯体功能、日常生活活动能力，由此得出结论，利用社区资源进行水中训练可行。Hay等进行了一项多中心临床随机对照试验，随访12个月，结果显示，3个月时社区物理治疗疗效明显，患者自我满意度提高，NSAID使用减少15%，躯体功能明显改善，然6个月或12个月时，虽有功能改善但没有统计学意义。社区康复治疗引起了传统社区治疗模式的转变，尽管近年来我国政府加大了对这一领域的支持力度，但这一领域的相关研究仍很薄弱。

（三）家庭康复

家庭康复可以缓解疼痛，改善躯体功能，提高生活质量。家庭康复主要包括肌力、关节活动度锻炼，提高有氧活动能力等。Richards等通过121例多中心临床随机对照研究，发现股四头肌锻炼是有效的，疗效不差于NSAID。各研究采用训练方法不同，有直腿抬高训练加股四头肌等长收缩、股四头肌等张收缩，24式杨氏简化太极拳，8式太极拳等。

（四）康复护理

足踝部骨折术后的康复时间较为漫长，需要加强临床护理与治疗工作，以利于足踝部功能的早日康复。康复护理工作是依据患者实际病情采取的个体化护理方案，从心理、生理等方面加强护理，对其心理状态进行稳定，提高配合度，选择优良舒适的住院环境，保证护理工作的专业性，以防康复期间引发不必要的心理障碍、并发症等情况。主要包括护理人员统一对患者进行心理指导、健康指导、用药指导等，告知患者注意事项。

（陈兆军）

参考文献

1. Abram SGF, Beard DJ, Price AJ.National consensus on the definition, investigation, and classification of meniscal lesions of the knee[J].Knee, 2018, 25(5): 834-840.

2. Bastian JD, Turina M, Siebenrock KA, et al.Long-term outcome after traumatic anterior dislocation of the hip[J]. Arch Orthop Trauma Surg, 2011, 131(9): 1273-1278.

3. Bell S.Elbow instability, mechanism and management[J].Curr Orthop, 2008, 22(2): 90-103.

4. Sherrington C, Tiedemann A, Cameron I.Physical exercise after hip fracture：an evidence overview［J］.Eur J Phys Rehabil Med, 2011, 47(2): 297-307.

5. Crenshaw AH.Fractures of shoulder, arm and forearm［M］//Canale ST, Daugherty K, Jones L.Campbell's Operative Orthopaedics.10th edition.St Louis：Mosby, 2003：3049-3058.

6. Copas D, Talbot JC.Clinical assessment of the elbow［J］.Orthop Trauma, 2016, 30(4): 291-300.

7. Diab HS, Hamed MM, Allam Y.Obscure pathology of pulled elbow：dynamic high-resolution ultrasound-assisted classification［J］.J Child Orthop, 2010, 4(6): 539-543.

8. Dohi D.Confirmed specific ultrasonographic findings of pulled elbow［J］.J Pediatr Orthop, 2013, 33(8): 829-831.

9. Duckworth AD, Ring D, Kulijdian A, et al.Unstable elbow dislocations［J］.J Shoulder Elbow Surg, 2008, 17(2): 281-286.

10. Edwardson S, Murray O, Joseph J, et al.Paediatric supracondylar fractures：an overview of current management and guide to open approaches［J］.Orthop Trauma, 2013, 27(5): 303-311.

11. Azar FM, Beaty JH.Campbell's Operative Orthopaedics［M］.14th edition.Amsterdam：Elsevier, 2020.

12. Gouse M, Albert S, Inja DB, et al.Incidence and predictors of radial nerve palsy with the anterolateral brachialis splitting approach to the humeral shaft［J］.Chin J Traumatol, 2016, 19(4): 217-220.

13. Hanel DP, Ruhlman SD, Katolik LI, et al.Complications associated with distraction plate fixation of wrist fractures［J］.Hand Clin, 2010, 26(2): 237-243.

14. Hobgood ER, Khan SO, Field LD.Acute dislocations of the adult elbow［J］.Hand Clin, 2008, 24(1): 1-7.

15. Hoekstra JC, Goosen JH, De Wolf GS, et al.Effectiveness of multidisciplinary nutritional care on nutritional intake, nutritional status and quality of life in patients with hip fractures：a controlled prospective cohort study［J］.Clin Nutr, 2011, 30(4): 455-461.

16. Hogan A, Heppert VG, Suda AJ.Osteomyelitis［J］.Arch Orthop Trauma Surg, 2013, 133(9): 1183-1196.

17. Hung WW, Egol KA, Zuckerman JD, et al.Hip fracture management：tailoring care for the older patient［J］.Jama, 2012, 307(20): 2185-2194.

18. Cioppa-Mosca J, Cahill JB, Cavanaugh JT, 等 . 骨科术后康复指南［M］. 陆芸, 周谋望, 李世民, 主译 . 天津：天津科技翻译出版公司, 2009.

19. Mak JC, Cameron ID, March LM.Evidence-based guidelines for the management of hip fractures in older persons：an update［J］.Med J Aust, 2010, 192(1): 37-41.

20. Jo MJ, Gardner MJ.Proximal humerus fractures［J］.Curr Rev Musculoskelet Med, 2012, 5(3): 192-198.

21. Kearney RS, Mckeown R, Stevens S, et al.Cast versus functional brace in the rehabilitation of patients treated for an ankle fracture：protocol for the UK study of ankle injury rehabilitation(AIR)multicentre randomised trial ［J］.BMJ Open, 2018, 8(12): e027242.

22. Koca K, Ege T, Kurklu M, et al.Spiral-medial butterfly fractures(AO-12-B1)in distal diaphysis of humerus with rotational forces：preliminary results of open reduction and plate-screw fixation［J］.Eur Rev Med Pharmacol Sci, 2015, 19(23): 4494-4497.

23. Köse A, Aydin A, Ezirmik N, et al.A comparison of the treatment results of dpen reduction internal fixation and intramedullary nailing in adult forearm diaphyseal fractures［J］.Ulus Travma Acil Cerrahi Derg, 2017, 23(3): 235-244.

24. Kumar V, Rathinam M.Fractures of the shaft of humerus［J］.Orthop Trauma, 2013, 27(6): 393-402.

25. Maxey L, Magnusson J.骨科术后康复[M].蔡斌,蔡永裕,主译.3 版.北京:人民卫生出版社,2017.

26. Logersted DS, Scalzitti DA, Bennell KL, et al.Knee pain and mobility impairments:meniscal and articular cartilage lesions revision 2018[J].J Orthop Sports Phys Ther, 2018, 48(2): A1-A50.

27. Mink JH, Levy T, Crues JV, 3rd.Tears of the anterior cruciate ligament and menisci of the knee: MR imaging evaluation[J].Radiology, 1988, 167(3): 769-774.

28. Münter KH, Clemmesen CG, Foss NB, et al.Fatigue and pain limit independent mobility and physiotherapy after hip fracture surgery[J].Disabil Rehabil, 2018, 40(15): 1808-1816.

29. Nazar MA, Mansingh R, Bassi RS, et al.Is there a consensus in the management of distal radial fractures?[J]. Open Orthop J, 2009, 3: 96-99.

30. Omid R, Choi PD, Skaggs DL.Supracondylar humeral fractures in children[J].J Bone Joint Surg Am, 2008, 90 (5): 1121-1132.

31. Ozkaya U, Kiliç A, Ozdoğan U, et al.Comparison between locked intramedullary nailing and plate osteosynthesis in the management of adult forearm fractures[J].Acta Orthop Traumatol Turc, 2009, 43(1): 14-20.

32. Pal JN, Biswas P, Roy A, et al.Outcome of humeral shaft fractures treated by functional cast brace[J].Indian J Orthop, 2015, 49(4): 408-417.

33. Pfeifer CG, Grechenig S, Frankewycz B, et al.Analysis of 213 currently used rehabilitation protocols in foot and ankle fractures[J].Injury, 2015, 46(Suppl 4): 51-57.

34. Popkin CA, Levine WN, Ahmad CS.Evaluation and management of pediatric proximal humerus fractures[J].J Am Acad Orthop Surg, 2015, 23(2): 77-86.

35. Roberts KC, Brox WT.AAOS clinical practice guideline: management of hip fractures in the elderly[J].J Am Acad Orthop Surg, 2015, 23(2): 138-140.

36. Rosen JE, Chen FS, Hiebert R, et al.Efficacy of preoperative skin traction in hip fracture patients: a prospective, randomized study[J].J Orthop Trauma, 2001, 15(2): 81-85.

37. Sanders S, Tejwani N, Egol KA.Traumatic hip dislocation--a review[J].Bull NYU Hosp Jt Dis, 2010, 68(2): 91-96.

38. Suciu O, Onofrei RR, Totorean AD, et al.Gait analysis and functional outcomes after twelve-week rehabilitation in patients with surgically treated ankle fractures[J].Gait Posture, 2016, 49: 184-189.

39. Sureshan S, Eugene S, Patrick W, et al.Mercer 骨科创伤学[M].张英泽,主译.10 版.北京:人民卫生出版社, 2016: 671-679, 303-304.

40. Bukata SV, Digiovanni BF, Friedman SM, et al.A guide to improving the care of patients with fragility fractures [J].Geriatr Orthop Surg Rehabil, 2011, 2(1): 5-37.

41. Chesser TJ, Handley R, Swift C.New NICE guideline to improve outcomes for hip fracture patients[J].Injury, 2011, 42(8): 727-729.

42. Taha AM.The treatment of pulled elbow: a prospective randomized study[J].Arch Orthop Trauma Surg, 2000, 120(5-6): 336-337.

43. Tinetti ME, Kumar C.The patient who falls: "It's always a trade-off"[J].Jama, 2010, 303(3): 258-266.

44. Trampuz A, Zimmerli W.Diagnosis and treatment of infections associated with fracture-fixation devices[J]. Injury, 2006, 37(Suppl 2): 59-66.

45. Visna P, Vlcek M, Valcha M, et al.Management of diaphyseal forearm fractures using LCP angle- stable fixation

devices and intramedullary nailing[J].Rozhl Chir, 2009, 88(12): 708-715.

46. Roberts KC, Brox WT, Jevsevar DS, et al.Management of hip fractures in the elderly[J].J Am Acad Orthop Surg, 2015, 23(2): 131-137.

47. Zimmerli W.Clinical presentation and treatment of orthopaedic implant-associated infection[J].J Intern Med, 2014, 276(2): 111-119.

48. 陈菊华.骨折的社区康复指导[J].社区医学杂志, 2010, 8(22): 15-16.

49. 陈孝平, 汪建平.外科学[M].8 版.北京: 人民卫生出版社, 2013.

50. 陈友银, 王振华.运动疗法联合中医综合疗法治疗早期创伤性半月板损伤效果观察[J].实用中医药杂志, 2018, 34(1): 6-8.

51. 戴闽, 帅浪.骨科运动康复[M].2 版.北京: 人民卫生出版社, 2016.

52. 国家中医药管理局医政司.中医病证诊断疗效标准: 中华人民共和国中医药行业标准[M].北京: 中国中医药出版社, 2012: 205-206.

53. 邓伟, 丁雪勇, 文涛.关节镜半月板成形术联合功能锻炼治疗膝关节半月板损伤的效果及其对关节功能和活动度的影响[J].中国医药导报, 2016, 13(9): 108-111.

54. 董俊杰, 舒钧.骨质疏松性股骨粗隆间骨折的综合治疗进展[J].中国骨质疏松杂志, 2013, 19(6): 635-640.

55. 方小林, 冯建忠.中西医结合治疗髌骨骨折 52 例临床分析[J].吉林医学, 2015, 36(14): 3017-3018.

56. 冯帆, 邓洲铭, 冉兵, 等.旋前与旋后复位修复小儿桡骨头半脱位比较的 Meta 分析[J].中国组织工程研究, 2015, 19(33): 5402-5407.

57. 骨折后康复的专家共识[G]// 浙江省医学会物理医学与康复学分会.2014 年浙江省物理医学与康复学学术年会论文汇编.杭州: 浙江省医学会物理医学与康复学分会, 2014: 6.

58. 顾晓园, 王彤, 侯红, 等.全髋关节置换术后的评估和康复[J].中华物理医学与康复杂志, 2002, 24(10): 636-638.

59. 关骅, 张光铂.中国骨科康复学[M].北京: 人民军医出版社, 2011.

60. 何芬琴, 黄燕萍, 王苏琴.下肢骨折患者出院后家庭康复护理研究[J].中国中医急症, 2008, 17(12): 1797-1798.

61. 何红英, 张建政, 王晓伟, 等.Acumed 前臂髓内钉治疗成人前臂双骨折[J].中国骨伤, 2018, 31(9): 803-807.

62. 黄房珍, 范柳萍, 李晓芳, 等.膝关节镜前交叉韧带重建术患者的健康教育[J].护理实践与研究, 2015, 12(6): 149-151.

63. 黄晓琳, 燕铁斌.康复医学[M].5 版.北京: 人民卫生出版社, 2013.

64. 霍力为, 王广伟, 庾伟中, 等.同一机构 1 年 1875 例桡骨远端骨折流行病学分布特征[J].中国组织工程研究, 2012, 16(30): 5591-5595.

65. 姜楠, 覃承诃, 余斌.骨折内固定术后感染抗生素治疗的新进展[J].中国矫形外科杂志, 2015, 23(16): 1489-1492.

66. 蒋协远.肘部骨折脱位的治疗进展[J].中国骨伤, 2010, 23(9): 645-647.

67. 李明洁, 梁玉梅.医院家庭一体化功能锻炼护理对骨折术后患者康复效果分析[J].当代护士: 中旬刊, 2017(7): 41-42.

68. 李志华.早期康复护理在全髋关节置换术后患者髋关节功能恢复中的应用效果[J].中国医药指南, 2014, 12(4): 215-216.

69. 刘丽 . 功能锻炼结合骨折康复护理在临床中的应用研究[J]. 社区医学杂志，2014，12（18）：13-15.

70. 刘四海，王飞，韩新祚，等 . 老年髋部骨折患者围术期特点及术后早期康复的疗效[J]. 中华老年医学杂志，2018，37（12）：1337-1339.

71. 刘元标，朱明跃 . 老年髋部骨折康复进展[J]. 实用老年医学，2018，32（6）：509-513.

72. 娄思权，白卫东 . 膝关节半月板损伤的核磁共振诊断价值[J]. 北京医科大学学报，1995（1）：23-24.

73. 马颜，徐孝岩 . 复杂性肘关节骨折脱位的诊治进展[J]. 医学综述，2014，20（3）：475-478.

74. 裴福兴，陈安民 . 骨科学[M]. 北京：人民卫生出版社，2016：204-218.

75. 齐向北，张英泽，潘进社，等 . 术后早期康复训练对高龄髋关节置换患者功能恢复的影响[J]. 中华物理医学与康复杂志，2009，31（3）：188-191.

76. 曲道奎，王海奎，焦守国，等 . 老年肱骨近端骨折手术和保守治疗的成本效果分析[J]. 中华临床医师杂志：电子版，2017，11（3）：430-434.

77. 司徒炫明，张培训 . 前臂双骨干骨折的治疗综述[J]. 实用骨科杂志，2016，22（7）：619-622.

78. 孙立伟，杨建全，弥军民 . 运动康复疗法对早期创伤性半月板损伤患者 Lysholm 膝关节评分及 Barthel 指数的影响[J]. 河北医药，2017，39（17）：2620-2622.

79. 孙树椿，孙之镐 . 临床骨伤科学[M].2 版 . 北京：人民卫生出版社，2014：420-496.

80. 覃欢，蓝海宏，胡宗，等 . 股骨粗隆间骨折的研究进展[J]. 中外医学研究，2019，17（15）：186-188.

81. 谭群芳，关万香，陈敏，等 . 健康教育在骨折护理中的应用效果评价[J]. 数理医药学杂志，2015，28（10）：1542-1543.

82. 唐颂军，刘嵘，裴海涛 . 术后早期系统康复治疗对高龄半髋置换术患者的影响[J]. 实用临床医药杂志，2019，23（7）：16-19.

83. 万福安，李无阴 . 肘部损伤[M]. 北京：人民卫生出版社，2008：246-267.

84. 王纪亮，许建中 . 桡骨远端骨折治疗进展[J]. 中国矫形外科杂志，2005，13（16）：1260-1262.

85. 王立德，潘孝云 . 国内诊治膝关节交叉韧带损伤的概况和进展[J]. 医师进修杂志：外科版，2005，28（10）：7-10.

86. Thomas P Rüedi，Richard E Buckley，Christopher G Moran. 骨折治疗的 AO 原则[M]. 危杰，刘璠，吴新宝，等主译 .2 版 . 上海：上海科学技术出版社，2010：476-505.

87. 王茂斌 . 康复医学科诊疗常规[M]. 北京：中国医药科技出版社，2012.

88. 王亦璁 . 骨与关节损伤[M].4 版 . 北京：人民卫生出版社，2007.

89. 魏小康，赵金忠 . 半月板损伤治疗研究进展[J]. 国际骨科学杂志，2012，33（2）：114-117.

90. 吴军，张维杰 . 物理因子治疗技术[M].2 版 . 北京：人民卫生出版社，2014.

91. 吴素娟，王立新，杨意 . 系统性康复护理在关节镜下前交叉韧带重建术患者中的应用[J]. 齐鲁护理杂志，2014，20（6）：81-82.

92. 吴在德，吴肇汉 . 外科学[M].6 版 . 北京：人民卫生出版社，2006.

93. 胥少汀，葛宝丰，徐印坎 . 实用骨科学[M].4 版 . 北京：人民军医出版社，2012.

94. 许娜，夏焙，陶宏伟，等 . 桡骨小头半脱位的超声诊断及其临床意义[J]. 中国医学影像技术，2017，33（7）：1057-1060.

95. 燕铁斌 . 骨科康复评定与治疗技术[M].4 版 . 北京：人民军医出版社，2015.

96. 杨迪生，李建华，范顺武，等 . 临床骨科康复学[M]. 北京：中国医药科技出版社，2007.

97. 叶胜伟，Jonathan Thomas Juzi. 骨科康复实践[M]. 北京：人民军医出版社，2010.

98. 于野，赵振洪 . 全髋关节置换与人工股骨头置换治疗股骨颈骨折的近期疗效[J]. 临床骨科杂志，2018，

21（1）：47-49.

99. 于长隆. 骨科康复学［M］. 北京：人民卫生出版社，2010.

100. 岳亮，张长杰. 膝关节韧带损伤康复治疗的研究进展［J］. 中国医师进修杂志，2006，29（32）：63-65.

101. 张红梅，梁程亮，凌映月，等. 早期康复护理干预对关节镜下前交叉韧带重建术后功能恢复的影响［J］. 中国医药科学，2015，5（7）：107-109，115.

102. 张世民，李海丰，黄轶刚. 骨折分类与功能评定［M］. 北京：人民军医出版社，2008.

103. 张宇明，郝永壮，高刚. 股骨粗隆间骨折内固定系统研究进展［J］. 实用骨科杂志，2014，20（3）：243-246.

104. 赵莉. 110 例人工关节置换术治疗股骨颈骨折患者的康复护理［J］. 中国实用医药，2011，6（10）：205-206.

105. 赵连辉. 膝关节韧带损伤的 MRI 表现及临床价值［J］. 中国医药指南，2015，13（4）：183.

106. 赵永红. 膝关节半月板损伤中西医治疗及护理［J］. 现代养生，2015（9）：69.

107. 郑玉晨，张金利，舒衡生. 髌骨骨折的治疗现状［J］. 中国矫形外科杂志，2018，26（20）：1877-1881.

108. 中国健康促进基金会骨病专项基金骨科康复专家委员会. 骨科康复中国专家共识［J］. 中华医学杂志，2018，98（3）：164-170.

109. 中华医学会. 临床诊疗指南：创伤学分册［M］. 北京：人民卫生出版社，2007：560-561.

110. 中华医学会骨科学分会骨质疏松学组. 骨质疏松性骨折诊疗指南［J］. 中华骨科杂志，2017，37（1）：1-10.

111. 朱翠翠，郑海霞，李欢. 护理干预对老年股骨粗隆间骨折患者术后疼痛及髋关节功能恢复的影响［J］. 临床医学研究与实践，2018，3（33）：161-162.

112. 朱建英，叶文琴. 创伤骨科护理学［M］. 2 版. 北京：科学出版社，2017.

第九章

儿童骨关节疾病康复

第一节　发育性髋关节脱位

发育性髋关节脱位(developmental dysplasia of the hip, DDH)又称发育性髋关节发育不良,是一种较为常见的小儿矫形外科疾病。该病在儿童中发病率较高,常见于女性儿童,女性发病率是男性的4倍。随着患儿年龄的增长,DDH的症状也呈现出动态性和进展性变化,可能会随着患儿的生长发育,症状会出现好转或加重。至于发病侧别,多见左侧高于双侧,双侧高于右侧。家族中上代有髋关节脱位者,其下代发生率高达36%,孪生姐妹均发病的占5%~6%。

一、概述

(一)定义

DDH系指生长过程中,因先天或后天因素而导致的股骨头与髋臼丧失正常解剖关系,进而形成髋关节一系列包括骨性、软骨性及软组织等病理改变的疾病。DDH的病因尚不明确,一般认为与胎先露体位、剖宫产、遗传因素有关。DDH包括髋关节可复位和不可复位的脱位、易脱位及半脱位,以及新生儿及婴儿的髋发育不良(髋臼及股骨近端的骨发育不全)。

(二)临床表现

1. 症状及体征　双侧会阴部增宽,双侧脱位更加明显,患侧内收肌紧张,患髋外展活动受限,且处于屈曲位,蹬踩力量低于另外一侧。

双侧大腿内侧皱纹不对称,患侧皮纹皱褶增多、加深,但有假阳性。假阴性患侧肢体较健侧肢体短缩,牵动患肢时,有弹响声或弹响感。

2. 体格检查

(1)屈膝屈髋外展试验:双髋、双膝各屈至90°后外展不能达到70°~80°,应怀疑本病,只能外展至50°~60°则为阳性,若只能外展至40°~50°则为强阳性,若听到弹响后才能外展至90°,表示脱位已复位。

(2)Galeazzi征:患者仰卧位,屈髋屈膝90°,患侧膝关节低于健侧,则为阳性。

(3)Ortolani征:患儿平卧,屈膝、屈髋各90°,检查者面对小儿臀部,两手握住双膝同时外展、外旋,正常膝外侧面可触及床面,当外展一定程度受限,而膝外侧不能触及床面,称外展试验阳性。当外展至一定程度突然弹跳,则外展可达90°,则为Ortolani征阳性,是髋关节脱位最可靠体征。一旦出现Ortolani征阳性,就可以确诊为髋关节脱位。

(4)Barlow征:是诊断髋关节发育不良,髋关节不稳定的可靠方法。患儿仰卧位,检查者面对婴儿臀部,双髋、双膝各屈曲90°,拇指放在大腿内侧小转子处加压,向外上方推压股骨头,感到股骨头从髋臼内滑出髋臼外的弹跳,当去掉拇指的压力,则股骨头又自然弹回到髋臼内,称阳性。

(5)Allis征:患者仰卧位,双侧髋膝关节屈曲,两足平放于床面,双膝定点等高则为正常,不等高则为阳性,提示可能存在髋关节脱位。

（6）望远镜试验:患儿仰卧,检查者一手固定骨盆,另一手握住膝部将大腿抬高约 30°,并上推下拉股骨干,若觉察有松动感,即为阳性。双侧对照检查,用于检查婴幼儿先天性髋关节脱位。

（三）辅助检查

X 线检查能够明确是否有脱位,以及髋臼和股骨头发育情况。但是在新生儿期股骨头骨骺尚未骨化,诊断困难,目前多采用 B 超检查以补 X 线检查的不足。此外,还可以考虑 MRI 检查,可显示股骨头和髋臼软骨的情况。近几年,较大儿童进行螺旋 CT 三维成像,比 X 线检查能更直观显示髋臼的缺损部位,股骨头、股骨颈情况。

1. Perkin 象限　当股骨头骨骺核骨化出现后可利用 Perkin 象限,即两侧髋臼中心连一直线称 H 线,再从髋臼外缘向 H 线做一垂线,将髋关节划分为 4 个象限,正常股骨头骨骺位于内下象限内。若在外下象限为半脱位,在外上象限为全脱位。

2. 髋臼指数　从髋臼外缘向髋臼中心连线与 H 线相交所形成的锐角,称髋臼指数;其正常值为 20°~25°,髋脱位时则明显增大,甚至在 30° 以上。

3. CE 角　也叫中心边缘角(center-edge angle),即股骨头中心点与髋臼中心连线,髋臼外缘与股骨头中心点的连线,两者所形成的夹角。对诊断髋臼发育不良或半脱位有价值。正常为 20° 以上。

4. Shenton 线　正常闭孔上缘弧形线与股骨颈内侧弧形线相连呈抛物线,称 Shenton 线。脱位时此线中断或消失。

5. Von-Rosen 摄片法　婴儿仰卧位,双下肢外展 45°,内旋位摄片,正常时股骨干轴线的向上延长线,经髋臼外缘相交于腰 5 与骶 1 的平面以下。脱位时,此线则经髂前上棘相交于腰 5 骶 1 平面以上。

6. 股骨头上移程度　在 Y 线下经耻骨联合上缘再做一平行线,如有脱位,则该侧大粗隆向上跨过此线。此法对 6 个月内婴儿价值大。

7. 股骨头外移程度　股骨头骨化中心至耻骨联合中心之间距离或骨化中心未出现之前,用股骨颈内缘测量,单侧脱位时距离增大。

（四）诊断要点

根据患者病史、症状、体征、X 线表现等不难作出 DDH 的临床诊断。

（五）手术治疗

18 个月至 3 岁期间,随年龄增长及负重增加,软组织挛缩加重,前倾角加大,髋臼外形更不正常。2 岁以后,这些骨性改变的塑形能力有限,每需切开复位及 Salter 骨盆截骨术,甚至需要做股骨粗隆间旋转截骨矫正前倾角。

髋关节开放复位的条件:神经系统发育达到中等程度成熟并有中等智力,能走路或至少可以坐,骨盆倾斜已矫正,最好为单侧髋关节脱位及手足徐动症患者。可同时进行内收肌松解术、股骨内翻旋转截骨术、股骨短缩截骨术,如有必要还可行髋关节切开复位及髂腰肌松解术。2~3 周后做 Chiari 截骨术,术后髋人字石膏固定 2 个月。有资料表明,Chiari 截骨稳定且可防止髋关节后脱位。在治疗髋关节严重病变时,采用这种广泛的外科手术是合理的。其他术式包括传统的 Salter 髂骨截骨、Dega 截骨等。

4~7 岁就诊相对已晚,无论哪种手术其效果难以尽善尽美。一般需松解内收肌、髂腰肌以后,牵引股骨头达到髋臼水平,再行切开复位,可能需同时行 Salter 手术改善髋臼覆盖。

是否需要做旋转截骨以纠正前倾角,要根据术中前倾角的程度以及髂骨截骨复位后的稳定性决定。对较顽固病例,有时为了使髋臼能更好地容纳股骨头,髋臼指数大于30°而股骨头小的,适合行关节囊周围截骨术(Pemberton 截骨术)、Tonnis 臼成形术或髋臼基底球面截骨术(spherio-osteotomy),以加深髋臼或调整髋臼的方向。另外,在旋转截骨术的同时,往往需做股骨短缩截骨术,有的还要做内翻截骨,否则骨盆截骨术后会使患肢过长或股骨颈外翻致患髋仍然不稳。有时做沙氏手术(Zahradnicek 手术)挖深髋臼和股骨近端截骨术,但容易并发关节僵直。

8 岁以上患儿,软组织与骨结构畸形均较固定,复位的可能性较小,即使积极手术,也难以获得接近正常功能的髋关节。10 岁以后的青少年,常只能做原地臼盖稳定髋关节或Shanz 截骨术改善步态。双侧脱位者,多不主张手术。

二、康复评定

DDH 的康复评定应根据年龄不同而行不同的评定内容。同时 DDH 患者应进行术前及术后的评估,以评价疗效。除进行患者体格检查相应的评估和影像学相关评估外,应进行关节活动度的评定、疼痛评定、肌力评定以及运动功能评定。

(一)关节活动度评定

婴幼儿髋关节活动度的评定可通过髋关节屈曲外展试验进行;较大年龄儿童可用量角器进行测量。包括髋关节屈曲(0°~130°/140°)、后伸(0°~10°/15°)、外展(0°~30°/45°)、内收(0°~20°/30°)、内旋(0°~40°/50°)、外旋(0°~30°/40°)。

(二)疼痛评定

因婴幼儿语言表达能力有限及对疼痛经历有限,故小儿的疼痛评定和成人不同。常见的儿童疼痛评定方法包括颜色选择法、Hester 扑克牌法、面部表情评分及视觉模拟评分法等。

(三)肌力评定

严重的 DDH 患者会出现髋外展肌力下降,可通过徒手肌力测定其肌力,并进行双侧对比。

(四)粗大运动功能评定

粗大运动功能评定有利于判断 DDH 对于患者粗大运动功能的影响,临床应用较多的为Peabody 运动发育量表。

三、康复治疗

(一)康复治疗原则与目标

DDH 康复的目标是防止支具或石膏固定过程中肌肉萎缩,提升下肢肌力,纠正异常步态,改善生活质量。

DDH 康复的总体原则是早期以支具及石膏固定为主,中晚期以手术治疗为主。康复治疗贯穿始终,应个体化,结合患者自身情况、病情严重程度等选择合适的康复方案。

(二)康复治疗技术

1. 运动疗法 运动疗法主要在 DDH 患者术后不同时期进行。制动阶段主要进行等长收缩练习,腰背肌、足趾做主动运动防止肌肉萎缩,促进血液循环,同时可做粗大运动功能锻炼等。牵引阶段主要做膝踝主被动活动锻炼,髋关节小范围活动。髋关节保护性练习阶段可做下肢运动活动和控制能力锻炼。中期保护性练习阶段主要锻炼下肢肌力和肌耐力，同时进行下肢平衡能力及本体感觉恢复锻炼。髋关节做渐进阻力练习髋关节稳定性，增加髋关节活动角度。恢复后期锻炼下肢肌力及纠正步态，进行粗大运动功能锻炼。

2. 物理治疗　物理治疗主要用于患者术后减轻疼痛，促进伤口愈合。常采用红外线、低频电等物理治疗等。

3. 康复医学工程

（1）外展支具：出生到 6 个月是理想的治疗时间。早期发现者，宜使用外展支具，最常用的是 Pavlik 吊带。该法使双髋呈屈曲外展位，并防止伸髋及内收，不但能促进髋臼发育，也促进已脱位的髋关节自行复位。它适用于 Ortolani 征阳性的新生儿，以及有髋关节发育不良、半脱位或脱位的 1~6 个月婴儿。存在肌力不平衡（脊柱裂）、僵硬（多发性关节挛缩征）及关节松弛征者，为禁忌证。

如果使用得当，治疗顺利，常需佩戴 6~12 周，其间每 2~4 周复查超声及 X 线片，直到结果正常，可获得稳定的髋关节。据统计，对髋臼发育不良及半脱位其成功率为 98%，对全脱位其成功率为 85%。并发症包括：①复位失败，由于屈髋不够及软组织阻挡；②股骨头缺血性坏死，由于髋关节过度外展；③髋臼发育延迟，由于内收肌等软组织紧张。

3~4 周后仍不能复位，可用手法复位，屈髋外展下肢用于指压大粗隆部使之复位。然后用 Pavlik 吊带或其他髋外展支架如 Frejka 枕、Putti 垫或 Von Rosen 支架等固定 4~6 个月。两种体位可使髋关节扣紧，一种是髋外展、屈曲和外旋位，另一种是伸直外展和内旋位。上述治疗支具、吊带均是利用这种原理。

（2）髋人字石膏：大于 6 个月者，难以佩戴支具及吊带，失败率高。此年龄组多数可行手法复位，然后以髋人字石膏固定。随着股骨头向外上脱位，内收肌可有不同程度的挛缩而影响手法复位。

目前，对多数病例不主张牵引，但年龄接近 2 岁或髋关节较僵硬难以手法复位者，牵引可能有益。采用皮牵引，健侧也做对抗皮牵引。当股骨头牵下后，采取下肢充分外展位以放松挛缩之内收肌，牵引一般不超过 2 周，以免因失用性萎缩而于复位时引起骨折。

复位方法很多，常用的是 Lorenz 法。全麻下，轻柔屈髋、牵引及外展，从中了解稳定性及外展稳定区。复位时触到或听到弹响为复位最可靠体征。此外，腹股沟空虚消失，股动脉深层可触及股骨头，大腿变长，腘绳肌张力加强，膝伸直受限。

打石膏前应拍片证实复位。复位成功后，用髋人字石膏固定。最稳固的位置是屈髋 90°、外展 60°~70°，自然外旋的人类体位，避免过度外展髋关节以防止发生股骨头缺血性坏死。有内收肌挛缩者，蛙式体位对股骨头血运影响更大。切断内收肌对防止股骨头缺血性坏死有些作用，尤其是不用牵引而直接手法复位者更应注意内收肌挛缩问题。小婴儿复位稳定者，髋人字石膏可打到膝上。年龄大的有时需包括下肢全长。手法复位困难的可行 Ferguson 手术切开复位，即沿内收肌入路做小切口，松解髂腰肌和髋关节囊下方。测定复位后的稳定性十分重要，要拍 X 线片证实。

每 2 个月更换 1 次石膏，第 2、3 次石膏由人类位改为伸直外展内旋位。石膏固定的总时间为 6~9 个月。若复位不成功，则需手术切开复位

四、家庭康复治疗

发育性髋关节脱位术后患儿采取被迫体位，长期卧床，给患儿及家属带来极大的心理

负担,因此应对其进行心理康复治疗。

髋人字石膏最常见的并发症是皮肤刺激症状,而保持石膏干燥是最有效的预防方法,同时保持阴部干燥,勤换尿布。患肢抬高 15°~30°,悬空足跟,勤翻身,避免石膏压疮。

(徐 林)

第二节 先天性马蹄内翻足

先天性马蹄内翻足(congenital clubfoot,CCF)是最常见的骨科出生缺陷之一,全球每年约15万婴儿受CCF的折磨,发病率约为1‰,有90%发生在中低收入家庭。该病严重影响儿童身心健康,如不及时治疗,会导致长期的疼痛、畸形和残疾。流行病学研究证实,本病既可双侧发病,也可单侧发病。双侧发病占50%多,单侧发病时右侧多于左侧。男女均可发病,男多于女,男女比例约为(2~3):1。该病可单独存在,也可合并脑瘫、隐性脊柱裂、多关节挛缩症等其他畸形同时存在。

一、概述

(一)定义

先天性马蹄内翻足是出生后出现的,以前足内收、高弓、足跟内翻呈马蹄状为特征的肢体远端畸形。

CCF的病因至今仍未完全阐明,有很多学说,一般可归纳为以下原因:遗传因素、宫内机械因素、胚胎发育因素、神经和肌肉的功能缺陷、吸烟、气候及地域变化等。

先天性马蹄内翻足的病理改变在神经、肌肉、骨骼、软骨及软组织方面均有表现,具体表现为组织的去神经化和神经再支配的改变、运动终板退行性变及再生、软骨内骨化异常以及软组织纤维挛缩等。其病理改变的演变,初期以软组织异常为主,足内侧肌挛缩,张力增加,关节囊、韧带及腱膜肥厚、变短,以跗间骨关节为中心,导致足前部畸形——前足内收、高弓、足跟内翻呈马蹄状。随年龄增长,体重增大,畸形更趋严重,跟腱、胫后肌腱、趾长屈肌腱、踇长屈肌腱及跖腱膜极度挛缩,具有强的弹性阻力,足部外侧软组织及肌肉持续被牵拉而延伸,足外展功能基本丧失,但肌神经功能无损。畸形矫正后,肌肉功能还可恢复,延误治疗者,逐渐产生骨骼畸形,跗骨排列异常,足舟骨变小内移,骰骨发育异常粗大,跟骨跖屈、内翻更加严重,可出现距骨头半脱位及胫骨内旋等畸形。

先天性马蹄内翻足分为松软型和僵硬型。松软型畸形较轻,一般属于宫内位置异常所致,最大特点是在被动背伸外翻时可以矫正马蹄内翻畸形,容易矫正,疗效易巩固,预后好。僵硬型畸形严重,患者常同时有其他畸形。当被动背伸外翻时呈僵硬固定,此种畸形不易矫正,畸形易复发。

(二)临床表现

1. 先天性 出生后即有一侧或双侧足部跖屈内翻畸形。

2. 畸形特点 足下垂,足前部内收内翻,距骨跖屈,跟骨跖屈内翻,跟腱、跖筋膜挛缩;可伴前足增宽,足跟窄,足弓高,足外缘凸起,距骨头在背侧及外侧隆起,外踝偏前突出,内踝偏后且不明显。

3. 站立位外观 站立时后跟向上内翻,足外缘着地负重,足底向后,严重时足背外侧负重,负重区可见滑囊炎及胼胝。

4. 步态　若单侧畸形,走路呈现跛行;双侧畸形,走路摇摆。部分儿童因为畸形丧失行走能力。

5. 合并畸形　可与脑瘫、隐性脊柱裂、多关节挛缩症等其他畸形同时存在。

(三) 辅助检查

1. X 线检查　可以清楚显示骨与关节的细微结构,了解骨质脱钙变细、骨质疏松的程度,关节有无半脱位、脱位及畸形程度等。术前应拍摄负重下膝关节标准位的小腿全长正侧位 X 线片、踝关节标准位的踝足正侧位 X 线片以及站立位双下肢全长 X 线片,所有侧位片要求腓骨与胫骨后面重叠。影像学诊断显示跟距轴线交角变小(正常为 20°~40°),严重者两骨轴向平行、足舟骨和骰骨内移,距骨内翻重叠。

2. B 超检查　近年来,胎儿 CCF 的产前超声诊断已经取得一些进展,大约 2/3 的孕妇一般在妊娠 20 周就已经进行了产前 CCF 超声检查,但目前还难以通过产前超声推断产后患儿 CCF 的严重程度,且产前常规超声检查诊断仍无法避免 CCF 的漏诊,提示 CCF 产前超声诊断技术仍需进一步改进和完善。

3. 其他辅助检查　足踝部的 CT 与 MRI 检查对于详细了解畸形有帮助,但许多学者认为对治疗方案的选择帮助不大,不建议常规检查。

(四) 诊断要点

1. 出生后即有一侧或双侧足部跖屈内翻畸形,可伴其他先天性疾病。

2. 畸形特点主要为前足内收、高弓、足跟内翻呈马蹄状。

3. 影像学诊断显示跟距轴线交角变小(正常为 20°~40°),严重者两骨轴向平行、足舟骨和骰骨内移,距骨内翻重叠。

(五) 药物治疗

先天性马蹄内翻足的药物治疗(西药),以局部注射药物为主,目前没有太多关于药物内服的报道。

1. BTX-A 注射疗法　A 型肉毒素(botulinum-A toxin,BAT-A)是一种能阻止外周神经末梢释放神经递质的毒素。它能在神经肌肉接头处直接阻止促使肌肉收缩的递质释放,使肌肉松弛。可配合 Ponseti 治疗术使用,目的是为了矫正前足和中足的畸形。

2. 药物穴位注射　所用药物有鼠神经生长因子,维生素 B_1、维生素 B_{12} 注射液等,选穴有足三里、阳陵泉、悬钟、太溪、三阴交、然谷等。

(六) 手术治疗

经过半年左右系统的保守治疗,畸形矫正不满意的,应改行手术治疗,6 个月~1 岁是手术最佳时机。先天性马蹄内翻足的手术可分三大类:软组织松解术、骨畸形矫正术、肌力平衡术。术式的选择应根据患儿年龄、患肢畸形程度而定。

1. 软组织松解术

(1)适合 3 岁以内经保守治疗畸形不能彻底矫正的,以及 3~8 岁未经治疗和治疗后畸形复发的病例。

(2)手术方法是松解或延长足内侧及后侧挛缩的软组织,使足畸形得到矫正。对于足畸形较轻,只有马蹄和高弓足的,可单纯做跟腱延长和跖筋膜松解术;对于畸形严重的应做足内侧和后侧广泛软组织松解术,包括踝关节和距下关节的后关节囊切开,内侧跗骨关节的关节囊韧带切断,以及内侧的三角韧带浅层、跟舟跖侧韧带及外侧跟腓后韧带等,而经过广泛软组织松解后,足舟骨、跟骨可恢复与距骨的解剖关系,大部分足畸形可得到矫正。

2. 肌腱移位术

(1)先天性马蹄内翻足常有肌力不平衡存在。若仅将软组织松解或骨畸形矫正,而不调整肌力平衡,日后足畸形很容易复发。肌腱移位术一般在3~4岁以后进行,此时患儿比较配合,患儿的肌力能准确测出,使移位的肌腱更准确,效果更满意。

(2)如单纯腓骨肌力弱,可做胫前肌移位术,移位时可根据外翻肌力量的强弱,考虑将肌腱移位到第2、第3楔骨或骰骨上。胫后肌移位可采用通过小腿内侧皮下隧道或胫腓骨骨间膜移位至足背前方,移位的肌腱最好通过伸肌支持带下方,这样足背伸时不会出现弓弦状肌腱绷起。

3. 骨骼畸形矫正术

(1)骨骼畸形矫正术可分为关节内骨畸形矫正和关节外骨畸形矫正两种,前者常做的手术有三关节融合术、中跗关节楔形截骨术。后者常做的手术有骰骨骨化中心刮除术或骰骨楔形截骨以及跟骨截骨术。

(2)对于1~2岁以内足畸形严重的患儿,经足内后侧广泛软组织松解后,如前足内收仍矫正不完全者,可做骰骨骨化中心刮除术。而对于年龄较大患儿,需做骰骨楔形截骨术。三关节融合术需在12岁以上进行,对于畸形严重的8岁以后也可进行;在做三关节融合术的同时,应先做跖筋膜松解及跟腱延长术。

二、康复评定

先天性马蹄内翻足的治疗目的是尽可能减轻疼痛、矫正畸形、减少畸形残留及畸形复发,减轻功能障碍,指导患者及其家人了解该疾病和治疗情况。为此,先天性马蹄内翻足的康复评定主要是对患者的畸形严重程度、关节运动功能状况、日常生活活动能力等进行全面评估。

(一)疼痛评定

常用评定方法:视觉模拟评分法、数字分级评分法、语言分级评分法、Wong-Baker面部表情量表。

(二)运动功能评定

1. 关节活动度测量　最常用测量和记录关节活动度的方法为中立位法(解剖0°位法),即将解剖学中立位时的肢体位置定为0°。当被测量者某关节出现非正常过伸情况时,要进行标记。

2. 肌力评定　进行肌力检查时,要取标准体位,受检肌肉做标准的测试动作。固定受检查肌肉附着肢体的近端,放松不受检查的肌肉,首先在承受重力的情况下观察该肌肉完成测试动作的能力,然后根据测试结果决定是否由检查者施加阻力或助力,并尽可能达到最大运动范围,进一步判断该肌肉的收缩力量。

3. 平衡及协调功能评定

(1)平衡功能评定:临床上常用的平衡功能评定方法包括平衡反应评定、伯格平衡量表,应用仪器进行不同体位的动态和静态平衡功能评定等。先天性马蹄内翻足患者可应用伯格平衡量表来预测患者跌倒的危险性。

(2)协调功能评定:在进行协调功能评定时,患者意识必须清晰,能够充分配合。另外,患者肢体的肌力必须 4 级以上，否则评定无意义。临床上常用的评定动作有指鼻试验、指指试验、轮替试验、还原试验、示指对指试验、拇指对指试验、握拳试验、跟 - 膝 - 胫试验、旋转试验、拍地试验、拍手试验、画圆试验等。

（三）综合评定量表

临床常用的综合评定量表有 WOMAC 评分、AIMS2 以及美国矫形足踝协会踝 - 后足评分系统等。

（四）日常生活活动能力和生活质量评定

日常生活活动能力评定常用的量表为改良 Barthel 指数。生活质量评定常用的量表是 SF-36、WHO-QOL-100 等。

三、康复治疗

（一）康复治疗原则与目标

CCF 康复的目标是减轻或消除疼痛，控制病情、矫正畸形，减少畸形残留及畸形复发，改善或恢复功能，改善生活质量。

CCF 康复的总体原则是非药物与药物治疗相结合，必要时手术治疗。治疗应个体化，结合患者自身情况，如年龄、性别、体重、自身危险因素、病变部位及程度等，选择合适的康复方案。

（二）康复治疗技术

1. Ponseti 治疗技术　早期连续石膏矫形 + 经皮跟腱切断术 + 足外展矫形支具佩戴，治疗先天性马蹄内翻足，是美国 Iowa 大学的 Ignacio V. Ponseti 医师创立的，历经 50 多年临床实践，近几年来，已在世界许多国家广泛开展。经报道，其成功率达 78%~92%。目前已经成为治疗先天性马蹄内翻足的经典方法。

基本原则：

（1）治疗最佳时期：出生后 7~10 天至 9 个月的马蹄内翻足患儿，应用 Ponseti 方法均可取得良好效果。

（2）石膏治疗次数：通常为每周更换 1 次石膏，具体情况要根据患儿年龄、足部畸形轻重以及是否僵硬来定，一般需要 4~6 次石膏治疗即可达到跗骨移位的复位，进而进行跟腱切断术，这是矫正马蹄内翻足畸形重要的一步。术后膝关节屈曲，矫正位固定 3 周。

（3）支持使用矫正支具：去掉石膏后应坚持使用 Dennis-Brown 外展支具，若为单侧马蹄内翻足，患侧外展 60°~70°，健侧外展 30°~40°，全天穿戴 3 个月后改夜间穿戴，至 3~4 岁，这是防止复发的重要措施。

（4）定期随访：可及时发现畸形复发，并及时给予处理。持续穿戴支具可 2~3 周复查 1 次。改夜间穿戴时可每 3~6 个月复查 1 次，直至骨骼发育成熟。

（5）如何处理畸形复发：当足不能外展或背伸，或跗骨间关节出现内收时即为复发征象。此时，应开始石膏疗法，经 1~3 次后考虑行胫前肌外移术，术前所有固定畸形都应已矫正。最佳年龄为 3~5 岁，严重者尚可再次行跟腱切断术。

2. 手法治疗

（1）治疗原理：新生儿期骨骼发育未完善、软组织柔软，可塑性很强，通过手法治疗，可逐渐改善挛缩软组织，逐步矫正骨关节错位与骨畸形，调节患肢内外体位，矫正内外翻肌力平衡，从而逐步达到矫正畸形的目的。

（2）手法适应证：小于 6 个月的松软型马蹄内翻足患者一般适用于 3~4 个月以下的婴儿，最好等在出生后第 1 天就开始治疗，出生后 1~2 周疗效最显著。

（3）治疗方法：采用轻柔手法，使膝关节屈曲，一手握住足跟，另一手前推向外，矫正前足内收，然后握住足跟使之外翻，最后以手掌托住足底背伸，矫正马蹄，每天要进行多次手法。

3. 物理治疗 物理治疗能增强血管通透性，改善微循环，调节内分泌，加强组织机体的新陈代谢，降低感觉神经兴奋性，从而达到消炎、止痛、解痉，促进血液循环和组织修复的治疗目的。

物理治疗的种类很多，如中频电疗法、短波 / 超短波疗法、超声波疗法、激光疗法等。以中频电疗法为例，可用中频物理电刺激腓骨长短肌、足内侧肌、小腿三头肌，还可刺激肾俞、梁丘、阳陵泉等穴位。

4. 心理治疗 先天性马蹄内翻足多出现在低 - 中收入家庭，经济压力、疾病本身带来的焦虑等因素会对患儿及家庭人员的心理产生影响，容易抑郁、悲观（具体心理状况评估可用 90 项症状自评量表进行评定），因此对患者及患者家属的心理治疗至关重要，积极的心理疏导可让患者及家属恢复信心，积极配合医师进行康复训练；持之以恒的康复训练是矫正畸形，减少致残率的必要因素。

5. 康复医学工程

（1）石膏矫正法：一般 3 岁以内的畸形足，可用石膏矫正，治疗顺序同手法按摩，先矫正前足内收，再矫正后足内翻，最后矫正马蹄畸形。石膏应打长腿屈膝位置型石膏。好处是不易脱落，尤其肥胖、足小的患儿，伸直位石膏极易脱落；可矫正小腿内旋畸形，先天性马蹄内翻足患儿小腿往往有内旋畸形，行长腿屈膝位石膏，在矫正足畸形时，对小腿内旋畸形也可矫正。石膏每 2~3 周更换 1 次，使足畸形逐渐得到矫正。

（2）胶布条固定法：屈膝 90°，膝上和足背垫好纱布垫，用 2.5cm 宽胶布条绕前足转向小腿外侧，再向上绕过膝上，转下至小腿内侧中部。第 2 条胶布条自内踝上绕过跟骨，沿小腿至外侧中部。第 3 条胶布条在小腿中段围绕固定。

（三）传统康复治疗技术

中医治疗先天性马蹄内翻足，方法众多，多配合治疗，往往能取得较好疗效，主要包括推拿按摩、针灸、针刀、蜡疗、药物口服、熏蒸、外敷、中药离子导入疗法等。

1. 推拿按摩 不同于单纯矫正手法，中医按摩手法还有疏通经络、促进局部血液循环与新陈代谢的作用。方法如下：

（1）轻柔手法拿揉小腿三头肌、胫后肌。

（2）循经推按足少阴经、足厥阴经、足阳明经、足少阳经的经络、腧穴。

（3）点按、叩击足阳明经、足少阳经的经络、腧穴。

（4）拔伸类手法矫正足内收、内翻、马蹄畸形。

2. 针灸

（1）针灸具有通经活络、宣通气血、调整阴阳等功效，可起到止痛、解痉的作用。

（2）主要穴位：足三里、阳陵泉、悬钟，多用补法治疗。

3. 中药治疗 中药治疗分为中药内治法与中药外治法。

（1）中药内治法及口服中药，注意辨证论治：肝肾亏虚证，加味六味地黄丸加减；心脾两虚证，调元散加减；痰瘀阻滞证，通窍活血汤合二陈汤加减。

（2）中药外治法：常用中药外敷、中药熏蒸、中药离子导入疗法等。

四、康复护理与管理

（一）患者教育

多与家长及患儿沟通了解其心理。该病既影响其行走功能又影响其外观，患者父母承受较大心理压力，思想负担较重，做好父母的思想工作对患儿的治疗护理十分重要，同时要根据患儿的心理特征有针对性地实施心理护理，与患儿多接近，主动沟通，消除孤独感和寂寞感，并使其积极配合治疗。

（二）家庭康复

1. 每位患儿的病情程度、畸形状态及康复过程存在差别，应根据每位患儿特点制订相应康复治疗程序，向家长交代清楚，并教会其正确的矫正手法，使家长能够密切配合，使治疗程序能够有效贯彻实施。

2. 先天性马蹄内翻足的治疗周期很长，有些患者很难长期在医院治疗，因此在治疗3~4周内，在教会患者家属正确的矫正手法后，让家属在家帮助治疗，每半个月来医院复查1次，在足部畸形矫正后每1个月复查1次，若无复发倾向可每3个月复查1次，坚持随访1年以上。

（三）康复护理

针对石膏固定的患儿，应指导患儿做股四头肌的收缩和舒张运动，循序渐进，以患儿能耐受为宜，保持肌肉张力，防止肌肉萎缩；同时做各足趾的被动屈伸活动，每日4次，促进足部血液循环；拆除石膏后，应每日局部按摩，指导家长协助患儿做足背伸、外展、外翻位活动；后期逐渐负重，引导正常步态形成。

（陈兆军）

第三节　儿童骨软骨病

骨软骨病又称骨软骨炎或骨骺炎，于儿童期发病，男孩多见。多数以最初报告者的姓氏命名，至今已发现50余种。其中一些可以完全自愈，一些则会遗留受累骨永久畸形。一般来说，这类疾病依赖X线检查即可确诊，MRI可同时显示疾病过程中软骨及关节腔的改变，有助于疾病程度的评价和疗效观察。

一、概述

（一）定义

骨软骨病是指生长中儿童骨化中心的正常生长发育进程受到干扰，而引起的以出现未成熟骨的二次骨化中心碎裂、塌陷、硬化和/或轮廓异常等改变为影像学特征的疾病。

早期多认为属于骨软骨的炎症性病变，故又将这类疾病称为骨软骨炎。随着研究的深入，现已证实其中一部分的基本病理改变为原发或继发性骨坏死，如股骨头骨骺骨软骨病（Legg-Calve-Perthes disease）；一部分至今仍病因不明，如胫骨内翻（Blount disease）、少年性椎体骨软骨病（Scheuermann 病）等；一部分甚至是骨骺发育的正常变异，如所谓的"跟骨骨骺炎（calcaneal apophysitis；Sever's disease）"。

（二）临床表现

1. 跛行、疼痛，但无损伤病史。

2. 常呈双侧对称性发病，病程发展缓慢，出现症状时软骨或骨软骨结构已有明显改变。

3. 跛行于运动后加重，长期休息后加重。

4. 患肘肌肉萎缩，患部无肿胀。

5. 关节穿刺液正常或混有软骨碎片。

（三）辅助检查

X 线检查为诊断骨软骨病的主要方法，由于其具有较高的密度分辨率，且可以显示较大范围的解剖结构，多数骨软骨病可经 X 线片确立诊断。同时，借助 X 线片也可直观了解骨骼畸形程度，测量一些必要数值。但是，由于多数疾病的病变在骺软骨，而软骨在平片上不能直接显示，因此平片难以直接评价病变范围及其程度，并且不能发现早期病变。CT 在骨软骨病的诊断和评价中较少采用。

MRI 具有较高的组织分辨率且可多平面、多序列成像，为目前诊断软骨和关节病变的最佳影像学方法。在评价骨软骨病中，MRI 同样具有重要价值，可直观显示受累骨骺软骨，评价病变范围及程度，判断预后。特别是对于易造成肢体畸形或继发骨关节炎的骨软骨病，MRI 为确定手术必要性及手术方案选择的重要检查手段。

（四）诊断要点

患部无肿胀；跛行、疼痛，肌肉萎缩。

（五）药物治疗

疼痛严重时，给予镇痛药对症治疗。

（六）手术治疗

关节内有游离软骨片时，须手术去除；成角畸形者，可予手术矫正。

二、康复评定

儿童骨软骨病的康复评定应根据年龄不同而行不同的评定内容。除进行患者体格检查相应的评估和影像学相关评估外，应进行疼痛评定、肌力评定以及运动功能评定。

（一）疼痛评定

因儿童语言表达能力有限及对疼痛经历有限，故小儿的疼痛评定和成人不同。常见的儿童疼痛评定方法包括颜色选择法、Hester 扑克牌法、面部表情评分及视觉模拟评分法等。

（二）肌力评定

严重的骨软骨病患者会出现肌肉萎缩，引起肌力下降，可通过徒手肌力测定来测定其肌力，并进行双侧对比。

（三）粗大运动功能评定

粗大运动功能评定有利于判断骨软骨病对于患者粗大运动功能的影响，临床应用较多的为 Peabody 运动发育量表。

三、康复治疗

（一）康复治疗原则与目标

儿童骨软骨病康复的目标是防止肌肉萎缩以及继发骨关节炎，提升肌力，改善生活质量。

儿童骨软骨病的总体原则是多休息、少运动,疼痛严重时给予镇痛药对症治疗。关节内有游离软骨片时须手术去除,成角畸形者可予以手术矫正。结合患者自身情况、病情严重程度等选择合适的康复方案。一般待成年后症状逐渐缓解。

(二)康复治疗技术

1. 物理治疗　物理治疗主要用于患者术后减轻疼痛,促进伤口愈合。常采用红外线、低频电等物理治疗等。

2. 心理治疗　骨软骨病的疼痛常引起患者焦虑、抑郁等心理因素的改变,而焦虑、抑郁等反过来又会加剧患者疼痛,但目前临床中常被忽略。疼痛不仅是生物性因素所致,还与患者心理方面密切相关,建议临床过程中加强护理关怀,尤其是一些应用药物不能有效止痛的患者,特别要注意心理因素的影响。

(穆晓红)

第四节　先天性斜颈

斜颈是一种常见儿童姿势异常疾病,可为肌性斜颈和骨性斜颈,其中肌性斜颈在临床中更为常见。

一、概述

(一)定义

先天性肌性斜颈是由于多种原因导致患者一侧胸锁乳突肌痉挛变性,导致颈向一侧偏倚的临床疾病。其病因至今仍不完全清楚,是否存在遗传因素仍有争论。大多数学者认为,其主要是由于分娩过程中的难产或产伤导致缺血、出血、血肿机化、肌纤维变性所致。患有先天性肌性斜颈的患儿多合并其他疾病,如髋关节发育不良、马蹄内翻足等。

(二)临床表现

患儿出生1周后一侧颈部胸锁乳突肌中下段有凸起肿块,质硬,圆形或椭圆形,随着胸锁乳突肌移动而移动,肿物无红热痛,头偏向患侧,下颌转向健侧。患者颈部活动受限。肿块可随后消失或永久存在,或变成纤维条索。病情继续发展可出现面部畸形,双侧面部不对称,颈椎及上胸椎侧凸等。

(三)辅助检查

超声显像是最好的检查方法。超声可观察双侧胸锁乳突肌的连续性及肿块的部位、大小、内部回声情况,以及胸锁乳突肌与周围组织的关系。

(四)诊断要点

根据新生儿出生后2周内出现颈部质硬肿块,无红肿热痛,边界清楚,可活动,X线片未见颈椎异常,可作出诊断。

(五)药物治疗

药物治疗的疗效不显著,临床应用较多的为肌肉松弛药及消炎镇痛药。

(六)手术治疗

先天性肌性斜颈的手术治疗方式中,胸锁乳突肌松解术应用广泛。对于轻度畸形,可行单极胸锁乳突肌松解术;对于中重度肌性斜颈,可行双极胸锁乳突肌松解术。适应证:

①持续胸锁乳突肌痉挛,颈部活动受限超过 12~15 个月;②超过 1 岁,保守治疗 1 年未见改善;③持续胸锁乳突肌痉挛伴面部发育不良。

二、康复评定

(一)临床评定

记录患者的喂养方式偏好、睡姿、俯卧位时间,检查支撑或无支撑位时的卧位、仰卧位、坐位及站立时身体是否对称。记录皮肤完整性,颈部及臀部皮肤褶皱是否对称。检查头骨形状及颅骨是否对称。

(二)颈部关节活动度

应用量角器测定颈部关节活动度,包括被动侧屈、被动旋转活动度的评定。儿童正常被动侧屈角度为 65°~75°,正常被动旋转角度为 100°~110°。

(三)运动发育评定

0~18 月龄患儿可用 Alberta 婴儿运动量表(AIMS)对患者从出生到独立行走期间的运动发育进行评定。Alberta 婴儿运动量表能够敏感地反映患者在短时间发生的运动发育微小变化和在干预治疗后的变化。18 月龄以上应用 Peabody 运动发育量表对患者的粗大运动功能、精细运动功能进行评估。

(四)表面肌电图评估

表面肌电图是一种无创性评估方法,在评估肌肉功能状况、特征方面具有良好可靠性。胸锁乳突肌表面肌电图电信号的检测,可以进行先天性肌性斜颈患者病变部位肌肉功能状况和疗效评估。

三、康复治疗

(一)康复治疗原则与目标

肌性斜颈康复的目标是改善颈部畸形,防止病情加重,预防脊柱畸形及髋关节畸形出现,改善生活质量。

肌性斜颈康复的总体原则是早期诊断、早期治疗。早期治疗是防止继发性头、颅面及脊柱畸形的关键。1 岁以下或病情较轻的患者应进行康复治疗,1 岁以上或病情严重者应行手术治疗。

(二)康复治疗技术

1. 颈部被动牵伸治疗　颈部被动牵伸治疗作为新生儿及病情较轻的先天性肌性斜颈患儿的重要治疗方法,可促进胸锁乳突肌肿块消散,改善颈部活动功能,防止胸锁乳突肌纤维挛缩。牵伸应在无痛范围内进行,应遵循低强度、持续、无痛原则。

颈部牵伸每次持续 30~60 秒,重复 3 次,每次进行 6~8 组。

2. 物理治疗　临床应用于先天性肌性斜颈最为常见的物理治疗是磁贴敷贴。将磁贴敷贴贴于胸锁乳突肌起止点之间,可以诱导成纤维细胞系凋亡,抑制成纤维细胞活性,改善局部血供及供氧,能够帮助挛缩包块软化。

3. 康复医学工程　支具或石膏主要应用于患者手术 2~6 周后。术后 2~6 周需行牵伸治疗、肌力锻炼及主动活动。支具及石膏主要起到体位矫正的作用,一般时间为 6~12 周,但需注意,病情较重、继发畸形明显的年长儿不宜立即过度矫正,否则有损伤神经血管的危险。石膏去除后,必须立即开始牵伸治疗,时间不少于 1 年,否则可能引起颈部软组织再度粘连挛缩。

（三）传统康复治疗技术

中医认为，先天性肌性斜颈属于"颈筋硬结""筋伤"等范畴，主要由于孕妇失养，使得胎儿颈部肌肉受损，血行不畅，瘀血阻滞，经筋结聚而发。临床多以推拿按摩、针灸及外用膏药治疗。

（1）推拿按摩：推拿按摩一直以来是中医治疗先天性肌性斜颈的主要手段。推拿按摩对先天性肌性斜颈可起到舒筋通络、行气活血、软坚散结、理筋消肿的效果。现代研究表明，推拿按摩具有改善局部血供，防止局部肌肉粘连挛缩的作用。临床中，推拿按摩手法颇多，各有特点。大多推拿按摩手法都从整体观念和中医筋经理论出发，进行理筋、牵筋，多数临床疗效满意。

（2）针灸：针灸治疗先天性肌性斜颈，临床应用广泛，除传统的针刺、艾灸外，还有小针刀、水针等疗法，疗效令人满意。针刺手法多样，各有特点。传统针刺一般配合灸法，治疗效果更佳。二者同时起到了调和气血、活血祛瘀、疏通经络的作用，能够有效缓解颈部肌肉痉挛，改善颈部关节活动度。小针刀疗法通过切断胸锁乳突肌的胸骨头及锁骨头或乳突附着点，改善颈部活动度，见效快，且疗效确切。水针通过在特定穴位注射中药制剂或维生素，以达到缓解肌肉痉挛、改善颈部活动的作用。

（3）中药外用：中药治疗先天性肌性斜颈主要以外用为主，主要应用舒筋活络、活血化瘀、软坚散结等作用的中药外用于局部，可以在一定程度上起到改善肌肉挛缩、改善颈部活动的作用。

四、家庭康复治疗及护理

鼓励家长通过喂养姿势及摆位方式纠正患者姿态。通过喂养、交流、将玩具多放在患侧等方式，诱导患儿多向患侧转头。

（穆晓红）

第五节　脑瘫外科与康复一体化模式

脑性瘫痪简称脑瘫，是儿童时期最常见的一种神经系统伤残综合征。其发病率即使是发达国家也不低，发达国家新生儿发病率在2‰~3‰，亚太地区国家约1‰~2.5‰。国内脑性瘫痪患儿的发病率在1.8‰~4‰，占小儿神经与遗传咨询门诊人数首位；脑性瘫痪就诊比例中农村患儿占70%以上，预期（20年）生存率在86.9%~89.3%。它对个人、家庭和社会，以及经济和精神心理上都产生很大影响。

一、概述

（一）定义

脑性瘫痪是指出生前至出生后早期（一般是指出生后4周之内），在脑发育尚未成熟阶段受到损害，形成以运动障碍和姿势异常为主的综合征。脑损害结果不仅是运动障碍，还可能合并痉挛或其他类型的肌张力改变、精神迟滞、性格变化等问题，或伴听觉、视觉、触觉等感觉障碍。这是一种非进行性但永久存在的脑损害。由于脑病变不可回逆，患病儿童往往遗留严重残疾，故一直是国内外医疗和康复领域尚未解决的难题之一。脑性瘫痪的基本病理变化为大脑皮质神经细胞发生变性坏死，脑组织软化、纤维化、萎缩，脑沟增宽、脑室扩大、脑白质丧失，神经细胞不同程度减少。

脑瘫有很多种分型方法，目前临床上常用的是美国脑瘫学会（AACP）提出的分型方法，将脑瘫分为 8 个类型：①痉挛型，主要表现为痉挛性偏瘫、双瘫、四肢瘫及痉挛性截瘫，常与其他型症状混合出现，约占脑瘫患儿的 75%。②手足徐动型，主要表现为无目的、不自主的动作，睡眠时消失，多累及全身、头部。面部表情怪，有的出现反复舌尖伸缩，躯干、上肢不由自主的刻板动作，少数还有节律性不随意的交互活动，震颤。喂养困难，语言障碍，说话含糊不清，约占脑瘫患儿的 20%。③肌张力低下型，主要表现为异常安静，抬头无力，发育迟缓，自主动作少，仰卧似蛙，俯卧头不能主动偏向一侧，肌张力普遍低下，关节活动过度，喂养困难，语言迟缓，有时吐字不清，约占脑瘫患儿的 20%。④共济失调型，主要表现为步态蹒跚，稳定、协调、平衡能力差，指鼻试验错误，肌张力低下，可单独或与其他型同时出现。⑤强直型。⑥震颤型。⑦混合型，同一患儿可出现上述 2~3 个型的症状，手足徐动与痉挛症状并存，部分部位或某些症状下，肌张力又明显降低。⑧无法分类型。

（二）临床表现

1. 病史　明确的出生阶段各种原因导致的脑缺氧缺血病史。主要病因包括早产、难产、窒息、黄疸。一般早产和轻度窒息可导致痉挛性脑瘫，中、重度窒息可导致手足徐动型及混合型脑瘫。手足徐动型脑瘫一般由胆红素脑病引起。

2. 主要症状　早期症状（患儿在 0~6 个月或 0~9 个月间表现出来的临床症状）有：①易于激惹，持续哭闹或过分安静、哭声微弱、哺乳吞咽困难、易吐、体重增加不良；②肌张力低下，自然运动减少；③身体发硬、姿势异常、动作不协调；④反应迟钝、不认人、不会哭；⑤大运动发育落后，如不会翻身、不会爬、双手握拳不会抓物；⑥经常有痉挛发作。

（三）辅助检查

1. 影像学检查

（1）脑电图：约 80% 的脑瘫患儿有脑电波异常，其中偏瘫的脑电图异常率高。也有可能正常，也可表现异常背景活动，伴痫性放电波者应注意合并癫痫的可能性。

（2）脑电地形图：检测小儿脑发育与脑波变化。

（3）诱发电位：视力减退或听力障碍者，可分别给予视诱发电位和听诱发电位检查。

（4）肌电图：了解肌肉和神经的功能状态。小儿脑瘫合并肌萎缩者，尽可能做此检查。

（5）脑阻抗血流图：检查头部血管功能和供血情况。

（6）脑 CT 检查：可见脑萎缩、脑室周围白质软化灶、多发性脑软化灶及多囊性软化，可伴先天性脑穿孔畸形，透明隔发育不良、囊肿、脑室扩大、局灶性坏死灶等。CT 检查可帮助探讨脑瘫病因。

2. 实验室检查　新生儿常规血尿便检查、生化电解质检查；母亲与新生儿血型检查、胆红素定性试验、血清总胆红素定量；高龄产妇产前羊水基因、染色体、免疫学检查。

（四）诊断要点

1. 出生前至出生后 1 个月内有致脑损伤的高危因素。

2. 在婴儿期出现脑损伤的早期症状。

3. 有脑损伤神经学因素，如中枢性运动障碍及姿势和反射异常。

4. 常伴有智力低下，言语障碍、惊厥、感知觉障碍及其他异常。

5. 需除外进行性疾病所致中枢性瘫痪及正常儿童的一过性运动发育滞后等。

（五）药物治疗

1. **脑活素** 又名施普善、脑蛋白水解物注射液，在缺血性脑病发生的早期使用。脑活素是由动物脑蛋白水解、提取、精制而成的由 24 种器官特异性氨基酸组成的混合性溶液，氨基酸占 85%，其余 15% 为低分子肽的复合物。可直接通过血脑屏障进入脑组织，促进神经细胞蛋白质合成，为严重损伤的神经元提供修复过程的必需材料，促进神经细胞蛋白合成，改善脑代谢功能。

2. **巴氯芬** 能够抑制脊髓上行性神经元兴奋性递质（谷氨酸、天门冬氨酸等）的释放，从而降低 α 运动神经元的兴奋性，缓解肌张力异常。

巴氯芬片剂口服需要注意，治疗过程中根据治疗效果逐渐加量，停药过程中逐渐减量。定期复查肝功能。

巴氯芬鞘内注射或皮下埋泵持续泵入，一次埋泵可保持 5 年疗效。文献报道有效率为 90%。泵入的方法避免了反复注射的麻烦，用药少、疗效好、副作用少，但费用较高。

3. **肉毒杆菌毒素 A** 肉毒杆菌毒素是一种急性剧毒性生物毒素，是细菌中毒性最强的一种嗜神经毒。肉毒杆菌毒素 A 亲和突触前膜后，抑制乙酰胆碱释放，阻断神经对肌肉的控制，缓解肌肉痉挛，降低局部肌张力，从而使肌痉挛缓解。这种肌松弛时间维持 3~6 个月后，运动神经末梢旁生新芽，并形成新的运动终板，保持支配肌肉的原有特性。因此会再出现肌痉挛症状。此时重复注射，一般仍可出现效果，3~10 天后起效。注射肉毒杆菌毒素能减少过度活跃的肌肉收缩约 3~6 个月，对未出现肌肉或肌腱挛缩的患儿效果最好。对于脑瘫患儿来说，可以充分利用这段肌张力降低的时期，加强肢体功能训练，在康复治疗中有重要意义。

方法：在局部麻醉下进行肌内注射操作，必要时给予镇静药物。多个部位需要注射或需要同时进行肌电图（特别是上肢细小肌肉）检查辅助定位时，可以给予全麻。一般没有明显副作用，主要是注射部位疼痛和肌力明显无力。最大剂量 12U/kg，或不超过 400U/ 次。体积大的肌肉每次 3~6U/kg，体积小的肌肉每次 1~2U/kg。单个部位一次注射不要超过 50U。3 个月以后，可以考虑再次注射。

适应证：该方法适合仅 2~3 块肌肉痉挛为主，关节有动态畸形，没有固定挛缩的患者。

4. **解痉镇静药物** 地西泮为长效苯二氮䓬类药物。苯二氮䓬类药物为中枢神经系统抑制药。本类药的作用部位与机制尚未完全阐明，认为可以加强或易化 γ- 氨基丁酸抑制神经递质的作用。γ- 氨基丁酸在与苯二氮䓬受体相互作用下，主要在中枢神经各个部位，起突触前和突触后抑制作用。苯二氮䓬类药物也可能直接抑制运动神经和肌肉功能。

小儿常用剂量：6 个月以下不用；6 个月以上，1~2.5mg/ 次，或按体重 40~200μg/kg，或按体表面积 $1.17~6mg/m^2$，每日 3~4 次，用量根据情况酌量增减。最大剂量不超过 10mg。

（六）手术治疗

脑性瘫痪的外科治疗近几年有长足发展。外科手术治疗主要包括神经阻断类和矫形类手术。其中，神经阻断类手术主要包括选择性脊神经后根切断术（selective posterior rhizotomy，SPR）、颈动脉鞘交感神经网剥脱术及周围神经选择性部分切断术。矫形手术种类繁多，根据患者肢体畸形的情况不同而选择不同的手术。

1. **选择性脊神经后根切断术** 选择性脊神经后根切断术是目前治疗痉挛性脑瘫的有效手术方法。通常认为，痉挛性脑瘫是由于脑皮质及脑部下行性抑制性传导通路损伤后，对 γ 运动神经元抑制作用减弱，造成 γ 运动纤维兴奋性增强，引起肌梭敏感性增加，产生异常放电,通过肌梭Ⅰa类传入纤维,作用于α运动神经元,从而导致肢体肌肉痉挛性收缩。基于上述痉挛的病理生理学机制,通过选择性阻断后根内的肌梭Ⅰa类传入纤维,保留其他感觉神经纤维,阻断脊髓反射中的γ环路,从而解除或缓解肢体痉挛。通过电生理仪器选择兴奋性过高的脊神经后根(感觉)纤维,将其切断,减少了传入中枢的刺激信号,脊髓运动神经的兴奋性下降,发出的传出运动神经信号减少,肌肉痉挛也随之减轻或解除。该手术特点是定位精确,解除痉挛彻底,疗效稳定,保留正常结构神经,使原有的运动感觉功能存在,手术损伤小,无副作用,患者恢复快。

2. 颈动脉鞘交感神经网剥脱术 颈动脉鞘交感神经网剥脱术是改善手足徐动型脑瘫,或以手足徐动为主的混合型脑瘫患者手足徐动症状的手术方式。颈动脉鞘交感神经网剥脱术的机制不明。目前主要有以下学说:①改善脑部微循环(脑血流量增加);②弱化交感神经上行性投射活动,提高中枢反应阈值,从而降低大脑兴奋性;③潜能神经元学说:大脑兴奋性降低和脑部微循环的改善,有利于诱导潜能神经元发育,从而改善患者症状。患者在行此手术后,其手足徐动、流涎、语言障碍、上肢精细动作等均较前改善,故值得推荐。

3. 周围神经选择性部分切断术 周围神经选择性部分切断术可以按日本习惯称为选择性显微缩小术,其前身是周围神经切断术。周围神经完全切断后虽可极大程度上缓解痉挛,但存在肌力低下、感觉障碍、建立对立畸形等严重缺点。显微缩小术的改进之一是术中应用神经肌电生理刺激仪,之二是选择性部分切断而非全部切断周围神经。尤其适用于症状体征比较单一、局限的低龄患儿,符合脑瘫早期治疗原则。强调手术必须在显微镜下施行,并使用神经肌电刺激仪进行仔细选择以达最佳效果。手术针对四肢不同部位的痉挛,而分别采用胫神经(针对踝痉挛)、坐骨神经(针对膝痉挛)、闭孔神经(针对髋内收痉挛)、肌皮神经(针对肘痉挛)、正中神经和尺神经(针对腕、指痉挛)、臂丛神经(针对肩内收痉挛)选择性部分切断,有切口小、出血少、疗效确切、并发症少等优点。此类术式术后早期疗效明显,但长期随访显示痉挛复发率较高,易损伤肌力。

4. 矫形手术 矫形手术仅作为神经阻断类手术后解痉不满意和关节畸形固定的辅助治疗,最早应用于小儿麻痹后遗症,包括单纯肌腱手术(肌腱切断术、肌腱松解术、肌腱延长术、肌腱移位术等)、骨和关节的矫形术等。经过长期临床观察和术后随访,各类矫形手术后的近期效果也获得肯定,但远期疗效欠佳,复发率高,可加重畸形。

二、康复评定

外科及康复治疗是脑性瘫痪的主要治疗手段,而康复评定是外科和康复治疗的重要过程。医师及康复治疗师能够通过康复评定了解患者疾病的严重程度及进行疗效评估。脑性瘫痪的评估主要从智力功能评定、感觉功能及疼痛评定、语言功能评定、神经肌肉骨骼和运动有关功能评定、平衡及协调功能评定、粗大运动功能发育评定、精细运动功能评定及步态分析等方面进行全面评估。

(一)智力功能评定

常用评定方法:韦氏智力量表、贝利婴儿发展量表。

(二)感觉功能及疼痛评定

应用儿童神经系统检查方法、视觉诱发电位和眼科检查方法进行视功能评定;应用儿童感觉统合能力发展评定量表进行感觉统合功能评定;应用儿童疼痛行为量表进行疼痛评定。

（三）语言功能评定

应用汉语版S-S语言发育迟缓评定法对脑瘫儿童语言发育迟缓程度进行评定；应用构音障碍评定法对脑瘫儿童构音障碍进行评定；应用汉语沟通发展量表对小年龄脑瘫儿童进行语言功能评定；应用皮博迪图片词汇测验对脑瘫儿童进行词汇能力、智力水平评定。

（四）神经肌肉骨骼和运动有关功能评定

1. 关节活动度测量　最常用测量和记录关节活动度的方法为中立位法（解剖0°位法），即将解剖学中立位时的肢体位置定为0°。当被测量者某关节出现非正常过伸情况时，要进行标记。

2. 肌张力评定　脑瘫患者存在肌张力低下及肌张力增高两种表现。肌张力又存在静息性肌张力、姿势性肌张力及运动性肌张力。只有将三者有机结合才能准确判断患者肌张力情况。改良阿什沃思量表简单易用，是目前临床上应用最广泛的肌痉挛评定方法，用于评定屈腕肌、屈肘肌和股四头肌，具有良好的评定者间和评定者内信度。

3. 肌力评定　肌力评定主要包括徒手肌力评定及器械评定。徒手肌力评定因简单实用易行，故临床应用较多。在进行徒手肌力评定时，要取标准体位，受检肌肉做标准的测试动作。固定受检查肌肉附着肢体的近端，放松不受检查的肌肉，首先在承受重力的情况下观察该肌肉完成测试动作的能力，然后根据测试结果决定是否由检查者施加阻力或助力，并尽可能达到最大运动范围，进一步判断该肌肉的收缩力量。

4. 关节活动度评定　关节活动度评定包括主动关节活动度评定和被动关节活动度评定。关节活动度评定是指患者关节在被动和主动运动的情况下，对关节的活动范围进行评定。

（五）平衡及协调功能评定

1. 平衡功能评定　Fugl-Meyer平衡功能评定法：对偏瘫患者进行7个项目检查，每项分为0~2分，最高14分，最低0分。平衡功能障碍分数越低，说明平衡功能障碍越严重。

2. 协调功能评定　在进行协调功能评定时，患者意识必须清晰，能够充分配合。另外，患者肢体的肌力必须4级以上，否则评定无意义。临床上常用的评定动作有指鼻试验、指指试验、轮替试验、还原试验、示指对指试验、拇指对指试验、握拳试验、跟 - 膝 - 胫试验、旋转试验、拍地试验、拍手试验、画圆试验等。

（六）粗大运动功能发育评定

粗大运动功能是人类最基本的姿势及运动能力，包括抬头、翻身、坐、爬、站、走、跳等运动功能。临床应用最为广泛的评定方式为粗大运动功能评定量表（gross motor function measure，GMFM）及Peabody运动发育量表。二者均能较全面地对患者的粗大运动功能进行评估。

（七）精细运动功能评定

精细运动功能评定是对患者的精细运动功能进行评定。常用的精细运动功能评定方法包括脑瘫儿童手功能分级系统（Manual Ability Classification System for children with cerebral palsy，MACS）、精细运动功能评定量表及Peabody运动发育量表2、Carroll上肢功能评定量表等。

（八）步态分析

应用三维步态分析系统进行步态评估是目前得到广泛认可及广泛应用的步态评定方法。三维步态分析系统由一组摄像机、足底压力板、测力台表面、表面肌电图仪，以及控制以上多组装置同步运动并对观测结果进行分析处理的计算机及外围设备构成。对行走中的各种参数进行实时采集和处理，并在此基础上计算出某些反映人体步态特征的特征性参数，如关节角度、重心的位移、肌肉产生的力矩及肌肉功率等,从而实现对人体运动功能定性分析。

三、康复治疗

(一)康复治疗原则与目标

康复治疗的原则:早期发现、早期干预;综合性康复(内外科结合康复,中西医集合康复,康复方法多样化,辅助器具和矫形器应用);与日常生活相结合;遵循循证医学原则;早期开展康复教育;康复训练与游戏相结合;集中式康复与社区康复相结合。

康复治疗的目标:通过医疗、教育、社会、职业、工程等手段相结合,集中式康复与社区康复相结合,中西医康复理念及技术相结合,使脑瘫儿童在身体、心理、职业、社会等方面功能达到最大限度的恢复及补偿,力求实现最佳功能状况和独立性,提高生活质量,早日回归社会。

(二)康复治疗技术

1. 神经易化技术 是根据神经生理学、解剖学和神经发育学的理论,采取各种康复治疗手段和方法,刺激运动通路上的各级神经元,调节它们的兴奋性,以获得正确的运动输出(即可以控制的、协调的随意运动),达到神经运动功能重组的一类方法。其包含两方面内容:促进兴奋(易化)和促进抑制。应用于脑性瘫痪康复治疗中的神经易化技术主要包括Bobath技术、Vojta技术、Rood技术等。近几年,神经易化技术在脑瘫康复治疗过程中的应用十分广泛,但单个神经易化技术的临床研究较少,大多都是与作业疗法(OT)、物理疗法(PT)及中医疗法相结合治疗脑性瘫痪的临床研究。

2. 基本康复技术 基本康复技术包括渐增阻力、关节活动度的维持及改善训练、关节松动术、减重步态训练、平衡功能训练、核心稳定性训练等。基本康复技术和神经易化技术均属运动疗法范畴。渐增阻力、关节活动度的维持及改善训练、关节松动术可以改善关节活动度,同时增加下肢肌力。减重步态训练、平衡功能训练、核心稳定性训练等一方面可增加患者的核心控制能力及提高平衡能力,另一方面也可提高患者核心力量。

3. 物理治疗 物理治疗利用各种物理能量,包括电能、光能、热能、机械能等作用于机体,引起人体各种反应,借以促进、调节、维持或恢复各种生理功能,影响病理过程或克制病因,从而达到预防和治疗疾病的目的。主要包括功能性电刺激、经颅磁刺激、水疗法、蜡疗法等。

多数脑性瘫痪等运动障碍患者由于受肌张力的影响,主动运动功能减弱或消失,严重影响肌肉营养状况,引起肌肉血液循环不良,可通过功能性电刺激疗法调节肌肉组织的生物化学特性,辅助康复治疗。电刺激疗法用于脑瘫患儿治疗,主要是缓解脑瘫患儿的肢体和躯干肌肉的痉挛,进而改善运动异常及姿势异常。

经颅磁刺激的主要作用机制:一是通过影响一系列大脑神经电活动和代谢活动增强神经可塑性,改善局部血液循环;二是作用于大脑皮质运动区,可通过皮质脊髓束抑制脊髓水平的兴奋性,降低 α 和 γ 运动神经元的兴奋性,从而降低肢体肌张力,缓解痉挛。

水疗法是用不同温度、压力、成分的水,以不同形式和方法(浸、冲、擦、淋洗)作用于人体全身或局部进行预防和治疗疾病的方法。水疗法的作用机制是,浸浴时气泡附于人体体表,因其导热性小于水而形成温差,加强了温热浴水改善血液循环的作用,涡流及气泡破裂时所产生的机械力对体表起到按摩作用,还能增强身体的旋转、分离运动,增加肌力,降低肌张力,增强耐力,促进心肺耐力,增强身体抵抗力。

蜡疗法是用医用蜡溶解作为传热媒介,热敷于局部,将热量传入机体,利用其机械压迫并将有效成分导入机体而治疗疾病的一种方法。蜡疗法通过扩张局部毛细血管,增加其通透性,促进局部渗出吸收,消除肌痉挛和增加软组织伸展性,达到恢复关节功能的目的。

4. 作业疗法 由于脑瘫儿童运动发育落后,缺乏感知觉运动的体验和由此造成的日常生活活动能力障碍,在进行运动疗法的同时,可在日常生活、学习、游戏活动中选择一定的作业进行训练,以发展其各种精细运动能力,改善上肢活动能力和手部运动的灵巧性,提高解决日常生活、学习及交往等方面实际困难的能力。例如,进行进食、更衣、如厕、沐浴等训练。

5. 矫形器的应用 在脑瘫儿童康复治疗中,越来越多地重视矫形器具的应用。矫形器对脑瘫儿童的作用是稳定关节活动,控制肌肉、肌腱痉挛,矫正和预防畸形发生,辅助抗重力伸展活动实施,以及抑制异常运动模式。

6. 康复教育 脑瘫是由于脑损伤引起的以运动障碍为主的综合征。对于处在生长发育阶段的脑瘫儿童来说,医疗康复是对其进行全面康复的基础,而康复教育同样是一个重要环节。对脑瘫儿童的康复目的是最终使他们能够独立生活、参与到社会之中,因而康复教育就显得至关重要。只有在认知能力提高的基础上,小儿才有可能具备主动克服困难的动力,积极配合治疗师,发掘潜在功能,在治疗中变被动为主动,使康复治疗起到事半功倍的效果。

康复教育的形式包括:

(1)特殊教育:对不能适应正常学校教学环境的脑瘫儿童,需在特殊机构(特殊学校、福利院、康复机构等)中,边进行康复训练,边接受文化知识学习。教学计划以小步骤、多重复、加大强化力度为主;实施直观性、实际操作、语言鼓励的教学方法。

(2)引导式教育:是一种针对运动功能障碍者的教育系统。其以集体的、游戏式的综合教育方法,将运动疗法、作业疗法、语言治疗、认知等有机地结合为一体,增加了小儿学习的主动性、趣味性和竞争意识。

(3)感觉统合训练:脑瘫儿童的运动不协调、不灵活、失平衡,以及退却、偏执行为等,均与脑损伤造成的小儿大脑对各种传入感觉进行统合后在传出过程出现缺陷有关。因而,在进行运动康复训练的基础上,增加前庭和本体感觉训练,促进身体和手眼的协调性,对提高康复效果有一定辅助作用。

(4)心理行为矫正:有些脑瘫儿童存在异常行为,如注意力不集中、多动、缺乏主动交往能力、任性、有攻击行为等,需要专业医师进行心理疏导及行为矫正。同时,对家长的指导也很重要。应该使家长了解如何养护、教育,以及培养残疾儿童独立性的重要性。去除一味迁就、纵容、溺爱的养育方式。

(5)语言治疗:根据脑瘫儿童的吞咽、咀嚼障碍和运动障碍性构音障碍,进行面、口周、舌等发音器官的训练,改善交流态度,提高交流能力,创造言语交流环境。

(6)音乐治疗:音乐的节奏与乐调对小儿有特殊感染力。迟钝呆滞的小儿在欢快的乐曲中变得活泼好动,注意力涣散的小儿在节奏优美的乐曲中变得神情专注。在治疗中可以提高他们的发音、语言表达及运动技巧。

7. 药物治疗

(1)神经营养药:维生素B族、氨基酸类、神经节苷脂、神经生长因子等。

(2)减轻痉挛药:苯二氮䓬类、神经递质抑制剂(巴氯芬)、苯海索等。

(三)传统康复治疗技术

根据患者的症状体征,中医学认为脑瘫属于"五迟五软""五迟五硬"范畴。在脑瘫中医病因病机的认识上,近现代临床工作者在总结传统经验的同时融入了自己的观点。马丙祥认为,该病的主要病理因素可归纳为虚、瘀、痰、风。黄茂基于前人研究,提出脑瘫主要由先天不足加之后天失养造成,病位在脑,病情发展密切关系着肝、脾、肾及经络系统的传导。其他相关文献中也多有论及脑瘫病机,指出肾主先天、脾主后天,肝主筋,心主神明,小儿先天禀赋不足或后天调护不周,未能濡养经络脏腑,加之气血亏虚、脑络受损,导致脑瘫的发生。

1. 中药　《中医儿科常见病诊疗指南》(ZYYXH/T247~286—2012)于 2012 年 7 月 1 日发布,并于同年 8 月 1 日实施,其中提出了脑性瘫痪辨证分型——肝肾亏损证、心脾两虚证、痰瘀阻滞证、脾虚肝亢证、脾肾虚弱证,并给出了对应的治疗基础方剂:肝肾亏损证,以六味地黄丸加减;心脾两虚证,以归脾汤加减;痰瘀阻滞证,以通窍活血汤合二陈汤加减;脾虚肝亢证,以异功散加减;脾肾虚弱证,以补天大造丸加减。

2. 针灸　针灸在脑瘫患儿的治疗中疗效显著,值得推广。针灸具有疏通经络,调节阴阳气血的功效。通过头穴针刺,使大脑皮质血管扩张,改善病损皮质的血运供应。体针和头皮针在临床中应用较多。体针基本原则为循经取穴,小儿不可深刺。头皮针形式多样,有经验取穴,也有根据神经生理机制取穴区。灸法有温养气血,调节人体生理功能平衡的作用。针灸治疗结合现代康复技术,能使脑瘫治疗效果更显著。

3. 推拿按摩

(1)临床操作中推拿手法众多,注重辨证施治。

(2)推拿能降低肌张力、提高肌力、改善异常姿势,提高免疫力,保证康复疗程。

(3)推拿手法时间长短根据患儿病情、年龄、体质情况而定。

四、康复教育与社区康复

(一)早期开展康复教育

对脑性瘫痪患者进行康复治疗的同时,应高度重视适时开展康复教育,在康复机构中及时开展特殊教育、学前教育、小学教育,应与家长及教育机构密切合作,为脑性瘫痪儿童接受适当教育创造条件。

(二)社区康复

积极进行正确的社区康复治疗,可为脑性瘫痪患者在自己熟悉环境中提供一种经济、易行、有效的方法,能够使更多脑性瘫痪患者早日康复。社区康复在专业康复工作者指导下,把专业康复治疗融入患儿社区环境和日常生活中。家长积极参与康复训练,可以提高脑性瘫痪患者的康复效果。

(徐　林　穆晓红)

参考文献

1. Owen RM, Capper B, Lavy C.Clubfoot treatment in 2015: a global perspective[J].BMJ Glob Health, 2018, 3 (4): e000852.

2. Colaço HB, Patel S, Lee MH, et al.Congenital clubfoot: a review[J].Br J Hosp Med(Lond), 2010, 71(4): 200-205.

3. 吉士俊.Ponseti 方法治疗先天性马蹄内翻足[J].临床小儿外科杂志,2007(6): 63-64.

4. 郭慧,崔艳丽.先天性马蹄内翻足的早期康复治疗体会[J].按摩与康复医学:中旬刊,2012,3(12):108-109.

5. 刘颖.先天性马蹄内翻足矫形术的护理及康复指导[J].中国中西医结合儿科学,2018,10(1):81-83.